心内科疾病与心电图检查

赵 旭 等主编

上海科学普及出版社

图书在版编目（CIP）数据

心内科疾病与心电图检查／赵旭等主编.—上海：上海科学普及出版社，2023.9
ISBN 978-7-5427-8622-7

Ⅰ.①心… Ⅱ.①赵… Ⅲ.①心脏血管疾病-诊疗②心电图-诊断Ⅳ.①R54

中国国家版本馆CIP数据核字（2023）第254491号

统　　筹　张善涛
责任编辑　陈星星
整体设计　宗　宁

心内科疾病与心电图检查

主编　赵　旭　等

上海科学普及出版社出版发行

（上海中山北路832号　邮政编码200070）

http://www.pspsh.com

各地新华书店经销　　山东麦德森文化传媒有限公司印刷

开本 787×1092 1/16　印张 23.5　插页 2　字数 598 000

2023年9月第1版　　2023年9月第1次印刷

ISBN 978-7-5427-8622-7　定价：198.00元

前言
FOREWORD

心内科学是在一代又一代心内科医师长期临床实践和科研人员不断进行研究的基础上发展起来的，涉及多个不同的专业领域，与其他多个学科联系紧密。尤其是进入 21 世纪以来，随着我国医疗制度改革的不断深入、社会各界对心内科疾病的重视、大量人力与物力的投入，以及先进健康与疾病管理理念模式的引进，我国心内科疾病诊治工作有了飞速的发展。为了深入研究心内科疾病的病因病理，总结心内科疾病的最新治疗方法和临床经验，改善疾病预后，提高患者的生活质量，编者反复查阅相关资料，并根据临床实践不断地进行修改和总结，从而编成《心内科疾病与心电图检查》一书，希望借此加深广大读者对心内科疾病的认识。

本书重点讲解了心内科疾病与心电图检查的内容，编写的思路尽可能贴近临床工作的实际，首先介绍了总论、影像学检查和心电图检查；然后详细讲解了临床常见心血管疾病的诊疗，包括高血压、心力衰竭、先天性心脏病等内容，针对每个疾病的病因、病理、发病机制、临床表现、诊断和鉴别诊断、治疗等进行了较全面的介绍；最后对心内科疾病的中医治疗进行了论述。本书与临床实践结合紧密，内容丰富，治疗方式多种多样、角度新颖，不仅较全面地反映了心内科领域诊断与防治的新进展和新理念，同时也将编者在临床实践中的点滴经验汇编入册，具有高度的先进性和实用性，可供广大心内科医务工作者参考阅读。

由于编者编写时间仓促、缺乏经验，书中疏漏之处仍在所难免，恳请广大读者提出宝贵意见和建议，以便再版时修订。

《心内科疾病与心电图检查》编委会
2023 年 6 月

目录
CONTENTS

第一章

总 论

第一节 心血管的解剖生理特点

心脏、大血管及其分支直至交织如网的毛细血管,构成循环的管道系统。毛细血管网遍布全身各部位的器官和组织中。循环系统的运输功能是通过心脏的泵血功能来维持。

一、心脏

心脏处于循环系统的中心,由左、右心房和左、右心室 4 个心腔,以及左、右心房室瓣和半月瓣 4 个瓣膜组成。其有节律地收缩和舒张,如同泵一样推动血液循环:将自腔静脉回流来的含氧量低的血液(血氧饱和度 66%~88%)泵入肺动脉;又将自肺静脉回流来的在肺泡壁毛细血管氧合后含氧量高的血液(血氧饱和度 95%~100%)泵入主动脉,供应全身脏器。心脏泵血源于心肌细胞的舒缩。构成心脏重量一半以上的是圆柱状的心肌细胞,其中心房肌细胞较小,心室肌细胞较大。心房和心室肌细胞有横纹并分叉,细胞外为功能复杂的细胞膜(肌膜),内有束状肌原纤维。肌膜凹陷形成管状结构(横管),横管延伸于细胞外间隙与细胞内部。一些肌细胞可有几个细胞核。丰富的线粒体散布在肌原纤维间和紧靠肌膜下,其功能是产生腺苷三磷酸(ATP)以满足维持心脏舒缩功能和离子梯度的能量需要。

心肌舒缩的基本单位是组成肌原纤维的肌节。肌节由粗细两种肌丝交错排列构成:粗肌丝为肌凝蛋白,位于肌节中央;细肌丝为肌动蛋白,位于肌节的两旁,并与肌凝蛋白部分重叠。在肌动蛋白上还有两种调节蛋白——肌钙蛋白与原肌凝蛋白的复合体,在心肌舒张时它们阻碍了肌动蛋白与肌凝蛋白的结合,使两者保持分离状态,肌节弛展。当心肌细胞除极时,膜外的钙离子随同钠离子内流,经肌膜进入肌管系统(肌质网和横管系统),刺激肌质网终池中储存的钙离子大量释放;后者作用于调节蛋白复合体,使肌动蛋白上的受点暴露,肌凝蛋白的球形末端遂与之结合,形成横桥,位于两旁的肌动蛋白向肌节中央滑行,导致肌节缩短、心肌收缩,在此过程中肌丝相互滑过而没有肌动蛋白和肌凝蛋白个体分子的实际缩短,该过程称为兴奋-收缩耦联。此后,钙离子与调节蛋白复合体分离,排到肌管系统和肌膜外,调节蛋白遂作用于肌动蛋白的受点上,使收缩蛋白间横桥分离,肌动蛋白向两旁滑行回复原位,肌节弛展,心肌舒张。心肌在收缩和舒张过程中需消耗能量,且舒张时所耗能量较收缩时更多,所消耗能量由肌凝蛋白 ATP 酶作用于线粒体制造出 ATP 而得。

心脏有节律地舒缩主要是特殊心肌细胞组成的起搏传导系统——包括窦房结、结间束、房室结、房室束、左右束支及其分支和浦肯野纤维网的作用。该系统能节律地发放冲动，并将冲动迅速传到普通心肌细胞使之兴奋而收缩，其中以窦房结最富含起搏细胞，具有最高的自律性。

心脏本身的血供主要来自起源于主动脉根部的左、右冠状动脉，其大分支分布于心肌表面，小分支进入心肌，经毛细血管网汇集成心脏静脉，最后形成冠状静脉窦进入右心房。

二、血管

血管是循环系统的周围结构，为运输血液的管道，包括动脉、毛细血管和静脉。动脉将血液从心脏输向组织，管壁含有较多的肌纤维和弹力纤维，具有一定的张力和弹性，又称阻力血管；毛细血管将小动、静脉相连，在组织中呈网状分布，管壁仅由一层内皮细胞和少量纤维组织构成，血液在此可直接与组织进行物质交换——提供氧、激素、酶、维生素和其他营养物质；运走代谢产物和二氧化碳，故毛细血管又称功能血管，其渗透性和静水压与血液胶体渗透压调节着血液与组织间的液体平衡。静脉将血液从组织汇入心脏，管壁较薄、管腔较大，又称容量血管。血管内皮细胞除了是一道天然屏障外，还能分泌激素、细胞因子，在调节血管舒缩、维持正常凝血功能等方面起重要作用。

三、调节血液循环的神经体液因素

心脏虽有自律性，但整个循环系统的功能受神经体液因素的调节：①交感神经通过兴奋心脏肾上腺素能 β_1 受体，使心率加速、传导加快和心脏收缩力增强，α 受体兴奋后使周围血管收缩（α 和 β_2 受体兴奋使冠脉血管和骨骼肌内血管舒张）；②副交感神经通过兴奋乙酰胆碱能受体，使心率减慢、传导抑制、心脏收缩力减弱和周围血管扩张；③激素、电解质和一些代谢产物是调节循环系统的体液因素。儿茶酚胺、钠和钙等起正性心率和心缩作用，而乙酰胆碱、钾和镁等起负性心率和心缩作用；儿茶酚胺、肾素、血管紧张素、精氨酸加压素、血栓素 A_2、内皮素等使血管收缩，而激肽、环磷酸腺苷、ATP、前列环素（PGI_2）、组胺、酸性代谢产物等使血管扩张。

在通常安静的情况下，成人心脏每分钟搏动 $60\sim100$ 次；每次从左心室、右心室分别搏出 $60\sim70$ mL 血液（每搏输出量），每分钟从心室排出约 5 L 血液（心排血量），如以体表面积校正则为 $2.6\sim4.0$ L/（min·m²）（心排血指数）。当运动时，通过神经体液调节，心排血量可增加到 20 L/min，为正常时的 4 倍，因此心脏功能有很大的储备。

近年来由于心钠素、内皮素等的发现，认为循环系统不仅是一个血流动力学系统，而且是人体内一个重要内分泌系统。现已证明，整个循环系统包括心脏、血管平滑肌细胞、内皮细胞甚至血管周围组织的细胞，都有内分泌功能，对心血管的活动起到调节作用。

（王忠平）

第二节　心内科疾病的流行病学

20 世纪初，引起人类死亡的主要疾病是感染性疾病，随着经济发展和医学的进步，感染性疾病逐步得到控制。心血管疾病（包括脑血管意外）的死亡人数自 20 世纪 50 年代起已经超过了肿瘤、结核、腹泻和肺炎所引起的死亡总和,成为发达国家的"第一杀手"。在心血管疾病中,高血压和冠状动脉粥样硬化性心脏病(简称冠心病)是最常见的病种。西方发达国家最先认识到了心血管疾病的危害性,积极控制高血压、冠心病的危险因素,并且伴随着治疗学的发展,新型药物、新型治疗手段日新月异。1970—2002年,心脏病病死率已下降52%,卒中病死率下降63%。这种病死率的下降归功于预防工作的改善及治疗方法的进步,群体发病率和病死率都在降低。其结果是人均期望寿命延长,带病生存期延长,老年心血管病的并发症——心房颤动(简称房颤)和慢性充血性心力衰竭日益增多,它们都严重危害人类健康。20世纪末,国际心血管病专家Braunwald预言,房颤和慢性充血性心力衰竭将是21世纪心血管领域的主要堡垒。

我国工业化晚于西方发达国家,近30年来随着经济建设的发展、卫生事业的进步、人民生活水平的改善、平均寿命的延长、饮食习惯的改变,心血管疾病的患病率、病死率和死亡占比持续升高。统计资料显示,虽然城市和农村的疾病构成有一定差异,但无论城乡,心血管疾病的病死率均占首位。既往临床最常见的风湿性心脏病在减少,人群中的患病率明显下降,冠心病已成为最常见的心脏病。

(王忠平)

第三节　心内科疾病的诊断

心内科疾病的诊断和分类应包括病因、病理解剖和病理生理3个方面:①病因诊断说明疾病的基本性质,可分为先天性和后天性两大类。病因与疾病的发展、转归、预防和治疗有重要关系,故需放在诊断的第一位。在我国所见的各种心脏病的病因,随地区和年代不同而有所变化。②病理解剖诊断列为诊断的第二位,可表明各种病因所引起的病理解剖改变。其与疾病的临床表现、预后密切相关,对准备施行手术治疗的病例更具有重要意义。③病理生理诊断列为诊断的第三位,可表明各种循环系统疾病所发生的病理生理变化而导致的功能改变。其反映疾病的程度和对整个机体的影响,是判断劳动力的主要根据。如心脏功能分级,一般按患者能胜任多少体力活动来判断,国际上称为纽约心脏病协会(NYHA)分级。Ⅰ级:体力活动不受限制,一般体力活动不引起症状;Ⅱ级:体力活动稍受限制,不能胜任一般的体力活动,可引起呼吸困难、心悸等症状;Ⅲ级:体力活动大受限制,不能胜任较轻的体力活动,可引起心力衰竭症状和体征;Ⅳ级:体力活动能力完全丧失,休息时仍有心力衰竭症状和体征。

心内科疾病的临床诊断首先要注重全面的病史询问和体格检查,然后再根据情况做实验室检查和X线、心电图、超声心动图等其他辅助检查,有些患者需做血流动力学等方面的检查。近年来,CT、MRI、核素等影像技术的发展为心血管疾病的诊断提供了快捷无创的手段;快速发展的心导管技术也已成为心血管疾病诊断和治疗的重要手段,在临床上广泛应用。

一、病史和症状

(一)呼吸困难

呼吸困难是患者对机体缺氧的主观感受。急性肺水肿、肺栓塞可表现为突发的呼吸困难,慢性心功能不全的呼吸困难可在数周或数月中逐渐加重,是左心功能不全、肺淤血的主要症状。轻者仅表现为劳累性呼吸困难或阵发性夜间呼吸困难;重者呼吸困难持续而需端坐呼吸,可伴有哮鸣,需注意与支气管哮喘鉴别。呼吸困难也常由呼吸系统疾病如气胸、肺炎、慢性阻塞性肺病等引起,需要鉴别。

(二)胸痛或胸部不适

胸痛是心脏疾病常见的症状,但可引起胸痛的非心脏疾病亦很多,如胸壁、肋间神经、肺部、食管或颈椎疾病都可引起胸痛,需注意胸痛的不同特征进行鉴别。如心绞痛是冠状动脉供血不足的主要症状,为胸骨后的压迫或紧缩感,向左肩及左上肢放射,严重时右臂和右胸也可受累,持续 2～5 分钟。发作前常有诱因。发作时患者多不敢继续活动,而胸痛多于停止活动或含服硝酸甘油后即消失。询问患者时宜让患者自己详细描述,避免暗示。急性心肌梗死时的胸痛性质与心绞痛相似,但历时长,可达数小时以上。急性心包炎的胸痛多在左前胸,与体位有关。主动脉夹层时的胸痛常为持续性撕裂样,向后背放射。

(三)心悸

心悸是一种以心慌为特征的主观不适感,可见于所有类型的心律失常,如心动过速、异位搏动,高动力循环状态和突然发生的心动过缓。

(四)水肿

水肿为组织间隙水分含量过多所致,一般为皮下水肿,呈凹陷性。心脏性水肿常从下肢开始,一般是对称的,早期仅于日间活动后出现,休息一夜后消失。长期卧床者水肿发生在背部和骶部皮下。

(五)发绀

发绀为缺氧的表现,当血液中还原血红蛋白增多(超过 50 g/L 时),即可出现发绀。可分中心性和末梢性两种:前者是由于右向左分流的先天性心脏病或肺部疾病静脉血未得到充分氧合所致;后者是由于周围循环血流缓慢,组织从血中摄取氧过多所致,常见于心力衰竭时。贫血患者由于血红蛋白量低,即使严重缺氧可无发绀。长期中心性发绀常伴有杵状指(趾)。

(六)晕厥

晕厥为脑组织暂时性缺血所引起的短暂意识丧失,心源性晕厥常为心排血量突然减少所致。如由于心搏骤停而发作者,称为心源性脑缺血综合征,即阿-斯综合征,常伴有抽搐;如因反射性周围血管扩张或急性大量失血引起脑缺血而发生者,称为血管性晕厥。此外,血压陡然增高造成脑血管痉挛、颅内压增高或脑水肿时,也可引起晕厥。

(七)咳嗽和咯血

咳嗽和咯血虽是肺部疾病的常见症状,但心脏病发生肺淤血(肺静脉高压)、肺水肿、肺梗死或呼吸道受压(主动脉瘤形成)时都可发生。

既往史中应注意风湿热、咽炎、扁桃体炎、慢性支气管炎和性病等病史。还应了解既往是否发现有心脏病及其诊断和处理经过。家族史中要注意有无遗传倾向的心血管病;如高血压、原发性肥厚型心肌病、动脉粥样硬化、马方综合征等,系统回顾中需特别注意糖尿病、甲状腺疾病、肾脏疾病等病史。

二、体征

(一)心脏的体征

1.望诊

左心室扩大时心尖冲动向左下移位并呈弥散性;左心室肥厚时心尖呈抬举性搏动;右心室肥

厚或扩大时,心前区有抬举性或弥散性搏动;大量心包积液时心尖冲动消失。自幼患心脏病者,心前区常隆起。

2.触诊

震颤是器质性心脏病的表现。如心室间隔缺损在胸骨左缘第3、4肋间有收缩期震颤;动脉导管未闭在胸骨左缘第2肋间有连续性震颤;主动脉或肺动脉瓣狭窄分别在相应的瓣膜区触到收缩期震颤;二尖瓣狭窄或关闭不全在心尖区触到舒张期或收缩期震颤。

此外,触诊还可发现梗阻性肥厚型心肌病时心尖的双搏动、室壁瘤时的心尖反搏动、第三或第四心音引起的舒张早期或收缩期前的搏动。

3.叩诊

叩诊可了解心脏浊音界的大小。有明显肺气肿者心脏浊音界常不易叩出。心脏移位时浊音界移位,应与心脏浊音界扩大相鉴别。

4.听诊

听诊具有重要诊断价值。听诊内容包括心音的异常,有无额外心音、杂音和心律失常等。

(1)心音强度改变:二尖瓣狭窄、P-R间期缩短和期前收缩时,第一心音增强;在二尖瓣关闭不全、P-R间期延长和心肌病变时第一心音减弱。在高血压或主动脉硬化时,主动脉瓣区第二心音增强;肺动脉高压时,肺动脉瓣区第二心音增强,在主动脉瓣或肺动脉瓣狭窄时,第二心音减弱。此外,交感神经兴奋、甲状腺功能亢进、发热、贫血时的高心排血量状态及胸壁较薄的儿童和瘦长型成人中,第一、第二心音均可增强。而在肺气肿、左侧胸膜炎、心包积液或缩窄性心包炎和肥胖者中,第一、二心音均减弱。

(2)心音分裂:正常人,尤其是青年和儿童,吸气时可有第二心音分裂。在右束支传导阻滞、心房间隔缺损和肺动脉瓣狭窄时由于肺动脉瓣延迟关闭,以及二尖瓣关闭不全或缩窄性心包炎时由于主动脉瓣提前关闭,可引起第二心音分裂。第一心音分裂多见于完全性右束支传导阻滞,偶见于严重二尖瓣狭窄和室性期前收缩。此外,完全性左束支传导阻滞、人工右心室起搏时可产生第一和第二心音的逆分裂,即分裂在呼气时明显而吸气时减轻甚或消失。严重主动脉瓣狭窄也可引起第二心音逆分裂。

(3)收缩期额外音:①收缩早期咯喇音(又称收缩喷射音)是紧接在第一心音之后的高频爆裂样声音,见于主动脉或肺动脉瓣轻、中度狭窄、原发性肺动脉扩张、高血压或肺动脉高压等。在相应的半月瓣区听到,主动脉收缩喷射音尚可传导到心尖区。②收缩中、晚期咯喇音是出现在收缩中或晚期的高频爆裂样声音,在心尖或胸骨左下缘听到。见于二尖瓣脱垂综合征和乳头肌功能失调,也可由心外因素所致,如胸膜心包粘连、左侧气胸、心脏附近组织的碰撞等,此时其音响的强弱可随呼吸与体位的改变而改变。在完全性房室传导阻滞或心室激动逆传心房时,当心房收缩发生在心室收缩期时,尚可能闻及收缩期心房音。

(4)舒张期额外音。①舒张期三音律:即舒张期奔马律,为增强的第三或第四心音或两者重叠所形成,心率常同时增快;如增强的第三和第四心音同时出现,则形成舒张期四音律。见于严重心肌受损和心力衰竭时。但在正常青少年、二尖瓣关闭不全者可有第三心音,老年人及P-R间期延长者可有第四心音,要注意鉴别。②开瓣音:主要见于二尖瓣狭窄而瓣叶活动度尚佳时,在心尖区和胸骨左缘第4肋间处听到。音调呈拍击样,出现在第二心音主动脉瓣成分之后平均0.07秒处。③心包叩击音:见于缩窄性心包炎,是由于舒张期心室急速充盈被迫骤然停止所致。④肿瘤扑落音:为心房黏液瘤舒张期肿瘤脱入心室,其蒂突然拉紧或肿瘤碰撞房、室壁所致。

(5)心脏杂音:心脏杂音有收缩期、舒张期、收缩和舒张双期杂音3种。先天性心脏病和心瓣膜病多具有特征性的心脏杂音,是诊断的重要依据。①收缩期杂音虽不一定表明心脏不正常,但常是半月瓣狭窄、房室瓣关闭不全及房室间隔间分流性病变的重要特征。②舒张期杂音都具有病理意义,如主动脉瓣或肺动脉瓣关闭不全时在各自的听诊区可闻及吹风样递减型舒张期杂音;二尖瓣或三尖瓣狭窄时在心尖区或三尖瓣区可闻及隆隆样舒张期杂音,常呈递增型。在肺动脉高压时的相对性肺动脉瓣关闭不全;或重度主动脉瓣反流时的相对性二尖瓣狭窄,也可产生相应的舒张期杂音,此种杂音虽属功能性,但显然有病理意义。③收缩期和舒张期连续性杂音,最常见于动脉导管未闭,呈机器声样,位于胸骨左缘第2肋间。其他如主动脉肺动脉间隔缺损、主动脉窦瘤破入右心、冠状动脉瘘等畸形,也可在胸前产生连续性杂音。

(6)心包摩擦音:由心包炎症时心包脏壁两层摩擦所致,可发生在收缩期和(或)舒张期,性质粗糙多变,历时短暂,前倾位时更明显。此外,应用药物或一些生理动作以改变杂音的性质或响度,有助于鉴别诊断。心脏听诊在心律失常的诊断中,虽不如心电图正确,但具有及时、简便的优点。

(二)周围血管的体征

1.动脉

周围动脉搏动的幅度常反映每搏输出量的多少,脉搏可反映心律,如在心律失常时可呈二联脉、间隙脉、短绌脉等。

(1)水冲脉:脉搏洪大、起落明显,伴脉压显著增大,见于重度主动脉瓣关闭不全及粗大的动脉导管未闭。

(2)双峰脉:脉搏二起一落,主要见于梗阻性肥厚型心肌病。

(3)交替脉:脉搏强弱交替出现,见于左心衰竭。

(4)奇脉:脉搏于吸气时减弱甚至触不到,见于心脏压塞,也可发生在气道阻塞或上腔静脉阻塞时。

此外,上、下肢或两侧脉搏显著不等,提示主动脉缩窄或多发性大动脉炎;周围动脉弯曲伸长提示动脉硬化;发现异常的搏动性肿块,提示动脉瘤的可能。

2.静脉

主要观察颈静脉充盈的水平。患者取最能清楚看到颈静脉搏动的体位,测出颈静脉内充盈血柱的顶端和胸骨角的垂直距离,加上5 cm(相当于胸骨角与右心房中心的距离),即可估计出中心静脉压。在右心衰竭患者中,如在肝区加压30～60秒,可见颈静脉充盈水平升高,为肝颈静脉反流征。

此外,用袖带血压计测定动脉血压已成为常规检查,有时进行直接穿刺,测定动脉内压、周围和中心静脉压。应用漂浮导管测定肺毛细血管楔压已成为重要的监测指标。

三、实验室检查

除常规血、尿检查外,尚有多种实验室检查有助于本系统疾病的诊断。包括反映糖和脂质代谢失常的血糖和脂类测定;反映心肌坏死的肌钙蛋白、肌酸磷酸激酶及肌红蛋白测定;反映心脏功能的B型利钠肽(BNP)或N末端B型利钠肽原(NT-proBNP);肝、肾功能、电解质测定,血液pH测定及血液气体分析;及反映细菌感染的体液培养;反映各种微生物感染的血清抗体测定(如抗链球菌溶血素"O"、抗链球菌激酶、抗透明质酸酶、C反应蛋白、病毒中和抗体等);各种内分泌疾病的有关测定等。

四、辅助检查

(一)X 线胸片检查

X 线胸片检查可了解心脏、主动脉和肺门血管的情况,包括心脏的大小、形态,结合食管吞钡摄片可了解左心房大小,主动脉壁钙化提示主动脉硬化。还可以了解是否有肺部淤血、胸腔积液等情况。

(二)心脏电学检查

1.心电图检查

心电图(electrocardiogram,ECG)检查可反映心脏激动时心肌除极、复极和激动传导等电活动。对诊断各种心律失常、心肌供血不足、心肌梗死很有价值;能显示左、右心室和心房肥大,因而有助于多种心血管疾病的诊断。此外,它还能反映某些内分泌、电解质失调和药物对心肌的影响。对危重患者的床旁连续 ECG 监测,有助于及时发现和处理严重心律失常,避免不良后果。ECG 负荷试验有助于冠心病心肌缺血的诊断,对心血管病患者的康复指导及劳动力及预后的判断。ECG 信号可通过有线或无线通信设施进行传送,尤其近年来互联网＋ECG 技术的发展,可用于家庭监测、心脏预警,显著提高心律失常的检出率及对高危患者的识别和及时救治。

2.心电向量图检查

心电向量图是一种将空间的心电活动方向和量记录在垂直交叉于空间一点的 X、Y、Z 三个轴所形成的三个平面上,即把立体的心电向量环在水平面、侧面和额面上的投影描记下来,可作为 ECG 图形的解释和补充。因其他诊断技术如心脏超声、心脏电生理检查等的发展,该技术临床上已较少应用。

3.动态心电图检查

动态心电图又称 Holter 心电图,可记录日常生活中一定时间内(24～72 小时)的全部 ECG 波形,报告心搏总数、异常心律的类型和次数、最快与最慢心率及 ST 段的改变。可评估各种心律失常,并可将异常心电图与患者当时的活动情况或症状对照分析,因此对于下列情况具有重要价值:①心悸、晕厥的鉴别诊断;②病态窦房结综合征,尤其是慢快综合征的诊断;③提高心肌缺血的检出率;④监测急性心肌梗死后的心律变化,发现和防治猝死高危对象;⑤评价抗心律失常和抗心绞痛药物的临床疗效,为临床药理学研究的重要手段。

(三)超声心动图检查

超声心动图方便、快速,可床旁检查,是评价心脏、血管的形态及功能的重要辅助检查技术。心血管超声诊断方法和技术目前有 8 种。

1.M 型超声心动图检查

M 型超声心动图检查以单声束经胸探测心脏,获得位移曲线来显示心内结构间距离改变与时间之间的关系,但在显示心内解剖结构、形态及毗邻关系方面有局限性。

2.二维超声心动图检查

二维超声心动图检查通过机械式或相控阵电子扇扫技术,在选定的部位如胸骨旁、心尖部,按不同的方向对心脏做"切面"解剖。获得一系列有规律的标准图像,提供直观的心内结构及毗邻关系的断层图像,图像可迅速实时供动态观察,是协助诊断心血管系统的形态和功能改变的重要手段。负荷超声心动图(药物或运动负荷)有助于检测心肌缺血,评价心肌存活性。

3.声学造影超声心动图检查

声学造影超声心动图检查通过注入含有微小气泡的液体于血液中,借超声波对气体的强反射性,呈现出密集的"云雾影",借此来观察血流的动向,了解可能存在于心内或大血管内的分流,协助诊断复杂的心脏畸形。晚近还发展了记录心肌灌注声学造影图像的技术。

4.多普勒超声心动图检查

多普勒超声心动图检查根据多普勒效应,用一定发射频率的超声波来探测心脏及大血管中的血流情况,借回波频率的增减可了解血流的方向;借回波与发射波的差额可了解血流的速度。目前发射波有两种:脉冲波(pw)、连续波(cw)。前者可用于定位取样测定,后者能进行最大速度定量分析,可无创伤性地估测心内压力。

发射波信号输出有两种,具体如下。

(1)频谱分析:用横轴表示时间;纵轴表示差额或流速;矢状轴表示强度,以灰阶显示。

(2)彩色显示:将回波的差额资料经自相关分析和彩色编码处理,把彩色的血流信号实时叠加在黑白的二维结构显像上,给人以直观心脏大血管内的血流之感,被称为无创伤性心血管造影术。

5.三维超声心动图检查

近几年超声诊断技术发展迅速,在二维超声心动图的基础上,利用一定数量的二维图像,经过计算机重建,按三维空间的关系组成静态的三维图像。三维图像与时序结合,再经过计算机处理构成一个心动周期的动态的三维图像,称为四维图像。

6.组织多普勒成像技术

与传统多普勒检查技术不同,组织多普勒成像技术以低速运动(<10 cm/s)的心肌组织为观察对象,将回波信号通过降低总增益和经过滤波器方法输送到自相关器估计速度,以二维彩色图像或频谱曲线形式将心脏运动的信息实时地显示出来。用于分析局部的、区域性的心脏功能,有助于鉴别诊断局部的心肌功能障碍,评价室壁运动的同步性。近年来影像分析软件的发展,进一步拓宽了二维超声心电图的功能,如斑点追踪技术,提供了更丰富的心室舒缩功能信息。

7.经食管超声心动图检查

经食管超声心动图检查将超声探头送入食管内,可克服经胸透声差的局限性,提供更精确的心脏结构显像,对瓣膜赘生物、左心房血栓及主动脉夹层形成的诊断具有重要价值,可用于心脏手术监护,包括经导管主动脉瓣植入术、二尖瓣修复术等。

8.腔内超声显像检查

腔内超声显像检查采用导管技术,将带有微型化超声探头的导管送入心腔或血管腔内(包括冠状动脉),可进行心腔内和血管腔内的超声显像。心腔内超声显像可用于指导某些介入操作如房间隔穿刺、射频消融术等,而血管内超声显像不仅能了解血管壁粥样硬化斑块的组织声学特征,并能为介入治疗时器械的选择,以及支架植入治疗效果的评价,提供有力的帮助。

选用或联合应用上述超声诊断技术,可以判断:①心脏及大血管的解剖结构改变及空间关系,心脏及大血管内有无瘤、赘生物、血栓、异物、积液等的异常回声;②心脏及大血管的生理功能改变,评价心室的整体与局部功能等。加之超声检查安全、无创、可重复,已成为诊断和鉴别心血管系统疾病的重要手段。

(四)磁共振成像(MRI)检查

用于心血管系统的 MRI 也被称为心脏 MRI,心脏 MRI 能全面显示心脏房室大小、室壁厚度及心包等,动态电影能准确判断心脏整体和节段运动,此外,对左心室的环缩功能、长轴的短缩功能及室壁增厚率等均可进行定性和定量分析,从而定量评价节段性及整体的左心室功能。对比剂(最常使用含钆元素的螯合剂)增强的心肌灌注扫描及延迟强化,能评价心肌缺血和识别存活心肌。

(赵　旭)

第四节　心内科疾病的防治

首先应着重病因的预防和治疗。有许多心血管疾病,其病因和发病机制已阐明,如针对其病因是可以预防或治愈的。例如梅毒性心血管病、维生素 B_1 缺乏性心脏病、贫血性心脏病、感染性心内膜炎、内分泌和代谢障碍性心脏病等。积极防治链球菌感染和风湿热,风湿性心瓣膜病可以得到预防。慢性肺源性心脏病也可通过积极防治慢性支气管炎而减少。但有些心血管疾病的病因和发病机制还未完全了解,防治存在困难,如常见的高血压和动脉粥样硬化、较常见的原发性心肌病等,目前对这些疾病的防治主要在于针对其危险因素和可能的发病因素。如对动脉粥样硬化危险因素的控制(戒烟、治疗高脂血症、高血压和糖尿病等)可以降低动脉粥样硬化及其并发症的发生。尤其是他汀类药物的应用,对冠心病的防治起非常重要的作用。动脉粥样硬化相关的疾病在心血管系统疾病中占很大比例,积极防治动脉粥样硬化对降低我国心脑血管疾病的发病起重要作用。

本系统疾病的病理解剖变化,已有不少可用外科手术纠治。在一般麻醉下,可施行未闭动脉导管的结扎或切断术、二尖瓣狭窄交界分离和缩窄性心包炎的心包剥离术等。随着心脏直视手术和血管外科手术的发展,大多数先天性心血管畸形可以施行手术纠治;各种心瓣膜病可以施行瓣膜修复术或人造瓣膜替换。动脉病,包括冠状动脉病,可行动脉内膜剥脱,病变切除,同种血管、自体血管或人造血管移植或旁路等手术。心肌梗死的并发症如心室壁瘤、室间隔穿孔、乳头肌断裂等,亦可考虑用手术治疗。病变严重不能修复的心脏,可施行心脏移植术。

近年来心血管病介入治疗发展迅速,提供了较外科手术创伤性小而效果也好的治疗手段,除了可纠治病理解剖变化外,还可以治疗各种心律失常、心力衰竭、高血压。包括:经导管闭合心房间隔缺损、未闭的动脉导管及部分室间隔缺损,经皮穿刺球囊导管瓣膜成形术治疗二尖瓣和肺动脉瓣狭窄(治疗主动脉瓣狭窄的效果则较差);经导管主动脉瓣植入术治疗主动脉瓣狭窄和经导管二尖瓣修复术治疗二尖瓣关闭不全,是近年来应用于介入治疗心脏瓣膜疾病的新方法,国内已逐步开展这些新技术。冠心病的介入治疗近年来发展非常迅速,支架的广泛应用使成功率大大提高,药物洗脱支架的应用降低了远期再狭窄率。针对快速性心律失常,包括大多数的室上性和室性心动过速、部分心房扑动、心房颤动和室性期前收缩,可以施行射频、激光、直流电、冷冻、化学物等的介入消融治疗,植入起搏器治疗缓慢性心律失常的技术已非常成熟,植入式心脏复律除颤器(ICD)可终止危及生命的室性快速心律失常,预防心源性猝死的发生。心脏再同步起搏治疗(CRT)可辅助治疗慢性心力衰竭。室间隔化学消融可治疗梗阻性肥厚型心肌病。左心耳封堵术,可用于不能应用口服抗凝药物的持续性非瓣膜病房颤患者,以预防脑卒中的发生。心尖部室壁瘤封堵术,可替代外科室壁瘤切除手术。

心血管疾病的病理生理变化常较迅速而严重,但给予紧急处理和合理调整,常可奏效,且随着新技术、新疗法的创用,疗效不断提高。慢性心力衰竭的治疗除了纠治病因外,可用神经内分泌调节药物、利尿和血管活性药物治疗。神经内分泌调节药物主要是肾素-血管紧张素-醛固酮系统(RAAS)阻断药和交感-肾上腺系统阻断药,前者包括血管紧张素转换酶抑制剂(ACEI)、血管紧张素Ⅱ受体阻断药(ARB)及醛固酮拮抗药,不仅可有效地缓解心力衰竭患者的症状,而且可能延长寿命。β受体阻滞剂在心力衰竭治疗中的地位已经确立,可缓解症状,降低猝死的发生。利尿纠正水钠潴留是急、慢性心力衰竭治疗的基础。静脉应用血管活性药物主要用于急性心功能不全和慢性心力衰竭急性加重期。传统强心药物如洋地黄类主要用于伴有室上性快速心律失常(尤其是心房颤动)的中、重度收缩性心力衰竭。其他正性肌力药物,如拟交感胺类的多巴胺和多巴酚丁胺,磷酸二酯酶抑制剂氨力农、米力农等仅适用于急性心力衰竭或慢性心力衰竭急性发作期的短期应用以改善血流动力学及症状,尤其是低心排血量综合征者;作用强而奏效速的袢利尿药和静脉用血管扩张剂,使急性肺水肿的治疗更为有效。心脏再同步化治疗适用于左心室射血分数(LVEF)≤35%、左心室舒张末期内径≥55 mm、优化药物治疗后 NYHA 心功能仍为Ⅲ或Ⅳ级,且心脏不同步的窦性节律患者。CRT 可使心力衰竭患者总病死率和住院率显著降低,改善预后,并提高生活质量。外科手术用于治疗心力衰竭的心室减容术、机械辅助循环、心脏移植术等。

对心律失常的治疗,除一些老药新用收到显著的效果(包括利多卡因、溴苄铵、苯妥英钠、索他洛尔等),一些较常用的抗快速心律失常药物,如丙吡胺、莫雷西嗪、美西律、普罗帕酮、氟卡尼、胺碘酮、维拉帕米、地尔硫草和胺碘酮仍在应用外,新的制剂如治疗室上性心律失常的腺苷、伊布利特、多非利特和尼非卡兰等陆续问世,临床应用获得显著的效果,但它们都有致心律失常的不良反应,用药时要予以注意。电子仪器(包括电复律器、人工心脏起搏器和 ICD 等)及其他新技术,如射频消融术和外科手术治疗的发展和应用,为治疗严重心律失常提供了有力的武器。

对心绞痛的药物治疗,除传统应用的硝酸酯类外,应用 β 受体阻滞剂和钙通道阻滞剂,收到了良好的疗效。对急性冠脉综合征的治疗近年来有了长足的进展。抗栓、抗缺血和介入治疗的综合应用显著改善了患者的预后。对急性 ST 段抬高型心肌梗死患者进行心电和(或)血流动力学的监护,早期采用包括药物溶栓和急诊经皮腔内冠状动脉介入治疗(PCI)在内的再灌注治疗,及时处理心律失常、心源性休克和心力衰竭,已显著提高了治疗的成功率。新型抗血小板和抗凝药物的应用降低了缺血事件的发生,新型的溶栓药物如基因重组组织型纤溶酶原激活剂、尿激酶前体、甲氧苯基化链激酶纤溶酶原激活剂复合物基因重组葡萄球菌激酶等,正在不断推出。

治疗高血压的药物品种较多,包括 ACEI/ARB、钙通道阻滞剂、β 受体阻滞剂、利尿药、α 受体阻滞剂等,危险度分层在不断改进,强调联合用药,平稳达标。此外,非药物性抗高血压疗法得到了重视。

在心血管疾病的治疗中,发掘中医药学宝库、中西医结合,也取得了不少成绩。用活血化瘀、芳香温通、宣痹通阳、滋阴理气等中医治则,单味中草药如毛冬青、丹参、川芎、葛根、参三七、瓜蒌、麝香、银杏叶等制剂,复方中药如冠心苏合丸、麝香保心丸、苏冰滴丸、丹参滴丸、宽胸气雾剂等,治疗冠心病心绞痛和心肌梗死,收到一定的效果。用独参汤、参附汤、生脉散、四逆汤等治疗并发于心肌梗死的心源性休克,降低了心肌梗死的病死率。附子注射液或口服人参附子治疗病态窦房结综合征;常咯啉治疗心律失常;黄芪治疗病毒性心肌炎等,也收到了良好的疗效。

(赵德安)

第二章

影像学检查

第一节 X 线 检 查

一、心脏 X 线平片

X 线检查在医学领域的应用非常普及,传统 X 线平片仍广泛应用于临床。尽管超声、CT、MRI 及核医学等诊断技术的兴起使影像医学发生了革命性变化,但在某些器官(如肺和心脏)和组织(如骨骼)病变诊断方面,X 线平片仍是一种简便、经济和有效的检查方法。

心脏 X 线平片检查要求立位吸气下屏气摄片,X 线球管焦点至胶片距离为 $1.8 \sim 2.0$ m,心影放大率不超过 5%。常规投照体位如下。

(一)后前位

观察心脏大血管疾病的基本体位,除了能显示心脏和大血管整体形态、大小和位置外,还可了解胸部包括双肺尤其是肺循环的改变。

(二)左前斜位(常规 $60°$)

观察胸主动脉和分析左、右房室增大的重要体位。

(三)右前斜位(常规 $45°$)

食管服钡摄片,主要用于观察左心房增大对食管的压移情况,也有助于观察肺动脉段突出和右心室漏斗部增大等征象。

(四)侧位

一般采用左侧位食管服钡摄片,兼有左、右斜位的作用,还可用于测量心脏和胸廓前后径。

心脏 X 线平片检查一般采用以下两种组合方式:①后前位和左、右前斜位;②后前位和左侧位。心脏 X 线平片能显示心脏整体、心房、心室及大血管大小、形态和位置改变及其程度,可对比观察两侧肺门血管影改变。食管服钡摄片可评价左心房大小,也有助于主动脉病变(如主动脉瘤、大动脉炎)及头臂动脉先天异常(如主动脉缩窄、双主动脉弓)的诊断。在食管(胃)服钡摄片上凭借胃(泡)与肝脏相对关系可判断有无腹部内脏转位,有助于心脏和心房位置异常的评价,为某些合并心脏转位的复杂心内畸形诊断提供有价值的信息。

二、心血管造影

随着超声、CT、MRI 及核医学等影像学技术的发展和普及应用,导管法 X 线心血管造影(简称心血管造影)的适用范围逐渐发生变化,其用于心血管疾病诊断受到挑战,在一些心血管疾病诊断方面已部分被替代。

心血管造影主要是通过导管技术实施,选择性心房、心室和血管内注射对比剂,采用正位、侧位及多轴位角度投照,用于显示心脏和血管解剖结构和血流动力学改变。目前,心血管造影主要用于以下情况:X 线平片结合临床检查和心电图、超声、CT、MRI 及核医学成像等技术难以诊断的心血管疾病,例如,心脏复杂及复合畸形特别是外科治疗适应证的选择而要求显示病变细节的病例,同时可实施心导管检查(如心脏和大血管各部位测压及血氧分析等),为某些心血管疾病诊断及复杂先天性心脏病(简称先心病)手术适应证选择提供重要诊断信息。

近几十年来,冠状动脉影像学评价主要依赖导管法造影,其优点是能很好地显示冠状动脉管腔,对于血管狭窄可直接在造影引导下实施介入治疗,但它不能评价血管壁。而多层螺旋 CT(multislice spiral CT,MSCT)冠状动脉成像技术逐渐成熟,其优点是能显示血管壁,但该方法对血管腔的显示与导管法造影相比仍有一定差距。MRI 冠状动脉成像技术仍处于亚临床阶段。目前,对于冠状动脉及分支病变的诊断而言,导管法造影仍占据重要地位。

近年来,MSCT 和 MRI 血管成像技术均取得进展,导管法造影用于心脏以外的血管(如主动脉和肺动脉及其分支血管、内脏血管及外周血管),疾病诊断有逐年减少趋势,主要用于血管介入治疗引导、细小血管显示、血流动态观察及血管疑难疾病诊断。

(一)心血管造影设备

1.X 线电影摄影

使用大功率 X 线机,采用单相或双相电影摄影,配以影像增强器与高分辨率电视监视和录像系统以保证导管定位和图像回放。目前,X 线电影摄影已逐步被数字化成像系统替代。

2.数字化成像系统

使用全数字化平板 X 线机,它具有数字减影血管造影(DSA)、数字化存储和图像后处理功能。DSA 可减掉重叠的骨骼和软组织影以清晰显示含有对比剂的血管和组织,减少了对比剂用量,降低了 X 线剂量。

(二)心血管造影的投照体位

选择性多心腔、多轴位角度投照在一定程度上解决了心脏各房室和大血管某些部位重叠对一些心脏疾病诊断的影响。轴位角度投照使观察部位与 X 线呈切线位,对心脏疾病尤其是先心病诊断有很大帮助。常用投照体位如下。

1.右心房、右心室(包括肺动脉)系统

一般采用前后位＋足头位 20°与侧位,可较全面地显示心脏各房室,以及主动脉、肺动脉(肺动脉主干及分支)的大小、形态、位置排列和连接关系、体-肺动脉侧支血管及动脉导管未闭的部位。

2.左心房、左心室系统

一般采用前后位＋足头位 20°与侧位,在心脏复杂畸形(如大动脉错位)用于显示心房、心室及两大动脉的连接和空间排列关系。长轴斜位(左前斜位 60°～70°＋足头轴位 20°～30°)用于显示室间隔前部和左心室流出道,适用于观察前部室间隔缺损、左侧心室流出道狭窄及二尖瓣病变等。四腔位(左前斜45°＋足头轴位30°＋体轴向右15°)使房间隔、室间隔膜部和肌部(后部)、房室瓣环处于切线位,用于观察室间隔缺损、主动脉窦脱垂、二尖瓣及主动脉瓣的连接关系及房间隔缺损部位等。

3.肺动脉造影

前后位＋足头位20°,适用于显示主动脉与肺动脉、分叉部及左右分支,用于肺动脉及分支病变诊断。观察一侧肺叶、段动脉分支病变时,可辅以左、右前斜位或侧位。

4.主动脉造影

左前斜位45°～60°或侧位用于显示胸主动脉包括主动脉弓部的分支血管近端。前后位也适于显示主动脉弓部的分支血管及乳内动脉。前后位可观察腹主动脉及其分支血管,若供应主要脏器的分支血管开口部或近端因重叠观察不清时,应附加左、右前斜位。

5.冠状动脉造影

左、右冠状动脉分别发自主动脉的左冠状窦和右冠状窦。左冠状动脉分为前降支和回旋支,前者沿前室间沟下行至心尖,后者走行于左房室沟;右冠状动脉走行于右房室沟。冠状动脉走行特点要求多角度投照以避免血管重叠影响诊断。左冠状动脉的常用投照体位有左前斜50°～60°、左前斜50°～60°＋足头10°～20°、左前斜50°～60°＋头足10°～20°、右前斜20°～30°、右前斜20°～30°＋足头10°～20°、右前斜20°～30°＋足头10°～20°;右冠状动脉的常用投照体位有左前斜50°～60°、左前斜50°～60°＋足头10°～20°、右前斜30°～45°。

6.左心室造影

左心室造影主要用于冠心病尤其是怀疑室壁瘤形成者。多采用右前斜30°和左前斜60°,观察左心室壁运动情况及二尖瓣功能,为手术适应证及术式选择提供依据。

(三)对比剂的使用

心血管造影一般要求使用非离子型碘对比剂。选择性心房、心室及大血管造影时,对比剂用量较大,注射速率较快,须使用高压注射器。冠状动脉及相对细小的动脉造影时,对比剂用量较小,注射速率较慢,一般采用手推注射方式。

选择性心房、心室或大血管造影时,成人每次注射对比剂30～45 mL,注射速率为15～18 mL/s;婴幼儿和儿童每次注射对比剂1～2 mL/kg,1.5～2.0秒内注入。冠状动脉造影时,左冠状动脉每次注射对比剂6～8 mL,右冠状动脉每次注射对比剂4～6 mL。成人单次检查的对比剂总量≤200 mL,婴幼儿和儿童单次检查的对比剂总量≤7 mL/kg。

(四)心血管造影的分析方法

1.显影顺序异常

评价心脏血液循环方向的改变。正常显影顺序为体静脉→腔静脉→右心房→右心室→肺动脉→肺静脉→左心房→左心室→主动脉。异常改变包括早期或短路显影、延迟显影、不显影、再显影和反向显影等。右心室和肺动脉显影时,主动脉早期显影提示主动脉骑跨。左心室造影时,右心室同时显影(短路显影)提示心室水平左向右分流。右心室流出道和肺动脉狭窄可使肺动脉分支延迟显影。三尖瓣闭锁时,右心室无顺向显影(不显影);肺动脉闭锁时,肺动脉无顺向显影(不显影)。静脉-右心造影时,右心房、右心室和肺动脉在左心显影期再显影,提示相应部位由左向右分流。升主动脉造影显示对比剂向左心室逆流或者左心室造影显示对比剂向左心房逆流为反向显影,提示瓣膜反流。

2.解剖结构异常

评价心脏各房室和大血管大小、形态、位置改变及其相互关系,尤其对先心病诊断至关重要。例如,单心室泛指心室区仅有一个解剖学心室,应分析心室肌小梁形态结构以明确左心室或右心室;大动脉错位为主动脉、肺动脉与左心室、右心室的异位连接;对于肺动脉闭锁应评价体肺侧支血管来源、供血及左、右肺动脉是否融合。心腔内、心房或室壁及心包肿块为心脏占位性病变的主要表现。

冠状动脉及心脏以外的血管造影时,除了分析血管本身改变(如狭窄、闭塞和(或)扩张)外,还应观察侧支循环情况。对于实质性脏器如肾脏等,应观察实质期和静脉期及有无新生血管和脏器内外的侧支血管等异常。

3.显影密度异常

在右侧心腔显影早期,左向右分流(不含对比剂的血液流入)可使其腔内产生显影密度减低区(又称显影缺损),依其大小可粗略评估分流程度。在主动脉瓣或二尖瓣关闭不全时,依据左心室或左心房显影密度变化可粗略估计反流程度。在法洛四联症,根据早期显影的升主动脉密度可大致估计主动脉骑跨程度。

(赵　旭)

第二节　CT　检　查

一、CT 硬件和基本原理

CT 自 1973 年推出以来已广泛应用于临床。CT 基本原理是 X 线以多角度穿过人体并由探测器阵列检测,由探测器阵列检测的信号经数字化转变为像素图像(薄层横断面图像)。与像素对应的灰阶值以水的灰阶值作为参照并定义为 HU 或 CT 值。空气吸收的 X 线比水少,骨骼吸收的 X 线比水多。人体的 CT 值范围为−1 000 HU(空气)～0 HU(水)～＋1 000 HU(骨骼),代表了人体各种组织的 CT 密度值。

用于心脏成像的 CT 扫描仪包括电子束 CT(electron bean CT,EBCT)和多层螺旋 CT(multislice spiral CT,MSCT)。1984 年推出的 EBCT 主要为心血管成像设计,它通过电子枪发射电子束,电子束经电磁偏转系统轰击阳极靶并产生 X 线,X 线穿过人体后由多组探测器检测。电子束偏转速度很快,故 EBCT 的时间分辨力很高(33～100 毫秒)。但 EBCT 是层面采集,不能实现真正意义的容积扫描。

MSCT 技术的快速发展推动了心脏 CT 的临床应用。目前,16 层和 64 层螺旋 CT 的应用较普及。由于国内 EBCT 装机量极少,仅个别医院在使用,鉴于此,本节仅介绍 MSCT 在心血管疾病诊断中的应用。

1998 年推出的 MSCT 使用旋转的 X 线球管和多排探测器阵列,在扫描床连续运动过程中完成容积扫描。近年来,MSCT 经历了由 4 层螺旋 CT 至 8、16、32、40、64 层螺旋 CT 及双源 CT 的快速发展,螺旋扫描速度逐步提升。通过新的图像重建算法与心电门控技术,MSCT 的时间分辨力逐步提高(64 层螺旋 CT 和双源 CT 采用单扇区图像重建算法的时间分辨力分别达

165 毫秒和 83 毫秒),明显减轻或消除了心脏运动伪影,冠状动脉 CT 扫描可适用的心率范围逐步扩大;探测器宽度逐渐加大使单位时间内的扫描覆盖范围扩大,心脏 CT 扫描时间更短;实现了更薄层厚扫描,提高了 Z 轴的空间分辨力,可对心脏进行高质量容积成像,通过二维或三维图像重组能获得优良的心脏包括冠状动脉 CT 图像。

二、检查要点

(一)层级选择

对冠状动脉检查而言,4 或 8 层螺旋 CT 检查的成功率及图像质量满足影像学评价的比例很低,其临床应用受限;16 层螺旋 CT 基本能够满足冠状动脉成像的临床应用,但要求使用者具有丰富的操作和诊断经验;32、40、64 层螺旋 CT 及双源 CT 冠状动脉检查的成功率及图像质量满足影像学评价的比例很高。由于 MSCT 的时间分辨力偏低,冠状动脉检查对被检者的心率和心律有一定要求。

目前,MSCT 主要用于心脏解剖结构评价和冠状动脉,以及中心和外周血管成像,有时也用于冠状动脉钙化积分和心脏功能的定量评价。

(二)CT 图像后处理

CT 获得数百至数千幅横断面图像,原始图像的阅读和分析很重要。多平面重组在二维平面(如心室短轴和长轴)上显示心脏解剖结构;曲面重组沿血管轴线在二维平面上显示血管,对血管腔评价很有用;最大密度投影重组显示最大 CT 密度的像素,可做出类似于传统血管造影的图像;容积再现重组以三维模式直观和整体显示心脏和血管。

(三)对比剂的使用

除冠状动脉钙化积分测量外,心脏 CT 检查须使用(经外周静脉注射)非离子型碘对比剂。对比剂用量和注射速率主要取决于检查部位和目的及对比剂碘浓度和 CT 扫描时间。糖尿病、肾功能不全及充血性心力衰竭增加了对比剂肾病的危险性。对比剂轻度变态反应常见,对比剂严重变态反应罕见。对有严重变态反应史的患者应考虑替代性检查方法。

(四)CT 射线剂量

CT 利用 X 线,即电离辐射产生信息并获得图像。医师应权衡 X 线的益处和潜在的危害。患者在 CT 检查过程中接受的射线剂量应是获得满意图像质量的最小剂量。心脏(包括冠状脉)CT 检查通过使用前瞻性心电门控、心电门控射线剂量调节及解剖学的球管电流调节等技术,其射线剂量已接近导管法冠状动脉造影。

三、心血管 CT 表现

(一)冠状动脉粥样硬化性心脏病(简称冠心病)

1.冠状动脉钙化的检测

冠状动脉钙化是血管粥样硬化的标志。CT 成像显示钙化的敏感度高,依据 CT 成像上测得的冠状动脉钙化积分能提供不依赖于常规心血管危险因素并具有个性化的冠心病危险性评估。随着 MSCT 冠状动脉成像技术逐渐成熟,该项检查的应用逐年减少。

2.心脏形态结构和功能的评价

MSCT 有时可以显示心肌缺血或急性心肌梗死所致的低灌注区,但一般不能鉴别两者。MSCT 能显示陈旧性心肌梗死所致的心室壁变薄和密度减低,还可显示心室壁向外扩张形成的室壁瘤及其附壁血栓形成。多相位 CT(可用电影模式显示)可显示受累部位心肌收缩增厚率降低或消失、局部运动功能异常及射血分数降低。由于 MSCT 的时间分辨力偏低,在左心室和右心室肌块、容积和射血分数定量评价方面不如 MRI。

3.冠状动脉成像

MSCT 能显示冠状动脉及主要分支,对其有临床意义的狭窄(50%)诊断具有较高敏感度和特异度,基本满足冠心病初步诊断的需要。MSCT 对冠状动脉狭窄诊断的阴性预测值很高,有助于避免冠状动脉正常或不需介入治疗(指无临床意义的狭窄)的患者做有创性的导管法造影,基本满足冠心病介入治疗筛选的需要。MSCT 对冠状动脉其他疾病,如动脉瘤、肌桥及变异或畸形等的诊断具有优良价值。但 MSCT 不能动态显示和定量评价冠状动脉血流,不易区分局限性重度狭窄(狭窄程度为 90%~99%)与完全闭塞。快心率、心律失常和血管壁钙化影响血管腔评价。MSCT 可以显示冠状动脉主干及较粗大分支血管近端有一定体积的斑块,根据斑块 CT 密度值可初步判断其类型,但其空间分辨力不能满足斑块组织结构的细微观察。

(二)心脏瓣膜病

心脏瓣膜病主要有风湿性心脏瓣膜病和退行性主动脉瓣膜病等。超声是评价心脏瓣膜形态学和功能的首选检查方法。近年来,MSCT 用于该疾病评价有增多趋势。CT 能用于显示心脏各房室包括瓣膜形态学(如瓣叶增厚、钙化及程度)及左心房血栓形成,它对左心房血栓尤其是左心房耳血栓的检出率高于超声,其特异度也较高。另外,在横断面 CT 图像上可大致评价冠状动脉及主要分支是否有病变以便了解是否合并冠心病。

(三)原发性心肌病

MSCT 是诊断肥厚型心肌病的优良方法,能准确显示心肌肥厚的部位和程度,可显示心肌肥厚所致的心室腔变形和心室流出道狭窄,能对心肌重量(肌块)增加、心肌收缩期增厚率下降及射血分数等心功能指标进行定量评价,还能以电影方式动态观察心室壁运动情况。MSCT 能用于评价扩张性心肌病患者的心脏各房室大小、形态尤其是心室扩张程度,也可用于监测心室容积和射血分数等变化。在限制性心肌病诊断及与缩窄性心包炎鉴别方面,MSCT 通过显示心包改变有很大帮助,后者的心包增厚、钙化。

(四)先心病

超声和 MRI 是先心病常用的影像学检查手段。CT 也是评价成人和小儿先心病的一种检查方法。心脏 CT 检查简便、快捷,在多数小儿先心病患者不需使用镇静药或使用少量镇静药即可完成检查。

对先心病诊断而言,MSCT 能准确评价心脏各房室和大血管大小、形态、结构(如房间隔、室间隔及心脏瓣膜等异常)、位置改变及相互关系,能为临床提供丰富的诊断信息,主要用于心脏复杂畸形诊断和鉴别。

(1)分析心室肌小梁形态结构以确定左或右心室。

(2)心房-心室-大血管连接关系异常(如大动脉错位为主动脉、肺动脉与左、右心室异位连接)及位置和排列关系。

(3)肺静脉或体静脉与左心房或右心房连接关系异常(如肺静脉异位引流入右心房)。

(4)肺动脉发育不良、肺血管畸形及体肺侧支血管的来源和供血情况。

(5)主动脉发育异常(主动脉缩窄或闭锁及侧支循环情况)及其分支血管畸形。

(6)冠状动脉变异和畸形。

(7)肝、脾和胃腔位置及肺和支气管形态,有助于判断内脏和心房位置。

对于小儿先心病患者,若CT获得的诊断信息满足临床应用,就不必冒全身麻醉或使用镇静药的风险做心脏MRI检查。对于年轻患者须考虑电离辐射和碘对比剂的影响。

(五)心脏肿瘤与心包疾病

MSCT能准确评价心脏肿瘤的发生部位、大小、形态、密度及与心脏各结构包括心包的关系。对于部分心脏肿瘤(如心房黏液瘤、脂肪瘤),依其发生部位或CT密度等征象可作出明确诊断。CT适于诊断心包积液,还可对心包积液量做出定量评估,依其CT密度值可大致判断其性质。CT是诊断缩窄性心包炎的优良方法,能准确显示直接征象即心包增厚、钙化,还可显示间接征象如心腔变形、心房和上腔静脉扩张及心室舒张受限等。

(六)心脏以外的血管疾病

MSCT能准确评价体循环和肺循环各部位血管疾病的形态学改变,如主动脉瘤大小、部位及其与分支血管和周围脏器的关系;主动脉夹层类型和范围、分支血管受累情况、内膜破口大小及部位、心包和(或)胸腔积血等;大动脉炎累及的血管(主动脉及其分支血管如头臂动脉和肾动脉等)及管腔改变的程度。MSCT通过显示肺动脉管腔内低密度充盈缺损影诊断肺动脉栓塞,它对段以上肺动脉栓塞(包括肺动脉主干和叶、段动脉分支)的诊断敏感度和特异度很高,有时也可显示部分亚段及以下的肺动脉栓塞。目前,MSCT是诊断主动脉疾病和肺动脉栓塞的一线影像学检查方法。

(赵　旭)

第三节　MRI　检　查

一、MRI基本原理

MRI现象的产生仅限于具有不成对自旋质子的原子核(如氢)。人体内的水、脂肪和肌肉中的氢含量丰富,临床MRI大多涉及氢。磷被用于心脏MRI波谱成像。在外磁场(主磁场)中,氢质子像一个小磁体并沿外磁场方向排列,其进动方式类似于重力场中的陀螺。对于1.5 T磁场,进动频率为63 MHz,氢质子仅在该共振频率上被射频波激励,使自身的磁场方向发生转动并与主磁场方向形成角度(反转角);当激励停止后,氢质子沿主磁场方向进动并恢复至原来状态(弛豫),在此过程中,能量转换为无线电信号并由接受线圈接收。弛豫过程包括两部分:T_1弛豫,氢质子在与周围分子的能量交换中缓慢恢复至与主磁场平行的纵向磁化状态;T_2弛豫,是横向矢量迅速减小的过程。梯度磁场在合适的时间切换以便定位来自人体的信号。

心脏MRI检查采用专门的接收线圈、脉冲序列和门控技术。MRI脉冲序列是计算机控制的射频脉冲与梯度磁场切换的结合。心脏MRI常用的脉冲序列主要有自旋回波、梯度回波、稳态自由进动、相位流速和反转恢复脉冲序列。自旋回波序列主要用于心血管形态结构评价,快速流动的血液呈暗(黑)信号;梯度回波和稳态自由进动序列(电影模式)主要用于心脏功能评价,快速流动的血液呈亮(白)信号;反转恢复序列(与MRI对比剂联合应用)主要用于心肌梗死或心肌活力评价,正常心肌无(黑)信号,梗死心肌呈亮(白)信号,血液呈中间(灰)信号。心脏MRI通过心电门控/触发和呼吸抑制(屏气或呼吸门控)技术减少了图像伪影。与直接获得横断面图像并将其重组为斜面图像的心脏 CT 成像相比,心脏 MRI 能直接获得斜面图像。非对比增强 MRI 血管成像(时间飞跃或相位对比技术)可用于血管形态学评价;对比增强 MRI 血管成像以快速三维成像和经静脉注射短 T_1 效应的顺磁性对比剂(钆螯合物)为基础,数据采集在对比剂的动脉期进行,血液呈很高的信号强度。与前者相比,后者的优点是信噪比更高,影像采集更快,不必考虑血流类型和速度。钆对比剂的药物动力学与碘对比剂类似,但其肾毒性和变态反应的危险性很小,其安全性优于碘对比剂。心肌灌注 MRI 是跟踪经静脉团注的钆对比剂在心肌的首次通过效应。MRI 冠状动脉成像需要很高的空间分辨力。流速图能用于测量心血管血流速度。MRI 心肌标记技术在所有成像技术中是独有的。

二、心脏 MRI 的安全性

以目前的磁场强度(≤3 T),心脏 MRI 检查非常安全,无短期或长期不良反应。少数被检者(占3%~7%)面临幽闭恐惧问题。自从置入人体的金属材料改为非铁磁性以后,人工髋关节、金属心脏瓣膜、冠状动脉支架和胸骨金属缝合线对于 MRI 检查是安全的,但会导致局部伪影。置入人体的电子类物体(如心脏起搏器、灌注或跟踪装置及神经刺激装置)仍是 MRI 检查的禁忌证。在心脏负荷 MRI 检查时,若需使用大剂量多巴酚丁胺实时显示和评价心脏整体或局部功能以便跟踪心肌缺血的信号,应配备适宜的设备用于监测被检者心电图、血压和血氧饱和度。

三、心血管 MRI 表现

(一)缺血性心脏病

MRI 具有二维和三维成像能力,其时间、空间和对比分辨力很高,是定量评价心脏解剖结构和功能(如心室容积、射血分数、肌块)的准确和可重复的无创检查方法。

1.心室形态结构和功能的评价

平扫结合对比增强 MRI 可评估心肌梗死范围,还能显示室壁瘤部位、大小和评价有无附壁血栓形成,电影 MRI 能显示受累心肌收缩增厚率降低或消失、局部运动功能异常如运动减弱、消失或矛盾运动及左心室功能下降(左心室收缩末容积增加、左心室每搏输血量和射血分数降低)。

2.心肌灌注的评价

采用药物(β_1 受体激动药如多巴酚丁胺,血管扩张药如腺苷)负荷 MRI 追踪钆对比剂在心脏的首次通过效应可以评价心肌灌注情况,对局部心肌血流评估有一定价值,心肌信号强度在一定程度上反映了心肌血流量变化,有助于低灌注(缺血)心肌与正常心肌的鉴别。由于患者心电图 ST 段在磁场环境中会失真,因此要求对患者进行严密监测。

3.心肌活力的评价

心脏 MRI 是评价心肌存活的一项有效技术。反转恢复梯度回波序列通过显示继发于心肌坏死的高强化区而能辨别微血管阻塞所致的灌注异常。对比剂增强 MRI 已用于急性心肌梗死患者的预后评估。对比剂延迟增强反转恢复序列对急、慢性心肌梗死的显示具有很高准确度和敏感度。小剂量多巴酚丁胺与延迟增强技术结合应用在评价血管重建患者的心肌活力方面有一定价值。

4.MRI 冠状动脉成像

可用于评价 3 支冠状动脉近、中段,但对冠状动脉远端及分支血管的显示在技术上还面临困难(由于血管细小、迂曲及心脏和呼吸运动伪影影响),其临床应用价值有限。目前的冠状动脉支架对于 MRI 检查是安全的,但伪影会干扰影像学评价。

(二)心脏瓣膜病

尽管超声是心脏瓣膜形态学和血流异常评价的首选方法,但 MRI 能用于评价心脏瓣膜反流。电影 MRI 通过动态显示心脏瓣膜反流所致的血液涡流区(流空无信号)可作出诊断,根据涡流区大小可大致评估反流程度,还能评价瓣膜形态学(如瓣叶增厚及程度)和动态显示瓣膜运动情况,有时也可显示瓣膜赘生物。根据右心室和左心室搏出量差异或者主动脉和肺动脉相位-流速数据能计算反流量,以此实现单个瓣膜病变的定量评价。MRI 还能定量评价二尖瓣或主动脉瓣狭窄的跨瓣压差和瓣膜口面积。

(三)原发性心肌病

MRI 在该类疾病评价方面具有很高应用价值。对于肥厚型心肌病,MRI 能准确显示心肌肥厚部位、程度并确定其类型,电影序列可动态显示心肌肥厚所致的心室腔变形和流出道狭窄情况,同时还能定量评价心肌重量(肌块)增加和心肌收缩期增厚率下降及其程度。MRI 能用于致心律失常性右心室发育不良患者的心肌被脂肪或纤维组织替代及心肌炎的评价。MRI 能评价扩张性心肌病的心室扩张程度及心室壁变薄等表现,尤其是对心室容积监测很有价值。

(四)先心病

先心病是心脏 MRI 的主要适应证之一。尽管超声通常是该类疾病诊断的首选方法,但 MRI 能提供准确和全面的心脏解剖、功能和血流信息,尤其是对超声显示窗不理想的患者更有价值。MRI 在先心病诊断方面主要用于心脏复杂畸形的评价。与 CT 相比,MRI 的优势是能提供心脏和血管血流动力学信息(如主动脉缩窄的压力梯度测量,通过显示缺损形成的涡流诊断房间隔或室间隔小缺损),无放射损伤,适用于先心病术后随访。但对小儿先心病患者,应权衡 MRI 的益处和偶尔须在高度镇静或全身麻醉下实施检查的危险性。

(五)心脏肿瘤

MRI 能准确评价心脏肿瘤的发生部位、大小、形态及与心脏各结构的关系,结合肿瘤在多种 MRI 序列(如 T_1、T_2 自旋回波及对比增强序列)上的信号变化有助于某些类型肿瘤的定性诊断及与附壁血栓的鉴别。梯度回波序列能以电影方式动态显示心脏肿瘤运动情况和定量评价心功能。

(六)心包疾病

MRI 对心包积液的显示非常敏感,尤其是能检出心包少量积液,积液在多种 MRI 序列上的信号特点,有助于确定其性质及与心包增厚鉴别。MRI 可用于诊断缩窄性心包炎,能显示心包增厚及心腔变形、心房和上腔静脉扩张及心室舒张受限等征象。尽管 MRI 不能显示心包钙化,但其优点是定量评价缩窄性心包炎所致心脏功能异常和血流异常。另外,MRI 有助于心包囊肿及心包肿瘤的显示和诊断及其与心脏、纵隔各结构关系的评价。

(七)心脏以外的血管疾病

MRI 在提供体循环和肺循环各部位血管疾病(如主动脉瘤或夹层及大动脉炎等)解剖形态学信息方面的价值与 CT 类似。与 CT 相比,MRI 的优势是能定量评价血流,而且 MRI(质子密度,T_1、T_2 自旋回波及脂肪抑制序列)的软组织对比优良,能用于血管壁病变(如血肿或血栓、炎症和粥样硬化斑块)的评价。另外,MRI 适用于因碘对比剂过敏或肾功能不全而禁忌血管 CT 检查的患者。

(赵　旭)

第三章

心电图检查

第一节　心电图检查基础知识

对每帧心电图应仔细、系统地阅读，认真分析以下特征：①心率；②P波；③P-R间期及P-R段；④QRS波群；⑤J点、J波、Epsilon波（ε波）、Brugada波及Lambda波（λ波）；⑥ST段；⑦T波；⑧Q-T间期及Q-Tc；⑨U波。

心电图的诊断一定要结合病史，根据上述波形特征，提出如下问题：①是否为窦性心律；②是否存在心律失常和（或）传导障碍；③是否存在心脏扩大和（或）肥大；④是否存在缺血、损伤和（或）梗死；⑤是否与某些临床病症相关。

一、心率

心率的判断方法，标准走纸速度25 mm/s，定标电压10 mm/mV。

(一)节律规则

1.方法1

心率＝60/相邻P-P间期（或R-R间期）＝60/0.72＝83次/分。

2.方法2

心率＝300/相邻R-R中格数＝300/3～4＝100～75次/分。

3.方法3

心率＝1 500/相邻R-R小格数＝1 500/18＝83次/分。

方法1费时，方法2适用临床快速估算心率，方法3相对省时且精确。

注：正常窦性心律，P-P间期或R-R间期相等，可用其中一个代表心率，但三度房室传导阻滞时心房与心室各自按照自己的频率跳动，应分开计算心房率和心室率。

(二)节律不规则

(1)粗略估计数出6大格（即6秒）内QRS波个数×10。

(2)心率＝60/数个R-R间期的平均值。

(3)房扑时心房率＝60/F-F间期。

(4)房颤时心房率＝60/几个f-f间期的平均值。

二、P波

P波代表心房肌除极时产生的电位变化,其前半部分对应右心房除极,后半部分对应左心房除极。

(一)正常窦性P波的特点

1.形态

aVR导联倒置,Ⅰ、Ⅱ、aVF、$V_4 \sim V_6$导联直立,其余导联呈双向、倒置或低平均可,可有小切迹。

2.时限

各导联P波时限<0.11秒,若有切迹,两峰间距<0.04秒。

3.振幅

肢体导联<0.25 mV,胸导联<0.2 mV,V_1导联的正向波<0.15 mV,负向波<0.1 mV。

4.电轴

$0° \sim +75°$。

(二)无P波

1.P波存在但隐藏

(1)异位心房节律或房性期前收缩(P波隐藏于前一T波之中)。

(2)交界性心律或室上性心动过速(P波隐藏于QRS波之中)。

(3)室上性心律伴显著的一度房室传导阻滞(P波隐藏于前一T波之中)。

2.P波不存在

(1)心房颤动或心房扑动。

(2)高钾血症引起的窦室传导。

(3)窦房传导阻滞伴交界性或室性心律。

(4)窦性停搏或静止。

(三)P波倒置

(1)右位心或左右手电极反接。

(2)交界性逸搏、加速性交界性自主心律。

(四)P波形态多变

1.窦房结内游走性心律

窦性起搏点在窦房结头、体、尾等部位"游走"。心电图表现为:同一导联中窦性P波的大小、形态略有差异,但P波的方向不变,P-R间期>0.12秒,可有轻微差异。

2.紊乱性房性心动过速

又称多源性房性心动过速。同一导联上有三种以上不同形态的P波,心率150~180次/分。

(五)二尖瓣型P波

因该P波常见于风湿性心脏病二尖瓣狭窄患者,故称为"二尖瓣型P波"。

1.时限

增宽,≥0.12秒。

2.形态

呈双峰切迹,两峰距≥0.04秒,第2峰≥第1峰,多出现在Ⅰ、Ⅱ、aVL、$V_4 \sim V_6$等导

联;PtfV$_1$ 值≥|−0.04|mm·s。

3.振幅

正常。

4.临床意义

(1)常见于左心房负荷过重:如早期风湿性心脏病二尖瓣狭窄、左心房黏液瘤、急性左心衰竭等。

(2)左心房肥大:主要见于风湿性心脏病二尖瓣狭窄,也见于扩张型心肌病、高血压性心脏病等。

(3)完全性左心房内传导阻滞或房间束(Bachmann束)传导阻滞。

(六)肺型 P 波

因该 P 波常见于慢性肺源性心脏病患者,故称为"肺型 P 波"。

1.时限

多正常。

2.形态与振幅

P 波形态高尖,Ⅱ、Ⅲ、aVF 导联振幅≥0.25 mV,V$_1$、V$_2$ 导联振幅≥0.15 mV。或低电压时,P 波振幅≥同导联 R 波振幅的 1/2。

3.临床意义

右心房负荷过重:见于急性右心衰竭、早期肺动脉高压、甲状腺功能亢进、急性支气管炎、肺部炎症及长期吸烟者等。右心房肥大:主要见于肺心病、先天性心脏病(如法洛四联症、房间隔缺损等)等。不完全性右心房内传导阻滞:主要见于冠心病、心肌梗死、心肌炎等。

三、P-R 间期及 P-R 段

(一)P-R 间期

代表心房开始除极至心室开始除极的时间,从 P 波起点至 QRS 波起点。

1.正常 P-R 间期

0.12～0.20 秒。

2.P-R 间期延长

＞0.20 秒。

3.P-R 间期缩短

＜0.12 秒。

P-R 间期时限与年龄、心率有关。

(二)P-R 段

代表心房除极结束至心室开始除极的时间,从 P 波终点至 QRS 波起点。

1.正常 P-R 段

以 TP 段的延长线作为基线,通常呈等电位,亦可轻度偏移,抬高通常＜0.05 mV,压低通常＜0.08 mV。

2.P-R 段抬高

通常≥0.05 mV。

3.P-R 段压低

通常≥0.08 mV。

四、QRS 波群

QRS 波代表心室肌除极时产生的电位变化。

(一)正常 QRS 波的特点

1.命名

第一个向下的波称为 Q(q)波,最初一个向上的波称为 R(r)波,R(r)波之后向下的波称为 S(s)波,有时 S 波之后又出现一向上的波,则称为 R′(r′)波,之后再出现向下的波,称 S′(s′)波;若只有向下的波,而没有向上的波,称为 QS 波。当波幅≥0.5 mV 时,用 R、S 表示,当波幅 <0.5 mV 时,用 r、s 表示。

正向波:先 R(r),后 R′(r′);负向波:先 Q(q),后 S(s),单一 QS;波形大(>0.5 mV),大写;波形小(<0.5 mV),小写。

2.时限

正常成年人 QRS 波时限<0.12 秒,多数在 0.06～0.10 秒。QRS 波时限≥0.12 秒,则 QRS 时限延长。

3.形态和振幅

(1)Q(q)波:时限<0.04 秒,振幅<R/4。除 aVR 导联外,若时限≥0.04 秒和(或)振幅 ≥R/4,则称异常 Q 波。

(2)QRS 波。①肢体导联:所有肢体导联 R+S>0.5 mV;aVR 导联的主波向下,可呈 QS、rS、rSr′或 Qr 型,Q/R>1,R<0.5 mV;Ⅰ、Ⅱ 导联的主波向上,$R_Ⅰ+S_Ⅲ<2.5$ mV,$R_Ⅰ<1.5$ mV,$R_{aVL}<1.2$ mV。②胸前导联:R 波递增、S 波递减,各导联 R+S>1 mV;V_1、V_2 多呈 rS 型,$R_{V1}<1.0$ mV;V_5、V_6 可呈 qR、qRs、Rs 或 R 型,$R_{V5}<2.5$ mV,且 $R_{V5}+S_{V1}<3.5$(女)或 4.0 mV(男)。

(二)室壁激动时间(ventricular activation time,VAT)

VAT 指从 QRS 波群起点到 R 波顶峰垂线之间的时距,代表从心室开始除极至激动到该电极下心室外壁所需的时间。一般只测量 V_1(或 V_2)及 V_5(或 V_6),两者分别反映右心室壁激动时间(RVAT,正常值:0.01～0.03 秒)和左心室壁激动时间(LVAT,正常值:0.02～0.05 秒)。

(三)心电轴

心室除极的主向量。

1.测定方法

(1)目测法:目测法简单实用,但是误差较大,只能大概估计出电轴偏移的度数,或者说只能看出电轴左偏、右偏或者不偏。

(2)测量法。

2.电轴左偏

常见于左前分支阻滞、左心室肥大、下壁心肌梗死、预激综合征、横位心等。

3.电轴右偏

常见于左后分支阻滞、右心室肥大、急性或慢性肺性疾病、正常年轻人或瘦长体型者等。

(四)电压

1.低电压

R+S 在所有肢体导联<0.5 mV 和(或)所有胸前导联<1 mV。

2.高电压

左室高电压:①R_I+S_{III}≥2.5 mV,R_{aVL}>1.2 mV。②R_{II}>2.5 mV,R_{III}、aVF>2.0 mV。③男性 R_{V_5}+S_{V_1}>4.0 mV、女性 R_{V_5}+S_{V_1}>3.5 mV。④男性 R_{V_5}、V_6>2.8 mV、女性 $R_{V_5、V_6}$>2.5 mV。⑤男性R_aVL+S_{V_3}>2.8 mV,女性 R_{aVL}+S_{V_3}>2.0 mV(Cornell 诊断标准)。

右心室高电压:①R_{V_1}>1.0 mV,V_1 导联 R/S≥1。②R_{V_1}+S_{V_5}>1.2 mV。③aVR 导联 R/S 或 R/q≥1,R_{aVR}>0.5 mV。

(五)胸导联 R 波递增

1.正常 R 波递增

R 波振幅由 V_1~V_4 或 V_5 逐渐增高,移行导联(呈 RS 型)常位于 V_3 或 V_4 导联。

2.R 波递增不良

胸前导联 R 波振幅逐渐增高的趋势不明显。

3.R 波逆递增

胸前导联 R 波振幅逐渐降低。

五、J 点、J 波、Epsilon 波、Brugada 波及 Lambda 波

(一)J 点

QRS 波群终点与 ST 段起点的结合点。

1.正常 J 点

J 点一般多在等电位线上,上下偏移<0.1 mV,可随 ST 段偏移而移位。

2.J 点抬高

早期复极综合征时,以 R 波为主导联 J 点抬高 0.1~0.4 mV,与迷走神经张力过高有关。

(二)J 波

当心电图 J 点从基线抬高≥0.2 mV、时程≥20 ms 的圆顶状或驼峰状波称为 J 波,为心室提前发生的复极波,又称 Osborn 波。

J 波可见于迷走神经张力增高,亦可见于低温(≤34 ℃)、高钙血症、颅脑疾病、心肺复苏过程中,易诱发恶性室性心律失常。

(三)Epsilon 波(ε 波)

位于 QRS 波之后、ST 段起始处,呈高频、低振幅的小棘波或震荡波,持续几十毫秒不等,多见于 V_1~V_3 导联。

Epsilon 波是致心律失常性右心室心肌病较为特异的一个指标,但并非其特有,临床上引起右心室心肌除极延迟的病理过程都可出现 Epsilon 波。

(四)Brugada 波

V_1~V_3 导联出现类似右束支传导阻滞、J 波振幅≥2 mV、ST 段呈穹隆(下斜)型抬高伴 T 波倒置,称为 1 型 Brugada 波。

根据 Brugada 波的 J 波幅度、ST 段抬高形态及幅度、T 波的形态临床分为三型,只有 1 型 Brugada 波具有诊断意义,是 Brugada 综合征诊断标准之一。

(五)Lambda波(λ波)

下壁(Ⅱ、Ⅲ、aVF)导联出现 ST 段下斜型抬高、伴缓慢下降与倒置 T 波组成，近似希腊字母 λ，称为 Lambda(λ)波。

Lambda(λ)波是最近提出的一个心室除极与复极均有异常的心电图波。

J 波、Epsilon 波、Brugada 波、Lambda(λ)波，均可引起室速和室颤等恶性心律失常，与心源性猝死密切相关。

六、ST 段

ST 段是指 QRS 波终点至 T 波开始的间期，多呈等电位线。代表心室除极结束(QRS 波)至心室复极开始(T 波)之间无电位变化时段。ST 段时间为 0.05～0.15 秒。

(一)ST 段偏移正常值

测量 ST 段应从 J 点后 0.04～0.08 秒处做一水平线，再根据 T-P 段(T 波终点至 P 波起点)的延长线或相邻心搏 QRS 波群起点的连线作为基线，水平线与基线的净差值即为 ST 段偏移振幅。大部分正常者 ST 段呈等电位线，少部分 ST 段可轻度偏移，表现为以 R 波为主导联 ST 段压低应≤0.05 mV，抬高应≤0.1 mV，V_1～V_3 导联抬高可达 0.3 mV。

(二)ST 段偏移的形态及临床意义

1.ST 段呈上斜型(斜直型)抬高

见于正常人、迷走神经张力过高者、变异型心绞痛及心肌梗死超急性期等。

2.ST 段呈凹面向上型抬高

多伴有 T 波直立，见于急性心肌梗死早期、急性心包炎、早期复极综合征、电击复律后、颅内出血、高钾血症及左室舒张期负荷过重等。

3.ST 段呈弓背向上型、单向曲线型、水平型、墓碑型抬高

多见于急性心肌梗死的急性期、变异型心绞痛、室壁瘤形成及重症心肌炎等。

4.ST 段呈"穹隆型"或"马鞍型"抬高

多见于 Brugada 综合征患者。

5.ST 段呈"巨 R 型"抬高

多见于心肌梗死超急性期、急性而严重的心肌缺血、急性心肌损伤。

6.ST 段呈上斜型压低

多无临床价值。

7.ST 段呈近水平型压低

需结合 ST 段压低程度，若＞0.1 mV 者，可能是异常表现。

8.ST 段呈水平型、下斜型压低

多见于心肌缺血、心肌劳损、低钾血症等。若 ST 段显著压低(≥0.3 mV)，且伴 T 波倒置时，应警惕急性心内膜下心肌梗死的可能。若伴 R 波振幅明显增高(RV_3～V_5)，多提示心尖部肥厚型心肌病可能。

9.ST 段鱼钩样压低

多见于洋地黄类药物影响。

七、T 波

T 波代表心室复极时产生的电位变化。

(一)正常 T 波的特点

1.形态

前肢上升缓慢,后肢下降较快,波顶呈圆钝状。

2.方向与振幅

多与 QRS 波主波方向一致,振幅≥1/10R;V_1～V_4 导联 T 波振幅逐渐增高,而倒置者应逐渐变浅。

3.时限

一般<0.25 秒。

(二)T-P 段

指心电图上前一 T 波结束到下一个心动周期 P 波开始间的一段,代表心室完全复极完毕。心电图上的等电位线通常以 T-P 段为准。

(三)T 波峰-末(Tp-e)间期

指 T 波顶峰至终末的间期,是反映心室跨壁复极离散度的量化指标。Q-T 间期或 Tp-e 间期延长,对室性心律失常的发生有预测意义。

(四)T 波异常改变的类型及临床意义

1.T 波高耸

若常规心电图中有 3 个以上导联出现 T 波振幅≥1.0 mV 或以 R 波为主导联 T 波振幅大于同导联R 波的振幅,均称为高耸 T 波。常见于超急性期心肌梗死、变异型心绞痛、早期复极综合征、左心室舒张期负荷过重、部分脑血管意外等。

2.T 波高尖

T 波高耸呈箭头状,两肢对称,基底部狭窄,以胸前导联最为显著,常伴 Q-T 间期缩短。T 波高、尖、窄、对称呈帐篷样,是高钾血症心电图征象。

3.T 波低平

振幅<1/10R,称 T 波低平。

4.T 波双向

呈正负或负正双向时的形态。

5.T 波双峰

T 波呈双峰改变。

6.T 波倒置

一般 T 波倒置的深度多在 0.25～0.6 mV。若常规心电图中有 3 个以上导联倒置 T 波的深度≥1.0 mV,则称为巨大倒置 T 波,见于冠心病、肥厚型心肌病、脑血管意外及嗜铬细胞瘤等疾病。

(1)冠状 T 波:又称缺血性 T 波倒置。其倒置的 T 波双肢对称、基底部狭窄、波谷尖锐。可见于透壁性心肌缺血、慢性或亚急性期心肌梗死、慢性冠状动脉供血不足、肥厚型心肌病等。若心电图无左心室肥大表现,持续性冠状 T 波对冠心病尤其是冠心病合并心肌病变有独特的预测价值。

(2)Niagara(尼加拉)瀑布样 T 波:亦称为交感神经介导性巨倒 T 波。脑血管意外、阿-斯综合征发作后及有交感神经兴奋性异常增高的急腹症等患者出现的一种特殊形态的巨倒 T 波,酷似美国与加拿大交界的 Niagara 瀑布,故被命名为 Niagara 瀑布样 T 波。

（3）劳损型 T 波倒置：以 R 波为主导联 T 波倒置,两肢不对称,前肢下降较缓慢,后肢上升较快,基底部较窄,多伴 ST 段下垂型、水平型、弓背向上型压低及 R 波电压明显增高,为左心室肥大伴劳损或心尖肥厚型心肌病的特征性心电图改变。见于左心室收缩期负荷过重的疾病,如高血压性心脏病、梗阻性肥厚型心肌病及心尖肥厚型心肌病等。

（4）功能性 T 波倒置:分为孤立性负向 T 波综合征(心尖现象)和持续性童稚型 T 波(幼年型 T 波),前者倒置的 T 波多发生在 V$_4$ 导联,偶见于 V$_4$、V$_5$ 导联;右侧卧位时,可使倒置的 T 波恢复直立。多见于瘦长型的健康青年,属正常变异,但易误诊为心肌炎、心尖肥厚型心肌病。后者常见于婴幼儿,其心电图特点:①倒置的 T 波仅见于 V$_1$～V$_4$ 导联,且以 V$_2$、V$_3$ 导致倒置最深。②倒置的深度多<0.5 mV,肢体导联及 V$_5$、V$_6$ 导联 T 波正常。少数人 V$_1$～V$_4$ 导联 T 波倒置可一直持续到成人,故称为持续性童稚型 T 波,可能与无肺组织覆盖"心切迹"区有关,属正常变异。年轻者易误诊为心肌炎、心尖肥厚型心肌病;年长者易误诊为前间壁心肌梗死。

7.T 波电交替

T 波形态、振幅甚至极性发生交替性改变,通常每隔 1 次心搏出现 1 次,应排除呼吸、体位、胸腔或心包积液等心外因素。多与电解质紊乱(低钙、低镁、低钾血症)、心肌缺血缺氧、支配心脏的自主神经失衡等因素有关。显著的 T 波、Q-T 间期电交替,是心室复极不一致、心电活动不稳定的表现,易发生严重的室性心律失常而猝死。多见于长 Q-T 间期综合征、心肌缺血、心功能不全及电解质紊乱等患者。目前认为 T 波电交替是预测恶性室性心律失常的独立指标之一。

八、U 波

U 波是浦肯野纤维或心室壁中层 M 细胞延迟复极波,还是机械电耦联引起的后电位,目前其发生的电生理机制尚存争议。

（一）正常 U 波的特点

1.形态

U 波是紧随 T 波之后(0.02～0.04 秒)出现的圆钝状的低平波。心率增快时,部分 U 波可重叠于 T 波上。

2.时限

0.16～0.25 秒。

3.方向与振幅

与 T 波方向一致,在 V$_2$～V$_4$ 导联最为明显。振幅一般≤0.15 mV,不超过同导联 1/2T 波。

（二）U 波异常改变的类型及临床意义

1.U 波增高

当 U 波振幅大于同导联 T 波或≥0.2 mV 时,称 U 波增高。多见于低钾血症、抗心律失常药物影响(如胺碘酮等)、迷走神经张力过高、脑血管意外及三度房室传导阻滞等。若服用可引起 Q-T 间期延长的药物后,U 波增高的病理意义超过 Q-T 间期延长,是出现室性期前收缩,甚至是尖端扭转型室性心动过速的先兆。

2.U 波倒置

在以 R 波为主导联,U 波不应该倒置。若出现 U 波倒置,则提示心肌梗死、左心室劳损及心肌缺血等,尤其是左前降支动脉病变所引起的心肌缺血。若运动试验后出现 U 波倒置,则是心肌缺血的佐证,为运动试验阳性标准之一。

九、Q-T 间期

Q-T 间期是指从 QRS 波起点至 T 波终点之间的时限,代表从心室肌除极到复极所需的时间。

1.Q-T 间期

正常 Q-T 间期与心率成反比关系,且女性略长于男性,随着年龄增加而延长,通常采用心率校正的 Q-T 间期。

2.Q-Tc

心率校正后 Q-T 间期称为 Q-Tc(Bazett 公式),Q-Tc＝QT/RR,正常值为男性 0.40 秒±0.04 秒,女性 0.42 秒±0.04 秒。

估算方法:以 0.40 秒±0.04 秒作为心率 70 次/分的正常 Q-T 间期范围。在 70 次/分的基础上心率每增加(或减少)10 次/分,则 Q-T 间期减去(或加上)0.02。例如,心率 100 次/分,算得的正常 Q-T 间期范围应是＝(0.40 秒－3×0.02 秒)±0.04 秒＝0.34±0.04 秒。

在心率 60～100 次/分情况下,Q-T 间期小于其前 R-R 间期的 1/2。

3.Q-T 间期异常

(1)Q-T 间期延长:Q-T 间期超过正常测量值范围或 Q-Tc≥0.47 秒(男性)/0.48 秒(女性),多伴 T 波改变(T 波宽大、双峰切迹或低平)或 ST-T 改变(ST 段平直或斜型延长伴 T 波高尖)。Q-T 间期延长易导致恶性室性心律失常,尤其是尖端扭转型室性心动过速。

(2)Q-T 间期缩短:Q-T 间期≤0.29 秒或≤Q-Tp 的 88％[Q-Tp,即 Q-T 间期预测值,计算公式:Q-Tp(ms)＝656/(1＋心率/100)],Q-Tc≤0.30 秒。多伴 ST 段缩短甚至消失,胸前导联多见高尖的、对称或不对称的 T 波。常并发阵发性心房颤动、室性心动过速甚至心室颤动。

(乔高娟)

第二节　电极误放与干扰

一、电极误放

电极位置正常时,P 波在Ⅰ、Ⅱ、aVF 导联直立、aVR 导联倒置;QRS 波群从 V₁ 到 V₆ 导联,R 波逐渐增高,S 波逐渐变小。当电极误放时,心电图会出现误判(图 3-1、图 3-2 为同一人的心电图)。

(一)肢体导联电极误放

(1)左、右两上肢的导联电极连接颠倒,使描出的 6 个肢体导联心电图图形酷似右位心改变,即Ⅰ导联倒置、Ⅱ导联与Ⅲ导联互换、aVR 导联与 aVL 导联互换、aVF 导联无变化,但胸导心电波形无变化(图 3-2)。

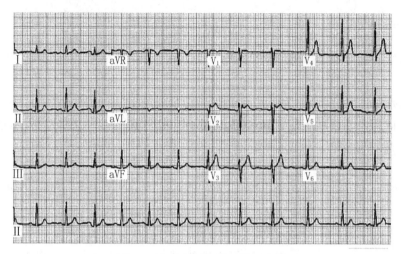

图 3-1　电极位置正常时的心电图

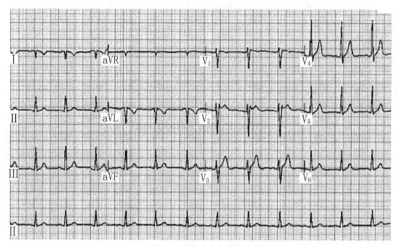

图 3-2　左、右两上肢导联电极连接颠倒的心电图

由图 3-2 可见Ⅰ导联 QRS 波群主波向下。乍一看是电轴右偏,不过 P 波也是负相波,又似乎是右位心的心电图表现,但是胸前导联的 QRS 波群从 V₁ 导联到 V₄ 导联 R 波振幅逐渐增高,从 V₁ 导联到 V₆ 导联 R/S 逐渐增大,符合正常心电图的变化规律。实际上,这是左右上肢导联连接错误造成的。

Ⅰ导联 P 波为负向波,而胸前导联 QRS 波群形态正常时,左右上肢导联电极连接错误的可能性较大,要注意检查电极的连接方式。如果患者不在现场,或者是以前记录的心电图,又或者由于一过性的变化无法重新记录心电图时,可将Ⅰ导联正向波看成负向波,负向波看成正向波(或者从背面倒着看就是原来的心电图),Ⅱ导联和Ⅲ导联、aVR 导联和 aVL 导联分别互换,可能就是原来的心电图。

(2)左手、左足导联电极连接颠倒,Ⅰ导联实际为Ⅱ导联,Ⅱ导联实际为Ⅰ导联,Ⅲ导联倒置,aVR 导联无变化,aVL 导联与 aVF 导联互换(图 3-3)。

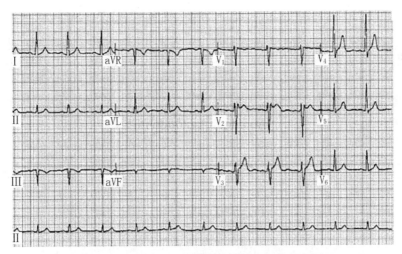

图 3-3　左手、左足导联电极连接颠倒的心电图

（3）右手、左足导联电极连接颠倒，Ⅰ导联实际为倒置的Ⅲ导联，Ⅱ导联倒置，Ⅲ导联实际为倒置的Ⅰ导联，aVR 导联与 aVF 导联互换，aVL 导联无变化（图 3-4）。

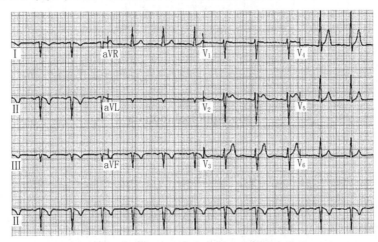

图 3-4　右手、左足导联电极连接颠倒的心电图

（4）左手、左足导联电极连接颠倒，Ⅰ导联实际为Ⅲ导联，Ⅱ导联实际为倒置的Ⅰ导联，Ⅲ导联实际为倒置的Ⅱ导联，aVR 导联实际为 aVL 导联，aVL 导联实际为 aVF 导联，aVF 导联实际为 aVR 导联（图 3-5）。

（5）左手、右手导联电极连接颠倒，Ⅰ导联实际为倒置的Ⅱ导联，Ⅱ导联实际为倒置的Ⅲ导联，Ⅲ导联实际为Ⅰ导联，aVR 导联实际为 aVF 导联，aVL 导联实际为 aVR 导联，aVF 导联实际为 aVL 导联（图 3-6）。

（二）胸导联电极误放

胸导联电极位置正常时，QRS 波群从 $V_1 \sim V_6$ 导联，R 波逐渐增高，S 波逐渐变小（图 3-7）。如果胸导联电极位置发生误放，胸导 P-QRS-T 波会发生相应变化，图 3-8 为胸导联 V_1 和 V_3 导联互换时的心电图，从 $V_1 \sim V_3$ 导联表现为貌似 R 波递增不良的图形，但无 ST-T 波的相应变化，也无相关病史，如将 V_1 和 V_3 导联互换后，其图形与图 3-6 完全相同。图 3-9 为 V_4 和 V_6 导联互换时的心电图,V_4 导联 S 波突然消失,但 V_5 和 V_6 导联又出现 S 波,这与胸导联 QRS 波群的变化规律不同。若将 V_4 和 V_6 导联互换后,其图形与图 3-7 完全相同。如果发现胸导联 P-QRS-T 的变化不好解释,应确认有无胸导电极误放的可能(图 3-7~图 3-9 为同一人的心电图)。

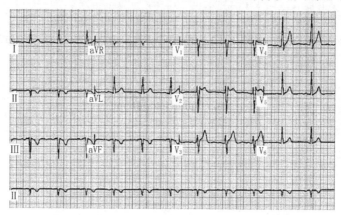

图 3-5　左手、左足导联电极连接颠倒的心电图

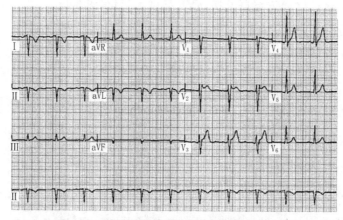

图 3-6　左手、右手导联电极连接颠倒的心电图

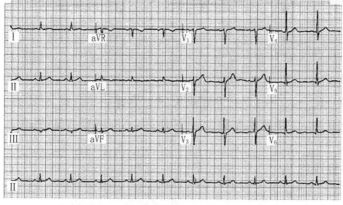

图 3-7　胸导联电极位置正常时的心电图

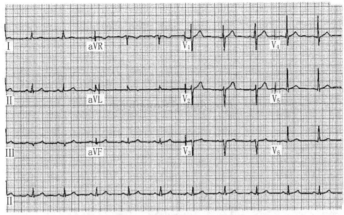

图 3-8　胸导联 V₁ 和 V₃ 导联互换时的心电图

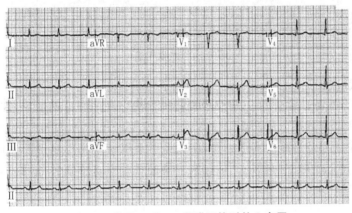

图 3-9　胸导 V₄ 和 V₅ 导联互换时的心电图

二、干扰

(一)交流电干扰

交流电干扰表现在心电图上呈规律性 50 次/秒的细小波纹。这种干扰往往遮盖了原来心电图中的细小波形改变,影响心电图诊断(图 3-10)。

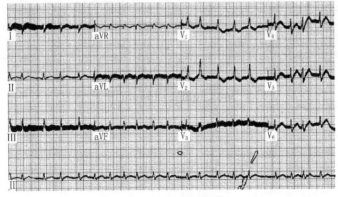

图 3-10　交流电干扰

（二）肌电干扰

肌电干扰的频率多在 10～300 次/秒，表现为不规则的细小波纹，使心电图波形模糊不清，很容易误认为心房颤动（图 3-11）。

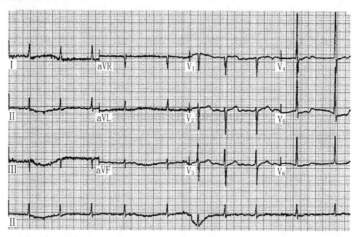

图 3-11　肌电干扰

（三）其他干扰

如图 3-12 所示，最下面的连续记录为中央监护系统记录的心电图图形，其他为心电图机记录的心电图图形，两者合成后形成的图形。在记录心电图的过程中，显示屏的图形为窦性心律伴多发期前收缩，心电图自动诊断为窦性心律，中央监护系统记录的心电图图形也为窦性心律，但打印出来的心电图图形很像心房颤动（f 波和频发期前收缩引起的 R-R 间期不匀齐）。其干扰来源在计算机的打印系统。

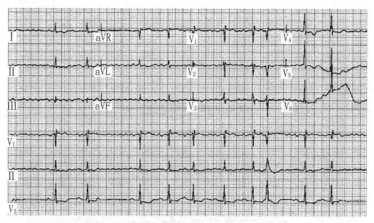

图 3-12　其他干扰

（闫欣欣）

第三节 窦性心律失常

一、窦性心动过速

（一）窦性心动过速的诊断标准

心电图符合窦性心律的诊断标准，而频率大于 100 次/分者，诊为窦性心动过速，简称窦速。在年轻人心率可达 180 次/分，在儿童可达 230 次/分（图 3-13）。

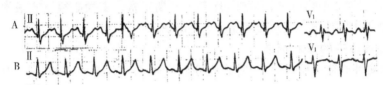

图 3-13 窦性心动过速

（二）窦性心动过速的鉴别诊断

当窦性心动过速的频率达到 160 次/分左右，仅靠心电图不一定能与阵发性室上性心动过速鉴别开来。此时需结合临床考虑是属于哪一种心动过速。以下几点可供鉴别时参考。

（1）窦性心动过速见于发热、结核病、甲亢、心肌炎、贫血、血容量不足时，而使用引起心率加快的某些药物（如肾上腺素、阿托品等）之后，通常也可使心率加快。而室上速与上述原因无必然联系。

（2）窦性心动过速是逐渐发生的，室上速的特点是突发突止。

（3）窦性心动过速的 P 波若能辨认，在 aVR 导联是倒置的，且 P-R 间期≥0.12 秒。阵发性房性心动过速的 P 波虽然在 aVR 导联也可以是倒置的，但常比正常窦性 P 波小。阵发性交界性心动过速的 P 波在 aVR 导联是朝上的，P-R 间期小于 0.12 秒。

（4）机械刺激副交感神经，如压迫双侧眼球、刺激咽部黏膜、压迫颈动脉窦等，有时可使部分室上速突然停止；而对窦性心动过速则是使心率逐渐减慢，刺激停止后窦速复原。

（5）窦性心动过速的频率常＜160 次/分，而室上速的频率常≥160 次/分。

（6）窦性心动过速可随运动稍有增加，而室上速的频率与运动无关。

图 3-13 来自脑肿物患者。图 A 中 P_{II}↑，P-R 间期 0.12 秒，P-P 间距 0.40 秒，心率 150 次/分，为窦性心动过速。II 导联的 QRS 波形态呈 qRs 型，S_{II} 增宽，V_1 呈 M 型，QRS 波时间 0.08 秒，为不完全性右束支传导阻滞表现，是频率依赖性右束支传导阻滞（或 3 相阻滞）。图 B 是心率减慢时的 II 导联和 V_1 导联心电图。P_{II}↑，P-R 间期 0.12 秒，P-P 间距为 0.46 秒，心率 130 次/分，仍为窦性心动过速。但因比图 A 心率减慢，V_1 的 QRS 波形态由 M 型恢复为 rS 型，S_{II} 不再增宽，说明右束支的 3 相阻滞随心率减慢而消失。

二、窦性心动过缓

窦性心动过缓的诊断标准：心电图符合窦性心律的诊断标准，而频率小于 60 次/分者诊为窦性心动过缓(图 3-14)。正常时常见于喜爱运动者,病理情况下常见于病态窦房结综合征。

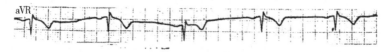

图 3-14 窦性心动过缓

P$_{aVR}$↓,P-R 间期 0.18 秒,P-P(R-R)间距 1.24～1.28 秒,基本整齐,窦性心律,

心率 48 次/分,小于 60 次/分,诊为窦性心动过缓

三、窦性心律不齐

窦性心律不齐是由于窦房结发放冲动的节律紊乱所致。此时,心室和心房的节律也同样不规则。每个 QRS 波群之前均有 P 波存在,且 P-R 间期正常。窦性心律不齐最常见于儿童和青年人,到成年人则倾向于消失,但到老年却又重新出现。

(一)窦性心律不齐的诊断标准

心电图符合窦性心律的诊断标准,但 P-P 间期不等,相差大于 0.12 秒(图 3-15)。

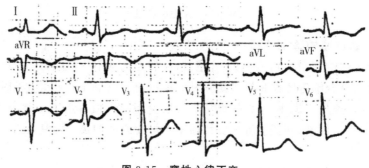

图 3-15 窦性心律不齐

图中 P$_{aVR}$↓、P$_{II}$↑,为窦性心律。由 aVR 导联测知,P-P(R-R)间距 1.03～

0.86 秒,相差 0.17 秒,大于 0.12 秒,为窦性心律不齐

(二)窦性心律不齐的分类

1.原发性窦性心律不齐

(1)呼吸周期性窦性心律不齐:最常见,在儿童中尤为明显。

特点:P-P 时间随吸、呼气呈周期性逐渐缩短及延长,深呼吸时上述变化更明显,甚至最长的 P-P 间距可为最短的 P-P 间距的两倍以上,屏气后窦性心律不齐即消失。

呼吸周期性窦性心律不齐的产生原理:①呼吸时肺泡受到刺激,通过神经反射,使交感神经与迷走神经张力发生周期性改变。吸气时肺循环或体循环(主动脉根部和颈动脉窦等)中的末梢感受器受刺激,而下视丘和延髓中的心脏-呼吸神经中枢波动,引起交感神经兴奋,使心率加快;呼气时迷走神经兴奋,使心率减慢。②呼吸中枢本身周期性地传出激动,通过神经作用,使窦房结的自律性强度呈周期性增减。

(2)非呼吸周期性窦性心律不齐:P-P 间距长短与呼吸周期无关,屏气后窦性心律不齐并不消失。

(3)病理性呼吸性窦性心律不齐:见于潮式呼吸,于呼吸幅度增大时心率减慢,呼吸幅度减小时心率加快。

2.继发性窦性心律不齐

(1)室相性窦性心律不齐:多见于二度、高度或完全性房室传导阻滞时,也可见于某些室性期前收缩或交界早中。含有 QRS 波的两个窦性 P 波之间的时距短于两个不含有 QRS 波的窦性 P 波之间的时距。

产生原理:①心室的机械性收缩使窦房结的血供增加,窦房结自律性增强,频率加快,P-P 时距缩短。②心室收缩使心房内压力升高,通过明氏反射抑制迷走神经,增强了窦房结的自律性,使 P-P 时距缩短。③心室收缩牵动窦房结,使其自律性增强。④当窦性激动被阻滞时,心室血液充盈增多,窦房结动脉压减低,血供减少,则窦房结自律性减低,P-P 时距延长。

(2)窦性节律重整或抑制后窦性心律不齐:在某些室上性期前收缩或伴有逆 P 的室性期前收缩后,最初数个窦 P 的节律不齐,大多先慢后快,期前收缩后的第一、第二个窦性 P-P 间距较期前收缩前的窦性 P-P 间距为长。这是因为期前收缩逆行激动了窦房结,引起了窦房结的节律顺延,并对窦房结产生了抑制作用,使其自律性暂时降低,以致期前收缩后的窦性 P-P 间距延长,以后又逐渐恢复为正常的窦性周期,这是一种抑制后起步现象。

(3)神经性窦性心律不齐:例如压迫颈动脉窦或眼球后,或某些疾病导致颈动脉窦神经反射而产生的窦性心律不齐。

各种窦性心律不齐的程度可以较为明显,P-P 时间的差别一般不超过一个最短的 P-P 时间的1倍,但少数可超过 2 倍。此时需与窦性停搏及二度窦房传导阻滞相鉴别。

四、游走性起搏点

窦性起搏点可以从窦房结的上部移到窦房结的下部(尾部),或者从窦房结移到房室交界区,起搏点的这种位移现象,称为"游走性起搏点"。

(一)游走性起搏点的原因

(1)迷走神经兴奋和各种拟迷走神经药物均可使起搏点移位。这种拟迷走神经作用在窦房结和房室交界区的细胞中比在心肌传导纤维中更明显,所以心房传导路径可能是异位起搏点出现的部位。尽管两侧迷走神经都支配窦房结和房室交界区,但窦房结主要还是受右侧迷走神经支配,而房室交界区则主要受左侧迷走神经支配。刺激两侧迷走神经能引起心搏显著变慢,单独刺激左侧迷走神经,则易引起 P-R 间期恒定型(Ⅱ型)二度房室传导阻滞。

(2)随呼吸周期所引起的迷走神经紧张性变化,也可使起搏点发生规律性位移。在吸气时自律性纤维过度伸展,自律性增强。

(3)异位性期搏动(如窦房结周围的房性期前收缩)可暂时地抑制窦房结,形成游走性起搏点。

(4)在窦房传导阻滞时,潜在起搏点不定期地夺获了心房,并发放和传播可使窦房结除极化的冲动,即抑制了窦房结。

(二)游走性起搏点的分类诊断

1.窦房结内的游走性节律

必须同时具备以下两条:①窦性 P 波,P_{aVR} 倒置。②在同一导联中随着心率快(即 P-P 间期短)、慢(即 P-P 间期长)的变化 P 波振幅由高变低,P-R 间期由长变短(但 P-R 间期必须 >0.12 秒)。较高 P 波和长 P-R 间期见于起自窦房结头部较快的激动;较低 P 波和短 P-R 间期见于起自窦房结尾部的激动。

2.自窦房结到房室交界区的游走性节律

诊断条件。①必备条件:在同一导联中,随着心率快慢的变化,P波大小、形态及方向逐渐发生变化,从窦性P波(P_{aVR}倒置,$P_Ⅱ$直立)逐渐演变成房室交界性P波(P_{aVR}直立,$P_Ⅱ$倒置)。②P-R间期由≥0.12秒逐渐演变成<0.12秒(图3-16)。

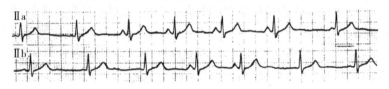

图3-16 窦房结至房室交界区的游走节律

图中,Ⅱa和Ⅱb是Ⅱ导联连续记录,Ⅱa和Ⅱb两行中间部分的搏动P波高大,两端P波低小,所有P波后面均继以室上性QRS波。P-P间距不等,由0.80秒至1.12秒,P-P间距长者P波低小,P-R间期短(最短者0.07秒);P-P间距短者P波高大,P-R间期长(最长者0.14秒)。心电图诊断:窦房结至房室交界区的游走节律

因呼吸影响心脏位置,P波的大小和方向在同一导联中可能有变化,但仅见于Ⅱ、aVL、aVF导联中,且P-R间期无变化。

五、窦性停搏

窦房结在较长时间不能产生和发出激动,致使心房和心室未被激动而暂时停搏,称窦性停搏。

(一)窦性停搏的心电图特征

若心电图上出现一个长短不一的无窦P的长间歇,不是窦性周期的整数倍数,这种无窦P的长间歇被诊为短暂性或较久性窦性停搏。若全部心电图上均不见窦性P波,即诊为持久性或永久性窦性停搏。短暂性及较久性窦性停搏,可继发或不继发逸搏;持久性或永久性原发性窦性停搏,必然继发逸搏心律或过缓的逸搏心律,否则将导致全心停搏,心电图表现为等电位线。

窦性停搏后的继发性心律有:①交界性逸搏或逸搏心律,为最常见(图3-17)。②室性逸搏或逸搏心律。③房性逸搏或逸搏心律。④全心停搏(即交界性停搏、室性停搏或房性停搏同时发生),可以是短暂的,也可以是永久性的。

(二)窦性停搏的鉴别诊断

1.持久性或永久性窦性停搏须与下列心律失常鉴别

(1)明显的窦性心动过缓频率低于合并的房性逸搏心律或伴有室房传导的交界性或室性逸搏心律。若在同一次或其他次心电图上,窦性心动过缓的频率超过了逸搏心律的频率,呈现为单纯窦性心动过缓(或窦缓与逸搏心律形成干扰性脱节),则有助于窦缓的诊断。

(2)完全性窦房传导阻滞。当其他次心电图上曾有二度窦房传导阻滞时,有利于完全性窦房传导阻滞的诊断。由于单凭体表心电图不能鉴别持久性窦性停搏和完全性窦房传导阻滞,故遇此情况,宁愿诊为窦性停搏。

(3)伴有室房传导的交界性逸搏心律逆P埋在QRS波中。此时,交界性激动的室房传导侵入窦房结,引起一系列的窦性节律顺延。当交界区内的起搏点发生转移,埋在QRS波中的逆行P波显露出来时,方可确诊。若采用食管内导联因逆P振幅增大,有助于诊断。

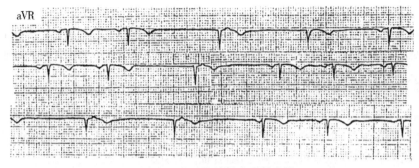

图 3-17　窦性停搏伴交界性逸搏

本图是 aVR 导联的连续记录。基本心律为窦性,P_{aVR}↓、P-R 间期 0.16 秒,P-P 间距 0.92～1.20 秒,为窦性心律不齐,平均窦性心动周期 1.01 秒。第 1 行的第 2 个搏动(为窦性搏动)和第 5 个搏动(为窦性搏动)之间未见窦性 P 波,第 3 个搏动为交界性,R-P′间期 0.08 秒。第 4 个搏动与第 3 个搏动的间距为 1.40 秒,和第 3 个搏动至第 2 个搏动的间距相等,为交界性逸搏的固有周期。第 4 个(交界性)QRS 波之后的 0.08 秒本应有一个向上的逆 P,但却没有,是因为逆 P 位置有一个窦 P 与交界性逆 P 共同形成房性融合波。由于自窦房结向下除极心房的向量和自室交界区向上除极心房的向量基本相等,故房性融合波的振幅为 0。自第 2 个窦 P 至房性融合波的距离为 3.12 秒,不是窦性搏动周期(1.01 秒)的整数倍数,故 3.12 秒的长间歇为窦性停搏伴交界性逸搏。同理,自第 2 行的第 2 个搏动之前的窦性 P 波至第 4 个搏动之前的窦性 P 波的长 P-P 间距为 2.73 秒,自第 2 行的最后一个搏动的窦 P 至第 3 行的第 3 个搏动(其 QRS 波为交界性,其前的 P 波为窦性)之前的窦 P 间距为 4.28 秒,均不是窦性搏动周期的整数倍数,故为窦性停搏伴交界性逸搏。但由于存在窦性心律不齐,二度Ⅱ型窦房传导阻滞或高度窦房传导阻滞伴交界性逸搏的诊断不完全排除

(4)窦室传导。因弥漫性完全性心房肌传导阻滞,窦性激动只能沿房内束下传至房室交界区及心室肌,形成 QRS 波,但不能激动丧失了兴奋性和传导性的心房肌,故 P 波缺如。有助于诊断窦室传导的要点是:高血钾,临床上有导致高血钾的病因;QRS 波宽大畸形;T 波尖耸如篷状。

(5)窦性心律伴心房肌电麻痹。如在心电图动态观察中,看到 P 波消失之前有波幅的逐渐减低(反映心房肌的兴奋性逐渐丧失),却不伴有 P 波频率的逐渐减慢,或 P 波宽度逐渐增加(反映心房肌传导性逐渐减退),则可诊心房肌兴奋性丧失。此时 P 波缺如,但可有宽大畸形的室性逸搏心律或交界性逸搏心律伴室内差异传导。心房肌的电麻痹与窦室传导的区别是:前者宽大畸形的 QRS 波频率比窦 P 消失前的 P 波频率慢,是交界区以下部位的逸搏频率;而后者宽大畸形的 QRS 波频率与窦 P 消失前的 P 波频率一致。

2.短暂性或较久性窦性停搏须与下列心律失常鉴别

(1)埋在 T 波中未下传的房性期前收缩。由于这种房性期前收缩的代偿间歇是不完全的,长间歇不是窦性周期的 2 倍而好像窦性停搏。

(2)明显的窦性心律不齐的慢相。窦性心律不齐的慢相 P-P 时间不是快相 P-P 时间的整倍数,而貌似窦性停搏,但快相与慢相之间的 P-P 时间长短不一,有渐慢与渐快的过渡阶段,有利于窦性心律不齐的诊断。

(3)二度Ⅰ型(莫氏型)窦房传导阻滞。此时,长的 P-P 时间逐渐缩短,然后突然延长,P-P 时间呈周期性变化,可以借此与窦性停搏鉴别。

(4)二度Ⅱ型窦房传导阻滞。此时,无窦 P 的长间歇是窦性周期的整数倍,但若在窦性心律不齐基础上发生的二度Ⅱ型窦房传导阻滞,就很难与窦性停搏鉴别。

(三)窦性停搏的病因

原发性窦性停搏可见于:①冠心病、急性心肌梗死、心肌炎和心肌病等心肌损害时。②药物

(如洋地黄、奎尼丁等)过量或中毒时。③迷走神经张力亢进的正常人也可发生短暂的窦性停搏。继发性窦性停搏只发生在各种快速心律失常(如期前收缩性房速、房扑、房颤及交界性心动过速等)突然停止后,是窦房结起搏点的自律性受到心动过速的超速抑制而发生的一种短暂的窦性停搏。

六、病态窦房结综合征

病态窦房结综合征又称窦房结功能障碍综合征,系由于窦房结及其周围组织的器质性病变造成起搏和传导功能异常,以致产生一系列心律失常和血流动力学障碍,从而造成心、肾、脑供血不足表现的一组综合征,严重者可发生阿-斯综合征或猝死。

病态窦房结综合征的病理改变,包括缺血、炎症、退行性变、纤维化、窦房结动脉闭塞等。病变范围除窦房结之外,尚可波及心房或房室交界区,如波及束支及浦氏纤维,称为"全传导系统缺陷"。病因包括冠心病(占 50%)、心肌病(占 15%)、心肌炎(占 5%),其他还有风心病、克山病、家族性窦房结病、结缔组织病、代谢病、退行性变等,而原因不明者占 20%。

病态窦房结综合征的心电图表现如下。

(一)主要的心电图表现

窦房结功能衰竭:①明显的呈间歇性或持续性出现的长时间的窦性心动过缓(图 3-18),窦性心律多数时间频率≤50 次/分;同时阿托品试验阳性(即注射阿托品后窦性心律频率＜90 次/分)。②窦房传导阻滞(图 3-18)。③窦性停搏(持续 2 秒以上)。

(二)次要的心电图表现

(1)在窦房结功能衰竭(表现为心率缓慢)的基础上发生短阵的快速的室上性心律失常如房性期前收缩(图 3-18)、房性心动过速、心房扑动、心房颤动及交界性心动过速等。发作终止时出现一较长时间的窦性停搏(≥2 秒),然后再恢复缓慢的窦性心律。此即所谓心动过速-心动过缓综合征(快-慢综合征)。快速房性心律失常的原因主要是心房肌本身病变所致,此外,心动过缓对心房肌的电生理产生了不良影响。

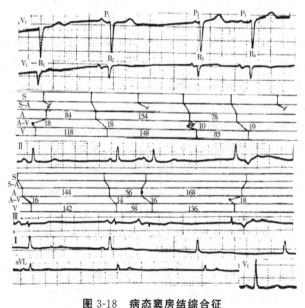

图 3-18　病态窦房结综合征

窦房结功能衰竭的基础上发生短阵的快速的室上性心律失常

(2)房室交界区功能障碍:由于窦房结功能衰竭,常出现异位被动心律-逸搏心律。这是对窦房结功能衰竭的代偿,对保持有效血液循环(即保障生命)有重要意义。逸搏的类型包括:①交界性逸搏心律(频率40~60次/分),为最常见,反映交界区自律功能良好。②过缓的交界性逸搏心律(频率<35次/分或逸搏周期>2秒),反映交界区自律功能减退,是"双结病变"的证据之一。③室性逸搏心律(频率25~40次/分)或过缓的室性逸搏心律(频率<25次/分),提示有交界区自律功能衰竭(交界性停搏),是"双结病变"的证据之二。除了过缓的交界性逸搏心律、交界性停搏(或室性逸搏心律)之外,亦可出现二度、三度房室传导阻滞。当窦房结功能衰竭合并房室结自律功能减退或丧失,或合并房室传导阻滞时,即称为"双结病变"。

(3)心室停搏:心电图表现为未见任何波形的等电位线(持续时间达2秒以上),是昏厥、阿-斯综合征和猝死的直接原因。全心停搏反映在"双结病变"基础上,出现房性和室性起搏点自律功能的暂时或持久丧失。

为了明确诊断,可进行电生理检查,测定窦房结恢复时间(正常值<1 400毫秒)和校正的窦房结恢复时间(正常值<550毫秒)。也可做24小时动态心电图(Holter)检查,查明患者24~48小时内最快和最慢的心律,是否有短阵室上速或房颤,最重要的是查明24~48小时内最长的R-R间隔,若R-R间隔长达2.5~3.0秒,可确诊"病窦"。此外,在基层卫生单位可做阿托品试验(在青光眼患者中禁用,在前列腺肥大患者中慎用)。方法:1 mg阿托品加入20 mL生理盐水内稀释后以中速静脉注射,在注射后20分钟内心电图监测心率<90次/分判断为阳性,诊为病态窦房结综合征。该病患者应及时安装永久性人工起搏器治疗。

图3-18来自1名60岁男性患者。V_1和V_2的第1至第3个P波为窦性P波,P_{V1}正负双相,第1个窦性搏动的P-R间期(P_1-R_2)0.18秒,第3个搏动(R_3)为交界性逸搏,与其前的窦P(P_2)的间期0.10秒无固定关系,P_2与R_3在房室交界区发生干扰性脱节。第4个搏动为窦性,P-R间期(P_3-R_4)0.19秒。从梯形图可见,长间歇(P_1-P_2)的时间(1.54秒)是短间期(P_2-P_3)时间(0.78秒)的2倍,提示在长间歇中有一个窦性激动受阻于窦房连接处而形成一次心房漏搏。虽然V_1、V_2导联不是连续记录,但系同一次心电图记录到的图形,在两个导联中均存在长P-P间歇是短P-P间期的2倍,因此,长间歇不是窦性停搏而是二度Ⅱ型窦房传导阻滞。此外本图窦性搏动的间期只有两种,即长间歇和短间期,前者的时间总是后者的2倍,不呈渐长渐短现象,因此不考虑窦性心律不齐。

在Ⅱ、Ⅲ导联中,长P-P'间歇分别为1.44秒和1.48秒,提示稍有窦性心律不齐。在第2个窦性搏动之后有一个提前出现的P'-QRST波群,配对时间0.56秒,P'-R间期0.16秒,为房性期前收缩。在期前收缩后1.36秒和1.38秒处分别出现交界性逸搏,与Ⅰ及aVL导联的逸搏周期(1.44秒)分别相差0.08秒和0.06秒,提示轻度交界性心律不齐。Ⅱ及V_2导联的Q-T间期比较清晰易测,为0.42秒,ST段长度为0.18~0.24秒。Ⅱ、Ⅲ导联的第4个搏动为交界性逸搏,T波负正双相,负相波十分尖锐,占据ST段的后半部,考虑为逆行P波,提示交界性起搏点在交界区下部,R-P"间期0.18秒(大于0.16秒),提示交界性激动有逆行传导延缓。在V_1R_1的ST段的后半部,可见一个向上的P"波,为逆行P波,R-P"间期0.18秒,与其他导联交界性逸搏的R-P"间期相等。aVL导联的R_1-R_2=R_2-R_3=1.44秒,这是窦房传导阻滞引发的交界性逸搏心律的逸搏周期,与窦性搏动的长间歇(Ⅱ导联的P_1-P_2)相等。由于窦性心律与交界性心律均有轻度不齐,当含有心房漏搏的长P-P间歇较逸搏周期短时,则窦性激动抢先除极心房和心室,形成窦性搏动;当含有心房漏搏的长P-P间歇长于一个逸搏周期时,则出现交界性搏动。此外,Ⅰ、aVL及

V_5 导联的 T 波低平,提示左心室侧壁供血不足。V_1 导联的 QRS 波群呈 QS 型,左侧导联 V_5、Ⅰ、Ⅱ 及 aVL 呈 R 型,V_5 无 q 波等特点是左束支传导阻滞表现。从 V_2 测得 QRS 波时间(最宽)为0.09 秒,未超出正常,故左束支传导阻滞为不完全性。

心电图诊断:①窦性心律。②二度Ⅱ型窦房传导阻滞。③房性期前收缩。④交界性逸搏心律。⑤病态窦房结综合征。⑥慢性冠状动脉供血不足。⑦不完全性左束支传导阻滞。

(三)心房调搏测定窦房结功能

1.心内间接法测定窦房传导时间($SACT_I$)

心内间接法测定窦房传导时间可分心房单次刺激法测定窦房传导时间($SACT_P$)和心房连续刺激法测定窦房传导时间($SACT_C$)两种。心内心房连续刺激法测定窦房传导时间的方法是:将电极导管经股静脉穿刺送入右心房内,导管远端贴近右心房上部的侧壁。每例先描记自然窦性心律至少 10 个心动周期,取 A-A(P-P)间期的平均值作为基础窦性心律的周期(A_1-A_1)。然后用远端的 2 个电极,进行短暂、连续、低速率的双极心房起搏,起搏电压 3V。起搏频率较基础窦性频率高 5 次/分或10 次/分,连续刺激 8~10 次以夺获心房,然后突然停止起搏,待心房恢复自然窦性心律。设起搏前的窦性 P 波为 A_1,最后一个起搏心房波为 A_2,恢复窦性心律的第一个心房波(P 波)为 A_3,其后顺次为 A_4、A_5……。A_2-A_3 间期为窦性恢复周期,则:①Strauss 法 $SACT_C = [(A_2-A_3)-(A_1-A_1)] \div 2$(毫秒);②Breithardt法 $SACT_C = [(A_2-A_3)-(A_3-A_4)] \div 2$(毫秒)。

有人把从心内窦房结电图(SNE)上直接测量的窦房传导时间($SACT_d$)与心内间接法测定的窦房传导时间($SACT_I$)包括心房单次刺激法测定的 $SACT_P$ 和心房连续刺激法测定的 $SACT_C$ 进行对照,并分别以 $[(A_2-A_3)-(A_3-A_4)] \div 2$ 和 $[(A_2-A_3)-(A_1-A_1)] \div 2$ 计算,结果发现以心内 SNE 测出的 $SACT_d$ 20 例均值为 69.1 毫秒±16.8 毫秒,短于 $SACT_I$。但各种间接法测定值与 $SACT_d$ 都有直线相关性,而以 $[(A_2-A_3)-(A_3-A_4)] \div 2$ 比 $[(A_2-A_3)-(A_1-A_1)] \div 2$ 所测值相关性更高,提示以 A_3-A_4 代替 A_1-A_1 计算为优,有利于排除期外刺激对窦房结抑制作用所造成的测定误差。

有人经直接法从窦房结电图上测得 10 例非病窦患者的 $SACT_d$ 平均为 77.6 毫秒±6.1 毫秒,1 例病窦患者的 $SACT_d$ 为 199 毫秒。用心房连续起搏法测得 7 例非病窦患者的 $SACT_C$ 平均为78.4 毫秒±10.1 毫秒;2 例病窦患者的 $SACT_C$ 分别为 242.5 毫秒和 120 毫秒。这说明直接法测得的 $SACT_d$ 比间接法 $SACT_C$ 短。部分病例 A_3-A_4 比 A_1-A_1 长,甚至 A_4-A_5 仍然稍长于 A_1-A_1,说明心内心房连续起搏法能抑制部分患者的窦房结自律性或延长 SACT,因而间接法的测值可能与实际的数值不同。一般说来,间接法测定的窦房传导时间比直接法测得的窦房传导时间长,但两者在统计学上无显著性差异。

2.食管心房调搏法测定窦房传导时间(SACT)

将 7F 双极起搏导管(电极间距 3 cm)自鼻腔插入食管,插入深度 30~40 cm,以记录到最大振幅的双向心房波为准。

食管心房调搏法测定窦房传导时间分连续起搏法和心房单次刺激法 2 种。心房连续刺激法是连续起搏心房 8~10 次停止起搏,测定最后一次起搏脉冲信号(S)至下一个窦性激动 A_3(即 P 波)的间期。如此,$SACT_C = [(S-A_3)-(A_1-A_1)] \div 2$ 或者 $SACT_C = [(S-A_3)-(A_3-A_4)] \div 2$,其中,$A_1$-$A_1$ 为基本窦性心律。SACT 正常值<160 毫秒。SACT 与年龄有关,如文献报道,50 例19~64 岁的正常人测得 SACT 为113.3 毫秒±22.1 毫秒;52 例 65 岁以上老年人非病窦者

测得 SACT 132.7 毫秒±25.1 毫秒。

经食管心房调搏测定窦房结功能的方法已逐渐成熟。鉴于经食管心房调搏与经右房内调搏法测定窦房结功能的结果对比无显著性差异,而前者属无创性检查、特异性强、重复性好、不良反应小,故认为食管心房调搏法是一种较实用的电生理学检查方法,适合于临床广泛应用。有人为了确定经食管心房调搏测定 SACT 的可靠性,选择 8 例非病窦患者直接行右房内调搏,测得 $SACT_I$ 83.1 毫秒±23.7 毫秒;同时经食管心房调搏测得 SACT 100 毫秒±22.5 毫秒。可见经食管心房调搏测得的 SACT 较长,可能与房内传导时间有关。右房调搏时,脉冲刺激靠近窦房结,而经食管左房调搏时脉冲刺激远离窦房结,激动在心房内的传导顺序和时间各异,这或多或少会影响到 $S-A_3$ 的时距,因此,必然影响到 SACT 的测值。所以,不同测量方法的 SACT 正常值应该有所不同。一般而言,从 SNE 上直接测得的 $SACT_d$ 短于右房内调搏间接测得的 $SACT_I$,右房内调搏测得的 $SACT_I$ 短于经食管内左房调搏测得的 SACT。正因为如此,经食管心房调搏的 SACT 正常值不能引起心内右房调搏的 $SACT_I$ 正常值。

3.食管心房调搏测定窦房结恢复时间(SNRT)

心房调搏拟订以高于窦性频率 10 次/分开始,每次递增 10 次/分,起搏至 130 次/分或 150 次/分,每次刺激 30~60 秒,停止刺激时,计算最后一个起搏脉冲至第 1 个恢复的窦性 P 波(即 A_3)开始的间期($S-A_3$),即为 SNRT。正常值<1 500 毫秒。SNRT 减去原来的窦性周期(A_1-A_1),即为校正的窦房结恢复时间(SNRTC),正常值<525 毫秒。SNRT 与(A_1-A_1)的比值称为窦房结恢复时间指数(SNRT I)。SNRT I=$SNRT/A_1A_1×100\%$,正常值<150%。

4.食管心房调搏法测定窦房结有效不应期(SNERP)

应用电脑程控心脏电生理诊疗仪。基本起搏周期长度(PCL)从短于窦房结自身周期 100 毫秒开始,每系列刺激由 10 个基本刺激(S_1)及 1 个期前收缩刺激(S_2)组成。期前收缩后的窦性 P 波为 A_3。S_2-A_3 为窦性恢复周期。期前收缩刺激从短于基本 PCL20 毫秒开始,以 10 毫秒为单位递减。当 S_1-S_2>SNERP 时,因 S_2 的窦房结抑制,A_3 比预期的推迟出现,则 S_2-A_3>A_3-A_4。当 S_1-S_2<SNERP 时,S_2 不能重整窦房结,进入 SNERP 的 S_2 呈完全性或不完全性插入,使 S_2-A_3 间期突然缩短,此时最长的 S_2-A_3 间期为 SNERP,正常值≤600 毫秒。在联合应用普萘洛尔及阿托品阻滞自主神经后,SNERP 缩短,对于严重窦性心律不齐者,可考虑在自主神经联合阻滞下进行 SNERP 测定。窦房传导阻滞、窦性静止是造成恢复周期(S_2-A_3)紊乱的原因之一,此时 SNERP 无法检测。

测定 SNERP 的适应证:主要是心律规则的可疑病窦患者及原因不明持续而显著的窦缓(小于50 次/分)患者。刺激迷走神经后,窦性周期延长,但 SNERP 与迷走神经刺激前的差异不显著,表明单纯的窦缓患者不会造成 SNERP 延长。

与食管心房调搏法测定 SNERP 相似,经食管左心房起搏时,不引起 A_2 的最长 S_1-S_2 间期,即为心房有效不应期(AERP)。

5.自主神经联合阻滞及固有心率的测定

实测固有心率(IHR_0):在静脉注射普萘洛尔 5 mg、阿托品 2 mg 后取联合用药 5~10 分钟内最快的窦性心律频率即为 IHR_0。IHR_0 与年龄有关,随年龄增长而减慢。其预计值(IHR_P)按 Jose 公式计算:IHR_P=118.1-(0.57×年龄)。45 岁以上者正常范围±18%,45 岁以下者正常范围±14%。如 IHR_0≤IHR_P 的最低值提示窦房结功能不良。

药物阻滞前安静心率(RHR)和药物阻滞后固有心率(IHR)的比值,对了解自主神经张力有一定价值。有报道显示,155 例正常人 IHR 均大于 RHR,提示安静时正常人的迷走神经占优势。而51 例病窦患者 33%IHR<RHR,提示约 1/3 的病窦患者表现为代偿性交感神经亢进,在休息状态下依赖儿茶酚胺的过度释放维持起码的心率和心排血量。

有人通过各种窦房结功能试验将病窦分为三型。①固有自律性低下型:表现为 SNRT 延长,SACT 正常。②窦房传导阻滞型:表现为 SACT 延长,SNRT 正常或延长。③迷走神经高敏型:SNRT 可变,SACT 延长,药物阻滞后恢复正常。

有的学者认为,一部分病窦患者可能就是由于原发性自主神经功能不全引起。电生理研究证明,有的单纯窦缓患者,自主神经药物阻滞前 SNRT 和 SACT 均正常,阻滞后明显延长,SNRT>1 500 毫秒,SACT>150 毫秒,IHR。为 60 次/分,明显低于预计值,符合病窦的电生理诊断标准。这种窦缓患者,可能原有窦房结功能不全,而平时被代偿性交感神经兴奋所掩盖,休息状态下借助儿茶酚胺的过度释放维持起码心率和心排血量,药物去神经作用后,则暴露出窦房结功能低下。

(四)窦房结电图

1977 年,Cramer 等于兔离体右心房标本同步记录窦房结自律细胞内的跨膜动作电位(TAP)和细胞外窦房结电图,发现细胞外记录导联在 A 波前存在 1 个与 TAP 起点一致的低频、低振幅波,考虑是窦房结电位。经快钠通道阻滞剂 TTX 灌注前后观察证实,在离体试验条件下可记录到细胞外窦房结电图(sinus node electrogram,SNE)。该 SNE 由 2 个斜坡组成:第 1 个斜坡被命名为舒张期斜坡(diastolic slope,DS),与窦房结细胞动作电位的(4)相一致,是窦房结细胞自动除极形成;第 2 个斜坡被称为陡升斜坡(upstroke slope,US),与窦房结细胞的动作电位(O)相一致,由窦房结细胞除极形成。后来在犬的心表记录到与离体兔右心房标本细胞外 SNE 相似的图形,谓心表 SNE。后经观察,从心内膜记录的窦房结电图与从心外膜记录到的图形特征一致,称心内 SNE。1986 年,郑昶等经食管测定窦房结电图的研究获得成功。由此,SNE 的记录方法发展到三种:心表法、心内法和食管法。

1.窦房结电图的特征

窦房结电图是描记窦房结电位的工具,从窦房结电图上记录到的窦房结电活动称窦房结电位。窦房结电图的特征是在于体表心电图和(或)心房内电图同步记录时,在 T 波或 u 波后的等电位线之后,心房内电图的 A 波(或体表心电图的 P 波)之前低振幅缓慢上升的斜坡,其后部与高大而陡峭多向的 A 波融合(图 3-19)。

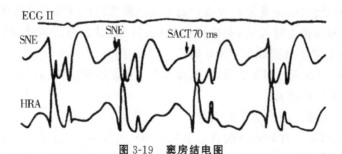

图 3-19　窦房结电图

2.窦房结电图的记录方法

(1)心内记录法:一般经右股静脉经皮穿刺插入一条 6 号 4 极导管,导管上的电极间距1 cm,在 X 线荧光屏监视下插到上腔静脉与右心房连接处的外侧壁,相当于窦房结的部位,调整导管直到 A 波前面出现平坦上斜的窦房结电位。电极导管远端的 2 个电极作为双极导管记录 SNE，近端的 2 个电极记录右心房高位或中位的心房内电图。

（2）心表记录法：用于心脏手术时确定窦房结的精确位置，以防止损伤窦房结。

双极记录法：用一个包含 3 对电极的探头，每对电极的距离分别为 6 mm、7 mm、8 mm。将一横列 3 个电极端置于临近界沟的窦房结预计部位，另外 3 个电极置于右心房的心外膜面。

单极记录法：用记录希氏束电图的探查电极，共有 3 个电极端，呈三角形排列，各电极相隔 1 mm。记录单极 SNE 只用其中的一个电极端，置于预计窦房结区域，但需另外配 1 个无关电极，置于靠近上腔静脉和主动脉的心包上。探头的另外 2 个电极构成一对双极电极，在窦房结附近记录高位右心房电图。

（3）食管内记录法：用 7F 四极电极导管经鼻腔进入食管，远端第 1 极定位于左心房中部，以食管电极上的心房波正负双向为准。然后将电极与前置放大仪相连，用双极记录，适当调整电极位置，直到记录到理想的窦房结电位。

由于窦房结电位很小，且在记录过程中存在噪声干扰，因此，必须经过前置放大仪和滤波器等技术处理，才能在记录仪上显示出较清晰的窦房结电位。

3.窦房结电图的临床应用

（1）了解窦房结功能：窦房结功能失常分为起搏异常和传导异常两种。在常规心电图上，窦性停搏和三度窦房传导阻滞不能鉴别。一度窦房传导阻滞一般也无法诊断，但通过 SNE 可以作出鉴别和诊断。在 SNE 上窦性停搏时窦房结电位不复存在。一度窦房传导阻滞时，窦房传导时间（SACT）显著延长，窦房结电位呈半圆形；在二度Ⅰ型窦房传导阻滞时，SACT 逐渐延长，直至窦房结电位后无 A 波；二度Ⅱ型窦房传导阻滞时，未阻滞的 SACT 正常，阻滞发生时窦房结电位后有心房漏搏现象。三度窦房传导阻滞时，窦房结的激动均不能下传，窦房结电位后均无相关心房波（A 波）。但是在窦性周期短的患者，窦房结电位可能与 u 波重叠，甚至 u 波与 A 波重叠，使窦房结电位不能显示。在显著窦性心律不齐时，每次心搏的窦房结电位形态和时限各异，可影响 SACT 测量的精确度，这些都是 SNE 的局限性。在体表心电图上 P 波频率35 次/分的患者，可能是起搏功能低下的严重窦性心动过缓，也可能是 2∶1 窦房传导阻滞引起的"假"窦性心动过缓，这种情况只能借助 SNE 才能鉴别。窦性心动过缓时，在 SNE 上窦房结电位后均有 A 波；而在 2∶1 窦房传导阻滞时，SNE 上窦房结电位与其后的 A 波比例为 2∶1。在病窦与非病窦患者之间直接测得的 SACT 有一定的重叠，反映了一部分病窦患者主要是起搏功能障碍，其传导功能是正常的。

窦房传导时间（SACT）：从 SNE 上直接测定窦房传导时间（$SACT_d$）是从窦房结电位起点到心房激动起点的时间。非病窦患者的窦房传导时间一般在 70～110 毫秒，而病窦患者一般超过 120 毫秒。虽然 SACT 可用心房调搏或食管（心房）调搏法进行间接推算，但其方法是假定 S-A 和 A-S 传导时间相等为前提条件的，而事实上并非如此。根据窦房结电图的研究，直接测定与间接推算的 SACT 两者的相关系数为0.78～0.88。在间接推算法中，持续起搏法优于期前刺激法。前者的相关系数大于后者。试验证明，用程序刺激仪行期前刺激（A_2）可使窦性节律受到抑制，表现为期前收缩后的窦性周期长于期前收缩前的窦性周期，即 $A_3-A_4 > A_1-A_1$ 及 A_3 后延。由于间接测定的 $SACT = 1/2(A_2A_3 - A_1A_1)$，因 A_2A_3 延长，使得 SACT 也变长，而实际的窦房传导未必延迟。

房窦传导时间(ASCT)的测量:显性房窦传导时,可以从 SNE 上直接测量窦房结电位的持续时间,从心房激动波的起点至窦房结超射斜坡起点的距离;在无显性房窦传导时,ASCT＝$A_2A_3-A_1A_1-SACT_d$。

(2)研究和诊断窦性及窦房连接处性心律失常:通过对窦房传入阻滞者做 SNE 检查,发现有的 SACT 是正常的,这说明有传入阻滞者,外出传导可以正常,这为窦性并行心律的存在提供了直接证据。窦房结内阻滞的表现是在心房静止时,SNE 上的窦性周期进行性缩短,直至突然延长,突然延长的周期短于其前周期的 2 倍。

(3)研究和诊断自律性房性异位心律:有人用心内记录 SNE 的方法将导管置于冠状窦口(冠状窦电图),在每一个 A 波之前可记录到心房异位灶的除极电位,为一舒张期斜坡,对于确定心房异位起搏点的位置和异-房传导时间等提供了临床资料。

(4)研究药物对窦房结功能的影响:当给患者静脉注射地高辛 0.75 mg,45 分钟之后直接和间接测定的 SACT 均延长。

(5)防止心脏手术时损伤窦房结:心表法记录 SNE 可以辨明窦房结的确切位置,防止手术损伤窦房结。

图 3-19 中,从上至下分别为 Ⅱ 导联体表心电图(ECG)、窦房结电图(SNE)及高位右心房电图(HRA)。箭头所指为窦房结电图的部位及窦房传导时间(SACT,本例为 70 毫秒)。

(闫欣欣)

第四节　窄型 QRS 波心动过速

一、伴有快速心室率的心房颤动

如心室率不是很快,则大多数心房颤动完全不规则的心律容易在床边被识别,也容易在心电图上看到 f 波(图 3-20)。

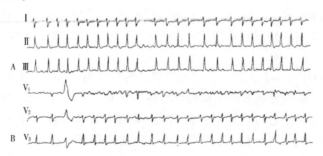

图 3-20　两例具有快速心室率的心房颤动

两例心房颤动,具有快速心室率(160 次/分左右)。f 波在 A 图 Ⅱ 导联最清楚,在
B 图 V_1 导联最清楚。B 图中的第三个 QRS 波群为左心室源性期前收缩

但是如果心室率极快,则可能不容易识别其心律的不规则性和心电图上的 f 波(图 3-21)。

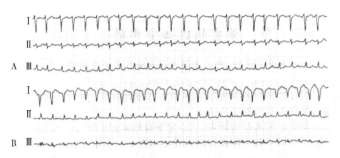

图 3-21 另两例房颤患者心电图（房颤波不明显）

两例心房颤动，具有快速心室率（图 A 心室率约 150 次/分，图 B 心室率约 170 次/分）。各导联看不到 f 波，心律完全不规整为诊断心房颤动的依据。此两例说明，f 波不是诊断心房颤动的必需心电图表现，各导联无 P 波，RR 间期完全不等是诊断心房颤动的可靠依据

如果心脏无结构异常，且心室率得到满意控制，慢性心房颤动患者有时可数十年良好地耐受心房颤动。但快速型心房颤动（平均心室率＞100 次/分），尤其发生于严重器质性心脏病的患者，如严重二尖瓣狭窄、心力衰竭或不稳定型心绞痛等患者，则可导致严重后果，甚或危及患者的生命。

二、心房扑动

1∶1 房室传导的心房扑动少见（常见于有房室旁道或药物治疗不当时），但一旦发生可导致250～300 次/分的心室率，而引起严重症状。当临床上遇到心室率≥250 次/分的室上性心动过速时，应首先想到 1∶1 房室传导的心房扑动，其次应考虑为逆向性房室折返性心动过速。

2∶1 房室传导的心房扑动临床常见，有时诊断也较困难。容易诊断的情况如图 3-22，较难诊断的病例如图 3-23。有人认为不典型 2∶1 房室传导的心房扑动的被识别靠的是医师经验与感觉，而不是"视觉"。当见到心室率在 150 次/分左右（135～165 次/分）的窄 QRS 波心动过速时应首先排除心房扑动的可能；心室率 150 次/分左右的宽型 QRS 波心动过速亦应排除 2∶1 房室传导的心房扑动，如图 3-22、图 3-23。

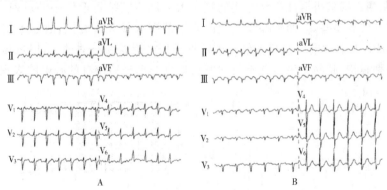

图 3-22 2∶1 房室传导的心房扑动

①图 A：心房扑动波（F 波）在 V₁ 导联最为清楚，在其他各个导联上也可见到或高度怀疑有 F 波，但在 I 导联很难肯定有无 F 波。②图 B：锯齿状扑动波（F 波）在 Ⅱ、Ⅲ、aVF 和 V₁ 导联最清楚（与 A 图是两例不同患者）

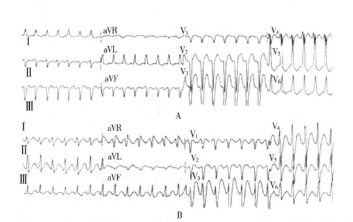

图 3-23　心房扑动波不明显的 2∶1 房室传导之心房扑动

两例 2∶1 房室传导的心房扑动。A 图的心室率为 160 次/分，B 图的心室率为
155 次/分。对在此范围的心室率的窄 QRS 波心动过速，应高度警惕心房扑动的
可能性。这两例患者的 12 导联心电图的任一导联都不易清楚分辨出 F 波

诊断 2∶1 心房扑动的主要困难在于扑动波（F 波）常重叠或埋藏于 QRS 波或 T 波中，而不
易识别。尽管 F 波常在 Ⅱ、Ⅲ、aVF 和 V₁ 导联最清楚，但有时并非如此，可能 F 波仅在某一导联
清晰可见，而在所有其他导联却难以识别，因此，同步记录与全面分析 12 导联心电图十分重要。

Bix 规则（Bix Rule）可能有助于 2∶1 心房扑动的诊断，即只要见到心动过速的"P"波恰巧在
两个 QRS 波群之间，就应高度警惕另一"P"波埋藏于 QRS 波群之内[注："P"代表心房扑动波
（F 波）]。

三、顺向性房室折返性心动过速

顺向性房室折返性心动过速（O-AVRT）时的折返环路是经正常房室交界区下传心室，经房
室旁路逆传心房。此为 W-P-W 综合征或有隐匿性房室旁路患者最常见的窄 QRS 波心动过速
类型，它需与房室结折返性心动过速鉴别（图 3-24、图 3-25）。识别房室折返性心动过速的要点
是 P 波位于 ST 段上，与 QRS 波是分离的。如果心动过速时Ⅰ与 aVL 导联的 P 波倒置，可判断
房室旁路位于左侧。房室折返性心动过速的频率大多比房室结折返性心动过速频率要快些，前
者快于 200 次/分者要多些，但两种心动过速的心率范围有很大重叠性，故心率快慢对鉴别二者
的意义不大。QRS 波群的电压交替现象亦更常见于房室折返性心动过速，但电压交替是一种心
率相关现象（心率越快，越易发生），并不是房室折返性心动过速特有的心电图表现。

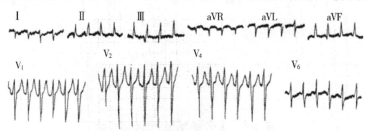

图 3-24　顺向性房室折返性心动过速

顺向性房室折返性心动过速。图示心室率 255 次/分。逆传的 P′波与 QRS 波群明显分开，位
于 ST 段上，在肢体导联最为清楚。Ⅰ与 aVL 导联之 P′波倒置，表明房室旁路位于左侧

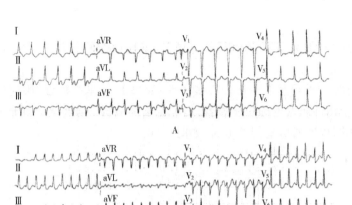

图 3-25　两例房室折返性心动过速的不同特征

两例顺向性房室折返性心动过速。①图 A：心室率 152 次/分，逆传的 P′波在
Ⅱ、Ⅲ和 aVF 导联最清楚，与 QRS 波群间有明显距离。②图 B：心室率
230 次/分，可见 QRS 波群呈电压交替，在胸前导联，尤其 V₃ 最为清楚

顺向性房室折返性心动过速的心电图相对特征是在发生室内差异性传导时心率可能减慢，即慢于无室内差异传导时的心率(图 3-26)。若房室旁路的位置与出现的束支传导阻滞图形在同一侧，例如出现左束支传导阻滞型的室内差异性传导时心率减慢，则说明房室旁路位于左侧。但上述表现仅出现在右或左侧游离壁旁道的患者中，而不会出现在间隔部旁道的患者中。

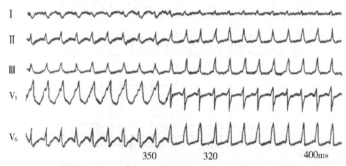

图 3-26　顺向性房室折返性心动过速出现右束支传导阻滞时心动过速频率变慢的机制

顺向性房室折返性心动过速由右束支传导阻滞型转为无束支传导阻滞型，前者
周长为 350 毫秒，后者缩短为 320 毫秒，此提示右侧游离壁旁道参与的折返激
动。在出现功能性右束支传导阻滞时，室上性激动需先循对侧束支传导，再经室
间隔，最后才传至右侧，从而折返环扩大，故传导时间延长，致心动周期延长

四、房性心动过速

(一)心电图特点

1.自律性心动过速和折返性心动过速的鉴别

鉴别自律性心动过速和折返性心动过速的要点：①自律性心动过速发作时有心率逐渐加快的过程，即温醒现象。折返性心动过速则无温醒现象。②自律性房性心动过速起始时的 P′波与之后的 P′波形态相同，期前刺激可使自律性房性心动过速的节律重建，而对折返性心动过速而言则可使其终止。

2.房性心动过速

房性心动过速的 P′波大多容易分辨,因它位于 QRS 波群的前方,即大多在 R-R 间期的后半部,如图 3-27～图 3-29。

房性心动过速的 P′波可呈单一形态或多形性;如果 P′波呈多形性,则应诊断为多形性房性心动过速,它多见于慢性阻塞性肺疾病患者,也可见于洋地黄中毒患者。洋地黄中毒所致的房性心动过速常伴有不同程度的房室传导阻滞,如图 3-30。

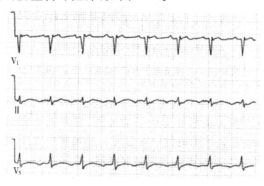

图 3-27　房性异位性心动过速

本图为房性异位心动过速。V₁ 导联 P 波直立,Ⅱ 与 V₅ 导联 P 波倒置,故为左心房起源性房速。注意房室呈 2∶1 传导,心房率 214 次/分

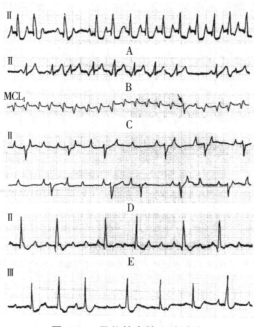

图 3-28　异位性房性心动过速

异位性房性心动过速心电图表现如下。A:心动过速伴有房室传导阻滞,此可除外顺向性房室折返性心动过速,且房室结折返性心动过速的可能性亦很小。并且 P 波显然不是逆传的,因Ⅱ导联 P 波直立。B:所有 P 波形态相同,并有温醒现象(心率逐渐增快)。C:心动过速中间插有未下传的心房期前搏动(箭头所示),它使节律重建。D:多源性房性心动过速。E 和 F:两例洋地黄中毒患者的房性心动过速伴房室传导阻滞。F:为多源性房性心动过速,ST 段斜形下降呈现典型的洋地黄效应图形

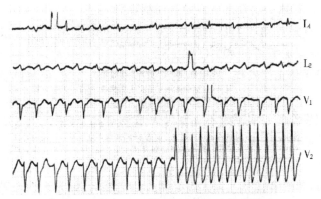

图 3-29　房性期前收缩转化为房性心动过速、心房颤动、心房扑动

本图示房性期前收缩演变为 2：1 房速传导的房扑（第二条）与房颤（第三条），

继之又转变为房室 1：1 传导之房扑（第四条），此时心室率达 300 次/分

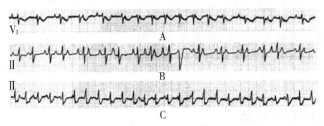

图 3-30　伴房室传导阻滞的房性心动过速

A：伴有房室传导阻滞的房性心动过速。房室传导阻滞的存在可除外顺向性房室折返性

心动过速，也极少可能是房室结折返性心动过速。B：多源性房性心动过速。C：异位交界

区心动过速。与房性心动过速的不同处在于偶有房性起搏点发出的冲动夺获心室

3.交界性异位性心动过速

交界性异位性心动过速（Junctional Ectopic Tachycardia，JET）在心动过速发作时 QRS 波为窄型，为一种特殊型的室上性心动过速。心率多在 110～250 次/分（图 3-31）。本类心动过速心电图有以下特点。

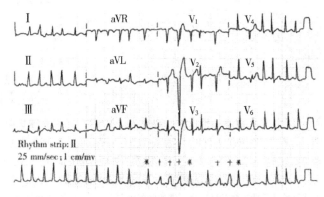

图 3-31　交界性异位性心动过速

一例交界性异位性心动过速发作时的心电图记录。注意心律不规则，且偶有窦

性夺获心搏（＊）与室内差异性传导（＋）。最下一条心电图为 Ⅱ 导联长联记录

（1）QRS波呈正常窄型，心动过速发作时有温醒现象。

（2）常伴间歇性室房逆传导。即心动过速QRS波后间歇出现逆传P′波。少数有持续性室房逆传者心电图表现酷似房室结折返性心动过速。

（3）大多数病例呈无休止性发作，即间歇性反复发作心动过速，但每阵发作之间可出现几个正常窦性心搏。

（4）有时心动过速发作时心室率极不规则又无明显P波，故会误诊为心房颤动或多源性房速。此时，应记录长联心电图以识别偶发性窦性夺获。

(二)临床意义

自律性房性心动过速患者尤其儿童大多有器质性心脏病，如先天性心脏病尤其是手术治疗后的先心病或心肌病等，但成人患者可能心脏无结构异常，故称为特发性交界性自律性心动过速。但必须指出，由于本型心动过速呈无休止型反复发作的特点，可诱发心脏扩大与心力衰竭甚或发生晕厥，故一旦诊断后应积极治疗。药物中以胺碘酮联合普罗帕酮治疗较为有效，但因药物之毒性作用常难坚持长期应用。

近年，开展导管射频消融术治疗可使大部分此类患者的心动过速获得根治。Hamdan等报道，11例患者中9例在导管消融治疗后获得根治，另一例术后并发三度房室传导阻滞而需使用永久性起搏器以维持一定的心率。

五、房室结折返性心动过速

房室结折返性心动过速为最常见的窄型QRS波心动过速类型之一，本型心动过速发作有自限性，即部分患者在年长后可自行消失的特点。其心电图特征为发作时看不到P′波，或P′波紧靠在QRS波群终末部分，类似于QRS波群的一部分，在V_1导联P′波貌似r′波，形成假性rSr′而与不完全性右束支传导阻滞图形酷似；在Ⅱ、Ⅲ和aVF导联则可产生假性"S"波（图3-32～图3-34）。在比较患者窦性心律与室上速发作时的心电图记录时容易揭示上述表现。

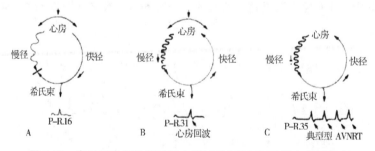

图3-32 常见型房室结折返性心动过速(AVNRT)的电生理机制

A:窦性节律的冲动前向同时传导至快径和慢径。由于希氏束经由快径而激动，因此P-R间期正常。冲动下传到快径远端后又逆向激动慢径，与慢径的前向冲动相撞而抵消。B:由于快径的前向不应期比慢径长，一个适时的房性期前收缩受阻于快径，只能沿慢径下传激动希氏束，因此P-R间期延长。冲动下传至慢径远端时快径已获得足够的时间恢复其兴奋性，因此冲动再次逆向沿快径传导至心房，产生典型的心房回波。心房回波再次兴奋慢径，但慢径此时尚未恢复兴奋性，因而冲动在此处前向受阻。C:配对间期更短的房性期前收缩受阻于快径而沿慢径下传，同时产生心房回波，心房回波能再次前向兴奋慢径，如此周而复始构成持续性AVNRT

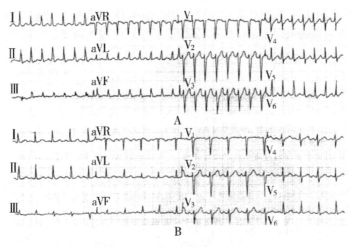

图 3-33　房室结折返性心动过速

A:房室结折返性心动过速,心率 192 次/分,逆传的 P'波紧靠在 QRS 波群,在 Ⅱ、Ⅲ 和 aVF 导联形成伪 S 波,在 V_1 导联产生假 r 波,使 QRS 波图形类似于不完全性右束支传导阻滞。B:推注维拉帕米 5 mg 后,恢复窦性心律,伪 S 波和假 r 波均消失

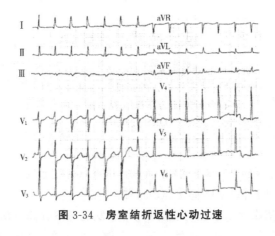

图 3-34　房室结折返性心动过速

（闫欣欣）

第五节　宽型 QRS 波心动过速

一、室性心动过速

（一）识别要点

（1）遇到宽型 QRS 波心动过速（WT）,首先应考虑室性心动过速（VT）,因为 WT 中室性心动过速最为常见。在已发表的 WT 所有系列性研究报道中,室性心动过速都占 2/3 或 4/5,故室速要比室上性快速性心律失常伴室内差异性传导等情况常见得多。应该记住,心肌梗死后或心肌病患者出现宽型 QRS 波心动过速时 95% 以上可能是室性心动过速。

(2)必须询问的问题。如果患者能够回答问题,应当问患者是否患过心肌梗死及何时发生的。如果第一次心动过速发生在心肌梗死之后,而不是心肌梗死之前,几乎可以肯定患者的宽型QRS波心动过速为室性心动过速(图3-35)。

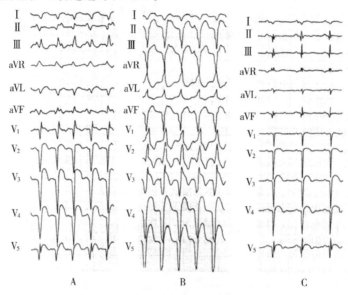

图 3-35　前壁心肌梗死合并室性心动过速

患者男性,72 岁。5 年前患广泛前壁心肌梗死。在其室性心动过速发作时,心电图示有房室分离。A 与 B 中各导联均可见到与 QRS 波群节律无关的 P 波,在 Ⅱ、Ⅲ、aVF 导联最为清楚。图 C 为窦性心律时的心电图,示有广泛前壁心肌梗死

(3)不要过分强调或依靠心室率的不规整。有人强调室性心动过速节律不规整。心动过速与室上性心动过速相比,确实前者略不规整,但室性心动过速一旦持续,在大多数患者中心律会逐步变得规整。Wellens 报道的 70 例室性心动过速和 70 例室上性心动过速中,完全规整的节律见于 65 例室上性心动过速和 55 例室性心动过速。

(4)不要过分强调或依靠揭示独立的心房活动,即发现房室分离。房室分离在心电图上表现为与心室活动(QRS波)完全无关的规律性出现的 P 波。由于在室性心动过速时,P 波常重叠或埋藏于 T 波或 QRS 波群之上或之内,因而识别 P 波可能极为困难或不可能。在分析宽型 QRS 波心动过速的心电图时应认真分析 T 波与 QRS 波群图形的特征,注意是否间断有 P 波的重叠而使 T 波与 QRS 波群形态发生改变。图 3-36 显示了室性心动过速时独立出现的心房活动(P 波),即房室分离现象。体格检查寻找房室分离的证据要比单纯寻找独立的 P 波更为简捷和可靠。房室分离的体检特征:①颈静脉搏动出现不规则的"大炮性"A 波。②第一心音强度不等。③逐次心搏间的收缩压不等。出现以上三个体征中的任何一项即提示房室分离的存在。图 3-36 则显示了室性心动过速时动脉收缩压的变化。

从理论上讲,伴有逆向室房传导阻滞的房室交界性心动过速也可能出现室房分离,但这种情况在临床上非常罕见,因此在临床实践中应当承认室房分离是诊断室性心动过速极有价值的依据。

心电图上出现心室夺获或室性融合波也是支持室性心动过速的有力证据。它也是房室分离的表现形式,但所有的室性心动过速中仅 50% 左右的心电图可见房室分离,而其余的一半患者

或有心房颤动或有室房逆传。室房逆传可为 1：1 或 2：1，也可呈不同比例的莫氏传导。图 3-37 示室性心动过速伴有7：6的室房逆向莫氏型传导。

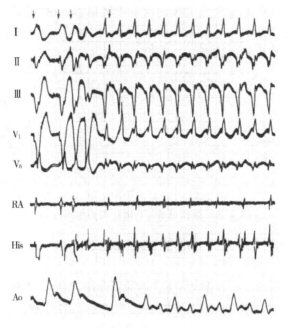

图 3-36　室性心动过速时房室分离所致的动脉压改变

室性心动过速由两个心室期前电刺激诱发。在主动脉压力记录（Ao）中显示动脉收缩压随心房收缩时间与心室收缩的相对关系不同而变化。RA 为右心房内电极导管记录的右心房电活动。His 代表希氏束电图

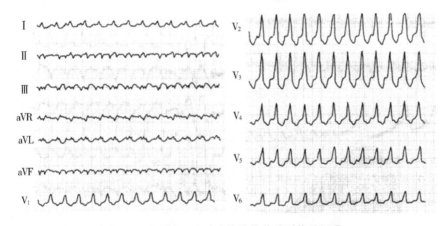

图 3-37　室性心动过速伴逆传莫氏型传导阻滞

在Ⅱ、Ⅲ、aVF 导联，逆传的 P′波清晰可见。RP′间期逐渐延长，直到室波不能逆向回传心房，不产生 P′波。胸前导联的 QRS 波群均为正向波，即呈 R 或 Rs 型

　　一半左右有房室分离的室性心动过速患者中，大约又有一半在心电图上难以辨认 P 波。如果患者的血流动力学稳定，食管导联心电图记录十分有助于显示体表心电图不能识别的 P 波。

　　心室夺获或室性融合波仅见于少数室性心动过速，且这些患者需具备以下条件：①心室率≤140 次/分。②良好的房室传导。③室房逆向传导功能较差。

　　（5）不可仅依靠Ⅱ导联心电图。Ⅱ导联心电图可能对识别 P 波很有帮助，但对 QRS 波群形

态特征分析有很大局限性。Ⅱ导联在所有的四种不同类型宽 QRS 波（左束支传导阻滞、右束支传导阻滞、右心室室性心动过速和左心室室性心动过速）中均可出现类似的 QRS 波群（图 3-38）。San Francisco 的一项研究表明，根据Ⅱ导联的特征仅能对 34％ 的宽型 QRS 波心动过速患者作出正确诊断，而采用胸前导联 V_1、V_6、MCL_4 和 MCL_6 中的任何一个导联可对 75％～80％ 的宽型 QRS 波心动过速患者作出正确诊断。

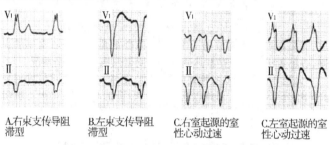

A.右束支传导阻滞型　　B.左束支传导阻滞型　　C.右室起源的室性心动过速　　C.左室起源的室性心动过速

图 3-38　单纯记录Ⅱ导联诊断室速的缺点

下述四图的四种情况在Ⅱ导联的 QRS 波群均呈现同一的图形，而 V_1 导联或 MCL_4 导联的 QRS 波群却完全不同

（6）不要依靠计算机诊断。正如同计算机很可能漏诊而医师一眼便可识别的心肌梗死一样，计算机不能准确解释宽型 QRS 波心动过速的心电图表现，且容易漏诊室性心动过速（图 3-39）。

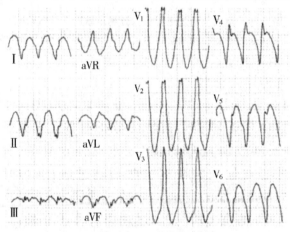

图 3-39　典型的易于诊断的室性心动过速

额面电轴在右上象限。V_1 导联的 QRS 波群为 R 波，具有双峰，
左峰高于右峰（兔耳型）。V_6 的 QRS 波群呈 QS 型

（7）不可认为室性心动过速一定会发生血流动力学不稳定。临床上常见的错误概念是室性心动过速总是会有血流动力学不稳定。事实上，有时室性心动过速可持续数天，而没有发生血压下降，并被患者良好耐受。血流动力学是否稳定并不取决于心动过速，而是取决于心动过速起源于心室还是室上部位，更重要的是取决于心室率的快慢、心脏大小和是否存在其他心脏病变，以及患者的全身情况。无论心动过速是室性还是室上性，正常心脏总是可较好耐受 150 次/分的心室率，而难以耐受 250 次/分的心室率；如果心脏明显扩大，即使心室率 150 次/分，患者也很难较长时间耐受；如果患者有急性心肌梗死、洋地黄中毒或其他心脏病，患者常难以耐受任何类型的心动过速。

(8)掌握临床和心电图的诊断和鉴别诊断要点(图3-40、图3-41)。①临床要点:注意有无室房分离的物理体征,即颈静脉搏动示不规则的大炮性A波,第一心音强度不等和收缩压不断变化。②心电图要点:支持室性心动过速诊断的心电图特征列于表3-1。

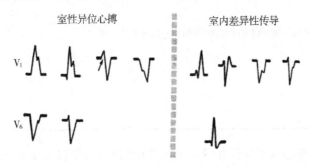

图3-40　室性异位激动与室内差异性传导的不同形态特点

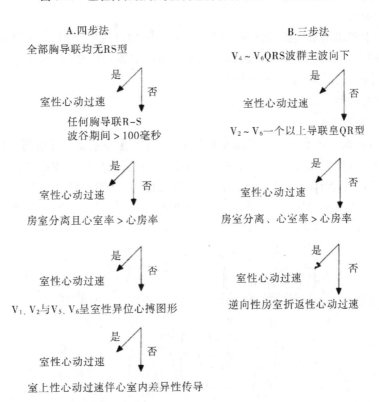

图3-41　Brugada分步法鉴别室性心动过速(A)与逆向性房室折返性心动过速(B)

表3-1　支持室性异位心律的心电图特征

QRS波群形态

　总特征:既不像典型左束支传导阻滞也不像右束支传导阻滞图形

　全部胸导联:无RS图形,或任何RS>0.10秒

　单一导联

　V₁导联:呈qR或R形,尤其是伴有左峰较高时(高左兔耳型);或单峰型;或QR或RS图形。肥胖的r波或下降支粗钝延迟,r波至S波最低点>0.06秒

V_6 导联：呈 rS、QS 或 QR 图形；S 或 QS 深度＞15 mm；峰或底＞0.07 秒
QRS 波电轴或极向
电轴位于"无人区"
胸前导联主波同向（均正向或均负向）和（或）QRS 波间期＞0.14 秒
室房分离
独立的 P 波
心室夺获
融合波

必须指出，上述这些心电图特征性表现的敏感性均较低，即仅见于少数室性心动过速患者，但它们的特异性很高，可达 87%～100%。但如果综合使用所有上述心电图表现，则总的阳性率或敏感性仍是较高的。

下面将对以上列出的心电图特征逐一用实例心电图加以说明。当然，无任何特征是完全可靠的，更不会在同一患者身上全部展现，但如果临床医师熟悉这些特征，则可对 85%～90% 的宽型QRS波心动过速作出及时而正确的分类。

（二）QRS 波形图特征

1.总的 QRS 波的图形

室速总的 QRS 波的图形既不像右束支传导阻滞，也不像左束支传导阻滞。此处暂不讨论心室预激征的问题。可产生宽 QRS 波群有两种情况——束支传导阻滞和心室异位激动。如果宽 QRS 波群是由于束支传导阻滞，十二导联心电图的 QRS 波群图形特征应当符合典型的左束支或右束支传导阻滞的图形特征之一。如果十二导联的 QRS 波群图形既不像典型左束支传导阻滞，也不像典型右束支传导阻滞，则其机制很可能是室性异位心律（图 3-42）。

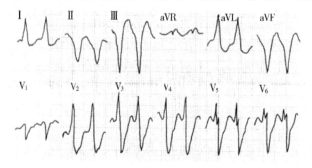

图 3-42　室性心动过速（一）

V_1 和 V_6 的 QRS 波群既不像右束支传导阻滞，也不像左束支传导阻滞。并且 V_1 导联起始的"肥胖"r 波和之后到达 S 波低谷的时间延迟都支持室性心动过速的诊断

2.胸前导联

Brugada 指出，如果无一胸前导联（全部胸导联）显示双向的 RS 型波群（图 3-43），则无须进一步分析心电图，可以肯定为心室异位心律；如果胸导联中任一导联显示呈 RS 型波形的 QRS 波群，且任何一个胸导联从 QRS 波群起点至其顶点或最低点的时间大于 0.10 秒，则亦支持为室性异位心律（图 3-44）。

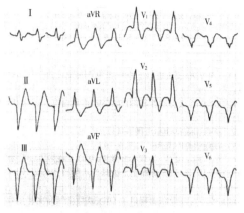

图 3-43　室性心动过速(二)

胸前导联均无 RS 型的 QRS 波群,并且 V₆ 的 QRS 波群为 QS 型,V₂ 和 V₃ 的 QRS 波群为
qR 型,V₄～V₆ 的 QRS 波群均为负向,可排除预激征(W-P-W)伴室上性心动过速

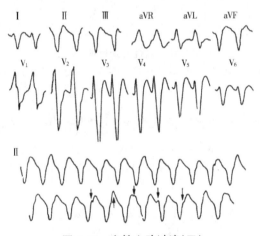

图 3-44　室性心动过速(三)

所有胸前导联的 QRS 波群均呈 RS 型;V₁ 导联的 RS 间期为 0.17 秒,所有其他胸前导
联的 RS 期间至少 0.10 秒或 0.11 秒。并且额面电轴位于"无人区"(Ⅰ、Ⅱ、Ⅲ 导联 QRS
主波方向均向下),最后一行心电图示有室房分离(箭头所示为 P 波)

3.单一导联

(1)在 V₁ 导联出现以下 QRS 波群图形高度提示系室性异位心律:①双向 qR 或伴有左峰高
(兔耳征)的单向有挫折的 R 波(图 3-45)。②单峰 QRS 波群(图 3-46)。③双向的 QR 或 RS 波
(图 3-47)。④肥胖的 r 波(V₁ 导联 r 波宽度>0.03 秒)或者其下行支进展缓慢或有挫折,从 QRS
起点至 S 波最低点的时间延迟(图 3-48)。

(2)在 V₅、V₆ 导联出现以下 QRS 波群图形高度提示系室性异位心律:①rS 图形(无 q 波,由
小 r 波和较深而宽的 S 波组成)为左心室异位心律最常见的 QRS 图形,但遗憾的是它与双束支
传导阻滞时的图形类似。此外,QS 形波虽然少见,但对室性异位心律的诊断有高度特殊性。
②振幅相等的 QR 形也符合室性异位心律的诊断。③负向波(Q 或 S)的深度超过 15 mm 也有
助于室性异位心律的诊断。④如果从 QRS 波群起点到达其正向波顶点或负向波的最低点时限
大于 0.07 秒也强烈支持室性异位心律的诊断。

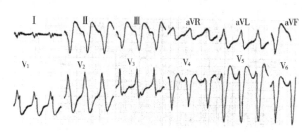

图 3-45　室性心动过速（四）

额面电轴在"无人区"。V_1 呈左耳高的兔耳征。V_6 导联的 QRS 波群呈 rS 型，V_6 的 S 波深度＞15 mm

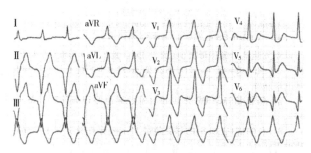

图 3-46　室性心动过速（五）

V_1 导联的 QRS 波群呈"尖塔式"的单一宽大 R 波。V_6 导联的 QRS 波群呈振幅相等的双向 QR 型

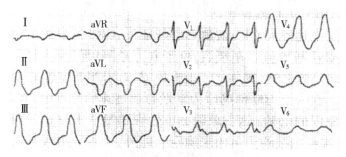

图 3-47　室性心动过速（六）

①额面电轴异常右偏。②V_1 导联的 QRS 波群呈振幅相等的 RS 型

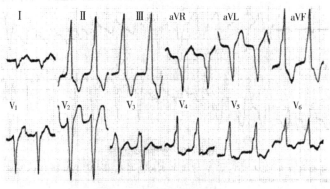

图 3-48　室性心动过速（七）

额面电轴右偏。V_1 导联有"肥胖"r 波和到达 S 波谷底点的时间延迟。V_6 导联的 R 波上升支挫折，到达顶点的时间延迟（0.10 秒）

4.QRS 波电轴和极向

除了上述不同 QRS 波群形态特征外，QRS 波群的电轴方向也具有重要诊断价值。在额面，位于右上象限（即"无人区"）的电轴对于判断室性心动过速极有意义。在一个 100 例确诊为室性心动过速的分析中，有 27 例具有这一象限的电轴。这一象限的电轴很容易从Ⅰ与 aVF 两个导联的 QRS 波群主波均为负向来确定。此外，Ⅰ导联出现宽大的负向 QS 波，而 aVF 导联的 QRS 波群主波向上，即电轴右偏，亦符合室性异位心律之诊断。

在胸前导联 QRS 波群主波方向的一致性（同一性），即 V_1～V_6 的主波均向上（图 3-49）或向下（图 3-50）均支持室性异位心律诊断。但例外情况是，W-P-W 征左后旁道前传时亦可产生胸导联 QRS 波正向的同一性，但绝不会产生 V_1～V_6 导联 QRS 波负向的一致性；此外，左束支传导阻滞伴有显著电轴左偏时可产生胸导联负向的一致性，但这一情况极为少见。

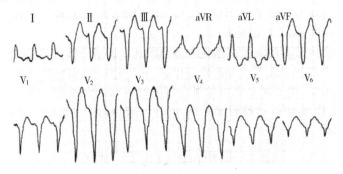

图 3-49　急性前壁心肌梗死合并室速

患者男性，45 岁，急性广泛前壁心肌梗死合并室性心动过速。全部胸前导联的 QRS 波群呈负向同向性，即均呈 QS 型。V_1 导联到达 S 波最低点的时间延长。急性前壁损伤在Ⅰ和 aVL 导联可见 ST 段抬高，胸前导联有显著的弓背向上型 ST 段抬高

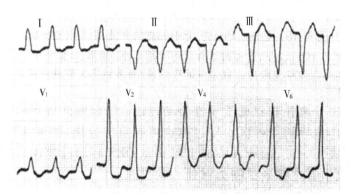

图 3-50　室性心动过速伴有 1：1 室房逆传（食管电极记录证实）

本例室速的另一特点：胸前导联均呈正向 QRS 波群，即 R 型

5.QRS 波宽度

虽然室性心动过速和室上性心动过速伴室内差异性传导的 QRS 间期有很大范围的重叠，但前者的 QRS 间期一般较后者更宽。Wellens 发现大多数室性心动过速的 QRS 间期>0.14 秒，而伴室内差异传导的室上性心动过速的 QRS 间期通常小于 0.14 秒。但这一点不适用于原有束支传导阻滞的患者，原有束支传导阻滞的患者发生室上性心动过速时，其 QRS 间期可宽于 0.14 秒。

6.室房分离

室房分离最直接的证据是与 QRS 波节律无关的独立的 P 波(图 3-51A、图 3-51B)。

室房分离的间接证据是心室夺获和室性融合波(图 3-51B)。心室夺获和室性融合波均提前出现,并且 QRS 波图形较窄。值得注意的是,由于室上性室内差异性传导时可间歇出现差异传导程度较轻,因而 QRS 波群较窄的搏动,这可被误认为室性融合波或心室夺获。

室房分离并非仅见于室性心动过速。伴有束支传导阻滞或室内差异性传导的交界区心动过速也可有室房分离(图 3-52),但这种情况极为罕见,因此在临床上见到宽 QRS 心动过速伴有室房分离,可以很有把握地诊断为室性心动过速。

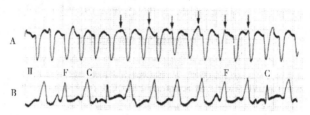

图 3-51 室性心动过速,示有独立的 P 波,即有房室分离

心室率 190 次/分,箭头指示独立的心房活动(A)。心室率 120 次/分,容易看出独立的心房活动(B)。由于心室率较慢,容易出现室性融合波(F)和心室夺获(C)

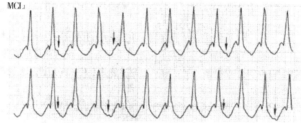

图 3-52 伴有右束支传导阻滞型差异性传导的交界性心动过速(心室率 120 次/分)

图示(箭头指处)有独立的 P 波,示有房室分离

(三)室速心电图诊断的几个特殊问题

(1)室速起源部位与 QRS 波宽度的关系如图 3-53、图 3-54。

(2)室速起源部位与 QRS 波电轴的关系如图 3-55。

(3)宽型 QRS 波型心动过速:室性心动过速与室上性心动过速的鉴别(图 3-56)。

(4)心电图征象诊断室性心动过速的限制性,如表 3-2。

(5)胸导联 QRS 波同向性(同一性)的机制,如图 3-57。

(6)根据 QRS 波形态初步诊断室性心动过速起源部位,如表 3-3。

二、室内差异性传导

诊断室上性心动过速伴室内差异性传导在很大程度上依赖于 QRS 波群的图形特征。由于临床上室上性心动过速伴差异性传导远不如室性心动过速常见,故如缺乏支持前者诊断的充分证据,一般不随意作此诊断。

室内差异性传导的心电图特征。①呈典型右束支传导阻滞图形:三相的 QRS 波群即 V_1 导联为 rsR′或 rSR′型;V_6 导联和 I 导联呈 qRs 型。②呈左束支传导阻滞图形:V_1 导联 S 波快速

下降,早期到达 S 波最低点。③QRS 波群之前有与之相关的 P 波。④同一导联出现被一正常传导搏动分隔开的一连串呈右束支和左束支传导阻滞图形的 QRS 波。⑤先前的窦性心律时心电图记录可能显示有相同的束支传导阻滞图形。

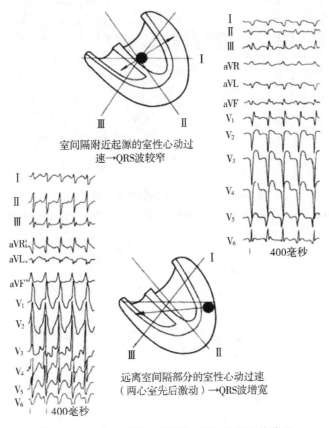

图 3-53　室性心动过速起源与 QRS 波宽度的关系

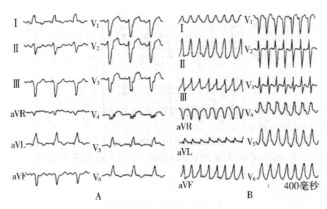

图 3-54　一例室性心动过速发作时 QRS 波宽度比窦性心律时 QRS 波窄的特殊病例

　　图 A 为窦性心律时记录,其 QRS 波因陈旧性前侧壁心肌梗死而增宽;图 B 为发作室性心动过速时记录。该室性心动过速起源于室间隔右侧,故使左、右心室几乎同时激动,故 QRS 波宽度比窦性心律时窄(窦性心律时左心室激动延迟)

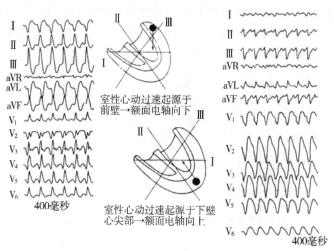

图 3-55 室性心动过速起源与电轴关系

起源于心尖部的室性心动过速使 QRS 波电轴偏上,起源于前壁基底部的室性心动过速使电轴偏下

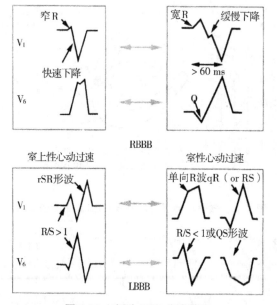

图 3-56 宽型 QRS 心动过速

室性心动过速与室上速伴左束支传导阻滞 LBBB 或右束支传导阻滞 RBBB 的鉴
别;RBBB 右束支传导阻滞型;LBBB 左束支传导阻滞型

表 3-2 心电图征象诊断室性心动过速的若干限制性

表现	限制性
房室分离	1.室性心动过速时可有室房逆传 2.亦可见于交界性心律伴束支传导阻滞与房室分离者
QRS>0.14 秒	可见于: ①原有左束支传导阻滞者 ②旁道前传的房室折返性心动过速 ③药物作用致室内传导阻滞

续表

表现	限制性
电轴左偏	①对左束支传导阻滞型心动过速的鉴别无帮助 ②亦可见于右侧或后间隔旁道前传的房室折返性心动过速 ③室上速应用 Ic 类药后
电轴右偏	对完全性右束支传导阻滞型心动过速的鉴别无帮助
AVR 以外导联出现 q(Q)R 波	仅见于心肌有瘢痕、梗死或淀粉样变性引起的室性心动过速
胸导联 $V_1 \sim V_6$ 的同向性图形	左后旁道前传的房室折返性心动过速亦可出现 $V_1 \sim V_6$ 同一性向上的 R 波
一个或一个以上胸导联 R 波至 S 波最低点距离≥100 毫秒	可见于： ①室上性心动过速用药后室内传导延长者 ②逆向型房室折返性心动过速 ③原有左束支或右束支传导阻滞者
心室夺获或融合波	仅见于心率较慢的室性心动过速

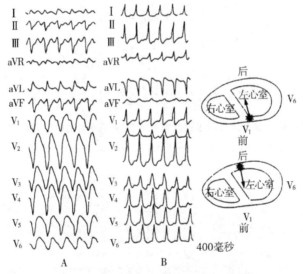

图 3-57　室性心动过速胸导联 QRS 波同向性(同一性)的机制

A：一例左心室心尖部起源的室性心动过速，心电图 $V_1 \sim V_6$ 均为负向性 QRS 波；B：一例左后壁起源的室性心动过速，全部胸导联均为正向波。必须指出：左后旁道前传之室上性心动过速(逆向性房室折返性心动过速)亦可呈同样同一性图形

表 3-3　根据 QRS 波形态初步判断室性心动过速的起源部位

V_1	VT 出口/起源	QRS 波额面电轴
左束支传导阻滞型	室间隔或右心室	电轴＋60～＋140——右心室流出道 其他电轴： 束支内折返或右心室瘢痕引起的 VT

续表

V₁	VT 出口/起源	QRS 波额面电轴
RS型	室间隔或左心室流出道	＋60～＋140——左心室流出道 电轴偏上——间隔下部
右束支传导阻滞型	左心室	电轴偏上——下壁 电轴偏下——前壁 电轴偏右——侧壁

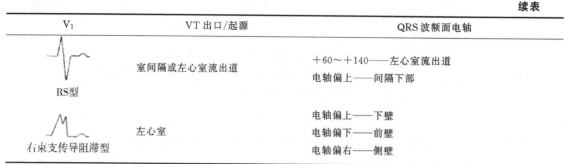

V₂～V₄ 导联以 R 波为主波，提示 VT 起源于心室基底部，如右心室流出道 VT 之 QRS 波>140 毫秒，提示起源于游离壁；<140 毫秒示起源于间隔部。如 R 波过渡区出现在 V₂ 导联，提示 VT 起源于肺动脉瓣直下方或左心室流出道。

（一）经典型的右束支传导阻滞型差异性传导产生的 QRS 波

典型的右束支传导阻滞型差异性传导产生三相性 QRS 波群，在 V₁ 导联呈 rsR′ 或 rSr′ 波，在 V₆ 导联及 Ⅰ 导联呈 qRs 或 RS 形波，如图 3-58、图 3-59。

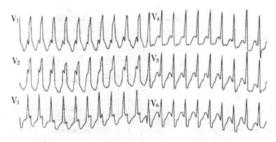

图 3-58 室上性心动过速伴右束支传导阻滞型室内差异性传导

V₁ 导联的 QRS 波群呈 rsR′ 型，V₆ 导联 QRS 波群呈 qRs 型

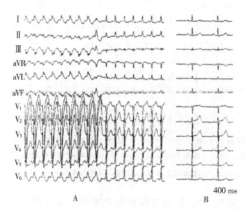

400 ms

图 3-59 室上性心动过速伴左束支传导阻滞型室内差异性传导

V₁ 导联 r 波窄而小，且快速形成 S 波（r→S 波谷距离短）高度提示室上速伴室内差异性传导。注意在一个室性期前收缩后心动过速转为窄型 QRS 波，此进一步支持为室上速

（二）左束支传导阻滞型差异性传导在 V₁ 导联的 QRS 波

左束支传导阻滞型差异性传导在 V₁ 导联表现为 QS 或 rS 图形，且心室波总是显示快速下降至 S 波的最低点（小于 0.07 秒），如图 3-60、图 3-61。

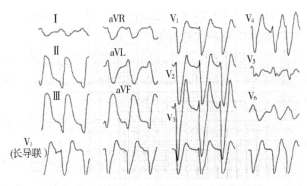

图 3-60　房性心动过速伴左束支传导阻滞

唯一支持此诊断的图形特征为 V_1 导联到达 S 波最低点的时间短暂。相反在 V_1 导联，P 波与 QRS 波群的关系变化提示可能为室性心动过速。但正是这些 P 波最终成为诊断室上性机制的关键线索，因为仔细观察发现房室呈莫氏型传导，进而证实本例为房性心动过速

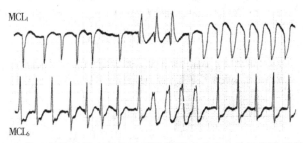

图 3-61　心房颤动伴交替性右束支传导阻滞型或左束支传导阻滞型差异性传导

在每一导联均可见呈左束支和右束支传导阻滞两种不同图形的 QRS 波，其间插有一个较正常传导的 QRS 波群。在 MCL_1 导联，右束支传导阻滞图形为 rSR'，左束支传导阻滞图形的下降支（S 波）光滑，快速到达最低点，而上升支钝钝缓慢。在 MCL_6 导联，右束支传导阻滞图形为 qRS，左束支传导阻滞图形为单向 R 波

(三)QRS 波群之前有 P 波

另一有意义的心电图表现为 QRS 波群之前有 P 波，如图 3-62。但应注意的是，当心室率很快时，P 波可被误认为跟随于前一个 QRS 之后。另一方面，室性心动过速偶可呈 1∶1 的室房逆向传导。而心室率很快时，又难以辨认 P 波的方向，因而不可能区分是逆传 P 波还是异位节律的 P 波。

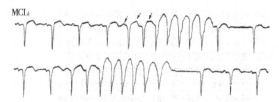

图 3-62　房性心动过速伴左束支传导阻滞型差异性传导

每一短阵宽型 QRS 波心动过速均有加快的 P′波（箭头所示），这些 P 波引发每一阵心动过速的发作。宽 QRS 波的 S 波下降支光滑，快速到达最低点，而上升支粗钝迟缓，符合典型左束支传导阻滞图形

三、经房室旁路前传的逆向性房室折返性心动过速

在经房室旁路前传的快速心律失常中，心室最早激动部位未经正常传导系统传导，所产生的

畸形宽大的 QRS 波群难与起源产生于同一部位的室性心动过速相鉴别。Brugada 指出的以下三条心电图表现有助于除外旁路参与的快速性心律失常。

(1)$V_4 \sim V_6$ 的 QRS 波群主波向下——这表明心动过速的起源点在心尖部,众所周知房室旁路的心室插入点都在心底部——因此可以除外房室旁路前传的室上性快速性心律失常。

(2)$V_2 \sim V_6$ 五个导联中任一个导联出现 QR 图形。

(3)QRS 波群多于 P 波,因为任何类型旁道参与的心动过速,每一次搏动都有心房参与,即旁室仍保持顺序性激动。

现回看图,有两点可除外预激性心动过速即 A-AVRT:①V_2 和 V_3 导联的 QRS 波群为 QR 型。②$V_4 \sim V_6$ 全部为负向的 QRS 波(QS 型)。根据同样的两点,亦可以除外图 3-63 预激性(旁道参与活动)心动过速的可能性。

现举一例经房室旁路(kent 束)前传的房性心动过速,如图 3-64。

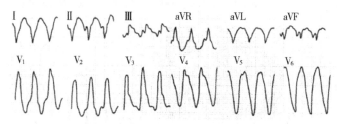

图 3-63 室性心动过速(频率 172 次/分)

额面电轴在"无人区",V_1 的 R 波达峰早,V_6 呈 QS 型,深度>15 mm。并且由于 $V_4 \sim V_6$ 全部为负向 QRS 波群,V_3 为 qR 型,故可除外 W-P-W 的房室旁路前传性心动过速

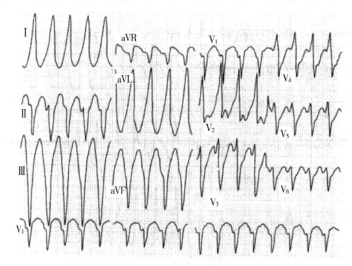

图 3-64 房性心动过速(频率 186 次/分)

经房室旁路下传心室,在图形上难以与室性心动过速相鉴别,本例经电生理检查才确诊

应注意鉴别经房室旁路前传的快速性心房颤动和室性心动过速,要点是前者呈极快和极不规则的心室律,这是预激征合并心房颤动的特征(图 3-65)。

下面再列举一些不同宽 QRS 心动过速的心电图表现(图 3-66~图 3-74)以供参考,其诊断和鉴别诊断要点在图解中有详细说明。

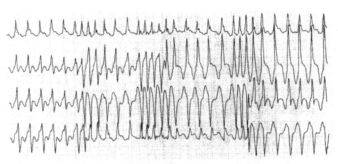

图 3-65　心房颤动,经房室旁路下传心室(心室率 220 次/分)

R-R 间期完全不等,心室率极不规则,最短的 R-R 间期 200 毫秒,相当于 300 次/分的心室率,而最长的 R-R 间期 2 倍于最短 R-R 间期,各 QRS 波宽窄变异大

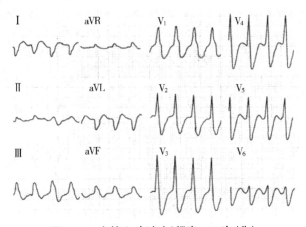

图 3-66　室性心动过速(频率 170 次/分)

额面电轴右偏,V_1 导联的 QRS 为"尖塔形"的单形 R 波,V_6 导联的 QRS 波群为 rS 型

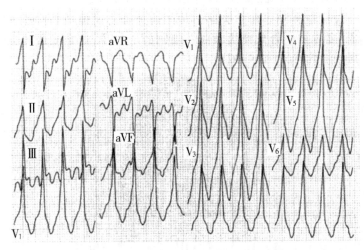

图 3-67　室性心动过速(心率 188 次/分)

胸前导联 QRS 波群均呈正向同向性,但此特征亦可见于旁道前传的房室折返性心动过速。本例经电生理检查确诊为室性心动过速

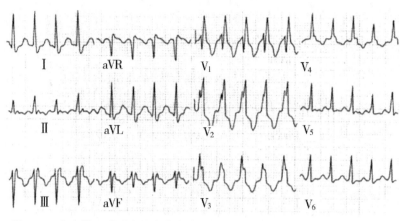

图 3-68　室上性心动过速伴右束支传导阻滞型差异性传导(频率 185 次/分)

V₁ 导联 QRs 波群为 rSR′型，I 和 aVL 导联为 qRS 型。此外，可见 QRS 波群的电压交替，V₃ 导联最清楚

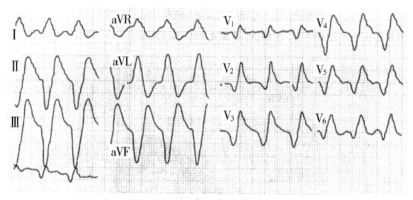

图 3-69　室性心动过速(频率 122 次/分)

本例室性心动过速特点为：极宽大的 QRS 波，间期达 0.22 秒；V₁～V₆ QRS

波群均为 QR 型，此特点可除外经旁道前传的室上性心动过速

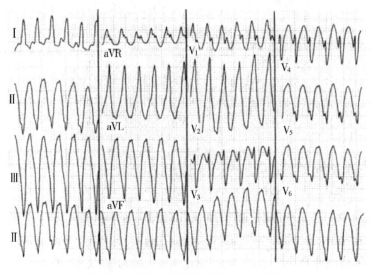

图 3-70　室性心动过速(频率 242 次/分)

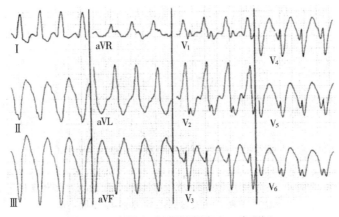

图 3-71 室性心动过速(频率 178 次/分)

QRS 间期 0.20 秒,V$_1$ 导联的 QRS 波群为左耳高的兔耳征,V$_6$ 导联呈 QS 型

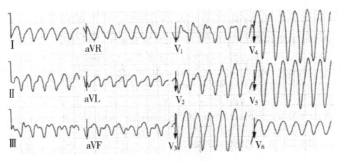

图 3-72 频率极快的室性心动过速

室性心动过速频率达 266 次/分,有人称为心室扑动。额面电轴在"无人区",胸前导联的 QRS 波群均呈负向同向性,故凭体表心电图可确诊为室性心动过速

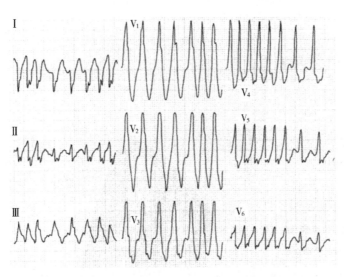

图 3-73 心房颤动,经房室旁路下传心室

R-R 间期完全不等,QRS 波宽窄交错,心室率极快达 300 次/分

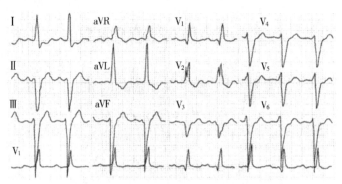

图 3-74　窦性心律伴双束支传导阻滞(右束支传导阻滞＋左前分支传导阻滞)

注意 V_6 导联 QRS 波群呈 rS 型,酷似室性异位心律

四、不伴器质性心脏病的室性心动过速

不伴器质性心脏病的室性心动过速系指用目前临床常规检测手段不能发现有心脏结构改变,且排除了冠状动脉疾病的一类特发性室性心动过速,其分类如表 3-4。

表 3-4　不伴结构性心脏病的各种宽型 QRS 波心动过速的分类

一、单形性

(一)室上速(SVT)

1.伴束支传导阻滞

(1)功能性(右束支传导阻滞型多于左束支传导阻滞型)

(2)过去已存在的

(3)频率依赖性

(4)非特异性室内传导延迟(药物、电解质紊乱等)

2.逆向性房室折返性心动过速(经房室结逆传)

(二)室性心动过速(VT)

1.LBBB 型,电轴偏下(特发性右心室 VT)

2.RBBB 型,电轴偏上(特发性左心室 VT)

3.起搏器介导的 VT

二、多形性

(一)室上性心动过速

预激征合并房颤(旁道前传)

(二)室性心动过速

1.扭转型室性心动过速(长 QT 综合征,先天性或获得性)

2.Brugada 综合征(也可发作单形性室性心动过速)

3.儿茶酚胺性多形性室性心动过速

4.短 QT 综合征

维拉帕米敏感性束支性室性心动过速是左心室特发室性心动过速的最常见类型,但心电图 QRS 波向量可有很大不同。熟悉其心电图特征表现可协助检出本类室性心动过速,并为导管消融治疗提供依据。

本型室性心动过速有三个亚型：①左前束支型，右束支传导阻滞型伴电轴右偏（少见型），如图3-75。②左后束支型，呈右束支传导阻滞型伴电轴偏上（常见型），如图3-76。③间隔上部束支型，QRS波较窄电轴正常或右偏（罕见型），如图3-77。

五、宽型 QRS 波心动过速的急诊处理原则

根据临床和心电图特征可以鉴别大部分的室性心动过速、室上性心动过速伴差异性传导或房室旁路前传的快速性心律失常，并分别进行合适的治疗。

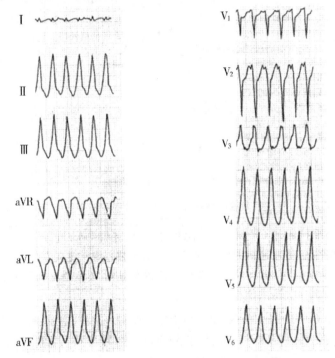

图 3-75　右心室流出道室性心动过速体表 12 导联心电图

心率230次/分，呈 LBBB 形态、电轴向下，QRS 宽度160毫秒，aVL 导联QRS波倒置，V_1 至 V_6 导联 R 波逐渐增加，$V_{3R}/S>1$

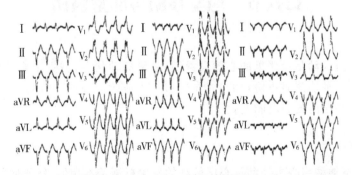

图 3-76　三种维拉帕米敏感性左后束支性室性心动过速的心电图

注意上述6例均为右束支传导阻滞型，但电轴与各导联 QRS 波向量不同

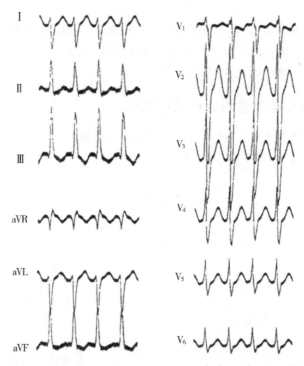

图 3-77　维拉帕米敏感性左上间隔性室性心动过速的心电图特点

注意本型室性心动过速 QRS 波较窄(100 毫秒),R 波过渡区出现在 V_3 导联

对于临床和心电图表现暂时不能鉴别的宽型 QRS 波心动过速,应按室性心动过速处理且禁用洋地黄、维拉帕米或地尔硫䓬。对于诊断不明但有血流动力学不稳定的心动过速,应立即同步直流电击复律;对于血流动力学稳定的患者可试以静脉注射普鲁卡因胺 10 mg/kg 体重,5 分钟静脉注射。心脏结构正常的宽型 QRS 波心动过速亦可试用普罗帕酮静脉注射,剂量为 1~2 mg/kg,用 5 分钟时间缓慢静脉注入。药物治疗无效者,亦应及时行同步直流电击复律。

(闫欣欣)

第六节　心室扑动与心室颤动

心室扑动与心室颤动是最严重的心律失常,心室呈蠕动状态,丧失了有效的整体收缩能力,各部分心室肌处于一种快速而不协调的乱颤状态,从机械效应来说,和心室停搏没有区别,常为心脏病或其他疾病临终前的心电图变化。

一、发生机制

心室扑动、心室颤动与心房扑动及心房颤动的发生机制基本相似,所不同的是异位起搏点位于心室内。主要有以下两种学说:①由于激动折返形成环行运动或多源性折返所致。②因心室内有单一的或多发的兴奋灶所造成。

从病理学角度看,心肌缺氧、药物中毒等提高了心肌的应激性,缩短了不应期,引起两侧心室的除极不平衡,而使心室不应期不一致,易于引起心室的激动折返。沿固定途径发生的折返形成心室扑动;多数异位点引起的多发性折返则形成心室颤动。此外,在心肌缺氧及先天性 Q-T 间期延长综合征时,任何室性期前收缩落在前一心搏的 T 波上时(R-on-T 现象)正处于心室的易损期,易于诱发心室颤动。

二、心室扑动和心室颤动的心电图表现

(一)心室扑动的心电图表现

心室扑动的心电图表现为规则、频速、大振幅的连续性波动,不能分辨出 QRS 波群和 T 波,频率为 150～250 次/分,通常持续时间短暂,很快变为心室颤动(图 3-78)。

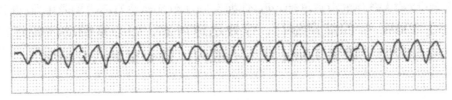

图 3-78　心室扑动

(二)心室颤动的心电图表现

心室颤动的心电图表现为 QRS 波群和 T 波完全消失,代之以形状不同、大小各异、极不规则的颤动样波形,频率为 250～500 次/分。开始时往往振幅较大,颤动振幅大于 0.5 mV 时,称之粗大心室颤动;颤动振幅小于 0.5 mV 时,称之细小型心室颤动(图 3-79)。

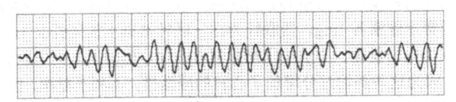

图 3-79　心室颤动

三、心室扑动和心室颤动的临床意义和治疗

(一)心室扑动和心室颤动的临床意义

心室扑动和心室颤动这两种心律失常,多发生于急性心肌梗死、慢性缺血性心脏病、心肌炎、完全性房室传导阻滞发生阿-斯综合征的过程中、风湿性心脏病、各种原因所致缺氧、酸中毒、严重低血钾及低血镁、高血钾、Q-T 间期延长综合征、甲状腺功能亢进(特别是甲亢危象)、心导管检查及心血管造影、心脏外伤及心脏手术、低温麻醉,或洋地黄、奎尼丁、普鲁卡因胺、锑剂、灭虫灵、依米丁(吐根素)、肾上腺素,全麻时使用的氯仿及环丙烷等药物中毒、电击及溺水等,这些可称为原发性心室扑动和颤动,及时积极抢救可能恢复。在各种心脏病合并心力衰竭、呼吸衰竭、低血压等的临终前发生者,称为继发性心室扑动,多不易复苏。

心室扑动或心室颤动发生时,意识会突然丧失、呼吸停止、抽搐、昏迷、发绀等,并出现心音、脉搏消失,血压测量不出。如在开胸手术时发生,可见到心室呈不规则的"蠕动状"颤动,心肌颜

色渐由红变紫。心室扑动或心室颤动常为严重心脏病或其他疾病临终前的一种极危险的心律失常。一般说来，心肌状态尚好，则扑动波频率较快，振幅较大，复律易成功；反之，心肌状态差时，频率较慢，振幅较低，即使积极治疗，亦不易成功。如果在抢救过程中，心室颤动波振幅逐渐变低，频率渐慢，提示心脏电活动即将停止，绝大多效（60%～80%）心脏停搏是心室颤动所引起时，而当心室扑动波振幅逐渐降低时，常常接着出现的是心室颤动。

（二）心室扑动和心室颤动的治疗

电击复律应列为首选，因为此时心肌无统一除极，故采用非同步电击复律。电功率成人一开始即应用 150～300（W·s）的能量施行，疗效迅速可靠。如心室颤动波幅过小者，先以 0.1% 肾上腺素 1.0 mL 或异丙肾上腺素 1.0 mg 注入心腔内，待心室颤动波幅增大，再行除颤更为有效。

如情况紧急，或无条件电击复律时，可立即握拳以小鱼际部适当叩击胸骨中段，此法可发生约 5（W·S）电能作用，可终止折返机制的心室扑动或颤动；同时应立即进行胸外心脏按压，以建立最低限度的人工循环，呼吸减弱或停止时，即刻进行有效的 1∶3 口对口人工呼吸，并迅速实施气管内插管进行加压呼吸，以纠正缺氧。经此处理也可使部分患者心室颤动消除或可争取充足时间做除颤准备。

必要时可心内注射药物，常用心腔内注射包括三联针、四联针；三联针包括肾上腺素、去甲肾上腺素、异丙肾上腺素各 1 mg，四联针为在三联针基础上加阿托品 1 mg。经此治疗部分患者可自动复律，或为电击复律、心脏按压复律创造条件。但有人认为三联针、四联针用于心室颤动害多利少，因为这些药物过分增加了心肌的应激性，不利复律，因此推荐新三联针，即肾上腺素、阿托品各 1 mg，利多卡因 50 mg。

（乔高娟）

第七节　期　前　收　缩

一、房性期前收缩

在窦性激动尚未发出之前，心房异位起搏点提前发生 1 次激动引起心脏除极，称为房性期前收缩。

（一）房性期前收缩心电图改变的原理

由于房性期前收缩使心房除极的顺序发生改变，所以形成的 P 波大小、形态与窦性 P 波不同，称为 P′波。引发房性期前收缩的异位起搏点可以位于心房的任意位置，当异位起搏点靠近窦房结时（图 3-80B），P′波形态与窦性 P 波极为相似；当异位起搏点位于心房下部并靠近房室交界区时（图 3-80C），则会导致Ⅱ、Ⅲ和 aVF 导联的 P′波倒置，aVR 导联 P′波直立，即逆行性 P′波。当异位起搏点位于左心房时（图 3-80D），提前发生的 P′波在左心导联倒置。当 P′波发生于心室的舒张早期时，常叠加于前面的 T 波上，使 T 波形态改变。

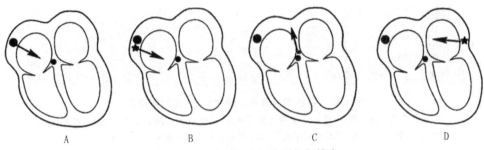

图 3-80 房性期前收缩的异位起搏点

A.窦房结引发的心房除极向量,方向为自右上到左下;B.靠近窦房结的异位起搏点引发的心房除极向量,方向也是自右上到左下;C.靠近房室结的异位起搏点引发的心房除极向量,方向为自下到上;D.位于左心房的异位起搏点引发的心房除极向量,方向为自左到右

　　房性期前收缩激动心室的顺序与窦性激动相同,所以其后的 QRS 波群正常。

　　当房性期前收缩的冲动逆传侵入窦房结时,会使窦房结节律重整,使其提前释放下一次激动,产生不完全性代偿间歇。不完全性代偿间歇是指房性期前收缩前后两个窦性 P 波的间距小于正常 P-P 间期的两倍。在很少的情况下,房性期前收缩的冲动不能逆传侵入窦房结,也就不会使窦房结节律重整,因此产生完全性代偿间歇,表现为房性期前收缩前后两个窦性 P 波的间距等于正常 P-P 间期的两倍。

(二)房性期前收缩的特点

　　房性期前收缩心电图表现见图 3-81。

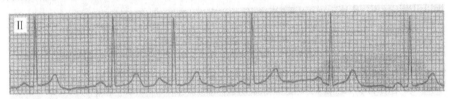

图 3-81 房性期前收缩

第 3 个 P′波提前出现,P′波形态和窦性 P 波不同,QRS 波群正常,P′-R 间期 0.16 秒,代偿间歇不完全,为房性期前收缩

　　(1)提前出现的 P′波,P′波形态和窦性 P 波不同,QRS 波群正常。

　　(2)P′-R 间期≥0.12 秒。

　　(3)常有不完全性代偿间歇。

(三)房性期前收缩时常见的各种干扰现象

　　激动在心肌组织里传导过程中,如恰逢某部位处于前一次激动的绝对不应期里,则不能下传或使之激动;如恰逢相对不应期里,则在该部位传导变慢,这种现象称为"干扰",它属于生理性传导阻滞。

　　1.干扰性 P′-R 间期延长

　　出现在 T 波降支的房性期前收缩,由于此时房室交界区还处于相对不应期,传导速度减慢,故 P′-R 间期延长,大于 0.20 秒(图 3-82)。

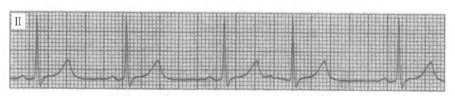

图 3-82 房性期前收缩。干扰性 P′-R 间期延长

第 4 个 P′波提前出现,P′波与 T 波降支紧密相连,且形态和窦性 P 波不同,QRS 波群正
常,P′-R 间期 0.22 秒,代偿间歇不完全,为房性期前收缩伴干扰性 P′-R 间期延长

2.房性期前收缩伴室内差异性传导

此种房性期前收缩下传到心室时,由于左右束支不应期不一致,其中一支尚处于不应期里,
故只能沿一侧束支下传,使 QRS 波群呈束支传导阻滞图形。

房性期前收缩时出现差异性传导现象的机制是,右束支的不应期比左束支稍长,当提前发生
的激动传到左右束支时,就有可能落在右束支的不应期里,只能靠左束支下传激动心室,就好像
发生了右束支传导阻滞,所以此时心电图呈右束支传导阻滞图形(图 3-83)。而当左束支的不应
期病理性延长时,期前收缩就可能落在左束支的相对不应期里,只能靠右束支下传激动心室,就
好像发生了左束支传导阻滞,所以此时心电图呈左束支传导阻滞图形。

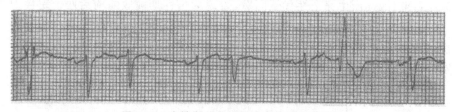

图 3-83 房性期前收缩伴室内差异性传导

第 3、5、7 个 P′波提前出现,P′波形态和窦性 P 波不同,P′-R 间期 0.14 秒,为房
性期前收缩。其中第 3、5 个期前收缩的 QRS 波群与窦性略有不同,第 7 个
QRS 波群呈右束支传导阻滞图形,为房性期前收缩伴室内差异性传导

3.房性期前收缩未下传

出现于 T 波波峰前的房性期前收缩,由于此时房室交界区处于绝对不应期,激动不能下传,
P′波后不能形成 QRS-T 波,称为房性期前收缩未下传(图 3-84)。

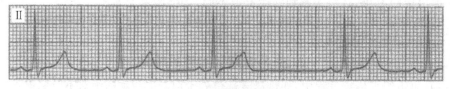

图 3-84 房性期前收缩未下传

第 3 个 T 波的波峰前可见一提前出现的 P′波,使 T 波形态发生
改变,P′波后未形成 QRS-T 波,为房性期前收缩未下传

二、交界性期前收缩

在窦性激动尚未发出之前,房室交界区提前发生的一次激动称为交界性期前收缩。

(一)交界性期前收缩心电图改变的原理

交界性期前收缩时,虽然起搏点位置变了,但是下传到心室的路径并没有变,仍是经希氏束

和左右束支下传到心室,故其 QRS 波群形态与窦性心律的相同。异位起搏点的激动既可向下传到心室,产生 QRS 波群,又可向上逆行传到心房,产生逆行性 P'波。如果异位起搏点位于房室交界区内比较靠上的部位(图 3-85B),则向下传导需要的时间比向上逆行传导需要的时间长,逆行性 P'波将位于 QRS 波群之前;反之,如果异位起搏点位于房室交界区内比较靠下的部位(图 3-85C),则向下传导需要的时间比向上逆行传导需要的时间短,逆行性 P'波将位于 QRS 波群之后;如果向下传导和向上逆行传导需要的时间相同,则逆行性 P'波重叠于 QRS 波群之中不可见。

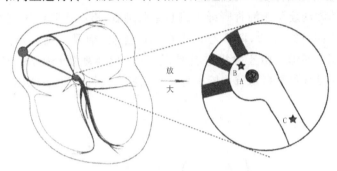

图 3-85　房室交界区的异位起搏点
A.房室结内的正常起搏点;B.房室交界区内位置靠上的异
位起搏点;C.房室交界区内位置靠下的异位起搏点

交界性期前收缩后的代偿间歇多是完全的,因为交界性期前收缩向上逆传到窦房结时,窦房结往往已经刚发生了一次激动,尚处于绝对不应期里,故逆行激动未能侵入窦房结,也就不会导致窦房结的节律重整,因此呈完全性代偿间歇。

(二)交界性期前收缩的特点

交界性期前收缩特点如下。

(1)提前出现的 QRS-T 波群,其前无窦性 P 波,QRS 波群正常。

(2)P'波呈逆行性,可出现在 QRS 波群之前、之中或之后,出现在 QRS 波群之前者,其 P'-R 间期<0.12 秒(图 3-86);出现在 QRS 波群之后者,R-P'间期<0.20 秒(图 3-87);出现在 QRS 波群之中者,P'波与 QRS 波群融合不可见,但可导致 QRS 波群出现顿挫。

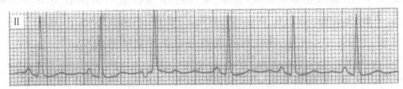

图 3-86　交界性期前收缩(一)
第 3 个 QRS-T 波群提前出现,其前有逆行性 P'波,P'-R 间期
0.10 秒,QRS 波群正常,代偿间歇完全,为交界性期前收缩

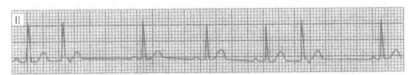

图 3-87　交界性期前收缩(二)
第 2、6 个 QRS-T 波群提前出现,QRS 波群后有逆行性 P'波,R-P'间期
<0.20 秒,QRS 波群正常,代偿间歇完全,为交界性期前收缩

（3）常伴有完全性代偿间歇。

三、室性期前收缩

在窦性激动尚未到达心室之前,心室中某一异位起搏点提前发生激动引起心室除极,称为室性期前收缩。

(一)室性期前收缩心电图改变的原理

室性期前收缩的激动起源于浦肯野纤维或心室肌细胞,沿心室肌传导,心室的除极过程与正常的除极过程大不相同(图3-88),两个心室不再同时除极,而是一前一后除极,且传导速度很慢,因而QRS波群宽大畸形。由于除极进行缓慢,常持续到复极开始,故ST段常缩短甚至消失。除极速度变慢还可导致复极从首先除极处开始,使T波较大且与QRS主波方向相反,为继发性T波改变。

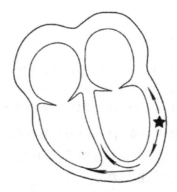

图3-88　室性异位激动

★代表心室的异位起搏点室性期前收缩特点

由于室性期前收缩的激动起源于心室,与心房激动无关,所以QRS波群前无相关P波,但舒张晚期出现的室性期前收缩,可以晚到窦性P波已经出现,两者一前一后,巧合到一起,但P波并不提前出现,且该P波与QRS波群无关。室性期前收缩的异位激动距窦房结较远,所以大多不能逆传侵入窦房结,不能重整窦房结的节律,故室性期前收缩后多伴有完全性代偿间歇。

(二)室性期前收缩的特点

室性期前收缩特点见图3-89。

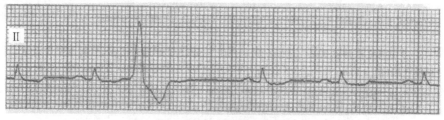

图3-89　室性期前收缩

第3个QRS波群提前出现,宽大畸形,QRS时限0.14秒,T波与QRS主

波方向相反,QRS波群前无相关P波,代偿间歇完全,为室性期前收缩

（1）提前出现宽大畸形的QRS波群,时限通常大于0.12秒,T波与QRS主波方向相反。

（2）QRS波群前无相关P′波。

（3）多有完全性代偿间歇。

（三）室性期前收缩的分类

根据室性期前收缩的联律间期和 QRS 波群形态的不同，室性期前收缩可分为单源性、多源性、多形性室性期前收缩及并行心律 4 类。联律间期是指期前收缩前的 QRS 波群的起点到室性期前收缩的起点之间的时距。

1.单源性室性期前收缩

单源性室性期前收缩是指在同一导联上 QRS 波群形态相同，且联律间期固定的室性期前收缩（图 3-90）。

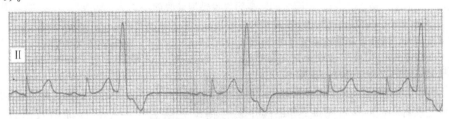

图 3-90 单源性室性期前收缩

第 3、5、8 个心搏为室性期前收缩，它们的 QRS 波群形
态相同，联律间期都是 0.40 秒，为单源性室性期前

2.室性期前收缩并行心律

室性期前收缩并行心律是指在同一导联上 QRS 波群形态相同，但联律间期不固定的室性期前收缩（图 3-91）。

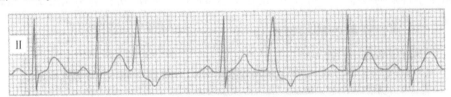

图 3-91 室性期前收缩并行心律

第 3、5 个心搏为室性期前收缩，它们的 QRS 波群形态相同，但联律间期不同，前面的室性期前收
缩的联律间期是 0.38 秒，后面的室性期前收缩的联律间期是 0.48 秒，为室性期前收缩并行心律

3.多形性室性期前收缩

多形性室性期前收缩是指在同一导联上 QRS 波群形态不同，但联律间期固定的室性期前收缩（图 3-92）。

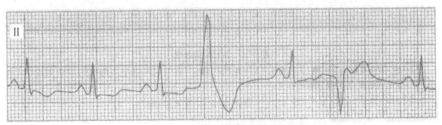

图 3-92 多形性室性期前收缩

第 4、6 个心搏为室性期前收缩，它们的 QRS 波群形态不
同，但联律间期都是 0.50 秒，为多形性室性期前收缩

4.多源性室性期前收缩

多源性室性期前收缩是指在同一导联上 QRS 波群形态不同,联律间期也不固定的室性期前收缩(图 3-93)。

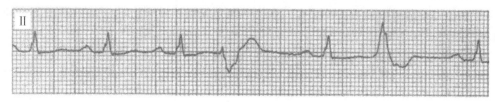

图 3-93　多源性室性期前收缩

第 4、6 个心搏为室性期前收缩,它们的 QRS 波群形态不同,前面的室性期前收缩的联
律间期是 0.42 秒,后面的室性期前收缩的联律间期是 0.50 秒,为多源性室性期前收缩

(四)室性期前收缩的联律与连发

一个窦性搏动之后紧跟一个室性期前收缩,当这种情况连续出现 3 组或 3 组以上时,称为室性期前收缩二联律(图 3-94);同理,当每两个窦性搏动之后紧跟一个室性期前收缩且连续出现 3 组或 3 组以上时,称为室性期前收缩三联律(图 3-95),依此类推。室性期前收缩可以连续发生,两个室性期前收缩连续出现时,称为成对室性期前收缩(图 3-96),3 个或 3 个以上室性期前收缩连续发生时,则称为短阵室性心动过速(图 3-97)。

(五)R-on-T 室性期前收缩

当室性期前收缩发生较早时,其 R 波可落在前一个心搏的 T 波波峰上,称为 R-on-T 室性期前收缩。由于室性期前收缩出现得较早,正处于心室肌的易颤期,所以容易引发尖端扭转型室性心动过速或心室颤动(图 3-98)。

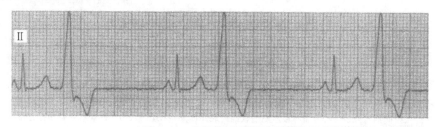

图 3-94　室性期前收缩二联律

第 2、4、6 个心搏为室性期前收缩,可见每个窦性搏动之后都跟着
一个室性期前收缩,连续出现了 3 组,为室性期前收缩二联律

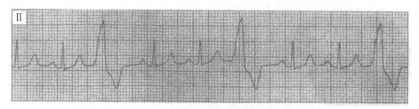

图 3-95　室性期前收缩三联律

第 3、6、9 个心搏为室性期前收缩,可见每两个窦性搏动之后都跟
着一个室性期前收缩,连续出现了 3 组,为室性期前收缩三联律

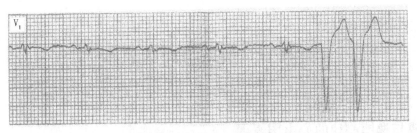

图 3-96 成对室性期前收缩

最后面的两个心搏为室性期前收缩,两个室性期前收缩连续出现,为成对室性期前收缩

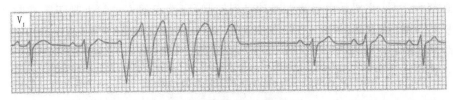

图 3-97 短阵室性心动过速

5 个室性期前收缩连续发生,为短阵室性心动过速

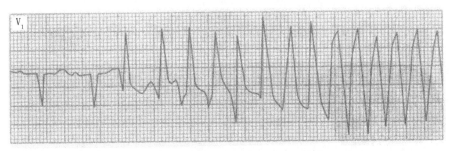

图 3-98 R-on-T 室性期前收缩引发尖端扭转型室性心动过速

第 1、第 2 个心搏为窦性搏动,第 3 个心搏为室性期前收缩,室性期前收缩
落在了前一个心搏的 T 波波峰上,从而引发了尖端扭转型室性心动过速

(六)插入性室性期前收缩

插入性室性期前收缩常出现在基础心率较慢而联律间期较短时,其心电图表现是:两个窦性
P-QRS-T 波群之间出现一个宽大畸形的 QRS-T 波群,其后无代偿间歇,且前后两个窦性心搏之
间的时距为一个窦性心动周期(图 3-99)。这种室性期前收缩位于两个窦性搏动之间,故称为
"插入性室性期前收缩",也称"间位性室性期前收缩"。

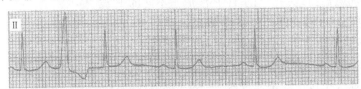

图 3-99 插入性室性期前收缩

第 2 个心搏为室性期前收缩,出现在两个窦性 P-QRS-T 波群之间,其后无代偿间歇,且其
前后两个窦性心搏之间的时距正好为一个窦性心动周期,为插入性室性期前收缩

(闫欣欣)

第八节　逸搏与逸搏心律

一、逸搏与逸搏心律的心电图表现

(一)房性逸搏与房性逸搏心律

房性逸搏较少见,主要是由于窦性冲动受到抑制,房性起搏点自律性高于窦性起搏点时,便可控制心脏,产生房性逸搏。

1.房性逸搏的心电图特点

房性逸搏的心电图特点见图 3-100。

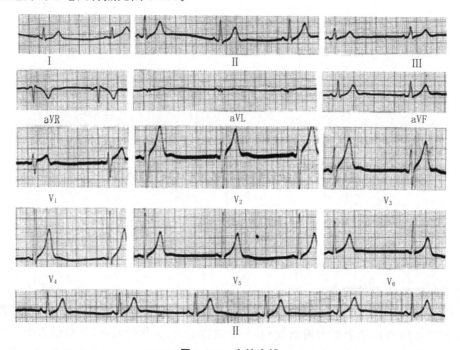

图 3-100　房性逸搏

(1)在一个长间歇后出现一个与窦性 P 波形态不同的 P′波。

(2)P′-R 间期＞0.12 秒或略短于窦性 P-R 间期。

(3)QRS 波群和窦性相同。

2.房性逸搏心律的心电图特点

(1)连续 3 个或 3 个以上的房性逸搏。

(2)其频率为 50～60 次/分。

3.房性逸搏和房性逸搏心律的临床意义和治疗

房性逸搏心律是一种少见的被动性异位心律,可以发生于健康人群。值得注意的是左房心律多见于器质性心脏病患者,如冠心病、风湿性心脏病、高血压性心脏病、肺心病、先天性心脏病等。所以发生房性逸搏或房性逸搏心律时,应进一步查清原因,针对病因进行治疗。

(二)交界性逸搏与交界性逸搏心律

房室交界性逸搏往往继发于明显的窦性心动过缓、窦性停搏或窦房传导阻滞的长间歇之后。在二度或三度房室传导阻滞时,由于窦房结的冲动不能通过房室交界区到达心室,交界性逸搏也可发生。在个别期前收缩或某些快速室上性心律失常后,窦房结功能暂时受到抑制,不能发放冲动,使自律性较低的房室交界区取而代之,产生交界性逸搏。

1.交界性逸搏的心电图特点

交界性逸搏的心电图特点见图 3-101。

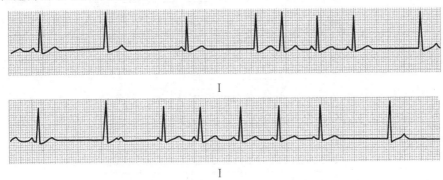

Ⅰ

Ⅰ

图 3-101　交界性逸搏

(1)在一个长间歇之后延缓出现一个 QRS 波群,其形态与窦性相同或略有差别,逸搏间距常固定不变。

(2)P′波为逆行性,逆行 P′波可出现在 QRS 波群之前(P-R 间期<0.12 秒),或在 QRS 波群之后(R-P 间期<0.20 秒)或埋没在 QRS 波群之中(QRS 波前后见不到逆行 P 波)。

2.交界性逸搏心律的心电图特点

交界性逸搏心律的心电图特点见图 3-102。

(1)交界性逸搏连续出现 3 次或 3 次以上,心室率缓慢匀齐,40~60 次/分。

(2)QRS 波群正常或与窦性稍有差异。

(3)QRS 波群前后可有逆行 P′波或埋于 QRS 波群之中。

3.交界性逸搏与交界性逸搏心律的临床意义和治疗

交界性逸搏与交界性逸搏心律可发生于无心脏病的患者,在窦性心动过缓、窦性心律不齐、迷走神经张力增高者均可发生。但常见于心脏病患者,如炎症损害窦房结、冠状动脉长期供血不足引起窦房结退行性变、心肌病、心肌梗死、心脏手术、电解质紊乱均能出现此种心律。

交界性逸搏与交界性逸搏心律是心脏的一种生理保护机制,它的临床意义取决于原发病,其本身无重要意义。一般说来,短暂的交界性逸搏心律无显著的临床意义,持久的交界性逸搏心律多提示心肌损害。对于过缓的逸搏心室率也能引起阿-斯综合征发作,并使心室率难以控制。在治疗上主要针对病因,如药物中毒引起,应立即停药。当逸搏心率较慢、症状明显,可用阿托品、异丙肾上腺素以适当增快心室率。药物治疗无效者可用人工心脏起搏。偶发于窦缓时的交界性逸搏无须治疗。

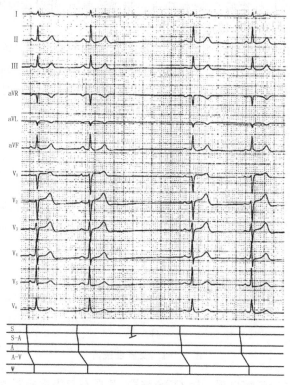

图 3-102 交界性逸搏心律

(三)室性逸搏与室性逸搏心律

当窦房结、心房、房室交界区等起搏点均处于抑制状态,自律性非常低下,或窦房结的冲动不能通过房室交界区而下传时,室性起搏点被动的产生激动,称为室性逸搏。

1.室性逸搏的心电图特点

室性逸搏的心电图特点见图 3-103。

(1)在一个长间歇后出现一个宽大畸形的 QRS 波群,时限大于或等于 0.12 秒,T 波与主波方向相反。

(2)QRS 波群前无相关 P 波,室性逸搏和窦性激动可形成室性融合波。

2.室性逸搏心律的心电图特点

室性逸搏心律的心电图特点见图 3-104。

(1)室性逸搏连续出现 3 次或 3 次以上,P 波与 QRS 波群无关。

(2)室率缓慢,常为 20~40 次/分,可见室性融合波。起搏点越低,频率越缓慢,且倾向于不齐。

3.室性逸搏与室性逸搏心律的临床意义与治疗

室性逸搏与室性逸搏心律常见于严重心脏病患者,如冠心病、心肌炎、高度或完全性房室传导阻滞。患者缺氧、酸中毒、严重高血钾时可以出现此种心律,在心搏骤停恢复期及临终前也常出现室性逸搏与室性逸搏心律。室性逸搏心律是最严重的心律失常之一,在濒死期心室的频率可极不稳定,常有逐渐减慢的趋势。但正常人过度吸气或屏气、迷走神经兴奋,偶可发生室性逸搏。一些药物中毒也可引起。

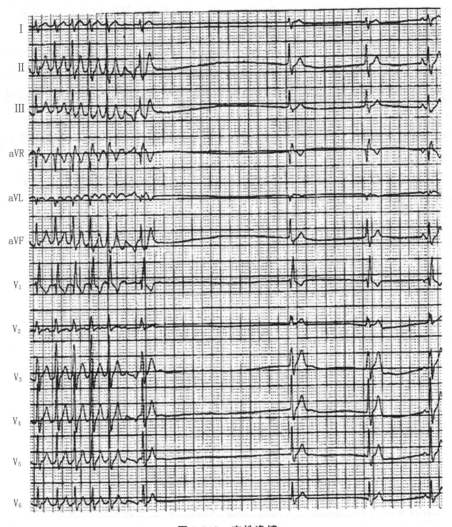

图 3-103　室性逸搏

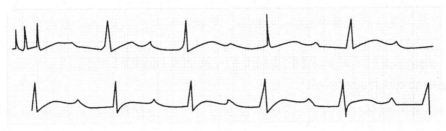

图 3-104　室性逸搏心律

二、加速的逸搏心律

当异位节律点的自律性受到某些因素的影响而增高,频率超过窦性心律的频率,则出现加速的逸搏心律,也称非阵发性心动过速。

加速的逸搏心律频率并不很快,通常为 60～140 次/分,很少超过 140 次/分。由于接近窦性心律的频率,因而两者常发生竞争现象,时而由窦性,时而由异位激动控制心室,可形成完全性或不完全性房室脱节。

加速的逸搏心律发作特点为逐渐发作,终止形式常为缓慢停止。其与窦性搏动之间没有固定的联律间期,故产生的机制与折返无关。加速的逸搏心律在发作间期无期前收缩,且异位起搏点周围不存在保护性传入阻滞,一旦窦性心律的频率超过异位起搏点的频率时,则心脏即为窦性心律所控制。

根据异位起搏点的部位,将加速的异搏心律分为加速的房性、交界性及室性逸搏心律。

(一)加速的房性逸搏心律

由于某些因素影响,心房内异位节律点自律性增高,当其频率超过窦性心律时或窦房结的自律性降低时,便发生加速的房性逸搏心律。

1.心电图特点

加速的房性逸搏心电图特点见图 3-105。

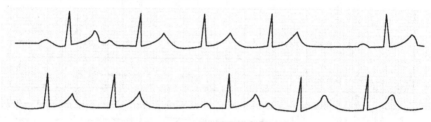

图 3-105　加速的房性逸搏心律

(1)连续 3 次或 3 次以上的 P'波,其形态与窦性不同。

(2)P'波频率为 70～140 次/分,节律整齐。

(3)P'-R 间期＞0.12 秒。

(4)QRS 波群呈室上性。

(5)如异位起搏点为心房下部则呈逆行 P 波,偶尔呈左心房性。

(6)有时并存窦性心律,此时房性与窦性心律间歇出现,形成窦房竞争现象。

2.临床意义与治疗

加速的房性逸搏心律常见于累及心房的器质性心脏病,如风湿性心脏病、慢性肺源性心脏病、冠心病等,也可见于洋地黄中毒或全身感染。个别病例见于无器质性心脏病患者。

治疗原则仍以病因治疗为主,由于心率无明显增快,对血流动力学无明显影响,故心律失常本身常不需特殊治疗。

(二)加速的交界性逸搏心律

加速的交界性逸搏心律是最常见的自身性心动过速,产生原理较为复杂:其一,当窦房结功能障碍时,交界区则被动地发生逸搏心律,其频率较快时即形成加速的交界性逸搏心律。其二,交界区起搏点自律性增高。其三,自主神经张力的不稳定。其四,期前收缩诱发,在发生室性期前收缩后,室性异位激动可逆性传入房室交界区,不但使交界区提前激动,还可使交界区的自律性暂时增高,稍高于窦性心律,而形成加速的交界性逸搏心律。

1.心电图特征

心电图波形见图 3-106。

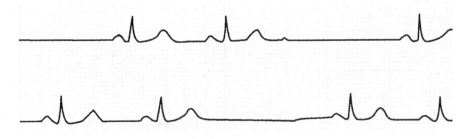

图 3-106　加速的交界性逸搏心律

（1）室率或逆行 P′波频率为 70～130 次/分；QRS 波群时间、形态正常或与窦性 QRS 波群相同，QRS 波群前后可见不到逆行 P 波，QRS 波群前或后可有逆行 P′波；P′-R 间期＜0.12 秒或 R-P′间期＜0.20 秒。

（2）一般情况 R-R 间期匀齐，若有心室夺获或外出阻滞可以不匀齐。

（3）有时尚有窦性心律与之形成干扰性房室脱节。完全性房室脱节时，R-R 间期匀齐，P-R 间期不固定，P 波在 QRS 波群之前，稍后或隐伏于其中。此时，心房由窦房结控制，心室由交界区节律点控制，心房波与心室波在时间上无关系。

（4）窦性激动常夺获心室，形成不完全性房室脱节，心室夺获的 QRS 波群提前出现，其前有窦性 P 波，P-R 间期＞0.12 秒。也可形成间歇性干扰性房室脱节即窦-交界区竞争现象。

2.临床意义及治疗

加速的交界性逸搏心律几乎总是见于心脏病患者，如：冠心病尤其是急性心肌梗死；心肌炎；慢性肺源性心脏病，尤其是合并感染、心力衰竭时；心肌病、高血压性心脏病，细菌性心内膜炎；心脏手术；糖尿病酮症酸中毒、低血钾；洋地黄中毒；极少数见于原因不明者。这些因素均可累及房室交界区组织，引起不同程度的缺血、缺氧、炎症、变性、坏死等病变，引起传导障碍。同时此区域的自律性增加，在此基础上，洋地黄中毒更易诱发快速的异位节律。

临床上，通常此种心律失常多为良性心律失常，随着原发病的好转而消失，有时加速的交界性逸搏心律是急性风湿热的唯一心电图表现，随着抗风湿治疗，心律失常也随即消失。这种心律失常不引起心房或心室颤动。尤其应注意的是心房颤动患者使用洋地黄过程中，出现了非阵发性交界性心动过速常提示洋地黄过量或中毒。

加速的交界性逸搏心律由于频率接近窦性心律，血流动力学变化不大，一般不需要特殊处理。主要是针对病因治疗，洋地黄中毒引起者，应立即停用洋地黄，同时用钾盐或苯妥英钠，心率很快者，可试用普鲁卡因胺或奎尼丁，β受体阻滞剂如普萘洛尔，但有心力衰竭者禁用。由电解质紊乱引起者，应积极治疗原发疾病，可随原发病的好转而心律失常消失。但如心率过快或存在心力衰竭时，未用过洋地黄者，可用洋地黄治疗。如果在房室分离时，由于心房收缩不能帮助心室充盈，心排血量降低，可引起血流动力学异常，可用阿托品增快窦性心律，则可能使此种心律失常消失或房室分离消失。

（三）加速的室性逸搏心律

由于窦房结及房室交界区起搏点高度受抑制，如窦性停搏、窦房传导阻滞、窦性心动过缓或由于房室传导阻滞，窦性激动不能下传心室，心室内浦肯野纤维发出较快的激动超过窦性频率，而控制心室发生加速的室性逸搏心律。也称为非阵发性室性心动过速，或加速性心室自主节律。

1.心电图特征

心电图波形见图 3-107。

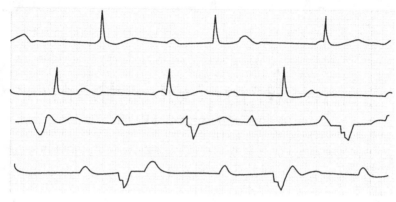

图 3-107 加速的室性逸搏心律

(1)QRS 波群宽大畸形,QRS 间期≥0.12 秒;其前无相关联的 P 波。

(2)心室率为 60~110 次/分,一般持续时间较短,常少于 30 个心动周期,发作起止缓慢。

(3)因其频率接近窦性频率,故易发生房室脱节、心室夺获或室性融合波。

2.临床意义及治疗

加速的室性逸搏心律在急性心肌梗死时甚为常见,尤以急性下壁心肌梗死多见。最常见于急性心肌梗死后 24~48 小时,也见于风湿性心脏病、心肌炎、发热、高钾血症、洋地黄中毒、心脏手术。有报道在无心脏病证据的情况下也可发生。

加速的室性逸搏心律由于频率不太快,对血流动力学影响不大,且多出现在舒张末期,故不宜诱发心室颤动。如频率<75 次/分,预后较好,当心室率>75 次/分和节律不规整时,则有可能发生心室颤动,预后差。

总的治疗原则是针对病因治疗,当心率<75 次/分,可不给予特殊处理,或用阿托品 0.5~1.0 mg,山莨菪碱液 5~10 mg 静脉内注射,必要时每 5 分钟重复,以提高窦性频率,抑制加速的室性逸搏心律。如心室率>75 次/分,静脉内注射利多卡因 50~100 mg,如无效 5 分钟后再注射 50~100 mg,如果转为窦性心律,以 1~4 mg/min 静脉滴注维持,也可用苯妥英钠 125~250 mg 加生理盐水缓慢静脉注射。如果导致血流动力学显著异常,病情危急可考虑电复律。

三、过缓的逸搏及过缓的逸搏心律

过缓的逸搏及过缓的逸搏心律并不多见,但有其重要性。由于心率明显低于通常的逸搏及逸搏心律,一般仅为 20~40 次/分,心排血量明显下降,血流动力学产生显著变化,患者常发生头晕、乏力、晕厥,甚至发生停搏,导致阿-斯综合征而死亡。因此,应引起高度重视。

过缓的逸搏及过缓的逸搏心律都是发生在高位起搏点自律性明显降低或消失,或传导阻滞的基础上,如显著的窦性心动过缓,窦性静止,窦房传导阻滞或房室传导阻滞等,致使低位起搏点被动地发生逸搏或逸搏心律,只是逸搏或逸搏心律的异位起搏点自律性很低,仍是一种生理代偿机制,以保持机体不致由于心脏停搏过久而发生危害。

根据起搏点位置不同,又可分为 3 种类型:过缓的房性逸搏心律,其频率<50 次/分。过缓的房室交界性逸搏心律,其频率<40 次/分。病窦患者,如合并过缓的交界性逸搏心律,往往是

双结病变,预后差。过缓的室性逸搏心律,频率<25次/分以下的室性逸搏心律。往往是临终前的心电图。凡是具有过缓的逸搏心律特点的心搏,仅偶尔出现一两次者,称为过缓的逸搏。

(乔高娟)

第九节　心脏传导阻滞

一、窦房传导阻滞

发生于窦房结和心房肌之间的传导阻滞称为窦房传导阻滞。窦房传导阻滞主要见于迷走神经张力增高或洋地黄、奎尼丁的毒性作用,可用阿托品消除,大多是暂时性的;也可见于急性心肌梗死或急性心肌炎患者。持久的窦房传导阻滞多见于病态窦房结综合征。

(一)窦房传导阻滞的发生机制

窦房结电位很小,在体表心电图上不能描出,需用窦房结电图方可测出,窦房结的电活动只能通过窦性P波产生间接推测出来。窦房结产生的激动,因窦房结与心房交界区的传导阻滞(传出传导阻滞)未能传导到心房,不能激动心房和心室,心电图上表现为一个或数个心动周期消失,不出现P波和QRS波群。其传导阻滞的程度分为三度:一度窦房传导阻滞仅有窦房传导时间延长,但全部窦性激动均能传入心房;二度窦房传导阻滞不仅有窦房传导时间延长,也有部分窦性激动不能传入心房;三度窦房传导阻滞时,所有的窦性激动均不能传入心房。

(二)窦房传导阻滞的心电图表现

1.一度窦房传导阻滞

一度窦房传导阻滞是指窦性激动在窦房传导过程中传导时间延长,但每次窦性激动均能传入心房,在体表心电图上无法察觉窦性活动。由于窦房传导的延迟是匀齐的,因此P-P间期基本相等,与正常心电图无法区别。

2.二度窦房传导阻滞

二度窦房传导阻滞分为Ⅰ型(莫氏型)与Ⅱ型两类,二度Ⅰ型窦房传导阻滞是由于窦房交界区的相对不应期及绝对不应期发生病理性延长所致,而以前者为主,二度Ⅱ型窦房传导阻滞则也是由于两种不应期病理性延长所致,而以后者为主。

(1)二度Ⅰ型窦房传导阻滞:二度Ⅰ型窦房传导阻滞亦称莫氏型二度窦房传导阻滞或窦房间期递增型窦房传导阻滞。窦房间期(S-P间期)是指窦房结的激动通过窦房交界区传到周围心肌的时间,亦称为窦房传导时间。但窦房交界区的传导,不像房室传导阻滞有P-R间期可供参考,而二度窦房传导阻滞只有靠P-P间期的变化来分析。

研究者们认为,该型传导阻滞是由于窦房交界区的相对不应期及绝对不应期发生病理性延长,尤其是相对不应期发生病理性延长造成的。但近期认为,它是一种传导功能逐渐衰减的表现,而使窦性激动在下传过程中传导速度进行性减慢,直到完全被阻滞不能传入心房,此现象周而复始。因为窦房传导时间(S-P间期)逐渐延长,而每次S-P间期的增量则逐渐减少,故心电图表现为P-P间期进行性缩短,直至因P波脱落而发生长P-P间期,长P-P间歇前的P-P间期最短,接近正常窦性周期(实际上仍比正常的窦性周期略长或相等),长的P-P间期小于最短的P-P

间期的 2 倍,等于窦性周期间距的 2 倍减去一个阻滞周期中每次心动周期 S-P 间期的增量之和。

心电图特点(图 3-108):①须为窦性 P 波。②有 P-P 间期逐渐缩短而后出现长的 P-P 间期的规律并周而复始。③长 P-P 间期小于最短 P-P 间期的 2 倍。

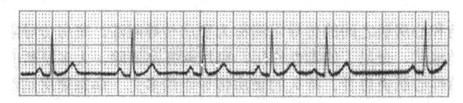

图 3-108　二度Ⅰ型窦房传导阻滞

(2)二度Ⅱ型窦房传导阻滞:二度Ⅱ型窦房传导阻滞也称为 S-P 间期固定型二度窦房传导阻滞。常有 2 种类型。

其一,传导比例规整的二度Ⅱ型窦房传导阻滞:可出现 3∶2、4∶3、5∶4 等传导比例,且保持不变;亦可出现 2∶1 传导,即每隔 1 次才下传的窦房传导阻滞,2∶1 窦房传导阻滞的特点为规则的窦性心律,缓慢,仅 30～40 次/分,比正常窦性心律的频率减少一半,当运动或用阿托品后,心率可成倍增长。

心电图特点是(图 3-109):①窦性 P 波。②规则的 P-P 间期中突然出现一个长间歇。其间没有 P-QRS-T 波群。③长的 P-P 间期是短的 P-P 间期的整倍数,常见的是 2 倍或 3 倍。④常出现逸搏,也可合并房室传导阻滞,也可以是病态窦房结综合征的一个表现。

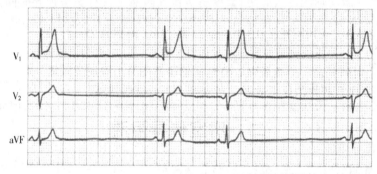

图 3-109　二度Ⅱ型窦房传导阻滞

其二,传导比例不规整的二度Ⅱ型窦房传导阻滞:在一系列窦性心搏中,突然出现一个无窦性 P 波的长间歇,长间歇的 P-P 间期恰为窦性周期的 2 倍或 3 倍,其传导比例不固定。

3.三度窦房传导阻滞

窦性激动全部在窦房交界区内受阻滞而不能下传,心电图上窦性 P 波完全消失,很难与窦性停搏区别;如出现房性逸搏心律,则有助于三度窦房传导阻滞的诊断,因为窦性停搏时,心房内起搏点同时受抑制,多无房性逸搏出现。

(三)窦房传导阻滞与窦性心动过缓鉴别

窦性心动过缓的心率一般为 40～60 次/分,常伴有不齐。如果窦性心律的频率在 40 次/分以下时,应考虑到有窦房传导阻滞的可能。2∶1 窦房传导阻滞的心率常为 30～40 次/分,缓慢且匀齐,阿托品试验窦性心动过缓的心率逐渐增加,在 2∶1 窦房传导阻滞时则心率突然成倍增加。3∶2 窦房传导阻滞可表现为二度Ⅱ型窦房传导阻滞,心动周期呈短的 P-P 间期与长的 P-P

间期交替出现的现象,长的 P-P 间歇恰为窦性周期长度的 2 倍。但也可表现为二度Ⅰ型窦房传导阻滞,心动周期也呈短的 P-P 间期与长的 P-P 间期交替出现,只是长的 P-P 间歇小于 2 倍短的 P-P 间期。

(四)窦房传导阻滞的临床意义与治疗

窦房传导阻滞是较少见的心律失常,既可暂时性出现,也可持续性存在或反复发作。它可见于迷走神经功能亢进或颈动脉窦敏感的健康人群。但绝大多数见于器质性心脏病,常见于冠心病、急性下壁心肌梗死,也见于高血压心脏病、风湿性心脏病、心肌炎、先天性心脏病,此外还可见于高钾血症、高碳酸血症、白喉、流感等窦房结损伤(包括出血、缺血、炎症、梗死)。窦房结退行性变是窦房传导阻滞常见的原因,药物如洋地黄、奎尼丁、胺碘酮、维拉帕米、丙吡胺、β 受体阻滞剂中毒时亦可引起,但多为暂时性的。

窦房传导阻滞常无症状,或有"漏跳"、心悸、乏力感,但长时间的阻滞可出现眩晕、黑矇、昏厥,甚至昏迷、抽搐。窦房传导阻滞如为偶发多是功能性,频发的窦房传导阻滞多为器质性,当心室率>45 次/分的窦房传导阻滞,持续时间短,无阿-斯综合征发作者,预后好;反之老年人或晚期心脏病患者频发的窦房传导阻滞,持续时间长,如无逸搏心律则可发生阿-斯综合征,则预后差。迷走神经张力增高所致的窦房传导阻滞预后好。

窦房传导阻滞主要是针对病因治疗。偶发性、无症状者不需特殊治疗,如频发、持续时间长或症状明显者,可用阿托品 0.3～0.6 mg 口服,3 次/天;麻黄碱 25 mg 口服,3 次/天;异丙肾上腺素 10 mg 口服,3 次/天;严重病例可静脉滴注异丙肾上腺素(用 5％葡萄糖液稀释),每分钟 1～3 μg,亦可静脉内注射阿托品,山莨菪碱。急性病例可并用肾上腺皮质激素,对于黑矇、晕厥、阿-斯综合征发作且药物治疗无效者,可安装人工心脏起搏器。

二、房室传导阻滞

以往对房室传导阻滞(auriculo-ventricular block,"A-VB")的概念,只认为是在房室交接区(房室结与房室束)发生了激动传导阻滞的现象;现在由于应用心内心电图如 His 束电图等,证明了房室传导阻滞可发生在由心房至心室内末梢纤维的全部传导系统中的各个部位,并且是呈水平型的阻滞,即不包括一支传导阻滞而另一支下传的单支传导阻滞。目前,一般将房室传导阻滞仍分为一度、二度及三度三类。

房室传导阻滞是由于房室传导系统不应期的延长所引起、房室传导系统的绝对不应期,相当于 QRS 波的开始至 T 波的顶点,相对不应期相当于 T 波顶点至 T 波终点。因此出现在 T 波之后的 P 波,只要不存在传导阻滞,P-R 间期应是正常的。

(一)房室传导阻滞分型分度的鉴别

1.判断二度Ⅰ型与Ⅱ型房室传导阻滞常用的鉴别方法

常用的方法有阿托品试验、运动试验、颈动脉窦按压试验(表 3-5)。

表 3-5 无创性判断二度Ⅰ型或Ⅱ型房室传导阻滞的方法

	Ⅰ型(房室结阻滞)	Ⅱ型(结下阻滞)
阿托品	改善	恶化
运动	改善	恶化
颈动脉窦按压	恶化	改善

2.高度危险的房室传导阻滞

有下列心电图表现者为高度危险的房室传导阻滞,应尽快给予起搏治疗。

(1)QRS 波增宽和(或)心室率＜40 次/分者。

(2)伴 Q-T 间期明显延长与 T 波深度倒置者(图 3-110)。

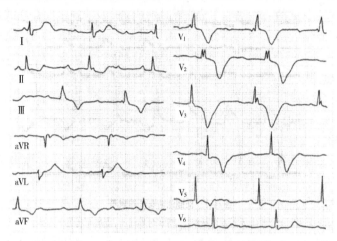

图 3-110　高危性完全性房室传导阻滞

(3)间歇性完全性房室传导阻滞(用药物增快心率易导致矛盾性的长时间心室停搏)。

(4)交替性束支传导阻滞并 P-R 间期延长者(图 3-111)。

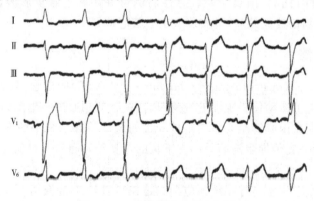

图 3-111　交替性束支传导阻滞

左侧心电图为左束支传导阻滞伴 P-R 间期延长,右侧心电图示突然演变为右束
支传导阻滞伴 P-R 间期延长。注意本类传导阻滞患者无论有无心动过缓或晕厥
病史,均易发生猝死,故一旦诊断应尽快给予人工起搏治疗

(5)心室逸搏节奏点多变。

(6)合并室性期前收缩者。

(7)任何类型房室传导阻滞合并原因不明晕厥发作者。

(8)急性心肌梗死合并莫氏二度Ⅱ型房室传导阻滞(图 3-112、图 3-113),或三度房室传导阻滞,或双束支传导阻滞,或完全性左束支或右束支传导阻滞者。

(9)间歇性三束支传导阻滞(图 3-114、图 3-115)。

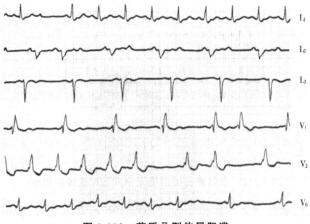

图 3-112 莫氏Ⅱ型传导阻滞

示窦性心律 P-R 间期为 200 毫秒。继之出现 P 波突然不能下传,QRS
波形态属右束支并左前分支传导阻滞,故属莫氏Ⅱ型房室传导阻滞

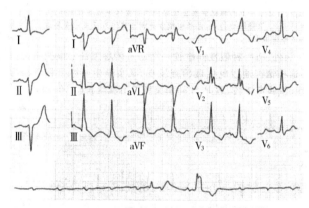

图 3-113 一例莫氏二度Ⅱ型房室传导阻滞

左侧心电图示基本心律为窦性心律,75 次/分,P-R 间期 240 毫秒;QRS 波宽度 120 毫秒;呈 2:1 房
室传导阻滞。本例 P-R 间期仅轻微延长且 QRS 波增宽,故提示为莫氏Ⅱ型房室传导阻滞

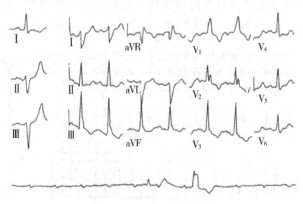

图 3-114 三束支传导阻滞

左侧心电图示基础心律为窦性心律(频率 100 次/分),呈左前分支传导阻滞图形,2 小时后记录
右侧心电图示右束支传导阻滞伴左后分支传导阻滞,P-R 间期为 0.20 秒。3 天后患者出现晕厥
发作时描记示三束支完全性传导阻滞导致完全性房室传导阻滞与心室停搏(底部心电图)

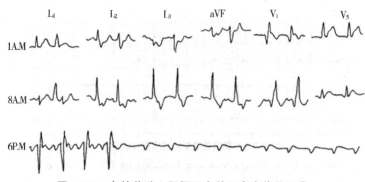

图 3-115　急性前壁心肌梗死合并三束支传导阻滞

另外,有一种假性间歇性一度房室传导阻滞心电图需加以鉴别:这种情况通过电生理检查发现,其实是生理性交替性经房室结慢、快通道下传,致 P-R 间期交替性出现延长(图 3-116)。

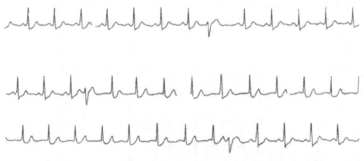

图 3-116　交替性经房室结快、慢通道前传的心电图表现

(二)完全性房室传导阻滞

任何类型房室传导阻滞出现严重心室率减慢者均属心脏急症(图 3-117、图 3-118)。诊断完全性房室传导阻滞需符合下述三个条件,即:①没有房室传导。②心室率<45 次/分。③心房率不慢。所谓阻滞-加速性分离现象,它常见于急性下壁心肌梗死患者,这是一种程度较轻的传导阻滞,其特点为心室率较快,有时亦伴心房率增快。本型房室传导阻滞常在短时间内自行消失。间歇性三束支传导阻滞也可发展为完全性房室传导阻滞而致心室停搏(图 3-119)。

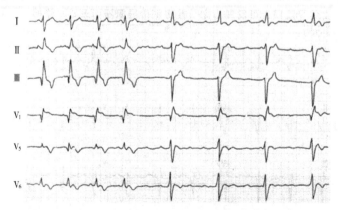

图 3-117　2∶1 房室传导阻滞演变为完全性房室传导阻滞

本图左侧为 2∶1 房室传导阻滞,QRS 波形态提示为右束支与左后分支传导阻滞。
后半段突然演变为完全性房室传导阻滞,其逸搏节奏点发自左后束支

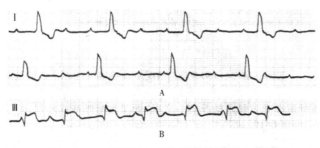

图 3-118　两例表现不同的完全性房室传导阻滞

A.完全性房室传导阻滞(心房率 108 次/分,心室率 37 次/分)。心室率绝对规则,尽管心房激动充分发放,但无一发生房室传导;B.示阻滞-加速分离现象,房室传导阻滞情况下,交界性心率达 66 次/分(加速性交界性心律),心房率 93 次/分(亦呈加速现象)

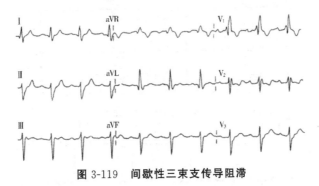

图 3-119　间歇性三束支传导阻滞

(三)高度房室传导阻滞

一定的心房率(<130 次/分)情况下,2 个或 2 个以上心房激动不能下传心室时称为高度或进展型房室传导阻滞,有时高度房室传导阻滞亦可导致极慢的心室率,而发生晕厥甚或猝死,如图 3-120～图 3-123。

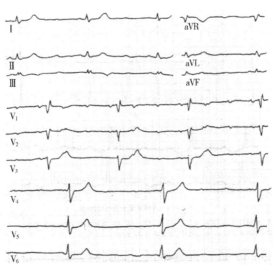

图 3-120　进展性房室传导阻滞

进展型房室传导阻滞,房室呈固定的 3∶1 与 4∶1 传导阻滞,QRS 波呈右束支传导阻滞,4∶1 传导时心室率仅 23 次/分,房室传导阻滞部位可能在房室结或希-普系。但因心室率显著缓慢,因此易发生心脏停搏或心室颤动,故应尽早进行人工起搏

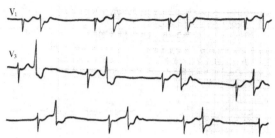

图 3-121　洋地黄中毒引起交界性心律(40 次/分)伴多形性室性期前收缩(呈两联律)

潜在基本心律可能为"直线"性心房颤动伴完全性房室传导阻滞或窦性停搏。上述
表现提示本例为高危性心律失常患者,第一步治疗应是立即进行人工起搏

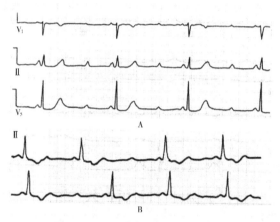

图 3-122　两例高度房室传导阻滞

A.持续性 3∶1 传导,使心室率仅为 32 次/分,P-R 间期正常,QRS 波呈
窄型;B.房室呈 2∶1 与 3∶1 传导,心室率约 35 次/分

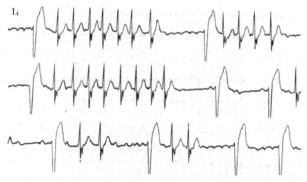

图 3-123　短阵性心房扑动后传为窦性心律伴高度房室传导阻滞

注意每一室性逸搏后出现短阵室上性心动过速。此因室性逸搏冲动促发一超常期传导,由于其后每
一激动落于前一个 QRS 波的超常期,故持续出现多个室上性 QRS 波群(短阵性室上性心动过速)

(四)Ⅱ型二度房室传导阻滞

　　本型阻滞常因双束支传导阻滞所致,心电图主要表现为 P-R 间期正常或固定性轻度延长与
QRS 波呈束支传导阻滞图形,发生 QRS 波脱漏前心搏的 P-R 间期常无延长。本型阻滞易发生
连续多个 P 波不能下传而致心室停搏,如图 3-124～图 3-128。

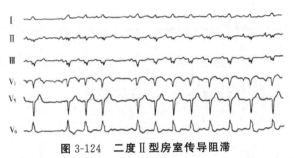

图 3-124　二度 II 型房室传导阻滞

P-R 间期虽有延长,但在未下传的 P 波前后仍保持固定不变。QRS 波呈固定的左束支传导阻滞型,故本型房室传导阻滞部位在右束支水平

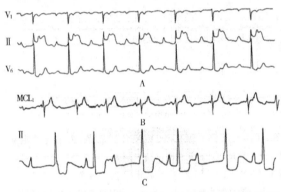

图 3-125　各种 I 型(房室结水平)房室传导阻滞的不同表现

A.急性下壁心肌梗死并发 2∶1 房室传导阻滞。注意传导性搏动的 P-R 间期延长,无束支传导阻滞表现;B.阻滞-加速性分离现象伴有两个心室夺获,注意传导性心搏的 P-R 间期延长;C.逸搏-夺获双联律,注意成对心搏中第一个是交界性逸搏,第二个传导性心搏 P-R 间期延长

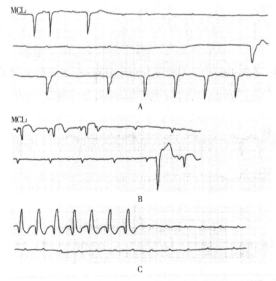

图 3-126　各种心室停搏表现

A.剧烈呕吐引起的迷走神经性心室停搏,持续达 11 秒;B.急性前间壁心肌梗死合并未下传性房性期前收缩,后者引起继发性窦性周期延长,而致长达 7 秒的停搏;C.一例间歇性房室传导阻滞患者,诊断后因无晕厥发作而未予及时起搏治疗致突然发展为心室停搏而死亡

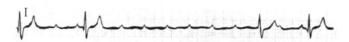

图 3-127　Ⅱ型房室传导阻滞引起 4 秒钟心室停搏而发生阿-斯综合征

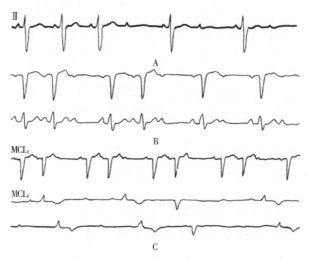

图 3-128　三例Ⅱ型(束支水平传导阻滞)房室传导阻滞

其共同特点为 P-R 间期正常伴束支传导阻滞。A.三个连续传导性心搏后,
房室传导比例转为 2:1;B.先 3:2 后 2:1 房室传导;C.上条呈 3:2 房室
传导,中、下条录自数小时后,进一步证实为双束支传导阻滞引起的二度Ⅱ
型房室传导阻滞(可见交替性呈右束支与左束支传导阻滞)

相反,典型二度Ⅰ型房室传导阻滞(房室结水平传导阻滞)的特点是 P-R 间期延长而 QRS
波正常,但二度Ⅰ型房室传导阻滞可有很多变异型,其中最常见的 2:1 房室传导阻滞
(图 3-129),其次为阻滞-加速性分离,少数可表现为逸搏-夺获双联律、3:2 莫氏型房室传导阻滞
(图 3-130);另一方面,二度Ⅱ型房室传导阻滞(莫氏Ⅱ型)由于房室结传导一般维持正常,故 P-R
间期不显延长,但 QRS 波几乎总是呈束支传导阻滞图形,本型房室传导阻滞极易发展为完全性
房室传导阻滞并导致晕厥、猝死,故即使无症状,亦应住院紧急进行人工起搏。2:1 房室传导阻
滞伴 P-R 间期延长但 QRS 波正常(不增宽)者,常为二度Ⅰ型房室传导阻滞,不可误诊为二度
Ⅱ型房室传导阻滞(表 3-6)。

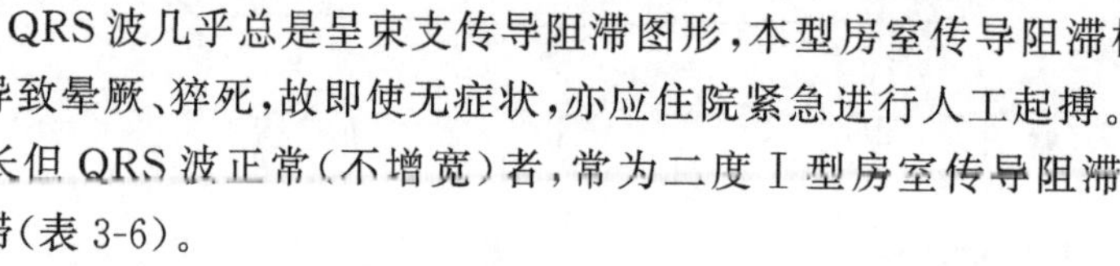

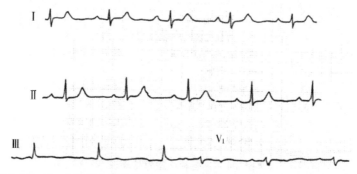

图 3-129　2:1 房室传导阻滞被误诊为窦性心动过缓并一度房室传导阻滞

注意Ⅰ、Ⅱ、Ⅲ导联的 T 波前后未见明确 P 波,但 V₁ 的 T 波
后可见一 P 波。提示 T-P 重叠,此种情况容易被误诊

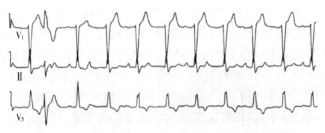

图 3-130　窦性心律伴 3：2 莫氏型房室传导阻滞

注意 QRS 波呈左束支传导阻滞型。在室性期前收缩代偿间期后 QRS
波正常化,此提示左束支传导阻滞系心率加速依赖性

表 3-6　二度 Ⅰ 型与 Ⅱ 型房室传导阻滞的鉴别

	Ⅰ型	Ⅱ型
临床	常为急性	常为慢性
	见于下壁心肌梗死	见于前间壁心肌梗死
	风湿热	Lenegre 病
	洋地黄应用	Lev 病
	β 受体阻滞剂应用	心肌病
阻滞解剖部位	房室结,偶在希氏束	结下,常在束支内
电生理异常	相对不应期	
	递减传导	全或无传导
心电图	R-P/P-R 呈反比关系	P-R 固定不变
	P-R 间期延长	P-R 间期正常
	QRS 波宽度正常	呈束支传导阻滞图形

三、频率依赖性房室传导阻滞

　　频率依赖性房室传导阻滞是在心率正常时传导正常,心动过速或过缓时即出现房室传导阻滞,这种现象称为频率依赖性房室传导阻滞,亦称为阵发性房室传导阻滞。病变部位可局限于希氏束内,但大多数为双侧束支病变引起。因心率增快而出现,心率减慢而消失的房室传导阻滞则称为第 3 位相阵发性房室传导阻滞。因心率减慢出现,心率增快而消失的房室传导阻滞,称为第 4 位相阵发性房室传导阻滞。

(一)第 3 位相传导阻滞

1.第 3 位相传导阻滞的发生机制与心电图表现

　　心肌纤维兴奋之后有一个不应期,在有效不应期内给予任何刺激都不会发生反应,在相对不应期时,如果刺激能引起反应,则反应振幅低、0 相除极速度慢,这是决定传导速度的两个重要因素,使传导减慢、减弱或被阻滞。而在某些情况下,如急性心肌缺血、心肌炎或应用某些药物之后,不应期比完成复极时间更长(所谓复极后的不应期),这种情况在房室结常见,在传导组织其他部位亦同样于病理情况下可以发生。因此,第 3 位相阻滞包括正常组织的不应期所引起的传导障碍(即频率增快时所出现的传导障碍),也包括不应期延长的异常组织中的传导障碍。前者如过早激动或室上性心动过速,当激动抵达房室交界区或室内传导系统,此时房室交界区或室内传导系统正处于动作电位的位相3(相当于心肌兴奋性的部分绝对不应期或全部相对不应期),于是下传至心室后会产生束支或房室传导阻滞。生理性3位相阻滞心电图常见于如室上性期前收缩,室上性心动过速伴室内差异性传导、未下传的室上性期前收缩、隐匿性交界性期前收缩、各种隐匿性传导、干扰现象等,这些均和3位相阻滞有关。后者则是病理性复极延长,当心率相对增快时,如心率在100次/分左右,即可出现束支或房室传导阻滞,反映了心肌细胞动作电位位相3发生了异常的延长,故此种传导障碍属于病理性第3位相的范畴。

2.第3位相传导阻滞的临床意义

第3位相传导阻滞本身不产生临床症状与体征,临床意义主要取决于基础心脏病与伴发的心律失常。一般说来,第3位相传导阻滞发生在三大因素的基础上(非常短的配对间期,Ashman现象、非常快的心室率),则多为功能性的。如果异常的心室波并不是在上述3种情况下而是意外地出现,则提示病理性室内传导障碍。当心室率大于180次/分时出现的差异性传导多为功能性,心室率小于150次/分出现束支传导阻滞,则提示室内传导系统病理性异常。出现差异性传导的最低心率称为临界心率,临界心率是随病情而转变,并没有统一的界限。要在生理性位相3传导阻滞与病理性位相3传导阻滞之间划一截然的界限似乎是困难的,这是由于两者的心率范围可能发生某种程度的重叠。但是室内差异性传导呈现左束支传导阻滞图形者以器质性心脏病多见,可能会发展为永久性阻滞。

(二)第4位相传导阻滞

1.第4位相传导阻滞的发生机制与心电图表现

Singer等于1967年首先在动物试验中发现受损伤后的束支,其舒张期自动除极增强。膜电位降低快,会引起传导障碍。束支损伤后静息膜电位在-60 mV以下时,出现非频率依赖性传导阻滞。其后,随着束支损伤和静止膜电位的恢复,膜电位降低到-70 mV左右,舒张期除极即恢复正常或功能增强。这时假若室上性激动到达过迟,便会形成第4位相传导阻滞。

同样,第4位相传导阻滞的心电图表现也可出现阵发性房室传导阻滞,心电图表现视阻滞的部位不同而定,如希氏束出现4位相传导阻滞时,病变区的膜电位在一个较长间歇后,降低到不能或仅能部分除极的水平;同时阈电位也升高,向0电位接近。心电图特点是心率减慢后发生房室传导阻滞。亦可表现为第4位相束支传导阻滞,心电图特征为期前收缩间歇后或心率减慢时出现束支传导阻滞图形,可以发生在左、右束支及左束支的分支传导阻滞,心率增快后消失。一般以左束支多见,因为左束支4位相传导阻滞的临界周期比右束支短。当心率有机会进一步变慢才能表现出右束支的4位相传导阻滞,这时往往有P-R间期延长。

2.第4位相传导阻滞的临床意义

第4位相传导阻滞的患者大多有器质性心脏病。另外,第4位相传导阻滞是引起复杂心律失常的机制之一而使诊断困难,只有对此种机制有一定的理解,才能对患者进行及时正确地处理。

(乔高娟)

第十节　急性心肌缺血

一、概述

急性心肌缺血常伴有胸痛症状发作，或原有的胸痛症状加重，诱发因素如运动、情绪激动等因素可使心肌耗氧量增加，诱发急性心肌缺血。其中，部分患者可表现为无症状性心肌缺血。对于急性心肌缺血，主要依靠常规心电图、12 导联动态心电图或心电图负荷试验做出诊断。

与急性心肌梗死不同的是，急性心肌缺血持续时间短暂，常于休息、吸氧或服药后 3～15 分钟缓解，一般不超过 30 分钟；心电图上仅表现为缺血型、损伤型 ST-T 改变，不出现梗死型 Q 波及持续的 ST 段抬高，也无心肌坏死及心肌酶及肌钙蛋白 I 或 T 的升高。如治疗不及时，急性心肌缺血可发展为急性心肌梗死，所以急性心肌缺血可认为是急性心肌梗死的前奏。临床上区分急性冠脉综合征中不稳定型心绞痛和非 ST 段抬高型心肌梗死的重要标志是临床症状特征和心肌酶及肌钙蛋白 I 或 T 的变化，而两者心电图表现类似。

二、急性心肌缺血的心电图表现

(一)ST 段动态变化

急性心肌缺血发作时，心电图最重要的特征是 ST 段的动态变化，提示急性冠脉供血不足。当影响心内膜的冠脉供血不足时，心电图表现为 ST 段一过性下移，有少部分表现为一过性 ST 段抬高，提示室壁穿透性心肌损伤，常见于变异型心绞痛。

1.ST 段下移

急性冠脉供血不足时，首先引起急性心内膜下心肌缺血，使对应导联的 ST 段迅速发生下移，可表现为水平型、下斜型或低垂型下移(图 3-131)，下移的幅度≥0.1 mV，持续时间大于 1 分钟。当 ST 段下移的幅度大于 0.2 mV 时，表示心肌缺血呈强阳性，提示冠脉病变严重，预后不良。此外，下移的 ST 段与 R 波的夹角为 R-ST 夹角，当此夹角＞90°时提示严重心肌缺血。当患者在静息时的心电图存在 ST 段下移时，急性心肌缺血发生时 ST 段可在原有的基础上进一步下移 0.1 mV 以上。

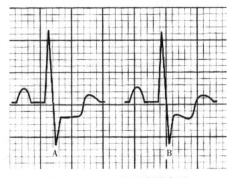

图 3-131　ST 段下移的类型

A.水平型下移；B.下斜型下移

多项研究表明,ST 段下移的幅度和持续时间与心肌缺血的严重程度有关。将心电图 12 导联 ST 段偏移(抬高或下移)的幅度的绝对值相加,可以得出 ST 段偏移评分。除此,不同导联的 ST 段下移数值对于患者危险分层和治疗措施的选择有重要意义,当 ST 段偏移评分为中度 (2.5~5.5 mV)或重度(>5.5 mV)时,早期介入治疗可使患者的死亡率和心肌梗死发生率降低 50%。此外,FRISC Ⅱ研究发现,ST 段下移导联的数量与冠脉病变的严重程度有关。当 ST 段下移导联数目大于 5 个时,早期介入治疗可降低心肌梗死和病死率达 50%。

当 ST 段下移出现在相邻的两个或两个以上的导联时,对心肌缺血的判断才有意义。根据 ST 段下降的导联数,可判断心内膜下心肌缺血的部位。当急性左室前间壁供血不足时,V_1~V_4 导联的 ST 段下移;当急性左室前壁供血不足时,V_3~V_5 导联的 ST 段下移;当急性高侧壁供血不足时,Ⅰ、aVL 导联的 ST 段下移;当急性广泛前壁供血不足时,Ⅰ、aVL、V_1~V_6 导联的 ST 段下移;当急性下壁供血不足时,Ⅱ、Ⅲ、aVF 导联的 ST 段下移;除此,可通过 ST 段下移的程度比较来判断病变血管的部位。例如,当Ⅲ>Ⅱ时,提示右冠状动脉病变;而当Ⅱ>Ⅲ时,提示回旋支病变。

另外,急性心肌缺血的 ST 段变化的重要特点是呈动态性,所以临床上应动态比较缺血发作时和缺血缓解后的心电图变化,这对诊断急性冠脉综合征很重要。

2.ST 段抬高

ST 段抬高较 ST 段下移少见,其反映心外膜下心肌缺血或透壁性心肌缺血。例如,心肌缺血引起的 ST 段呈一过性抬高,见于变异型心绞痛,并伴有对应导联的下移(图 3-132)。ST 段抬高的诊断标准为,两个或两个以上肢体导联 ST 段抬高≥0.1 mV,两个或两个以上胸前导联 ST 段抬高≥0.2 mV。ST 段抬高可见于下壁导联和前壁导联。aVR 导联对整个左室的缺血有重要意义。对于不稳定型心绞痛患者,心电图在 V_1 和 aVR 导联有 ST 段抬高,其他导联 8 个以上有 ST 段下移时,71% 提示为严重左主干或三支病变。

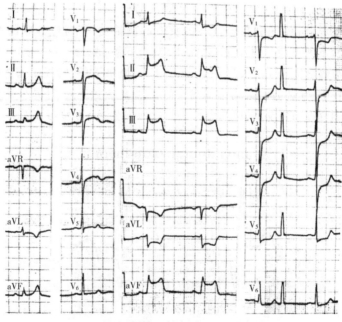

图 3-132 变异型心绞痛的心电图表现

Ⅱ、Ⅲ、aVF 导联出现一过性 ST 段抬高,伴有 Ⅰ、aVL、V_1~V_6 导联 ST 段下移

3.伪正常化

当患者存在冠状动脉严重的多支病变时,其心肌缺血发作前可有 ST 段下移的表现,而在此基础上,当出现急性心肌缺血发作时,有时 ST 段会回到基线水平,呈伪正常化改变。

(二)T 波变化

急性心肌缺血引起的 T 波改变呈一过性变化,典型的缺血型 T 波称为冠状 T 波,其特点是 T 波呈双支对称,可呈直立或倒置。当心肌缺血时,T 波变化较 ST 段变化的特异性低,常呈非特异性改变。

1.T 波高尖

当出现急性心内膜下心肌缺血时,可表现为缺血部位对应导联的 T 波高尖,通常肢体导联 T 波>0.5 mV,胸前导联 T 波>1.0 mV 为 T 波高尖(图 3-133)。若高尖的 T 波呈冠状 T,或伴有 ST 段下移、U 波倒置,则高度提示心肌缺血。

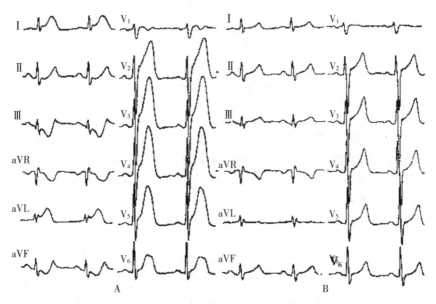

图 3-133　急性心肌缺血时的 T 波高尖表现

A.胸痛发作时 I、aVL、V₂～V₆导联的 T 波高尖,提示广泛前壁心肌缺

血;B.胸痛很快缓解后,心电图也很快回到正常

2.T 波倒置

T 波倒置常代表急性心外膜下心肌缺血,临床上部分左室心内膜下心肌缺血时也表现为 T 波倒置。I、aVL、V₄～V₆导联的 T 波常呈倒置,而且 T 波倒置的部位可能反映心肌缺血的部位,但心肌缺血时不一定出现 T 波倒置。此外,当 T 波深而倒置呈典型的冠状 T 波时,则高度提示心肌缺血(图 3-134)。但不稳定型心绞痛发作后,且胸痛消失后,胸前导联出现 T 波倒置,并逐渐演变为冠状 T 波时,提示前降支严重狭窄。

3.T 波伪性改善

T 波伪性改善是指急性心肌缺血发作时,原来倒置的 T 波转为直立,也可能伴有 ST 段下移的改善。故心肌缺血发作时,T 波有时看似正常,但需要动态对比发作前后的 T 波形态进行观察,以发现 T 波伪性改善这一现象,以帮助临床诊断心肌缺血。

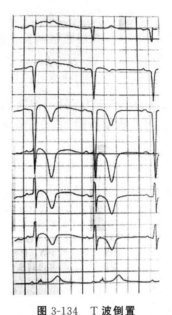

图 3-134　T 波倒置

前壁导联心肌缺血时的 T 波倒置,呈冠状 T 波

(三)U 波变化

在 R 波为主体的导联,U 波应直立,若出现 U 波倒置应视为异常。当急性心肌缺血发作时,可引起 U 波由直立变为倒置。U 波倒置常提示前降支或左主干病变(图 3-135)。但 U 波倒置诊断心肌缺血的特异性较差,还可见于高血压、左室肥大患者。除此,当运动试验后 U 波由直立转为倒置时,则高度提示心肌缺血。

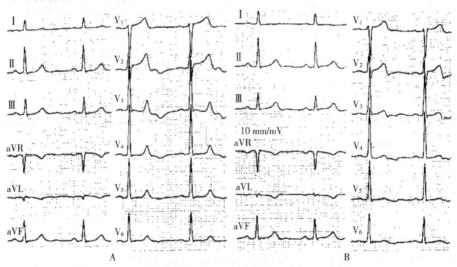

图 3-135　U 波倒置

A.心绞痛发作时,V₂~V₄导联 U 波倒置;B.心绞痛缓解后 V₂~V₄导联 U 波较前平坦

(四)异常 Q 波

异常 Q 波见于严重心肌缺血,特别是 ST 段抬高的心肌缺血,多呈一过性改变,持续时间较短,可持续数分钟至数小时不等,可呈 q、Q 或 QS 型,多发生于 ST 段变化的导联,提示在发生透

壁性心肌缺血后一部分心肌发生顿抑而出现电静止,不伴有心肌坏死。

(五)一过性心律失常

急性心肌缺血时可引起多种心律失常发作,最常见的是快速性室性心律失常,例如严重心肌缺血可引起频发室性期前收缩、短阵性或持续性室性心动过速,当发生 R-on-T 现象时,可诱发心室颤动。最常见于左室缺血,由于急性心肌缺血引起正常心肌、缺血心肌和损伤心肌之间的电流差异,使心肌细胞复极离散程度不均一性增加,以及缺血再灌注损伤等均是室性心律失常的发生机制。

此外,严重缓慢性心律失常以下壁急性心肌缺血常见,可出现窦性心动过缓、不同程度的房室传导阻滞等。严重心肌缺血也可引起室内传导阻滞,如完全性或不完全性右束支传导阻滞、完全性或不完全性左束支传导阻滞或左前分支传导阻滞等,但常为一过性。

三、急性心肌缺血的常见临床类型和诊断要点

心肌缺血的发生与冠状动脉供血量、左室负荷和血氧水平有关,三者互相影响,其中最重要的因素是冠状动脉供血量,临床上最常见的是冠状动脉供血不足引起心肌缺血。其中,冠状动脉粥样硬化引起冠状动脉狭窄是心肌缺血最重要的病因,当左室负荷明显增加、血氧明显下降时可引起急性心肌缺血;另外,除冠状动脉粥样硬化外,冠状动脉痉挛、冠状动脉微血管病变(X 综合征)也是常见的病因。此外,严重的主动脉瓣狭窄和关闭不全、肥厚型心肌病等都可引起心肌缺血,但通常呈慢性改变。以下主要探讨急性冠脉综合征引起的急性心肌缺血。

(一)不稳定型心绞痛

不稳定型心绞痛是急性冠脉综合征的一种类型,心绞痛发作是不稳定型心绞痛的主要临床表现,然而不同患者之间的疼痛阈值相差甚远,许多不稳定型心绞痛患者的心绞痛症状往往不典型。其中,不稳定型心绞痛发作时的心电图改变不仅能提供具有诊断价值的客观依据,而且有助于了解病情的严重程度,对协助判断患者的预后很有帮助。

心绞痛发作时的心电图表现多为 ST 段改变及 T 波改变。而 ST 段常见表现是,如较前下移、形态多样、动态变化大,则高度提示急性心肌缺血,其中心肌缺血多为内膜下心肌缺血。可伴有 T 波倒置,形态可呈对称性,通常在 2 个导联以上,少数患者在症状发作时,多导联的 T 波对称性直立、振幅增大。此外,心绞痛反复发作时,可出现异常 Q 波,提示严重心肌缺血引起部分心肌顿抑。另外,一过性 U 波倒置多提示前降支或左主干病变引起心绞痛。除此,部分患者可出现一过性心律失常。

(二)变异型心绞痛

变异型心绞痛在临床上并不罕见,属于不稳定型心绞痛的特殊类型,占心绞痛总病例数的 2%～3%。变异型心绞痛首先由 Prinzmetal 报道并予以命名。本型心绞痛发生于休息时,无诱发因素,疼痛部位及放射部位与典型心绞痛并无差别,但程度较重,持续时间稍长,每天多于固定的时间发作。此外,心绞痛发作时可引起透壁性心肌缺血,其典型心电图表现为部分导联的 ST 段抬高,舌下含化硝酸甘油 5 分钟内大多可使胸痛缓解,缓解后 ST 段迅速恢复正常。对于变异型心绞痛的治疗,钙离子拮抗剂效果好,但它也能导致急性心肌梗死、严重心律失常和猝死。

冠状动脉造影证实,变异型心绞痛发作是由于冠状动脉痉挛所致,且痉挛的冠状动脉可能正常,也可由于粥样硬化性病变引起狭窄。冠状动脉痉挛发生于狭窄的部位占变异型心绞痛的 70%,冠状动脉造影正常的变异型心绞痛占 30%。但冠状动脉发生痉挛的机制不明,推测与自

主神经张力平衡失调有关。

变异型心绞痛的心电图表现如下。

(1)心绞痛发作时,面向缺血区的导联出现 ST 段抬高,呈弓背向上型,ST 段抬高常>0.4 mV,有时可呈单向曲线;当心绞痛缓解后,ST 段可迅速降至基线。而与 ST 段抬高相对应的导联可出现 ST 段下移。对于原有 ST 段下移者,心绞痛发作时 ST 段可仅上升至基线。

(2)伴随 ST 段抬高,T 波增高较常见,有时出现典型的冠状 T 波。对于原来 T 波倒置者,心绞痛发作时 T 波可变为直立。T 波改变于心绞痛缓解后可迅速恢复正常。

(3)严重发作的病例可出现 R 波振幅增高,反映急性损伤性阻滞。而心电图原为 RS 型者,心绞痛发作时 S 波可变浅甚至消失。

(4)心绞痛发作时部分患者出现心律失常,以室性期前收缩、室性心动过速最多见,偶可发生心室颤动,也可出现一、二、三度房室传导阻滞。例如,左胸前导联 ST 段抬高者多出现室性心律失常;下壁导联 ST 段抬高者多出现房室传导阻滞。而且 ST 段抬高越显著的病例其心律失常发生率越高。

(5)少数患者可出现左胸前导联 U 波倒置、一过性右束支传导阻滞、左前分支传导阻滞及电轴左偏等。

(三)无症状性心肌缺血

无症状性心肌缺血(silentmyocardial ischemia,SMI)属冠心病的一种特殊类型,是指患者有心肌缺血发作的客观证据,但无心绞痛等症状。可表现为心电图上出现缺血性 ST-T 改变、运动试验阳性。SMI 可分为完全性无症状性心肌缺血、心肌梗死后的 SMI 和心绞痛患者同时伴有 SMI,其发生机制可能与患者疼痛阈值升高或疼痛报警系统失灵有关,也可能与心肌缺血程度较轻有关。SMI 多出现在上午 6 点到 12 点,与心肌梗死和心脏猝死发生的高峰时间密切相关,提示可能存在共同的触发机制。

12 导联动态心电图是发现 SMI 患者心电图变化的重要方法。SMI 的诊断标准是:ST 段自 J 点后 60~80 毫秒出现水平型或下斜型下降≥0.1 mV,持续 1 分钟以上。如果基础心电图有 ST 段下降,在原有基础上再下降≥0.1 mV,持续 1 分钟以上。以前壁心肌缺血较下壁多见。SMI 出现 ST 段下降常在 1~90 分钟之间,持续时间长者预后差。

四、急性心肌缺血的鉴别诊断

(一)与慢性心肌缺血的鉴别

慢性心肌缺血也可出现心电图的变化,以 ST-T 改变最常见,还可表现为 Q-T 间期延长、U 波倒置、心律失常等;但与急性心肌缺血不同的是,这些心电图变化常常是长期、相对稳定存在的,不伴有心绞痛的症状,所以要动态比较心电图的变化,其中一过性的变化对鉴别急性心肌缺血很重要,特别是在心绞痛发作时记录的心电图十分重要,并与发作前或发作后的心电图进行比较,如有急性心肌缺血表现的心电图动态变化,结合临床症状,才能帮助诊断急性冠脉综合征。

随着冠脉造影技术的广泛开展,很多的心电图存在持续性 ST-T 改变的患者,冠脉造影结果正常,可排除冠心病;而很多冠脉造影证实为冠脉三支病变的患者,当不存在高血压、心力衰竭、电解质紊乱等因素时,体表静息心电图常常正常。所以,有观点认为,慢性心肌冠状动脉供血不足的心电图实际并不存在,而心电图表现的 ST-T 改变,可诊断为原发性、缺血性 ST-T 改变,是冠心病慢性冠脉供血不足的结果。

(二)与无心电图变化的心绞痛鉴别

冠状动脉造影资料显示,约3%的冠状动脉狭窄患者在心绞痛发作时心电图无缺血型ST-T变化。对于心绞痛发作不出现缺血型ST-T变化者,可能的原因有:①单支血管病变狭窄程度较轻,心肌缺血部位局限,心电图不易表现缺血改变;②病变部位相互对应,产生的缺血型ST向量相互抵消;③血管狭窄进展缓慢或有良好的侧支循环,可代偿血管狭窄支区域的血供;④记录时间不适当或记录的导联数目太少;⑤STT伪性改善,胸痛发作时,抬高的ST段和高耸直立的T波中和了原有的异常ST-T改变,是心肌缺血进一步加重的表现,预后较差,多与冠状动脉痉挛有关。此外,如心绞痛发作时出现非特异性的心电图改变,如T波变小、ST段延长、Q-T间期延长或出现期前收缩的变化,也有一定的提示作用。当患者具有冠心病的多种危险因素且心绞痛症状典型时,即使心电图未见到缺血型ST-T变化,也应考虑进一步行冠脉造影、冠脉CT或心肌核素等相关检查以明确冠心病的诊断,及早发现急性冠脉综合征的患者。

对于心电图正常的心绞痛患者,冠脉造影分析可以看出,2～3支血管病变占大多数。因此可得出,心电图正常的心绞痛患者冠脉病变程度亦可较严重,并以多支血管病变多见,更具危险性。因此,临床上不能仅以心电图的变化作为冠脉病变严重程度的判断标准,而冠状动脉造影是显示病变程度的金标准。

(三)冠状动脉痉挛与急性心肌梗死的鉴别

冠状动脉痉挛可引起透壁性心肌缺血,心电图表现为部分导联的ST段抬高,临床上表现为变异型心绞痛,心电图类似急性ST段抬高型心肌梗死的图形,但前者的胸痛及心电图ST段抬高通常持续不超过30分钟,当胸痛缓解后ST段迅速恢复正常,并不出现病理性Q波表现。不过,变异型心绞痛不引起心肌酶的升高,但冠脉痉挛持续时间过长,也可引起严重心肌缺血,并进展为急性心肌梗死。

(四)与非冠心病的ST-T改变的鉴别

1.左束支传导阻滞

ST-T改变方向与QRS波群的主波方向相反,为继发性ST-T改变。心电图表现为Ⅰ、V_5、V_6导联的主波向上,ST段下移,伴T波双向或倒置,V_1～V_3导联常呈QS型,伴有ST段抬高,T波振幅增大,常达1.0 mV以上。但单纯左束支传导阻滞时,ST-T改变的形态和程度较为恒定,并伴有室内传导延迟,引起QRS波群增宽,可大于120毫秒,V_1导联常呈QS型(图3-136)。

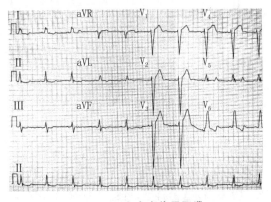

图3-136 左束支传导阻滞

V_1～V_3导联出现ST段抬高

2.左室肥厚

各种原因导致的左室肥厚均可出现继发性 ST-T 改变,其中 R 波增高的导联 V_4、V_5 导联常出现 ST 段下移,T 波低平、双向或倒置;而以负向波为主的 $V_1 \sim V_3$ 导联,ST 段上斜型抬高,T 波增高,但两支不对称。但左室肥厚的心电图特征是 V_1、V_2 导联 S 波最深,V_5、V_6 导联 R 波最高,最深的 S 波与最高的 R 波之和 $\geqslant 35$ mm(图 3-137)。

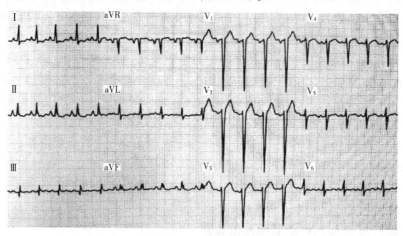

图 3-137　左室肥厚

$V_1 \sim V_4$导联出现继发性 ST 段抬高

3.急性心包炎

因炎症侵犯心肌表浅层,可引起弥漫性心外膜下心肌炎症,除 aVR 导联外,其他导联的 ST 段普遍抬高,通常 ST 段抬高的程度较轻,为 $0.05 \sim 0.3$ mV,很少超过 0.5 mV。心电图还会出现 P-R 段下移及 J 点切迹(图 3-138)。

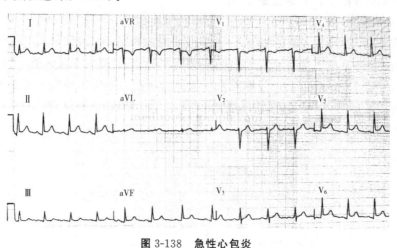

图 3-138　急性心包炎

除 aVR 导联外,其他导联 ST 段普遍抬高,Ⅱ、$V_5 \sim V_6$导联的 P-R 段下移及 J 点切迹

4.早期复极综合征

前壁或前侧壁导联的 ST 段抬高,呈上斜型,可达 $0.1 \sim 0.3$ mV,伴 T 波高尖,与急性前壁心肌透壁性缺血类似,但患者多无症状,ST 段抬高在患者休息时无动态变化,且 $V_1 \sim V_5$ 导联常有明显的 J 波(图 3-139)。

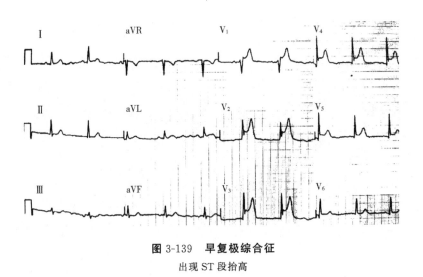

图 3-139　早复极综合征

出现 ST 段抬高

5.洋地黄影响

在应用洋地黄时,R 波为主的导联可出现 ST 段下斜型下移,与 T 波连在一起,呈鱼钩样,同时伴有 Q-T 间期缩短(图 3-140)。

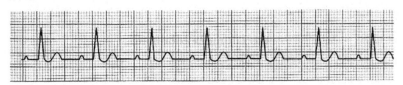

图 3-140　洋地黄效应

ST 段呈"鱼钩样"改变,伴 Q-T 间期缩短

(乔高娟)

第四章

高血压的临床治疗

第一节　原发性高血压

原发性高血压是以体循环动脉血压升高为主要临床表现,引起心、脑、肾、血管等器官结构、功能异常并导致心脑血管事件或死亡的心血管综合征,占高血压的绝大多数,通常简称为"高血压"。

一、流行病学

高血压是最常见的慢性病,就全球范围来看,高血压患病率和发病率在不同国家、地区或种族之间有差别,发达国家较发展中国家高。无论男女,随着年龄增长,高血压患病率日益上升;男女之间患病率差别不大,青年期男性稍高于女性,中年后女性稍高于男性。

高血压患病率北方高于南方,华北及东北属于高发地区;沿海高于内地;城市高于农村;高原少数民族地区患病率较高。近年来,经过全社会的共同努力,高血压知晓率、治疗率及控制率有所提高,但仍很低。

二、病因

(一)遗传因素

60%的高血压患者有阳性家族史,患病率在具有亲缘关系的个体中较非亲缘关系的个体高,同卵双生子较异卵双生子高,而在同一家庭环境下具有血缘关系的兄妹较无血缘关系的兄妹高。大部分研究提示,遗传因素占高血压发病机制35%～50%,已有研究报道过多种罕见的单基因型高血压。可能存在主要基因显性遗传和多基因关联遗传两种方式;高血压多数是多基因功能异常,其中每个基因对血压都有一小部分作用(微效基因),这些微效基因的综合作用最终导致了血压的升高。动物实验研究已成功地建立了遗传性高血压大鼠模型,繁殖几代后几乎100%发生高血压。不同个体的血压在高盐膳食和低盐膳食中也表现出一定的差异性,这也提示可能有遗传因素的影响。

(二)非遗传因素

近年来,非遗传因素的作用越来越受到重视,在大多数原发性高血压患者中,很容易发现环境(行为)对血压的影响。重要的非遗传因素如下。

1.膳食因素

日常饮食习惯明显影响高血压患病风险,高钠、低钾膳食是大多数高血压患者发病最主要的危险因素。人群中,钠盐摄入量与血压水平和高血压患病率呈正相关,而钾盐摄入量与血压水平呈负相关。我国人群研究表明,膳食钠盐摄入量平均每天增加 2 g,收缩压和舒张压分别增高 0.3 kPa(2 mmHg)和 0.2 kPa(1.2 mmHg)。进食较少新鲜蔬菜水果会增加高血压患病风险,可能与钾盐及柠檬酸的低摄入量有关。重度饮酒人群中高血压风险升高,咖啡因可引起瞬时血压升高。

2.超重和肥胖

体重指数(body mass index,BMI)及腰围是反映超重及肥胖的常用临床指标。人群中体重指数与血压水平呈正相关:体重指数每增加 3 kg/m^2,高血压风险在男性增加 50%,女性增加 57%。

身体脂肪的分布与高血压发生也相关:腰围男性≥90 cm 或女性≥85 cm,发生高血压的风险是腰围正常者的 4 倍以上。目前认为超过 50% 的高血压患者可能是肥胖所致。

3.其他

长期精神过度紧张、缺乏体育运动、睡眠呼吸暂停及服用避孕药物等也是高血压发病的重要危险因素。

三、发病机制

遗传因素与非遗传因素通过什么途径和环节升高血压,尚不完全清楚。已知影响动脉血压形成的因素包括心脏射血功能、循环系统内的血液充盈及外周动脉血管阻力。目前主要从以下几个方面阐述高血压的机制。

(一)交感神经系统活性亢进

各种因素使大脑皮质下神经中枢功能发生变化,各种神经递质浓度异常,最终导致交感神经系统活性亢进,血浆儿茶酚胺浓度升高。交感神经系统活性亢进可能通过多种途径升高血压,如儿茶酚胺单独的作用与儿茶酚胺对肾素释放刺激的协同作用,最终导致心排血量增加或改变正常的肾脏压力-容积关系。另外,交感神经系统分布异常在高血压发病机制方面也有重要作用,这些现象在年轻患者中更明显,越来越多的证据表明,交感神经系统亢进与心脑血管病发病率和病死率呈正相关。它可能导致了高血压患者在晨间的血压增高,引起了晨间心血管病事件的升高。

(二)肾素-血管紧张素-醛固酮系统

肾素-血管紧张素-醛固酮系统(rennin-angiotensin-aldosterone system,RAAS)在调节血管张力、水电解质平衡和心血管重塑等方面都起着重要的作用。经典的 RAAS:肾小球入球动脉的球旁细胞分泌肾素,激活从肝脏产生的血管紧张素原,生成血管紧张Ⅰ(angiotensinⅠ,AngⅠ),然后经过血管紧张素转换酶(angiotensin converting enzyme,ACE)生成血管紧张素Ⅱ(angiotensinⅡ,AngⅡ)。AngⅡ是 RAAS 的主要效应物质,可以作用于血管紧张素Ⅱ受体,使小动脉收缩;并可刺激醛固酮的分泌,而醛固酮分泌增加可导致水钠潴留;另外,还可以通过交感神经末梢突触前膜的正反馈使去甲肾上腺素分泌增加。这些作用均可导致血压升高,从而参与了高血压的发病及维持。目前,针对该系统研制的降压药在高血压的治疗中发挥着重要作用。此外,该系统除上述作用外,还可能与动脉粥样硬化、心肌肥厚、血管中层硬化、细胞凋亡及心力衰竭等密切相关。

(三)肾脏钠潴留

有大量的详细证据支持钠盐在高血压发生中的作用。目前研究表明,血压随年龄升高直接与钠盐摄入水平的增加有关。给某些人短期内大量钠负荷,血管阻力和血压会上升,限钠至100 mmol/d,多数人血压会下降,而利尿剂的降压作用需要一个初始的排钠过程。在大多数高血压患者中,血管组织和血细胞内钠浓度升高;对有遗传倾向的动物给予钠负荷,会出现高血压。

过多的钠盐必须在肾脏被重吸收后才能引起高血压,因此肾脏在调节钠盐方面起着重要作用。研究表明老年高血压患者中盐敏感性增加,推测可能与肾小球滤钠作用下降及肾小管重吸收钠异常增高有关。另外,其他一些原因也可干扰肾单位对过多钠盐的代偿能力,进而可导致血压升高,如:获得性钠泵抑制剂或其他影响钠盐转运物质的失调;一部分人群由于各种原因导致入球小动脉收缩或腔内固有狭窄而导致肾单位缺血,这些肾单位分泌的肾素明显增多,增多的肾素干扰了正常肾单位对过多钠盐的代偿能力,从而扰乱了整个血压的自身稳定性。

(四)高胰岛素血症和(或)胰岛素抵抗

高血压与高胰岛素血症之间的关系已被认识了很多年,高血压患者中约有一半存在不同程度的胰岛素抵抗(insulin resistance,IR),尤其是伴有肥胖者。近年来的一些观点认为,胰岛素抵抗是2型糖尿病和高血压发生的共同病理生理基础。大多观点认为血压的升高继发于高胰岛素血症。高胰岛素血症导致的升压效应机制:一方面导致交感神经活性的增加、血管壁增厚和肾脏钠盐重吸收增加等;另一方面高胰岛素血症也可导致一氧化氮扩血管作用的缺陷,从而升高血压。

(五)其他可能的机制

(1)内皮细胞功能失调:血管内皮细胞可以产生多种调节血管收缩舒张的介质,如一氧化氮、前列环素、内皮素-1及内皮依赖性收缩因子等。当这些介质分泌失调时,可能导致血管的收缩舒张功能异常,如:高血压患者对不同刺激引起的一氧化氮释放减少而导致的舒血管反应减弱;内皮素-1,可引起强烈而持久的血管收缩,阻滞其受体后则引起血管舒张,但内皮素在高血压中的作用仍然需要更多研究。

(2)细胞间离子转运失调及多种血管降压激素缺陷等也可能影响血压。

四、病理

高血压的主要病理改变是小动脉的病变和靶器官损害。长期高血压引起全身小动脉病变,主要表现为小动脉中层平滑肌细胞增生和纤维化,管壁增厚和管腔狭窄,导致心、脑、肾等重要靶器官缺血及相关的结构和功能改变。长期高血压可促进大、中动脉粥样硬化的发生和发展。

(一)心脏

左心室肥厚是高血压所致心脏特征性的改变。长期压力超负荷和神经内分泌异常,可导致心肌细胞肥大、心肌结构异常、间质增生、左心室体积和重量增加。早期左心室以向心性肥厚为主,长期病变时心肌出现退行性改变,心肌细胞萎缩伴间质纤维化,心室壁可由厚变薄,左心室腔扩大。左心室肥厚将引起一系列功能失调,包括冠状动脉血管舒张储备功能降低、左心室壁机械力减弱及左心室舒张充盈方式异常等;随着血流动力学变化,早期可出现舒张功能变化,晚期可演变为舒张或收缩功能障碍,发展为不同类型的充血性心力衰竭。高血压在导致心脏肥厚或扩大的同时,常可合并冠状动脉粥样硬化和微血管病变,最终可导致心力衰竭或严重心律失常,甚至猝死。

(二)肾

长期持续性高血压可导致肾动脉硬化及肾小球囊内压升高,造成肾实质缺血、肾小球纤维化及肾小管萎缩,并有间质纤维化;相对正常的肾单位可代偿性肥大。早期患者肾脏外观无改变,病变进展到一定程度时肾表面呈颗粒状,肾体积可随病情的发展逐渐萎缩变小,最终导致肾衰竭。

(三)脑

高血压可造成脑血管从痉挛到硬化的一系列改变,而脑血管结构较薄弱,发生硬化后更为脆弱,加之长期高血压时脑小动脉易形成微动脉瘤,易在血管痉挛、血管腔内压力波动时破裂出血;高血压易促使脑动脉粥样硬化、粥样斑块破裂可并发脑血栓形成。高血压的脑血管病变特别容易发生在大脑中动脉的豆纹动脉、基底动脉的旁正中动脉和小脑齿状核动脉,这些血管直接来自压力较高的大动脉,血管细长而且垂直穿透,容易形成微动脉瘤或闭塞性病变。此外,颅内外动脉粥样硬化的粥样斑块脱落可造成脑栓塞。

(四)视网膜

视网膜小动脉在本病初期发生痉挛,以后逐渐出现硬化,严重时发生视网膜出血和渗出及视神经盘水肿。高血压视网膜病变分为4期(图4-1):Ⅰ期和Ⅱ期是视网膜病变早期,Ⅲ和Ⅳ期是严重高血压视网膜病变,对心血管病死率有很高的预测价值。

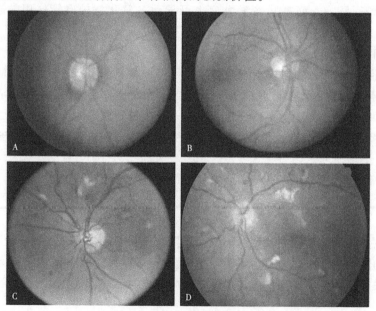

图 4-1　高血压视网膜病变分期
A.Ⅰ期(小动脉局灶性或普遍性狭窄);B.Ⅱ期(动静脉缩窄);
C.Ⅲ期(出血、严重渗出);D.Ⅳ期(视神经盘水肿)

五、临床表现

(一)症状

高血压被称作沉默杀手,大多数高血压患者起病隐匿、缓慢,缺乏特殊的临床表现。有的仅在健康体检或因其他疾病就医或在发生明显的心、脑、肾等靶器官损害时才被发现。临床常见症状有头痛、头昏、头胀、失眠、健忘、注意力不集中、易怒及颈项僵直等,症状与血压升高程度可不一致,上述症状在血压控制后可减轻或消失。疾病后期,患者出现高血压相关靶器官损害或并发症时,可出现相应的症状,如胸闷、气短、口渴、多尿、视野缺损、短暂性脑缺血发作等。

(二)体征

高血压体征较少,除血压升高外,体格检查听诊可有主动脉瓣区第二心音亢进、收缩期杂音或收缩早期喀喇音等。有些体征常提示继发性高血压可能:若触诊肾脏增大,同时有家族史,提示多囊肾可能;腹部听诊收缩性杂音,向腹两侧传导,提示肾动脉狭窄;心律失常、严重低钾及肌无力的患者,常考虑原发性醛固酮增多症。

(三)并发症

1.心力衰竭

长期持续性高血压使左心室超负荷,发生左心室肥厚。早期心功能改变是舒张功能降低,压力负荷增大,可演变为收缩和(或)舒张功能障碍,出现不同类型的心力衰竭。同时高血压可加速动脉粥样硬化的发展,增大心肌缺血的可能性,使高血压患者心肌梗死、猝死及心律失常发生率较高。

2.脑血管疾病

脑血管并发症是我国高血压患者最常见的并发症,也是最主要死因;主要包括短暂性脑缺血发作(transient ischemic attack,TIA)、脑血栓形成、高血压脑病、脑出血及脑梗死等。高血压占脑卒中病因的50%以上,是导致脑卒中和痴呆的主要危险因素。在中老年高血压患者中,MRI上无症状脑白质病变(白质高密度)提示脑萎缩和血管性痴呆。

3.大血管疾病

高血压患者可合并主动脉夹层(远端多于近端)、腹主动脉瘤和外周血管疾病等;其中,大多数腹主动脉瘤起源肾动脉分支以下。

4.慢性肾脏疾病

高血压可引起肾功能下降和(或)尿清蛋白排泄增加。血清肌酐浓度升高或估算的肾小球滤过率(estimated glomerular filtration rate,eGFR)降低表明肾脏功能减退;尿清蛋白和尿清蛋白排泄率增加则意味着肾小球滤过屏障的紊乱。高血压合并肾脏损害大大增加了心血管事件的风险。大多数高血压相关性慢性肾脏病患者在肾脏功能全面恶化需要透析前,常死于心脏病发作或者脑卒中。

六、诊断与鉴别诊断

高血压患者的诊断:①确定高血压的诊断;②排除继发性高血压的原因;③根据患者心血管危险因素、靶器官损害和伴随的临床情况评估患者的心血管风险。需要正确测量血压、仔细询问病史(包括家族史)及体格检查,安排必要的实验室检查。

目前高血压的定义:在未使用降压药物的情况下,非同日3次测量血压,收缩压(systolic blood pressure,SBP)≥18.7 kPa(140 mmHg)和(或)舒张压(diastolic blood pressure,DBP)≥12.0 kPa(90 mmHg)[SBP≥18.7 kPa(140 mmHg)和 DBP<12.0 kPa(90 mmHg)为单纯性收缩期高血压];患者既往有高血压,目前正在使用降压药物,血压虽然低于 18.7/12.0 kPa(140/90 mmHg),也应诊断为高血压。根据血压升高水平,又进一步将高血压分为 1 级、2 级和

3 级（表 4-1）。

表 4-1　血压水平分类和分级

分类	收缩压（mmHg）	舒张压（mmHg）
正常血压	＜120	＜80
正常高值血压	120～139	80～89
高血压	≥140	≥90
1 级高血压	140～159	90～99
2 级高血压	160～179	100～109
3 级高血压	≥180	≥110
单纯收缩期高血压	≥140	＜90

注：当收缩压和舒张压分属于不同级别时，以较高的分级为准，1 mmHg＝0.13 kPa。

　　心血管疾病风险分层的指标：血压水平、心血管疾病危险因素、靶器官损害、临床并发症和糖尿病。根据这些指标，可以将患者进一步分为低危、中危、高危和很高危 4 个层次，它有助于确定启动降压治疗的时机，确立合适的血压控制目标，采用适宜的降压治疗方案，实施危险因素的综合管理等。表 4-2 为高血压患者心血管疾病风险分层标准。

表 4-2　高血压患者心血管疾病风险分层

其他危险因素和病史	高血压		
	1 级	2 级	3 级
无	低危	中危	高危
1～2 个其他危险因素	中危	中危	很高危
≥3 个其他危险因素，或靶器官损伤	高危	高危	很高危
临床并发症或合并糖尿病	很高危	很高危	很高危

七、实验室检查

（一）血压测量

1.诊室血压测量

诊室血压是指由医护人员在标准状态下测量得到的血压，是目前诊断、治疗、评估高血压常用的标准方法，准确性好。正确的诊室血压测量规范如下：测定前患者应坐位休息 3～5 分钟；至少测定 2 次，间隔 1～2 分钟，如果 2 次测量数值相差很大，应增加测量次数；合并心律失常，尤其是心房颤动的患者，应重复测量以改善精确度；使用标准气囊（宽 12～13 cm，长 35 cm），上臂围＞32 cm 应使用大号袖带，上臂较瘦的应使用小号的袖带；无论患者体位如何，袖带应与心脏同水平；采用听诊法时，使用柯氏第 Ⅰ 音和第 Ⅴ 音（消失音）分别作为收缩压和舒张压。第 1 次应测量双侧上臂血压以发现不同，以后测量血压较高一侧；在老年人、合并糖尿病或其他可能易发生直立性低血压者第 1 次测量血压时，应测定站立后 1 分钟和 3 分钟的血压。

2.诊室外血压测量

诊室外血压通常指动态血压监测或家庭自测血压。诊室外血压是传统诊室血压的重要补充，最大的优势在于提供大量医疗环境以外的血压值，较诊室血压代表更真实的血压。

(1)家庭自测血压:可监测常态下白天血压,获得短期和长期血压信息,用于评估血压变化和降压疗效。适用于老年人、妊娠妇女、糖尿病、可疑白大衣性高血压、隐蔽性高血压和难治性高血压等,有助于提高患者治疗的依从性。

测量方法:目前推荐国际标准认证的上臂式电子血压计,一般不推荐指式、手腕式电子血压计,肥胖患者或寒冷地区可用手腕式电子血压计。测量方法为每天早晨和晚上检测血压,测量后马上将结果记录在标准的日记上,至少连续3～4天,最好连续监测7天。在医师的指导下,剔除第1天监测的血压值后,取其他读数的平均值解读结果。

(2)24小时动态血压:可监测日常生活状态下全天血压,获得多个血压参数,不仅可用于评估血压升高程度、血压晨峰、短时血压变异和昼夜节律,还有助于评估降压疗效鉴别白大衣性高血压和隐蔽性高血压,识别真性或假性顽固性高血压等。患者可通过佩戴动态血压计进行动态血压监测,通常佩戴在非优势臂上,持续24～25小时,以获得白天活动时和夜间睡眠时的血压值。医师指导患者动态血压测量方法及注意事项,设置定时测量,日间一般每15～30分钟测1次,夜间睡眠时30～60分钟测1次。袖带充气时,患者尽量保持安静,尤其佩带袖带的上肢。嘱咐患者提供日常活动的日记,除了服药时间,还包括饮食及夜间睡眠的时间和质量。表4-3为不同血压测量方法对于高血压的参考定义。

表4-3　不同血压测量方法对于高血压的定义

分类	收缩压(mmHg)	舒张压(mmHg)
诊室血压	≥140	≥90
动态血压		
白昼血压	≥135	≥85
夜间血压	≥120	≥70
全天血压	≥130	≥80
家测血压	≥135	≥85

(二)心电图(ECG)

可诊断高血压患者是否合并左心室肥厚、左心房负荷过重及心律失常等。心电图诊断左心室肥厚的敏感性不如超声心动图,但对评估预后有帮助。心电图提示有左心室肥厚的患者病死率较对照组增高2倍以上;左心室肥厚并伴有复极异常图形者心血管病死率和病残率更高。心电图上出现左心房负荷过重亦提示左心受累,还可作为左心室舒张顺应性降低的间接证据。

(三)X线胸片

心胸比率>0.5提示心脏受累,多由于左心室肥厚和扩大,胸片上可显示为靴型心。主动脉夹层、胸主动脉及腹主动脉缩窄亦可从X线胸片中找到线索。

(四)超声心动图

超声心动图(ultrasound cardiogram,UCG)能评估左右房室结构及心脏收缩舒张功能,更为可靠地诊断左心室肥厚,其敏感性较心电图高。测定计算所得的左心室质量指数(left ventricular mass index,LVMI),是一项反映左心室肥厚及其程度的较为准确的指标,与病理解剖的符合率和相关性好。如疑有颈动脉、股动脉、其他外周动脉和主动脉病变,应做血管超声检查;疑有肾脏疾病者,应做肾脏超声。

(五)脉搏波传导速度

大动脉变硬及波反射现象已被确认为是单纯收缩性高血压和老龄化脉压增加的最重要病理生理影响因素。颈动脉-股动脉脉搏波传导速度(pulse wave velocity,PWV)是检查主动脉僵硬度的金标准,主动脉僵硬对高血压患者中的致死性和非致死性心血管事件具有独立预测价值。

(六)踝肱指数

踝肱指数(ankle brachial index,ABI)可采用自动化设备或连续波多普勒超声和血压测量计测量。踝肱指数低(即≤0.9)可提示外周动脉疾病,是影响高血压患者心血管预后的重要因素。

八、治疗

(一)治疗目的

大量的临床研究证据表明,抗高血压治疗可降低高血压患者心脑血管事件,尤其在高危患者中获益更大。高血压患者发生心脑血管并发症往往与血压严重程度有密切关系,因此降压治疗应该确立控制的血压目标值,同时高血压患者合并的多种危险因素也需要给予综合干预措施降低心血管风险。高血压治疗的最终目的是降低高血压患者心、脑血管事件的发生率和病死率。

(二)治疗原则

(1)治疗前应全面评估患者的总体心血管风险,并在风险分层的基础上做出治疗决策。①低危患者:对患者进行数月的治疗性生活方式改变观察,测量血压不能达标者,决定是否开始药物治疗。②中危患者:进行数周治疗性生活方式的改变观察,然后决定是否开始药物治疗。③高危、很高危患者:立即开始对高血压及并存的危险因素和临床情况进行药物治疗。

(2)降压治疗应该确立控制的血压目标值,通常在<60岁的一般人群中,包括糖尿病或慢性肾脏病合并高血压患者,血压控制目标值<18.7/12.0 kPa(140/90 mmHg);≥60岁人群中血压控制目标水平<20.0/12.0 kPa(150/90 mmHg),80岁以下老年人如果能够耐受血压可进一步降至18.7/12.0 kPa(140/90 mmHg)以下。

(3)大多数患者需长期、甚至终身坚持治疗。所有的高血压患者都需要非药物治疗,在非药物治疗基础上若血压未达标可进一步药物治疗,大多数患者需要药物治疗才能达标。

(三)高血压治疗方法

1.非药物治疗

非药物治疗主要指治疗性生活方式干预,即去除不利于身体和心理健康的行为和习惯。它不仅可以预防或延迟高血压的发生,而且可以降低血压,提高降压药物的疗效及患者依从性,从而降低心血管风险。

(1)限盐:钠盐可显著升高血压及高血压的发病风险,所有高血压患者应尽可能减少钠盐的摄入量,建议摄盐<6 g/d。

主要措施:尽可能减少烹调盐;减少味精、酱油等含钠盐的调味品用量;少食或不食含钠盐量较高的各类加工食品。

(2)增加钙和钾盐的摄入:多食用蔬菜、低乳制品和可溶性纤维、全谷类剂植物源性蛋白(减少饱和脂肪酸和胆固醇),同时也推荐摄入水果,因为其中含有大量钙及钾盐。

(3)控制体重:超重和肥胖是导致血压升高的重要原因之一。

最有效的减重措施是控制能量摄入和增加体力活动:在饮食方面要遵循平衡膳食的原则,控制高热量食物的摄入,适当控制主食用量;在运动方面,规律的中等强度的有氧运动是控制体重的有效方法。

(4)戒烟：吸烟可引起血压和心率的骤升，血浆儿茶酚胺和血压同步改变，以及压力感受器受损都与吸烟有关。长期吸烟还可导致血管内皮损害，显著增加高血压患者发生动脉粥样硬化性疾病的风险。因此，除了对血压值的影响外，吸烟还是一个动脉粥样硬化性心血管疾病重要危险因素，戒烟是预防心脑血管疾病(包括卒中、心肌梗死和外周血管病)有效措施；戒烟的益处十分明显，而且任何年龄戒烟均能获益。

(5)限制饮酒：饮酒、血压水平和高血压患病率之间呈线性相关。长期大量饮酒可导致血压升高，限制饮酒量则可显著降低高血压的发病风险。每天酒精摄入量男性不应超过 25 g，女性不应超过 15 g。不提倡高血压患者饮酒，饮酒则应少量，白酒、葡萄酒(或米酒)与啤酒的量分别少于 50 mL、100 mL、300 mL。

(6)体育锻炼：定期的体育锻炼可产生重要的治疗作用，可降低血压及改善糖代谢等。因此，建议进行规律的体育锻炼，即每周多于 4 天且每天至少 30 分钟的中等强度有氧锻炼，如步行、慢跑、骑车、游泳、做健美操、跳舞和非比赛性划船等。

2.药物治疗

(1)常用降压药物的种类和作用特点：常用降压药物包括钙通道阻滞剂(calcium channel blocker,CCB)、血管紧张素转换酶抑制剂(angiotensin converting enzyme inhibitor,ACEI)、血管紧张素Ⅱ受体阻滞剂(angiotensin Ⅱ receptor blocker,ARB)、β受体阻滞剂及利尿剂 5 类，以及由上述药物组成的固定配比复方制剂。5 类降压药物及其固定复方制剂均可作为降压治疗的初始用药或长期维持用药。

钙通道阻滞剂(CCB)：主要包括二氢吡啶类及非二氢吡啶类，临床上常用于降压的 CCB 主要是二氢吡啶类。二氢吡啶类钙通道阻滞剂有明显的周围血管舒张作用，而对心脏自律性、传导或收缩性几乎没有影响。根据药物作用持续时间，该类药物又可分为短效和长效。长效包括长半衰期药物，例如氨氯地平、左旋氨氯地平；脂溶性膜控型药物，例如拉西地平和乐卡地平；缓释或控释制剂，例如非洛地平缓释片、硝苯地平控释片。已发现该类药物对老年高血压患者卒中的预防特别有效，在延缓颈动脉动脉粥样硬化和降低左心室肥厚方面优于β受体阻滞剂，但心动过速与心力衰竭患者应慎用。常见不良反应包括血管扩张导致头疼、面部潮红及脚踝部水肿等。

非二氢吡啶类钙通道阻滞剂主要有维拉帕米和地尔硫章，主要影响心肌收缩和传导功能，不宜在心力衰竭、窦房结传导功能低下或心脏传导阻滞患者中使用，作为同样有效的抗高血压药物，它们很少引起与血管扩张有关的不良反应，如潮红和踝部水肿。

血管紧张素转化酶抑制剂(ACEI)：作用机制是抑制血管紧张素转化酶从而阻断肾素血管紧张素系统发挥降压作用。尤其适用于伴慢性心力衰竭、冠状动脉缺血、糖尿病或非糖尿病肾病、蛋白尿或微量清蛋白尿患者。干咳是其中一个主要不良反应，可在中断 ACEI 数周后仍存在，可用 ARB 取代；皮疹、味觉异常和白细胞减少等罕见。肾功能不全或服用钾或保钾制剂的患者有可能发生高钾血症。禁忌证为双侧肾动脉狭窄、高钾血症及妊娠妇女等。

血管紧张素Ⅱ受体抑制剂(ARB)：作用机制是阻断血管紧张素Ⅱ(1 型)受体与血管紧张素受体(T_1)结合，发挥降压作用。尤其适用于应该接受 ACEI，但通常因为干咳不能耐受的患者。禁忌证同 ACEI。

β受体阻滞剂：该类药物可抑制过度激活的交感活性，尤其适用于伴快速性心律失常、冠心病(尤其是心肌梗死后)、慢性心力衰竭、交感神经活性增高及高动力状态的高血压患者。常见的不良反应是疲乏,可能增加糖尿病发病率并常伴有脂代谢紊乱。β受体阻滞剂预防卒中的效果略差,可能归因于其降低中心收缩压和脉压能力较小。老年、慢性阻塞型肺疾病、运动员、周围血管病或糖耐量异常者慎用;高度心脏传导阻滞、哮喘为禁忌证,长期应用者突然停药可发生反跳现象。β_1受体阻滞剂具有高心脏选择性,且脂类和糖类代谢紊乱较小及患者治疗依从性较好。

利尿剂:主要有噻嗪类利尿剂、袢利尿剂和保钾利尿剂等。起始降压均通过增加尿钠的排泄,并通过降低血浆容量、细胞外液容量和心排血量而发挥降压作用。低剂量的噻嗪类利尿剂对于大多数高血压患者应是药物治疗的初始选择之一。噻嗪类利尿剂常和保钾利尿剂联用,保钾利尿剂中醛固酮受体拮抗剂是比较理想的选择,后者主要用于原发性醛固酮增多症、难治性高血压。袢利尿剂用于肾功能不全或难治性高血压患者,其不良反应与剂量密切相关,故通常应采用小剂量。此外,噻嗪类利尿剂可引起尿酸升高,痛风及高尿酸血症患者慎用。

其他类型降压药物:包括交感神经抑制剂,例如利血平、可乐定;直接血管扩张剂,例如肼屈嗪;α_1受体阻滞剂,例如哌唑嗪、特拉唑嗪;中药制剂等。这些药物一般情况下不作为降压治疗的首选,但在某些复方制剂或特殊情况下可以使用。

(2)降压药物选择:应根据药物作用机制及适应证,并结合患者具体情况选药。推荐参照以下原则对降压药物进行优先考虑。

一般人群(包括糖尿病患者):初始降压治疗可选择噻嗪类利尿剂、CCB、ACEI或ARB。

一般黑人(包括糖尿病患者):初始降压治疗包括噻嗪类利尿剂或CCB。

≥18岁的慢性肾脏疾病患者:无论其人种及是否伴糖尿病,初始(或增加)降压治疗应包括ACEI或ARB,以改善肾脏预后。

高血压合并稳定型心绞痛患者:首选β受体阻滞剂,也可选用长效CCB;急性冠脉综合征的患者,应优先使用β受体阻滞剂和ACEI;陈旧性心肌梗死患者,推荐使用ACEI、β受体阻滞剂和醛固酮拮抗剂。

无症状但心功能不全的患者:建议使用ACEI和β受体阻滞剂。

(3)药物滴定方法及联合用药推荐:药物滴定方法。以下3种药物治疗策略均可考虑:①在初始治疗高血压时,先选用一种降压药物,逐渐增加至最大剂量,如果血压仍不能达标则加用第二种药物。②在初始治疗高血压时,先选用一种降压药物,血压不达标时不增加该种降压药物的剂量,而是联合应用第2种降压药物。③若基线血压≥21.3 kPa/13.3 kPa(160/100 mmHg),或患者血压超过目标2.7/1.3 kPa(20/10 mmHg),可直接启用两种药物联合治疗(自由处方联合或单片固定剂量复方制剂)。

若经上述治疗血压未能达标,应指导患者继续强化生活方式改善,同时视患者情况尝试增加药物剂量或种类(仅限于噻嗪类利尿剂、ACEI、ARB和CCB 4种药物,但不建议ACEI与ARB联合应用)。经上述调整血压仍不达标时,可考虑增加其他药物(如β受体阻滞剂、醛固酮受体拮抗剂等)。

联合用药的意义:采用单一药物的明显优点是能够将疗效和不良反应都归因于此种药物。但任何两类高血压药物的联用可增加血压的降低幅度,并远大于增加一种药物剂量所降压的幅度。初始联合疗法的优点是,对血压值较高的患者实现目标血压的可能性更大,以及因多种治疗改变而影响患者依从性的可能性较低;其他优点包括,不同种类的药物间具有生理学和药理学的协同作用,不仅有较大的血压降幅,还可能不良反应更少,并且可能提供大于单一药物所提供的益处。

利尿剂加 ACEI 或 ARB：长期使用利尿剂会可能导致交感神经系统及 RAAS 激活，联合使用 ACEI 或 ARB 后可抵消这种不良反应，增强降压效果。此外，ACEI 和 ARB 由于可使血钾水平稍上升，从而能防止利尿剂长期应用所致的电解质紊乱，尤其低血钾等不良反应。

CCB 加 ACEI 或 ARB：前者具有直接扩张动脉的作用，后者通过阻断 RAAS 和降低交感活性，既扩张动脉，又扩张静脉，故两药在扩张血管上有协调降压作用；二氢吡啶类 CCB 常见产生的踝部水肿可被 ACEI 或 ARB 消除；两药在心肾和血管保护，在抗增殖和减少蛋白尿上亦有协同作用；此外，ACEI 或 ARB 可阻断 CCB 所致反射性交感神经张力增加和心率加快的不良反应。

CCB 加 β 受体阻滞剂：前者具有扩张血管和轻度增加心排血量作用，正好抵消 β 受体阻滞剂的缩血管及降低心排血量作用；两药对心率的相反作用可使患者心率不受影响。不推荐两种 RAAS 拮抗剂的联合使用。

（赵　旭）

第二节　继发性高血压

继发性高血压是病因明确的高血压，当查出病因并有效去除或控制病因后，作为继发症状的高血压可被治愈或明显缓解，其在高血压人群中占 5%～10%。临床常见病因为肾性、内分泌性、主动脉缩窄、阻塞性睡眠呼吸暂停低通气综合征及药物性等，由于精神心理问题而引发的高血压也时常可以见到。提高对继发性高血压的认识，及时明确病因并积极针对病因治疗将会大大降低因高血压及并发症造成的高致死及致残率。

一、肾性高血压

（一）肾实质性

肾实质性疾病是继发性高血压常见的病因，占 2%～5%。由于慢性肾小球肾炎已不太常见，高血压性肾硬化和糖尿病肾病已成为慢性肾病中最常见的原因。病因为原发或继发性肾脏实质病变，是最常见的继发性高血压之一。常见的肾脏实质性疾病包括急慢性肾小球肾炎、多囊肾、慢性肾小管间质病变、痛风性肾病、糖尿病肾病及狼疮性肾炎等；也少见于遗传性肾脏疾病（Liddle 综合征）、肾脏肿瘤等。

临床有时鉴别肾实质性高血压与高血压引起的肾脏损害较为困难。一般情况下，前者肾脏病变的发生常先于高血压或与其同时出现，血压水平较高且较难控制，易进展为恶性高血压，蛋白尿/血尿发生早、程度重、肾脏功能受损明显。常用的实验室检查：血尿常规、血电解质、肌酐、尿酸、血糖、血脂的测定，24 小时尿蛋白定量或尿清蛋白/肌酐比值、12 小时尿沉渣检查，肾脏 B 超——了解肾脏大小、形态及有无肿瘤，如发现肾脏体积及形态异常，或发现肿物，则需进一步做肾脏 CT/MRI 以确诊并查病因；必要时应在有条件的医院行肾脏穿刺及病理学检查，这是诊断肾实质性疾病的金标准。

肾实质性高血压应低盐饮食（<6 g/d）；大量蛋白尿及肾功能不全者，宜选择摄入高生物效价蛋白；在针对原发病进行有效的治疗同时，积极控制血压在<18.7/12.0 kPa（140/90 mmHg），

有蛋白尿的患者应首选 ACEI 或 ARB 作为降压药物,必要时联合其他药物。透析及肾移植用于终末期肾病。

(二)肾血管性

肾血管性高血压是继发性高血压最常见的病因。引起肾动脉狭窄的主要原因包括动脉粥样硬化(90%),主要是出现了其他系统性动脉硬化相关临床症状的老年患者;肌纤维发育不良(不到 10%)(图 4-2),主要是健康状况较好的年轻女性,常有吸烟史;还有比较少见的多发性大动脉炎。单侧肾动脉狭窄时,患侧肾分泌肾素激活 RAAS,导致水钠潴留。另外,健侧肾高灌注,产生压力性利尿,进一步导致 RAAS 激活,形成肾素依赖性高血压的恶性循环。双侧肾动脉狭窄时,同样存在 RAAS 激活,但无压力性利尿,因而血容量扩张使得肾素分泌抑制,因此产生容量依赖性高血压。当血容量减少时,容量依赖性高血压可再转变为肾素依赖性高血压,比如使用利尿剂治疗后容量减少,肾素再次分泌增多,可导致利尿剂抵抗性高血压。

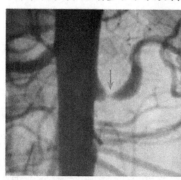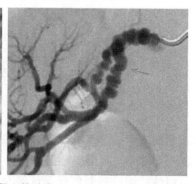

图 4-2 肾血管狭窄

左侧为动脉粥样硬化(箭头所示);右侧为肌纤维发育不良(箭头所示)

以下临床证据有助于肾血管性高血压的诊断:所有需要住院治疗的急性高血压;反复发作的"瞬时"肺水肿;腹部或肋脊角处闻及血管杂音;血压长期控制良好的高血压患者病情在近期加重;年轻患者或 50 岁以后出现的恶性高血压;不明原因低钾血症;使用 ACEI 或 ARB 类药物后产生的急进性肾衰竭;左右肾脏大小不等;全身性动脉粥样硬化疾病。

彩色多普勒超声检查是一种无创检查,为诊断肾动脉狭窄的首选方法。造影剂增强性计算机断层 X 线照相术(contrast-enhanced computed tomography,CTA)及磁共振血管造影(magnetic resonance angiography,MRA)亦常用于肾动脉狭窄的检查。肌纤维发育异常产生的肾动脉狭窄往往会在肾动脉中部形成一个"串珠样"改变;而动脉硬化导致的肾动脉狭窄其病变一般在动脉近端,且不连续。侵入性肾血管造影是肾动脉狭窄诊断的金标准。

治疗方法包括药物治疗、介入治疗和手术治疗,应根据病因来选择。肌纤维发育不良性肾动脉狭窄常选用球囊血管成形术(PTCA),总体来说预后较好。对于动脉硬化性肾动脉狭窄来说,控制血压及相关动脉硬化危险因素是首选治疗手段,推荐 AECI/ARB 作为首选,但双侧肾动脉狭窄,肾功能已受损或非狭窄侧肾功能较差者禁用,此外 CCB、β 受体阻滞剂及噻嗪类利尿剂等也能用于治疗。目前,进行球囊血管成形术的指征仅包括真性药物抵抗性高血压及进行性肾衰竭(缺血性肾病)。大多数动脉硬化造成的肾血管损伤并不会导致高血压或进行性肾衰竭,而肾脏血运重建(球囊血管成形术或支架术)对于多数患者来说并无益处,反而存在一些潜在的并发症风险。

二、内分泌性高血压

内分泌组织增生或肿瘤所致的多种内分泌疾病,由于其相应激素如醛固酮、儿茶酚胺及皮质醇等分泌过度增多,导致机体血流动力学改变而使血压升高。这种由内分泌激素分泌增多而致的高血压称为内分泌性高血压,也是较常见的继发性高血压,如能切除肿瘤,去除病因,高血压可被治愈或缓解。临床常见继发性高血压如下(表 4-4)。

表 4-4　常见内分泌性高血压鉴别

病因	病史	查体	实验室检查	筛查	确诊试验
皮质醇增多症	快速的体重增加,多尿、多饮、心理障碍	典型的身体特征:向心性肥胖、满月脸、水牛背、多毛症、紫纹	高胆固醇血症、高血糖	24 小时尿游离皮质醇	小剂量地塞米松抑制试验
嗜铬细胞瘤	阵发性高血压或持续性高血压,头痛、出汗、心悸和面色苍白,嗜铬细胞瘤的阳性家族史	多发性纤维瘤可出现皮肤红斑	偶然发现肾上腺肿块	尿分离测量肾上腺素类物质或血浆游离肾上腺素类物质	腹、盆部 CT、MRI、^{123}I 标记的间碘苄胍,突变基因筛查
原发性醛固酮增多症	肌无力,有早发性高血压和早发脑血管事件(<40 岁)的家族史	心律失常(严重低钾血症时发生)	低钾血症(自发或利尿剂引起),偶然发现的肾上腺肿块	醛固酮/肾素比(纠正低钾血症、停用影像 RAA 系统的药物)	定性实验(盐负荷实验、地塞米松抑制试验)肾上腺 CT,肾上腺静脉取血

(一)原发性醛固酮增多症

原发性醛固酮增多症(primary hyperaldosteronism,PHA)通常简称原醛症,是由于肾上腺自主分泌过多醛固酮,而导致水钠潴留、高血压、低血钾和血浆肾素活性受抑制的临床综合征,常见原因是肾上腺腺瘤、单侧或双侧肾上腺增生,少见原因为腺癌和糖皮质激素可调节性醛固酮增多症。近年的报告显示该病在高血压中占 5%～15%,在难治性高血压中接近 20%。

诊断原发性醛固酮增多症的步骤分 3 步:筛查、盐负荷试验及肾上腺静脉取血(图 4-3)。筛查包括测量血浆肾素和醛固酮水平。尽管用醛固酮/肾素比率测定法来筛选所有高血压患者的前景乐观,但这种方法的应用还是有很多局限性,比率升高完全可能仅由低肾素引起。阳性结果应该基于血浆醛固酮水平升高(>15 ng/dL)和被抑制的低肾素水平。

因此,筛查仅被推荐用于以下高度可能患有原发性醛固酮增多症的高血压患者:①没有原因的难以解释的低血钾;②由利尿剂引发的严重的低钾血症,但对保钾药有抵抗;③有原发性醛固酮增多症的家族史;④对合适的治疗有抵抗,而这种抵抗又难以解释;⑤高血压患者中偶然发现的肾上腺腺瘤。

如果需检测血浆醛固酮和肾素水平的话,无论是口服还是静脉都应进行盐抑制试验以明确自主性醛固酮增多症。如果存在,则应行肾上腺静脉取样,区分单侧性的腺瘤和双侧增生,并确定需经腹腔镜手术切除的腺体。CT 或 MRI 影像学可以帮助鉴别肾上腺腺瘤和双侧肾上腺增生症(图 4-4)。

一旦诊断原发性醛固酮增多症并确立病理类型,治疗方法的选择就相当明确:单发腺瘤应通过腹腔镜行肿瘤切除术；双侧肾上腺增生的患者可予以醛固酮受体拮抗剂治疗,螺内酯或依普利酮,必要时还可给予噻嗪类利尿剂和其他降压药。腺瘤切除后,约有半数患者血压会恢复正常,而另一些尽管有所改善但仍是高血压状态,这可能与原本就存在的原发性高血压或长期继发性高血压损害引起的肾脏有关。

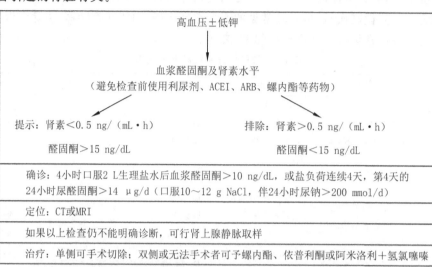

高血压±低钾

血浆醛固酮及肾素水平
（避免检查前使用利尿剂、ACEI、ARB、螺内酯等药物）

提示：肾素<0.5 ng/（mL·h）　　　　排除：肾素>0.5 ng/（mL·h）

醛固酮>15 ng/dL　　　　　　　　　醛固酮<15 ng/dL

确诊：4小时口服2 L生理盐水后血浆醛固酮>10 ng/dL,或盐负荷连续4天,第4天的24小时尿醛固酮>14 μg/d（口服10～12 g NaCl,伴24小时尿钠>200 mmol/d）

定位：CT或MRI

如果以上检查仍不能明确诊断,可行肾上腺静脉取样

治疗：单侧可手术切除；双侧或无法手术者可予螺内酯、依普利酮或阿米洛利＋氢氯噻嗪

图 4-3　原发性醛固酮增多症患者的诊断及治疗流程

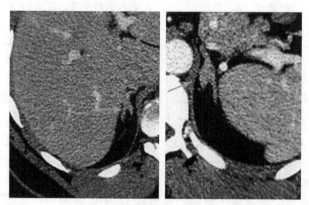

图 4-4　CT 成像提示的肾上腺肿块

CT 成像显示的左肾上腺肿块(右侧图片黑色箭头处)与右侧肾上腺对比(左侧图片黑色箭头处)

（二）皮质醇增多症

皮质醇增多症是由于多种病因引起肾上腺皮质长期分泌过量皮质醇所产生的一组综合征（表 4-5）。80％的皮质醇增多症患者均有高血压,如不治疗,可引起左心室肥厚和充血性心力衰竭等,其存在时间越长,即使病因去除后血压恢复正常的可能性也越小。

表 4-5　皮质醇增多症的病因分类及相对患病率

病因分类	患病率
一、内源性皮质醇增多症	
1.ACTH 依赖性皮质醇增多症	
垂体性皮质醇增多症(库欣病)	60％～70％

续表

病因分类	患病率
异位 ACTH 综合征	15%～20%
异位 CRH 综合征	罕见
2.ACTH 非依赖性皮质醇增多症	
肾上腺皮质腺瘤	10%～20%
肾上腺皮质腺癌	2%～3%
ACTH 非依赖性大结节增生	2%～3%
原发性色素结节性肾上腺病	罕见
二、外源性皮质醇增多症	
1.假皮质醇增多症	
大量饮酒	
抑郁症	
肥胖症	
2.药物源性皮质醇增多症	

ACTH:促肾上腺皮质激素;CRH:促皮质素释放激素。

推荐对以下人群进行皮质醇增多症的筛查:①年轻患者出现骨质疏松、高血压等与年龄不相称的临床表现;②具有皮质醇增多症的临床表现且进行性加重,特别是有典型的症状如肌病、多血质、紫纹、瘀斑和皮肤变薄的患者;③体重增加而身高百分位下降,生长停滞的肥胖儿童;④肾上腺意外瘤患者。如果临床特点符合,则通过测定 24 小时尿游离皮质醇或血清皮质醇昼夜节律检测进行筛查。当初步检测结果异常时,则应行小剂量地塞米松抑制试验进行确诊。当存在有异常筛查结果时,多数学者建议行另一项额外的大剂量地塞米松抑制试验,即每 6 小时口服 2 mg地塞米松共服 2 天,然后测定尿液中游离皮质醇和血浆皮质醇水平。如果皮质醇增多症是由垂体 ACTH 过度分泌所致双侧肾上腺增生,那么尿游离皮质醇与对照组 2.0 mg 剂量相对比将被抑制到 50%以下,而异位 ACTH 综合征对此负反馈机制不敏感。血浆 ACTH 测定有助于区分 ACTH 依赖性和 ACTH 非依赖性皮质醇增多症。肾上腺影像学包括 B 超、CT、MRI 检查,推荐首选双侧肾上腺 CT 薄层(2～3 mm)增强扫描。对促皮质激素释放激素的反应及下颌骨岩下窦取样可用来确定皮质醇增多症的垂体病因。治疗主要采用手术、放疗及药物方法治疗基础疾病,降压治疗可采用利尿剂或与其他降压药物联用。

(三)嗜铬细胞瘤

嗜铬细胞瘤是一种少见的由肾上腺嗜铬细胞组成的分泌儿茶酚胺的肿瘤,副神经节瘤是更加罕见的发生于交感神经和迷走神经神经节细胞的一种肾上腺外肿瘤。在临床上,嗜铬细胞瘤泛指分泌儿茶酚胺的肿瘤,包括了肾上腺嗜铬细胞瘤和功能性的肾上腺外的副神经节瘤。嗜铬细胞瘤大部分是良性肿瘤。嗜铬细胞瘤可发生在所有年龄段,主要沿交感神经链分布,较少发生在迷走区域。约 15%的嗜铬细胞瘤是肾上腺外的,即副神经节瘤。

剧烈的血压波动及发作性的临床症状,常提示嗜铬细胞瘤的可能。然而在 50%的患者中,高血压可能是持续性的。高血压可能合并头痛、出汗、心悸等症状。在以分泌肾上腺素为主的嗜铬细胞瘤患者中,由于血容量的下降和交感反射减弱易发生直立性低血压。如果在弯腰、运动、腹部触诊、吸烟或深吸气时引起血压反复骤升并在数分钟内骤降,应高度怀疑嗜铬细胞瘤。在发作期间可测定血或尿儿茶酚胺或血、尿间羟肾上腺素类似物,主要包括血浆甲氧基肾上腺素、血浆甲氧基去甲肾上腺素和尿甲氧基肾上腺素、尿甲氧基去甲肾上腺素。应用 CT 或 MRI 进行肿瘤定位。

嗜铬细胞瘤多数为良性肿瘤,约 10% 的嗜铬细胞瘤为恶性。手术切除效果较好,手术前应使用 α 受体拮抗剂,手术后血压多能恢复正常。手术前或恶性病变已多处转移无法手术者,可选用 α 和 β 受体拮抗剂联合治疗。

三、主动脉缩窄

主动脉缩窄多数为先天性,少数由多发性大动脉炎所致。先天性主动脉缩窄可发生在胸主动脉或腹主动脉,常起源于左锁骨下动脉起始段远端或动脉导管韧带的远端。主动脉缩窄的典型特征有上臂高血压、股动脉搏动微弱或消失、背部有响亮杂音。二维超声可检测到病变,诊断需依靠主动脉造影(图 4-5)。治疗主要为介入扩张支架置入或血管手术。病变纠正后患者可能仍然有高血压,应该仔细监测并治疗。

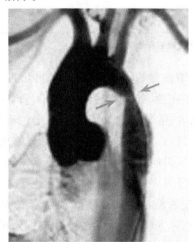

图 4-5　主动脉造影提示降主动脉缩窄
降主动脉缩窄(箭头示)

四、妊娠期高血压

妊娠合并高血压的患病率占孕妇的 5%～10%,妊娠合并高血压分为慢性高血压、妊娠期高血压和先兆子痫/子痫 3 类。慢性高血压指的是妊娠前即证实存在或在妊娠的前 20 周即出现的高血压;妊娠期高血压为妊娠 20 周以后发生的高血压,不伴有明显蛋白尿,妊娠结束后血压可以恢复正常;先兆子痫定义为发生在妊娠 20 周后首次出现高血压和蛋白尿,常伴有水肿与高尿酸血症,可分为轻、重度,如出现抽搐可诊断为子痫。对于妊娠高血压,非药物措施(限盐、富钾饮食、适当活动、情绪放松)是安全有效的,应作为药物治疗的基础。由于所有降压药物对胎儿的安全性均缺乏严格的临床验证,而且动物试验中发现一些药物具有致畸作用,因此,药物选择和应用受到限制。妊娠期间的降压用药不宜过于积极,治疗的主要目的是保证母子安全和妊娠的顺利进行。必要时谨慎使用降压药,常用的静脉降压药物有甲基多巴、拉贝洛尔和硫酸镁等;口服药物包括 β 受体阻滞剂或钙通道阻滞剂。妊娠期间禁用 ACEI 或 ARB。

五、神经源性高血压

神经系统与血压调控密切相关。多种中枢和周围神经系统病变可以导致高血压。其机制主要与颅内压增高使血管舒缩中心的交感神经系统冲动增加及自主神经功能障碍有关。当今世界,社会压力大,精神心理疾病患病率大大提高,而精神心理异常可通过多种渠道导致血压升高,成为双心医学探讨的主要内容。

(一)颅内压增高与高血压

正常成人颅腔是由颅底骨和颅盖骨组成的腔体,有容纳和保护其内容物的作用。除了出入颅腔的血管系统(特别是颈静脉)及颅底孔(特别是枕骨大孔)与颅外相通外,可以把颅腔看作一个完全密闭的容器,而且由于组成颅腔的颅骨坚硬而不能扩张,所以每个人的颅腔容积是恒定的。

1.病因

(1)脑血管疾病:包括脑出血、蛛网膜下腔出血、大面积脑血栓形成、脑栓塞和颅内静脉窦血栓形成等。

(2)颅内感染性疾病:如病毒、细菌、结核、真菌等引起的脑膜炎、脑炎、脑脓肿等。

(3)颅脑损伤:如脑挫裂伤、颅内血肿、手术创伤、广泛性颅骨骨折、颅脑火器伤、外伤性蛛网膜下腔出血等。

(4)颅内占位性病变:包括各种癌瘤、脓肿、血肿、肉芽肿、囊肿、脑寄生虫等。

(5)各种原因引起的交通性和非交通性脑积水。

(6)各种原因引起的缺血缺氧代谢性脑病:如呼吸道梗阻、窒息、心搏骤停、肝性脑病、酸中毒、一氧化碳中毒、铅中毒、急性水中毒和低血糖等。

(7)未得到有效控制的癫痫持续状态。

(8)良性颅内压增高。

(9)先天性异常:如导水管的发育畸形、颅底凹陷和先天性小脑扁桃体下疝畸形等,可以造成脑脊液回流受阻,从而继发脑积水和颅内压增高狭颅症,由于颅腔狭小,限制了脑的正常发育,也常发生颅内压增高。

2.临床表现

(1)头痛:是因为颅内有痛觉的组织(如脑膜、血管和神经)受到压力的牵张所引起。

颅内压增高引起的头痛的特点:头痛常是持续性的,伴有阵发性的加剧,常因咳嗽或打喷嚏等用力动作而加重。头痛的部位以额、颞、枕部明显;头痛的性质呈胀痛或搏动性疼痛;急性颅内压增高的患者,头痛常非常剧烈,伴烦躁不安,并常进入昏迷状态。儿童及老年人的头痛相对较成年人为少。

(2)呕吐:呕吐是头痛的伴发症状,典型表现为喷射性呕吐,一般与饮食无关,但较易发生于进食后,因此患者常常拒食,可导致失水和体重锐减。也可见非喷射性呕吐。恶心、呕吐可因肿瘤直接压迫迷走神经核或第四脑室底部而引起。有人认为是因为迷走神经核团或其神经根受到刺激所引起。脑干肿瘤起源于迷走神经核团附近者,呕吐有时是其早期唯一的症状,可造成诊断上的困难,有时可误诊为"功能性呕吐"。

(3)视盘水肿:视盘水肿是颅内压增高的特征性体征之一。它是因颅内压增高使眼底静脉回流受阻所致,与颅内压增高发生发展的时间、速度和程度有关。颅内压增高早期或急性颅内压增高时,视盘水肿可不明显,对视力影响不大。而慢性颅内压增高的患者,70%以上均有视盘水肿,如视盘边界模糊,生理凹陷不清,静脉充盈、迂曲,视盘周围火焰状出血等。此时,视力减退,随着视盘水肿的加重,可继发视神经萎缩,常伴不可逆视力减退甚至失明。

(4)意识障碍:意识障碍的病理解剖学基础是颅内压增高导致的全脑严重缺血缺氧和脑干网状结构功能受累。患者可呈谵妄、呆木、昏沉甚至昏迷。

(5)库欣反应:是指在严重颅内压增高时出现的血压上升、心率缓慢和呼吸减慢等现象。其结果是确保一定的脑灌注压,使肺泡 O_2 和 CO_2 充分交换,增加脑供氧,是机体总动员和积极代偿的表现。

(6)复视:因展神经在颅底走行较长,极易受到颅内压增高的损伤,出现单侧或双侧展神经麻痹,早期表现为复视。颅内压增高持续较久的病例,眼球外展受限,甚至使眼球完全内斜。

(7)抽搐及去大脑强直:抽搐及去大脑强直多系脑干受压所致,表现为突然意识丧失、四肢强直、颈和背部后屈,呈角弓反张状。

(8)视野缺损:系后颅窝病变引起的脑室积水,第三脑室扩大压迫视交叉后部并引起蝶鞍的扩大所致。常可误诊为垂体瘤。

(9)脑疝的表现:颅内压升高到一定程度,部分脑组织发生移位,挤入硬脑膜的裂隙或枕骨大孔,压迫附近的神经、血管和脑干,产生一系列症状和体征。幕上的脑组织(颞叶的海马回、钩回)通过小脑幕切迹被挤向幕下,称为小脑幕切迹疝或颞叶钩回疝或海马沟回疝。幕下的小脑扁桃体及延髓经枕骨大孔被挤向椎管内,称为枕骨大孔疝或小脑扁桃体疝。一侧大脑半球的扣带回经镰下孔被挤入对侧分腔,称为大脑镰下疝或扣带回疝。

小脑幕切迹疝(颞叶钩回疝):同侧动眼神经麻痹,表现为眼睑下垂,瞳孔扩大,对光反射迟钝或消失,不同程度的意识障碍,生命体征变化,对侧肢体瘫痪和出现病理反射。小脑幕切迹疝的临床表现如下。①颅内压增高:表现为头痛加重,呕吐频繁,躁动不安,提示病情加重。②意识障碍:患者逐渐出现意识障碍,由嗜睡、朦胧到浅昏迷、昏迷,对外界的刺激反应迟钝或消失,系脑干网状结构上行激活系统受累的结果。③瞳孔变化:最初可有时间短暂的患侧瞳孔缩小,但多不易被发现。以后该侧瞳孔逐渐散大,对光发射迟钝、消失,说明动眼神经背侧部的副交感神经纤维已受损。晚期则双侧瞳孔散大,对光反射消失,眼球固定不动。④锥体束征:由于患侧大脑脚受压,出现对侧肢体力弱或瘫痪,肌张力增高,腱反射亢进,病理反射阳性。有时由于脑干被推向对侧,使对侧大脑脚与小脑幕游离缘相挤,造成脑疝同侧的锥体束征,需注意分析,以免导致病变定侧的错误。⑤生命体征改变:表现为血压升高,脉缓有力,呼吸深慢,体温上升。到晚期,生命中枢逐渐衰竭,出现潮式或叹息样呼吸,脉频弱,血压和体温下降;最后呼吸停止,继而心跳亦停止。

枕骨大孔疝(小脑扁桃体疝):①枕下疼痛、项强或强迫头位,疝出组织压迫颈上部神经根,或因枕骨大孔区脑膜或血管壁的敏感神经末梢受牵拉,可引起枕下疼痛。为避免延髓受压加重,机体发生保护性或反射性颈肌痉挛,患者头部维持在适当位置。②颅内压增高,表现为头痛剧烈,呕吐频繁,慢性脑疝患者多有视神经盘水肿。③后组脑神经受累,由于脑干下移,后组脑神经受牵拉,或因脑干受压,出现眩晕、听力减退等症状。④生命体征改变,慢性疝出者生命体征变化不明显;急性疝出者生命体征改变显著,迅速发生呼吸和循环障碍,先呼吸减慢,脉搏细速,血压下降,很快出现潮式呼吸和呼吸停止,如不采取措施,不久心跳也停止。与小脑幕切迹疝相比枕骨大孔疝的特点——生命体征变化出现较早,瞳孔改变和意识障碍出现较晚。

大脑镰下疝:引起病侧大脑半球内侧面受压部的脑组织软化坏死,出现对侧下肢轻瘫、排尿障碍等症状。一般活体不易诊断。

(10)与颅内原发病变相关的症状体征：主要是与病变部位相关的神经功能刺激症状或局灶体征，如癫痫、失语、智能障碍、运动障碍、感觉障碍和自主神经功能障碍等。

(11)心血管舒缩中枢障碍症状体征：可表现为血压忽高忽低，最高可达 29.3/18.7 kPa(220/140 mmHg)以上，最低达 12.0/8.0 kPa(90/60 mmHg)以下；伴心动过速、心动过缓或心律不齐。心率或心律、血压具有波动幅度大、不稳定及对药物干预敏感等特点。

(12)与血压增高相关的症状体征：头痛、头晕、心悸、气短、耳鸣、乏力等，甚至出现高血压所致的心、脑、肾、眼等靶器官损害的表现。

3.治疗

颅内原发疾病的治疗是解除颅内压增高所致高血压的根本，而降低颅压治疗是降低血压的直接手段，如手术清除颅内血肿、脓肿、肉芽肿、肿瘤等颅内占位病变；脑室穿刺引流或脑脊液分流，改善脑脊液循环；脑静脉血栓局部溶栓，促进脑静脉回流等。多数情况下，随着颅内压的下降，血压恢复或接近正常。所以对血压的调控应持谨慎的态度，不能盲目地予以降压药物干预。降颅内压治疗应当是一个平衡的、逐步的过程。从简单的措施开始，降颅内压治疗需同步监测颅内压和血压，以维持脑灌注压＞9.3 kPa(70 mmHg)。具体措施如下。

(1)抬高头位：床头抬高30°，可减少脑血流容积，增加颈静脉回流，降低脑静脉压和颅内压，且安全有效。理想的头位角度应依据患者 ICP 监测的个体反应而定，枕部过高或颈部过紧可导致 ICP 增加，应予以避免。

(2)止痛和镇静：当颅内压顺应性降低时，躁动、对抗束缚、行气管插管或其他侵入性操作等均可使胸腔内压和颈静脉压增高，颅内压增高；另焦虑或恐惧使交感神经系统功能亢进，导致心动过速，血压增高，脑代谢率增高，脑血流增加，颅内压增高。因此，积极进行镇静治疗尤为重要。胃肠外镇静剂有呼吸抑制和血压降低的危险，所以必须先行气管插管和动脉血压监测，然后再用药。异丙酚是一种理想的静脉注射镇静药，其半衰期很短，且不影响患者的神经系统临床评估，还有抗癫痫及清除自由基作用，通常剂量为 0.3～4 mg/(kg · h)。应避免使用麻痹性神经肌肉阻滞剂，因其影响神经系统功能的正确评估。

(3)补液：颅内压增高患者只能输注等渗液如0.9％生理盐水，禁用低渗液如5％右旋糖酐或0.45％盐水。应积极纠正机体低渗状态(＜280 mmol/L)，轻度高渗状态(＞300 mmol/L)对病情是有利的。CPP 降低可使 ICP 反射性增加，可输注等渗液纠正低血容量。不应使用5％或10％葡萄糖溶液，禁忌使用50％高渗葡萄糖溶液，因为会增加脑组织内乳酸堆积，加重脑水肿和神经元损害。当然，临床医师应根据患者血糖和血浆电解质含量动态监测及时调整补液种类和补液量。

(4)降颅压。①渗透性利尿剂：如甘露醇、甘油、高渗盐水等；②人血清蛋白：应用人血清蛋白可明显地增加血浆胶体渗透压，使组织间水分向血管中转移，从而减轻脑水肿，降低颅内压，尤其适用于血容量不足、低蛋白血症的颅内高压、脑水肿患者；③髓袢利尿剂：主要为呋塞米，作用于髓袢升支髓质部腔面的细胞膜，抑制 Na^+ 和 Cl^- 重吸收；④糖皮质激素：主要是利用糖皮质激素具有稳定膜结构的作用减少了因自由基引发的脂质过氧化反应，从而降低脑血管通透性、恢复血管屏障功能、增加损伤区血流量及改善 Na^+-K^+-ATP 酶的功能，使脑水肿得到改善。

(5)巴比妥类药物：巴比妥类药物具有收缩脑血管、降低脑代谢率、抑制脑脊液分泌、减低脑耗氧量和脑血流量及抑制自由基介导的脂质过氧化作用。大剂量巴比妥可使颅内压降低。临床试验证实,输入戊巴比妥负荷剂量 5～20 mg/kg,维持量 1～4 mg/(kg·h),可改善难治性颅内压增高。美国和欧洲脑卒中治疗指南推荐可用大剂量巴比妥类药物治疗顽固性高颅压,但心血管疾病患者不宜使用。

(6)过度通气:过度换气可使肺泡和血中的二氧化碳分压降低,导致低碳酸血症,低碳酸血症使脑阻力血管收缩和脑血流减少,从而缩小脑容积和降低颅内压。也有认为是增加呼吸的负压使中心静脉压下降,脑静脉血易于回流至心脏。因而使脑血容量减少。但当 $PaCO_2$ 低于 4.0 kPa(30 mmHg)时,会引起脑血管痉挛,导致脑缺血缺氧,加重颅内高压。以往认为采用短时程(<24 小时)轻度过度通气($PaCO_2$ 4.0～4.7 kPa(30～35 mmHg)),这样不但可以降低颅内压,而且不会导致和加重脑缺血。近年来随着脑组织氧含量直接测定技术的问世,研究发现短时程轻度过度通气亦不能提高脑组织氧含量,相反会降低脑组织氧含量。所以,国内外学者已不主张采用任何形式过度通气治疗颅内高压,而采用正常辅助呼吸,维持动脉血 $PaCO_2$ 在正常范围为宜。

(7)亚低温治疗:动物实验证实,温度升高使脑的氧代谢率增加,脑血流量增加,颅内压增高,尤其是缺血缺氧性损伤恶化。通常每降低 1 ℃,脑耗氧量与血流量即下降 6.7%,有资料表明当体温降至 30 ℃时,脑耗氧量为正常时的 50%～55%,脑脊液压力较降温前低 56%。因此,首先应对体温增高的患者进行降温治疗(应用对乙酰氨基酚、降温毯、吲哚美辛等)。近年来,随着现代重症监护技术的发展,亚低温降颅压治疗的研究发展很快。无论是一般性颅内压增高还是难治性颅内压增高,亚低温治疗都是有效的,且全身降温比孤立的头部降温更有效。降温深度依病情而定,以 32～34 ℃为宜,过高达不到降温目的,过低有发生心室纤颤的危险。降温过程中切忌发生寒战、冻伤及水电解质失调,一般持续 3～5 天即可停止物理降温,使患者自然复温,逐渐减少用药乃至停药。亚低温治疗在欧洲、美国、日本等地区得到推广使用。但由于亚低温治疗需要使用肌松剂和持续使用呼吸机,目前国内中小医院尚难以开展此项技术。

(8)减少脑脊液:以迅速降低颅内压,缓解病情。也是常用的颅脑手术前的辅助性抢救措施之一。①脑脊液外引流:是抢救脑疝危象患者的重要措施。控制性持续性闭式脑室引流,既可使脑脊液缓慢流出以将颅内压控制在正常范围,从而避免突然压力下降而导致脑室塌陷、小脑上疝、脑充血、脑水肿加重或颅内压动力学平衡的紊乱,而且有利于保持引流的通畅。关闭式引流有利于预防感染。②脑脊液分流术:不论何种原因引起的阻塞性或交通性脑积水,凡不能除去病因者均可行脑脊液分流术。根据阻塞的不同部位,可使脑脊液绕过阻塞处到达大脑表面,再经过蛛网膜颗粒吸收,以达到降低颅内压的目的;或将脑脊液引流到右心房或腹腔等部位而被吸收。若分流术成功,效果是比较肯定的。常用的脑脊液分流方法有侧脑室-枕大池分流术、侧脑室-右心房分流术、侧脑室-腹腔引流术、腰椎蛛网膜下腔-腹腔分流术。目前临床最常用的是侧脑室-腹腔引流术。③乙酰唑胺:一种碳酸酐酶抑制剂,它能使脑脊液产生减少 50%,从而降低颅内压。常用剂量是每次 0.25 g,每天 3 次。

(9)颅内占位病变:如肿瘤、脑脓肿等颅内占位性病变应手术切除,若不能切除可考虑脑室引流或行颅骨切开去骨瓣减压,可迅速降低颅内压。有学者认为,通过各种降颅压措施,如脱水、过度换气、巴比妥昏迷、亚低温等治疗不能控制的颅内高压,应考虑标准大骨瓣开颅术。

(10)去大骨瓣减压术:能使脑组织向减压窗方向膨出,以减轻颅内高压对重要脑结构的压迫,尤其是脑干和下丘脑,以挽救患者生命。但越来越多的临床实践证明,去大骨瓣减压术不但没有降低重型颅脑伤患者死残率,而且可能会增加重型颅脑伤患者残死率。

原因:①去大骨瓣减压术会导致膨出的脑组织在减压窗处嵌顿、嵌出的脑组织静脉回流受阻、脑组织缺血水肿坏死,久之形成脑穿通畸形;②去大骨瓣减压术不缝合硬脑膜会增加术后癫痫发作;③去大骨瓣减压术会导致脑室脑脊液向减压窗方向流动,形成间质性脑水肿;④去骨瓣减压术不缝合硬脑膜,使手术创面渗血进入脑池和脑室系统,容易引起脑积水;⑤去大骨瓣减压术不缝合硬脑膜会导致脑在颅腔内不稳定,会引起再损伤;⑥去大骨瓣减压术不缝合硬脑膜会增加颅内感染、切口裂开机会等。

(11)预防性抗癫痫治疗:越来越多的临床研究表明使用预防性抗癫痫药不但不会降低颅脑损伤后癫痫发生率,而且会加重脑损害和引起严重毒副作用。严重脑挫裂伤脑内血肿清除术后是否常规服用预防性抗癫痫治疗仍有争议,也无任何大规模临床研究证据。国外学者不提倡预防性抗癫痫治疗。但若颅脑损伤患者一旦发生癫痫,则应该正规使用抗癫痫药。

(12)高压氧治疗:当动脉二氧化碳分压正常而氧分压增高时,也可使脑血管收缩,脑体积缩小,从而达到降颅内压的目的。在两个大气压下吸氧,可使动脉氧分压增加到 133.3 kPa(1 000 mmHg)以上,使增高的颅内压下降 30%。然而这种治疗作用只是在氧分压维持时才存在,如血管已处于麻痹状态,高压氧则不能起作用。有文献报道高压氧吸入后因肺泡与肺静脉氧分压差的增大,血氧弥散量可增加近 20 倍,从而大大提高组织氧含量,可中断因为脑缺血缺氧导致的脑水肿,可促进昏迷患者的觉醒,减少住院天数,能显著改善脑损伤患者的认知功能障碍,有利于机体功能的恢复,对抢救生命和提高生存质量有较好的疗效。

绝对禁忌证:未经处理的气胸、纵隔气肿,肺大疱,活动性内出血及出血性疾病,结核性空洞形成并咯血,心脏二度以上房室传导阻滞。

相对禁忌证:重症上呼吸道感染,重症肺气肿,支气管扩张症,重度鼻窦炎,血压高于 21.3/13.3 kPa(160/100 mmHg),心动过缓<50 次/分,未做处理的恶性肿瘤,视网膜脱离,早期妊娠(3 个月内)。

(13)调控血压:调控血压时应考虑系统动脉血压与颅内压和脑灌注压的关系。尤其是脑卒中急性期的血压管理,脑卒中急性期降压治疗目前仍无定论。由于病灶周边脑组织的充分血液供应对挽救缺血半暗带区濒危脑细胞至关重要,而这时 CBF 自我调节机制受损,CPP 严重依赖 MAP,但血压过高也会引起血-脑屏障破坏及其他相关脏器功能损伤。大量研究结果表明,75% 以上的脑卒中患者急性期血压升高,尤其是那些既往有高血压病史的患者。在脑卒中发生后的 1 周内,血压有自行下降的趋势,有些患者数小时内即可看到血压明显降低。因此,对脑卒中急性期的血压,要持慎重的态度,而非简单的降低血压。

(二)自主神经功能障碍与高血压

自主神经主要分布于内脏、心血管和腺体。由于内脏反射通常是不能随意控制,故名自主神经。自主神经系统的功能在于调节心肌、平滑肌和腺体的活动,交感和副交感神经对内脏的调节具有对立统一作用。血管运动中枢位于脑干,它通过胸腰段交感神经元及第Ⅸ、Ⅹ对脑神经(副交感神经)对主动脉弓、窦房结、颈动脉压力感受器的控制,调节和维持交感神经和副交感神经的相对平衡,保持心血管系统的稳定性。因此,凡累及自主神经系统的病变大多可引起血压的变化。

1.脊髓损伤后自主神经反射不良

自主神经反射不良(autonomic dysreflexia,AD)或称自主神经反射亢进,是指脊髓 T_6 或以上平面的脊髓损伤(spinal cord injury,SCI)而引发的以血压阵发性骤然升高为特征的一组临床综合征。常见的 SCI 的病因有外伤、肿痛、感染等。

2.致死性家族性失眠症

致死性家族性失眠症(fatal familial insomnia,FFI)是罕见的家族性人类朊蛋白(prion protein,PrP)疾病,是常染色体显性遗传性疾病,也是近年来备受关注的人类可传播性海绵样脑病(transmissible spongiform encephalopathy,TSH)之一。1986年,意大利Bologna大学医学院Lugaresi等首先报道并详细描述了本病的第一个病例,以进行性睡眠障碍和自主神经失调为主要表现,尸检证实丘脑神经细胞大量脱失,命名为致死性家族性失眠症。随着基因监测技术的发展和对朊蛋白疾病认识的深入,全世界FFI散发病例及家系报道逐渐增多。因FFI是罕见病,目前为止尚无流行病学资料。FFI由于自主神经失调可表现出高血压征象,同时可因严重睡眠障碍导致血压昼夜节律异常。

3.吉兰-巴雷综合征与高血压

吉兰-巴雷综合征(guillain-barre syndrome,GBS)是一类免疫介导的急性炎性周围神经病。临床特征为急性起病,症状多在2周左右达到高峰,主要表现为多发神经根及周围神经损害,常有脑脊液蛋白-细胞分离现象,多呈单时相自限性病程,静脉注射免疫球蛋白和血浆置换治疗有效。该病还包括急性炎性脱髓鞘性多发神经根神经病(acute inflammatory demyelinating polyneuropathies,AIDP)、急性运动轴索性神经病(acute motor axonal neuropathy,AMAN)、急性运动感觉轴索性神经病(acute motor-sensory axonal neuropathy,AMSAN)、Miller Fisher综合征(Miller Fisher syndrome,MFS)、急性泛自主神经病(acute sensory neuropathy,ASN)等亚型。其中AIDP和ASN常损害自主神经,引起包括血压波动在内的诸多自主神经功能障碍的症状体征。国外报道GBS自主神经损害发生率65%,国内杨清成报道54%,鹿寒冰等报道39.4%,略低于国外。因自主神经的损害与GBS预后直接相关,临床上应引起足够的重视。

4.自主神经性癫痫

自主神经性癫痫又称间脑癫痫、内脏性癫痫等。间脑位于中脑之上,尾状核和内囊的内侧,可分为五个部分,即丘脑、丘脑上部、丘脑底部、丘脑后部、丘脑下部,后者是自主神经中枢。间脑癫痫是指这个部位病变引起的发作性症状,实际上病变并非累及整个间脑。但由于这一名称应用已久,所以至今仍被临床上沿用。1925年Heko报道首例间脑癫痫,至1929年Penfield提出间脑性癫痫的概念。这是一种不同病因引起的下丘脑病变导致的周期性发作性自主神经功能紊乱综合征。同其他自主神经病变一样,此类癫痫可致阵发性血压的升高,临床表现复杂多样,且缺乏特异性,易误诊。

(赵 旭)

第五章

心力衰竭的临床治疗

第一节　急性心力衰竭

急性心力衰竭（AHF）是临床医师面临的最常见的心脏急症之一。许多国家随着人口老龄化及急性心肌梗死患者存活率的升高，慢性心力衰竭患者的数量快速增长，同时也增加了心功能失代偿患者的数量。AHF 60％～70％是由冠心病所致，尤其是在老年群体。在年轻患者中，AHF 的原因更多见于扩张型心肌病、心律失常、先天性或瓣膜性心脏病、心肌炎等。

AHF 患者预后不良。急性心肌梗死伴有严重心力衰竭患者病死率非常高，12 个月的病死率 30％。据报道，急性肺水肿院内病死率为 12％，1 年病死率 40％。

2008 年，欧洲心脏病学会更新了急性和慢性心力衰竭指南。2010 年，中华医学会心血管病分会公布了我国急性心力衰竭诊断和治疗指南。

一、急性心力衰竭的临床表现

AHF 是指由于心脏功能异常而出现的急性临床发作。无论既往有无心脏病病史，均可发生。心功能异常可以是收缩功能异常，亦可为舒张功能异常，还可以是心律失常或心脏前负荷和后负荷失调。它通常是致命的，需要紧急治疗。

急性心力衰竭可以在既往没有心功能异常者首次发病，也可以是慢性心力衰竭（CHF）的急性失代偿。急性心力衰竭患者的临床表现如下。

（一）基础心血管疾病的病史和表现

大多数患者有各种心脏病的病史，存在引起急性心力衰竭的各种病因。老年人中的主要病因为冠心病、高血压和老年性退行性心瓣膜病，而在年轻人中多由风湿性心瓣膜病、扩张型心肌病、急性重症心肌炎等所致。

（二）诱发因素

常见的诱因：①慢性心力衰竭药物治疗缺乏依从性；②心脏容量超负荷；③严重感染，尤其肺炎和败血症；④严重颅脑损害或剧烈的精神心理紧张与波动；⑤大手术后；⑥肾功能减退；⑦急性心律失常如室性心动过速（室速）、心室颤动（室颤）、心房颤动（房颤）或心房扑动（房扑）伴快速心室率、室上性心动过速及严重的心动过缓等；⑧支气管哮喘发作；⑨肺栓塞；⑩高心排血量综合征,如甲状腺功能亢进危象、严重贫血等;⑪应用负性肌力药物如维拉帕米、地尔硫䓬、β受体阻滞剂等;⑫应用非类固醇消炎药;⑬心肌缺血;⑭老年急性舒张功能减退;⑮吸毒;⑯酗酒;⑰嗜铬细胞瘤。这些诱因使心功能原来尚可代偿的患者骤发心力衰竭,或者使已有心力衰竭的患者病情加重。

(三)早期表现

原来心功能正常的患者出现急性失代偿的心力衰竭(首发或慢性心力衰竭急性失代偿)伴有急性心力衰竭的症状和体征,出现原因不明的疲乏或运动耐力明显降低及心率增加15～20次/分,可能是左心功能降低的最早期征兆。继续发展可出现劳力性呼吸困难、夜间阵发性呼吸困难、睡觉需用枕头抬高头部等,检查可发现左心室增大、闻及舒张早期或中期奔马律、肺动脉第二音亢进、两肺尤其肺底部有细湿啰音,还可有干性啰音和哮鸣音,提示已有左心功能障碍。

(四)急性肺水肿

起病急骤,病情可迅速发展至危重状态。突发的严重呼吸困难、端坐呼吸、喘息不止、烦躁不安并有恐惧感,呼吸频率可达30～50次/分;频繁咳嗽并咯出大量粉红色泡沫样血痰;听诊心率快,心尖部常可闻及奔马律;双肺满布湿啰音和哮鸣音。

(五)心源性休克

主要表现如下。

(1)持续低血压,收缩压降至12.0 kPa(90 mmHg)以下,或原有高血压的患者收缩压降幅≥8.0 kPa(60 mmHg),且持续30分钟以上。

(2)组织低灌注状态,可有:①皮肤湿冷、苍白和发绀,出现紫色条纹;②心动过速>110次/分;③尿量显著减少(<20 mL/h),甚至无尿;④意识障碍,常有烦躁不安、激动焦虑、恐惧和濒死感;收缩压低于9.3 kPa(70 mmHg),可出现抑制症状如神志恍惚、表情淡漠、反应迟钝,逐渐发展至意识模糊甚至昏迷。

(3)血流动力学障碍:肺毛细血管楔压(PCWP)≥2.4 kPa(18 mmHg),心排血指数(CI)≤36.7 mL/(s·m²)[≤2.2 L/(min·m²)]。

(4)低氧血症和代谢性酸中毒。

二、急性心力衰竭严重程度分级

主要分级有Killip法(表5-1)、Forrester法(表5-2)和临床程度分级(表5-3)三种。Killip法主要用于急性心肌梗死患者,分级依据临床表现和胸部X线的结果。

表5-1　急性心肌梗死的Killip法分级

分级	症状与体征
Ⅰ级	无心力衰竭
Ⅱ级	有心力衰竭,两肺中下部有湿啰音,占肺野下1/2,可闻及奔马律。X线胸片有肺淤血
Ⅲ级	严重心力衰竭,有肺水肿,细湿啰音遍布两肺(超过肺野下1/2)
Ⅳ级	心源性休克、低血压[收缩压<12.0 kPa(90 mmHg)]、发绀、出汗、少尿

表 5-2 急性心力衰竭的 Forrester 法分级

分级	PCWP(mmHg)	CI[mL/(s·m²)]	组织灌注状态
Ⅰ级	≤18	>36.7	无肺淤血，无组织灌注不良
Ⅱ级	>18	>36.7	有肺淤血
Ⅲ级	<18	≤36.7	无肺淤血，有组织灌注不良
Ⅳ级	>18	≤36.7	有肺淤血，有组织灌注不良

注：PCWP，肺毛细血管楔压；CI，心排血指数，其法定单位[mL/(s·m²)]与旧制单位[L/(min·m²)]的换算因数为16.67。1 mmHg=0.133 kPa。

表 5-3 急性心力衰竭的临床程度分级

分级	皮肤	肺部啰音
Ⅰ级	干、暖	无
Ⅱ级	湿、暖	有
Ⅲ级	干、冷	无/有
Ⅳ级	湿、冷	有

Forrester 分级依据临床表现和血流动力学指标，可用于急性心肌梗死后 AHF，最适用于首次发作的急性心力衰竭。临床程度的分类法适用于心肌病患者，它主要依据临床发现，最适用于慢性失代偿性心力衰竭。

三、急性心力衰竭的诊断

AHF 的诊断主要依据症状和临床表现，同时辅以相应的实验室检查，如 ECG、胸片、生化标志物、多普勒超声心动图等，诊断的流程如图 5-1 所示。

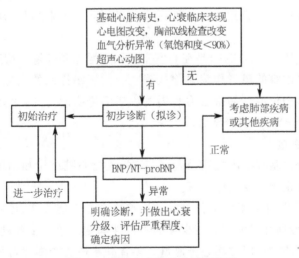

图 5-1 急性心力衰竭的诊断流程

在急性心力衰竭患者，需要系统地评估外周循环、静脉充盈、肢端体温。

在心力衰竭失代偿时，右心室充盈压通常可通过中心静脉压评估。AHF 时中心静脉压升高应谨慎分析，因为在静脉顺应性下降合并右心室顺应性下降时，即便右心室充盈压很低也会出现中心静脉压的升高。

左心室充盈压可通过肺部听诊评估,肺部存在湿啰音常提示左心室充盈压升高。进一步的确诊、严重程度的分级及随后可出现的肺淤血、胸腔积液应进行胸片检查。左心室充盈压的临床评估常被迅速变化的临床征象所误导。应进行心脏的触诊和听诊,了解有无室性和房性奔马律(S_3、S_4)。

四、实验室检查及辅助检查

(一)心电图(ECG)检查

急性心力衰竭时 ECG 多有异常改变。ECG 可以辨别节律,可以帮助确定 AHF 的病因及了解心室的负荷情况,这在急性冠脉综合征中尤为重要。ECG 还可了解左右心室/心房的劳损情况、有无心包炎及既往存在的病变如左右心室的肥大。心律失常时应分析 12 导联心电图,同时应进行连续的 ECG 监测。

(二)胸片及影像学检查

对于所有 AHF 的患者,胸片和其他影像学检查宜尽早完成,以便及时评估已经存在的肺部和心脏病变(心脏的大小及形状)及肺淤血的程度。它不但可以用于明确诊断,还可用于了解随后的治疗效果。胸片还可用作左心衰的鉴别诊断,除外肺部炎症或感染性疾病。胸部 CT 或放射性核素扫描可用于判断肺部疾病和诊断大的肺栓塞。CT、经食管超声心动图可用于诊断主动脉夹层。

(三)实验室检查

AHF 时应进行一些实验室检查。动脉血气分析可以评估氧合情况(氧分压 PaO_2)、通气情况(二氧化碳分压 $PaCO_2$)、酸碱平衡(pH)和碱缺失,在所有严重 AHF 患者应进行此项检查。脉搏血氧测定及潮气末 CO_2 测定等无创性检测方法可以替代动脉血气分析,但不适用于低心排血量及血管收缩性休克状态。静脉血氧饱和度(如颈静脉内)的测定对于评价全身的氧供需平衡很有价值。

血浆脑钠尿肽(B 型钠尿肽,BNP)是在心室室壁张力增加和容量负荷过重时由心室释放的,现在已用于急诊室呼吸困难的患者作为排除或确立心力衰竭诊断的指标。BNP 对于排除心力衰竭有着很高的阴性预测价值。如果心力衰竭的诊断已经明确,升高的血浆 BNP 和 N 末端脑钠尿肽前体(NT-proBNP)可以预测预后。

(四)超声心动图检查

超声心动图对于评价基础心脏病变及与 AHF 相关的心脏结构和功能改变是极其重要的,同时对急性冠脉综合征也有重要的评估值。

多普勒超声心动图应用于评估左右心室的局部或全心功能改变、瓣膜结构和功能、心包病变、急性心肌梗死的机械性并发症和比较少见的占位性病变。通过多普勒超声心动图测定主动脉或肺动脉的血流时速曲线可以估测心排血量。多普勒超声心动图还可估计肺动脉压力(三尖瓣反流射速),同时可监测左心室前负荷。

(五)其他检查

在涉及与冠状动脉相关的病变,如不稳定型心绞痛或心肌梗死时,血管造影是非常重要的,现已明确血运重建能够改善预后。

五、急性心力衰竭患者的监护

急性心力衰竭患者应在进入急诊室后尽快开始监护,同时给予相应的诊断性检查以明确基础病因。

(一)无创性监护

在所有的危重患者,必须监测的项目有血压、体温、心率、呼吸、心电图。有些实验室检查应重复做,例如电解质、肌酐、血糖及有关感染和代谢障碍的指标。必须纠正低钾或高钾血症。如果患者情况恶化,这些指标的监测频率也应增加。

1.心电监测

在急性失代偿阶段 ECG 的监测是必需的(监测心律失常和 ST 段变化),尤其是心肌缺血或心律失常是导致急性心力衰竭的主要原因时。

2.血压监测

开始治疗时维持正常的血压很重要,其后也应定时测量(如每 5 分钟测量 1 次),直到血管活性药、利尿药、正性肌力药剂量稳定时。在并无强烈的血管收缩和不伴有极快心率时,无创性自动袖带血压测量是可靠的。

3.血氧饱和度监测

脉搏血氧计是测量动脉氧与血红蛋白结合饱和度的无创性装置(SaO_2)。通常从联合血氧计测得的 SaO_2 的误差在 2% 之内,除非患者处于心源性休克状态。

4.心排血量和前负荷

可应用多普勒超声的方法监测。

(二)有创性监测

1.动脉置管

置入动脉导管的指征是因血流动力学不稳定需要连续监测动脉血压或需进行多次动脉血气分析。

2.中心静脉置管

中心静脉置管联通了中心静脉循环,所以可用于输注液体和药物,也可监测中心静脉压(CVP)及静脉氧饱和度(SvO_2)(上腔静脉或右心房处),后者用以评估氧的运输情况。

在分析右房压力时应谨慎,避免过分注重右心房压力,因为右心房压力几乎与左心房压力无关,因此也与 AHF 时的左心室充盈压无关。CVP 也会受到重度三尖瓣关闭不全及呼气末正压通气(PEEP)的影响。

3.肺动脉导管

肺动脉导管(PAC)是一种漂浮导管,用于测量上腔静脉(SVC)、右心房、右心室、肺动脉压力、肺毛细血管楔压及心排血量。现代导管能够半连续性地测量心排血量及混合静脉血氧饱和度、右心室舒张末容积和射血分数。

虽然置入肺动脉导管用于急性左心衰竭的诊断通常不是必需的,但对于伴发有复杂心肺疾病的患者,它可以用来鉴别是心源性机制还是非心源性机制。对于二尖瓣狭窄、主动脉瓣关闭不全、高气道压或左心室僵硬(如左心室肥厚、糖尿病、纤维化、使用正性肌力药、肥胖、缺血)的患者,肺毛细血管楔压并不能真实反映左心室舒张末压。

建议 PAC 用于对传统治疗未产生预期疗效的血流动力学不稳定的患者,以及合并淤血和低灌注的患者。在这些情况下,置入肺动脉导管以保证左心室最恰当的液体负荷量,并指导血管活性药物和正性肌力药的使用。

六、急性心力衰竭的治疗

(一)临床评估

对患者均应根据上述各种检查方法及病情变化做出临床评估,包括:①基础心血管疾病;②急性心力衰竭发生的诱因;③病情的严重程度和分级,并估计预后;④治疗的效果。此种评估应多次和动态进行,以调整治疗方案。

(二)治疗目标

(1)控制基础病因和矫治引起心力衰竭的诱因:应用静脉和(或)口服降压药物以控制高血压;选择有效抗生素控制感染;积极治疗各种影响血流动力学的快速性或缓慢性心律失常;应用硝酸酯类药物改善心肌缺血。糖尿病伴血糖升高者应有效控制血糖水平,又要防止出现低血糖。对血红蛋白含量<60 g/L 的严重贫血者,可输注浓缩红细胞悬液或全血。

(2)缓解各种严重症状。①低氧血症和呼吸困难:采用不同方式的吸氧,包括鼻导管吸氧、面罩吸氧及无创或气管插管的呼吸机辅助通气治疗。②胸痛和焦虑:应用吗啡。③呼吸道痉挛:应用支气管解痉药物。④淤血症状:利尿药有助于减轻肺淤血和肺水肿,也可缓解呼吸困难。

(3)稳定血流动力学状态,维持收缩压≥12.0 kPa(90 mmHg),纠正和防止低血压可应用各种正性肌力药物。血压过高者的降压治疗可选择血管扩张药物。

(4)纠正水、电解质紊乱和维持酸碱平衡。

(5)保护重要脏器如肺、肾、肝和大脑,防止功能损害。

(6)降低死亡危险,改善近期和远期预后。

(三)急性心力衰竭的处理流程

急性心力衰竭确诊后,即按图 5-2 的流程处理。初始治疗后症状未获明显改善或病情严重者应行进一步治疗。

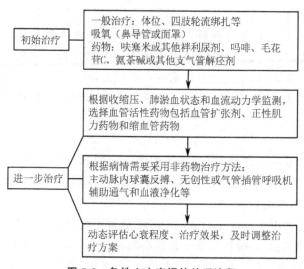

图 5-2　急性心力衰竭的处理流程

1.急性心力衰竭的一般处理

(1)体位:静息时明显呼吸困难者应半卧位或端坐位,双腿下垂以减少回心血量,降低心脏前负荷。

(2)四肢交换加压:四肢轮流绑扎止血带或血压计袖带,通常同一时间只绑扎三肢,每隔15~20分钟轮流放松一肢。血压计袖带的充气压力应较舒张压低 1.3 kPa(10 mmHg),使动脉血流仍可顺利通过,而静脉血回流受阻。此法可降低前负荷,减轻肺淤血和肺水肿。

(3)吸氧:适用于低氧血症和呼吸困难明显(尤其指端血氧饱和度<90%)的患者。应尽早采用,使患者 SaO_2≥95%(伴 COPD 者 SaO_2>90%),可采用不同的方式。①鼻导管吸氧:低氧流量(1~2 L/min)开始,如仅为低氧血症,动脉血气分析未见 CO_2 潴留,可采用高流量给氧 6~8 L/min。酒精吸氧可使肺泡内的泡沫表面张力降低而破裂,改善肺泡的通气。方法是在氧气通过的湿化瓶中加 50%~70%乙醇或有机硅消泡剂,用于肺水肿患者。②面罩吸氧:适用于伴呼吸性碱中毒患者。必要时还可采用无创性或气管插管呼吸机辅助通气治疗。

(4)做好救治的准备工作:至少开放 2 条静脉通道,并保持通畅。必要时可采用深静脉穿刺置管,以随时满足用药的需要。血管活性药物一般应用微量泵泵入,以维持稳定的速度和正确的剂量。固定和维护好漂浮导管、深静脉置管、心电监护的电极和导联线、鼻导管或面罩、导尿管及指端无创血氧仪测定电极等。保持室内适宜的温度、湿度,灯光柔和,环境幽静。

(5)饮食:进易消化食物,避免一次大量进食,在总量控制下,可少量多餐(6~8 次/天)。应用袢利尿药情况下不要过分限制钠盐摄入量,以避免低钠血症,导致低血压。利尿药应用时间较长的患者要补充多种维生素和微量元素。

(6)出入量管理:肺淤血、体循环淤血及水肿明显者应严格限制饮水量和静脉输液速度,对无明显低血容量因素(大出血、严重脱水、大汗淋漓等)者的每天摄入液体量一般宜在 1 500 mL 以内,不要超过 2 000 mL。保持每天水出入量负平衡约 500 mL/d,严重肺水肿者的水负平衡为1 000~2 000 mL/d,甚至可达 3 000~5 000 mL/d,以减少水钠潴留和缓解症状。3 天后,如淤血、水肿明显消退,应减少水负平衡量,逐渐过渡到出入水量大体平衡。在水负平衡下应注意防止发生低血容量、低血钾和低血钠等。

2.药物治疗

(1)AHF 时吗啡及其类似物的使用:吗啡一般用于严重 AHF 的早期阶段,特别是患者不安和呼吸困难时。吗啡能够使静脉扩张,也能使动脉轻度扩张并降低心率。应密切观察疗效和呼吸抑制的不良反应。伴明显和持续低血压、休克、意识障碍、COPD 等患者禁忌使用。老年患者慎用或减量。也可应用哌替啶 50~100 mg 肌内注射。

(2)AHF 治疗中血管扩张药的使用:对大多数 AHF 患者,血管扩张药常作为一线药,它可以用来开放外周循环,降低前及或后负荷。

酸酯类药物:急性心力衰竭时,此类药在不减少每搏心排血量和不增加心肌氧耗情况下能减轻肺淤血,特别适用于急性冠状动脉综合征伴心力衰竭的患者。临床研究已证实,硝酸酯类静脉制剂与呋塞米合用治疗急性心力衰竭有效;应用大剂量硝酸酯类药物联合小剂量呋塞米的疗效优于单纯大剂量的利尿药。静脉应用硝酸酯类药物应十分小心滴定剂量,经常测量血压,防止血压过度下降。硝酸甘油静脉滴注起始剂量 5~10 $\mu g/min$,每5~10 分钟递增 5~10 $\mu g/min$,最大剂量 100~200 $\mu g/min$;亦可每 10~15 分钟喷雾一次(400 μg),或舌下含服,每次 0.3~0.6 mg。硝酸异山梨酯静脉滴注剂量 5~10 mg/h,亦可舌下含服,每次2.5 mg。

硝普钠(SNP):适用于严重心力衰竭。临床应用宜从小剂量 10 μg/min 开始,可酌情逐渐增加剂量至 50～250 μg/min。由于其强效降压作用,应用过程中要密切监测血压,根据血压调整合适的维持剂量。长期使用时其代谢产物(硫代氰化物和氰化物)会产生毒性反应,特别是在严重肝肾衰竭的患者应避免使用。减量时,硝普钠应该缓慢减量,并加用口服血管扩张药,以避免反跳。AHF 时,硝普钠的使用尚缺乏对照试验,而且在 AMI 时使用,病死率增高。在急性冠脉综合征所致的心力衰竭患者,因为 SNP 可引起冠脉窃血,故在此类患者中硝酸酯类的使用优于硝普钠。

奈西立肽:这是一类新的血管扩张药肽类,近期被用以治疗 AHF。它是人脑钠尿肽(BNP)的重组体,是一种内源性激素物质。它能够扩张静脉、动脉、冠状动脉,由此降低前负荷和后负荷,在无直接正性肌力的情况下增加心排血量。慢性心力衰竭患者输注奈西立肽对血流动力学产生有益的作用,可以增加钠排泄,抑制肾素-血管紧张素-醛固酮和交感神经系统。它和静脉使用硝酸甘油相比,能更有效地促进血流动力学改善,并且不良反应更少。该药临床试验的结果尚不一致。近期的两项研究(VMAC 和 PROACTION)表明,该药的应用可以带来临床和血流动力学的改善,推荐应用于急性失代偿性心力衰竭。国内一项Ⅱ期临床研究提示,该药较硝酸甘油静脉制剂能够更显著降低 PCWP,缓解患者的呼吸困难。

应用方法:先给予负荷剂量 1.500 μg/kg,静脉缓慢推注,继以 0.007 5～0.015 0 μg/(kg·min)静脉滴注;也可不用负荷剂量而直接静脉滴注。疗程一般 3 天,不建议超过 7 天。

乌拉地尔:该药具有外周和中枢双重扩血管作用,可有效降低血管阻力,降低后负荷,增加心排血量,但不影响心率,从而减少心肌耗氧量。适用于高血压心脏病、缺血性心肌病(包括急性心肌梗死)和扩张型心肌病引起的急性左心衰竭;可用于 CO 降低、PCWP＞2.4 kPa(18 mmHg)的患者。通常静脉滴注 100～400 μg/min,可逐渐增加剂量,并根据血压和临床状况予以调整。伴严重高血压者可缓慢静脉注射 12.5～25.0 mg。

应用血管扩张药的注意事项:下列情况下禁用血管扩张药物。①收缩压＜12.0 kPa(90 mmHg),或持续低血压并伴症状尤其有肾功能不全的患者,以避免重要脏器灌注减少;②严重阻塞性心瓣膜疾病患者,例如主动脉瓣狭窄、二尖瓣狭窄患者,有可能出现显著的低血压,应慎用;③梗阻性肥厚型心肌病。

(3)急性心力衰竭时血管紧张素转化酶抑制剂(ACEI)的使用:ACEI 在急性心力衰竭中的应用仍存在诸多争议。急性心力衰竭的急性期、病情尚未稳定的患者不宜应用。急性心肌梗死后的急性心力衰竭可以试用,但须避免静脉应用,口服起始剂量宜小。在急性期病情稳定 48 小时后逐渐加量,疗程至少 6 周,不能耐受 ACEI 者可以应用 ARB。

在心排血量处于边缘状况时,ACE 抑制剂应谨慎使用,因为它可以明显降低肾小球滤过率。当联合使用非类固醇消炎药以及出现双侧肾动脉狭窄时,不能耐受 ACE 抑制剂的风险增加。

(4)利尿药使用注意事项如下。

适应证:AHF 和失代偿心力衰竭的急性发作,伴有液体潴留的情况是应用利尿药的指征。利尿药缓解症状的益处及其在临床上被广泛认可,无须再进行大规模的随机临床试验来评估。

作用效应:静脉使用袢利尿药也有扩张血管效应,在使用早期(5～30 分钟)它降低肺阻抗的同时也降低右房压和肺毛细血管楔压。如果快速静脉注射大剂量(＞1 mg/kg)时,就有反射性血管收缩的可能。它与慢性心力衰竭时使用利尿药不同,在严重失代偿性心力衰竭使用利尿药能使容量负荷恢复正常,可以在短期内减少神经内分泌系统的激活。特别是在急性冠脉综合征的患者,应使用低剂量的利尿药,最好已给予扩血管治疗。

实际应用:静脉使用袢利尿药(呋塞米、托拉塞米),它有强效快速的利尿效果,在 AHF 患者优先考虑使用。在入院以前就可安全使用,应根据利尿效果和淤血症状的缓解情况来选择剂量。开始使用负荷剂量,然后继续静脉滴注呋塞米或托拉塞米,静脉滴注比一次性静脉注射更有效。噻嗪类和螺内酯可以联合袢利尿药使用,低剂量联合使用比高剂量使用一种药更有效,而且继发反应也更少。将袢利尿药和多巴酚丁胺、多巴胺或硝酸盐联合使用也是一种治疗方法,它比仅仅增加利尿药更有效,不良反应也更少。

不良反应、药物的相互作用:虽然利尿药可安全地用于大多数患者,但它的不良反应也很常见,甚至可威胁生命。

它们包括:神经内分泌系统的激活,特别是肾素-血管紧张素-醛固酮系统和交感神经系统的激活;低血钾、低血镁和低氯性碱中毒可能导致严重的心律失常;可以产生肾毒性及加剧肾衰竭。过度利尿可过分降低静脉压、肺毛细血管楔压及舒张期灌注,由此导致每搏输出量和心排血量下降,特别见于严重心力衰竭和以舒张功能不全为主的心力衰竭或缺血所致的右心室功能障碍。

(5)β受体阻滞剂使用注意事项如下。

适应证和基本原理:目前尚无应用β受体阻滞剂治疗 AHF,改善症状的研究。相反,在 AHF 时是禁止使用β受体阻滞剂的。急性心肌梗死后早期肺部啰音超过基底部的患者,以及低血压患者均被排除在应用β受体阻滞剂的临床试验之外。急性心肌梗死患者没有明显心力衰竭或低血压,使用β受体阻滞剂能限制心肌梗死范围,减少致命性心律失常,并缓解疼痛。

当患者出现缺血性胸痛对阿片制剂无效、反复发生缺血、高血压、心动过速或心律失常时,可考虑静脉使用β受体阻滞剂。在 Gothenburg 美托洛尔研究中,急性心肌梗死后早期静脉使用美托洛尔或安慰剂,接着口服治疗 3 个月,美托洛尔组发展为心力衰竭的患者明显减少。如果患者有肺底部啰音的肺淤血征象,联合使用呋塞米,美托洛尔治疗可产生更好的疗效,降低病死率和并发症。

实际应用:当患者伴有明显急性心力衰竭,肺部啰音超过基底部时,应慎用β受体阻滞剂。对出现进行性心肌缺血和心动过速的患者,可以考虑静脉使用美托洛尔。

但是,对急性心肌梗死伴发急性心力衰竭患者,病情稳定后,应早期使用β受体阻滞剂。对于慢性心力衰竭患者,在急性发作稳定后(通常 4 天后),应早期使用β受体阻滞剂。

在大规模临床试验中,比索洛尔、卡维地洛或美托洛尔的初始剂量很小,然后逐渐缓慢增加到目标剂量。应个体化增加剂量。β受体阻滞剂可能过度降低血压,减慢心率。一般原则是,在服用β受体阻滞剂的患者由于心力衰竭加重而住院,除非必须用正性肌力药物维持,否则应继续服用β受体阻滞剂。但如果疑为β受体阻滞剂剂量过大(如有心动过缓和低血压)时,可减量继续用药。

(6)正性肌力药:此类药物适用于低心排血量综合征,如伴症状性低血压或 CO 降低伴有循环淤血的患者,可缓解组织低灌注所致的症状,保证重要脏器的血液供应。血压较低和对血管扩张药物及利尿药不耐受或反应不佳的患者尤其有效。使用正性肌力药有潜在的危害性,因为它能增加耗氧量、增加钙负荷,所以应谨慎使用。

对于失代偿的慢性心力衰竭患者,其症状、临床过程和预后很大程度上取决于血流动力学。所以,改善血流动力学参数成为治疗的目的。在这种情况下,正性肌力药可能有效,甚至挽救生命。但它改善血流动力学参数的益处,部分被它增加心律失常的危险抵消了。而且在某些病例,由于过度增加能量消耗引起心肌缺血和心力衰竭的慢性进展。但正性肌力药的利弊比率,不同的药并不相同。对于那些兴奋 β_1 受体的药物,可以增加心肌细胞胞内钙的浓度,可能有更高的危险性。有关正性肌力药用于急性心力衰竭治疗的对照试验研究较少,特别对预后的远期效应的评估更少。

洋地黄类:此类药物能轻度增加 CO 和降低左心室充盈压,对急性左心衰竭患者的治疗有一定帮助。一般应用毛花苷 C 0.2～0.4 mg 缓慢静脉注射,2 小时后可以再用 0.2 mg,伴快速心室率的房颤患者可酌情适当增加剂量。

多巴胺:小剂量<2 $\mu g/(kg \cdot min)$ 的多巴胺仅作用于外周多巴胺受体,直接或间接降低外周阻力。在此剂量下,对于肾脏低灌注和肾衰竭的患者,它能增加肾血流量、肾小球滤过率、利尿和增加钠的排泄,并增强对利尿药的反应。大剂量>2 $\mu g/(kg \cdot min)$ 的多巴胺直接或间接刺激 β 受体,增加心肌的收缩力和心排血量。当剂量>5 $\mu g/(kg \cdot min)$ 时,它作用于 α 受体,增加外周血管阻力。此时,虽然它对低血压患者很有效,但它对 AHF 患者可能有害,因为它增加左心室后负荷,增加肺动脉压和肺阻力。

多巴胺可以作为正性肌力药[>2 $\mu g/(kg \cdot min)$]用于 AHF 伴有低血压的患者。当静脉滴注低剂量≤2～3 $\mu g/(kg \cdot min)$ 时,它可以使失代偿性心力衰竭伴有低血压和尿量减少的患者增加肾血流量,增加尿量。但如果无反应,则应停止使用。

多巴酚丁胺:多巴酚丁胺的主要作用在于通过刺激 β_1 受体和 β_2 受体产生剂量依赖性的正性变时、正性变力作用,并反射性地降低交感张力和血管阻力,其最终结果依个体而不同。小剂量时,多巴酚丁胺能产生轻度的血管扩张反应,通过降低后负荷而增加射血量。大剂量时,它可以引起血管收缩。心率通常呈剂量依赖性增加,但增加的程度弱于其他儿茶酚胺类药物。但在房颤的患者,心率可能增加到难以预料的水平,因为它可以加速房室传导。全身收缩压通常轻度增加,但也可能不变或降低。心力衰竭患者静脉滴注多巴酚丁胺后,观察到尿量增多,这可能是它提高心排血量而增加肾血流量的结果。

多巴酚丁胺用于外周低灌注(低血压,肾功能下降)伴或不伴有淤血或肺水肿、使用最佳剂量的利尿药和扩血管剂无效时。

多巴酚丁胺常用来增加心排血量。它的起始静脉滴注速度为 2～3 $\mu g/(kg \cdot min)$,可以逐渐增加到 20 $\mu g/(kg \cdot min)$,无须负荷量。静脉滴注速度根据症状、尿量反应或血流动力学监测结果来调整。它的血流动力学作用和剂量成正比,在静脉滴注停止后,它的清除也很快。

在接受 β 受体阻滞剂治疗的患者,需要增加多巴酚丁胺的剂量,才能恢复它的正性肌力作用。

单从血流动力学看,多巴酚丁胺的正性肌力作用增加了磷酸二酯酶抑制剂(PDEI)作用。PDEI 和多巴酚丁胺的联合使用能产生比单一用药更强的正性肌力作用。

长时间地持续静脉滴注多巴酚丁胺(24 小时以上)会出现耐药,部分血流动力学效应消失。长时间应用应逐渐减量。

静脉滴注多巴酚丁胺常伴有心律失常发生率的增加,可来源于心室和心房。这种影响呈剂量依赖性,可能比使用 PDEI 时更明显。在使用利尿药时应及时补钾。心动过速时使用多巴酚丁胺要慎重,多巴酚丁胺静脉滴注可以促发冠心病患者的胸痛。现在还没有关于 AHF 患者使用多巴酚丁胺的对照试验,一些试验显示它增加不利的心血管事件。

磷酸二酯酶抑制剂:米力农和依诺昔酮是两种临床上使用的 III 型磷酸二酯酶抑制剂

(PDEI)。在 AHF 时,它们能产生明显的正性肌力、松弛性及外周扩血管效应,由此增加心排血量和搏出量,同时伴随有肺动脉压、肺毛细血管楔压的下降,全身和肺血管阻力下降。它在血流动力学方面,介于纯粹的扩血管剂(如硝普钠)和正性肌力药(如多巴酚丁胺)之间。因为它们的作用部位远离 β 受体,所以在使用 β 受体阻滞剂的同时,PDEI 仍能够保留其效应。

Ⅲ型 PDEI 用于低灌注伴或不伴有淤血,使用最佳剂量的利尿药和扩血管剂无效时应用。

当患者在使用 β 受体阻滞剂时,和(或)对多巴酚丁胺没有足够的反应时,Ⅲ型 PDEIs 可能优于多巴酚丁胺。

由于其过度的外周扩血管效应可引起的低血压,静脉推注较静脉滴注时更常见。有关 PDEI 治疗对 AHF 患者的远期疗效目前数据尚不充分,但人们已提高了对其安全性的重视,特别是在缺血性心脏病心力衰竭患者。

左西孟旦:这是一种钙增敏剂,通过结合于心肌细胞上的肌钙蛋白 C 促进心肌收缩,还通过介导 ATP 敏感的钾通道而发挥血管舒张作用和轻度抑制磷酸二酯酶的效应。其正性肌力作用独立于 β 肾上腺素能刺激,可用于正接受 β 受体阻滞剂治疗的患者。左西孟旦的乙酰化代谢产物,仍然具有药理活性,半衰期约 80 小时,停药后作用可持续 48 小时。

临床研究表明,急性心力衰竭患者应用本药静脉滴注可明显增加 CO 和每搏输出量,降低 PCWP、全身血管阻力和肺血管阻力;冠心病患者不会增加病死率。用法:首剂 $12\sim24\ \mu g/kg$ 静脉注射(>10 分钟),继以 $0.1\ \mu g/(kg \cdot min)$ 静脉滴注,可酌情减半或加倍。对于收缩压 $<13.3\ kPa(100\ mmHg)$ 的患者,不需要负荷剂量,可直接用维持剂量,以防止发生低血压。

在比较左西孟旦和多巴酚丁胺的随机对照试验中,已显示左西孟旦能改善呼吸困难和疲劳等症状,并产生很好的结果。不同于多巴酚丁胺的是,当联合使用 β 受体阻滞剂时,左西孟旦的血流动力学效应不会减弱,甚至会更强。

在大剂量使用左西孟旦静脉滴注时,可能会出现心动过速、低血压,对收缩压 $<11.3\ kPa$($85\ mmHg$)的患者不推荐使用。在与其他安慰剂或多巴酚丁胺比较的对照试验中显示,左西孟旦并没有增加恶性心律失常的发生率。

3.非药物治疗

(1)IABP:临床研究表明,这是一种有效改善心肌灌注同时又降低心肌耗氧量和增加 CO 的治疗手段。

IABP 的适应证:①急性心肌梗死或严重心肌缺血并发心源性休克,且不能由药物治疗纠正;②伴血流动力学障碍的严重冠心病(如急性心肌梗死伴机械并发症);③心肌缺血伴顽固性肺水肿。

IABP 的禁忌证:①存在严重的外周血管疾病;②主动脉瘤;③主动脉瓣关闭不全;④活动性出血或其他抗凝禁忌证;⑤严重血小板缺乏。

(2)机械通气。急性心力衰竭患者行机械通气的指征:①出现心跳呼吸骤停而进行心肺复苏时;②合并Ⅰ型或Ⅱ型呼吸衰竭。机械通气的方式有下列两种。

无创呼吸机辅助通气:这是一种无须气管插管、经口/鼻面罩给患者供氧、由患者自主呼吸触发的机械通气治疗。分为持续气道正压通气(CPAP)和双相间歇气道正压通气(BiPAP)两种模式。

作用机制:通过气道正压通气可改善患者的通气状况,减轻肺水肿,纠正缺氧和 CO_2 潴留,从而缓解Ⅰ型或Ⅱ型呼吸衰竭。

适用对象：Ⅰ型或Ⅱ型呼吸衰竭患者经常规吸氧和药物治疗仍不能纠正时应及早应用。主要用于呼吸频率≤25次/分、能配合呼吸机通气的早期呼吸衰竭患者。

在下列情况下应用受限：不能耐受和合作的患者、有严重认知障碍和焦虑的患者、呼吸急促（频率＞25次/分）、呼吸微弱和呼吸道分泌物多的患者。

气道插管和人工机械通气：应用指征为心肺复苏时、严重呼吸衰竭经常规治疗不能改善者，尤其是出现明显的呼吸性和代谢性酸中毒并影响到意识状态的患者。

（3）血液净化治疗要点如下。

机制：此法不仅可维持水、电解质和酸碱平衡，稳定内环境，还可清除尿毒症毒素（肌酐、尿素、尿酸等）、细胞因子、炎症介质及心脏抑制因子等。治疗中的物质交换可通过血液滤过（超滤）、血液透析、连续血液净化和血液灌流等来完成。

适应证：本法对急性心力衰竭有益，但并非常规应用的手段。

出现下列情况之一时可以考虑采用：①高容量负荷如肺水肿或严重的外周组织水肿，且对袢利尿药和噻嗪类利尿药抵抗；②低钠血症（血钠＜110 mmol/L）且有相应的临床症状，如神志障碍、肌张力减退、腱反射减弱或消失、呕吐及肺水肿等，在上述两种情况应用单纯血液滤过即可；③肾功能进行性减退，血肌酐＞500 μmol/L或符合急性血液透析指征的其他情况。

不良反应和处理：建立体外循环的血液净化均存在与体外循环相关的不良反应，如生物不相容、出血、凝血、血管通路相关并发症、感染、机器相关并发症等。应避免出现新的内环境紊乱，连续血液净化治疗时应注意热量及蛋白的丢失。

（4）心室机械辅助装置：急性心力衰竭经常规药物治疗无明显改善时，有条件的可应用此种技术。此类装置有体外膜式氧合（ECMO）、心室辅助泵（如可置入式电动左心辅助泵、全人工心脏）。根据急性心力衰竭的不同类型，可选择应用心室辅助装置，在积极纠治基础心脏病的前提下，短期辅助心脏功能，可作为心脏移植或心肺移植的过渡。ECMO可以部分或全部代替心肺功能。临床研究表明，短期循环呼吸支持（如应用ECMO）可以明显改善预后。

（赵德安）

第二节　舒张性心力衰竭

心力衰竭是一个包括多种病因和发病机制的临床综合征。其中，舒张性心力衰竭（DHF）是近20年才得到研究和认识的一类心力衰竭。其主要特点是有典型心力衰竭的临床症状、体征和实验室检查证据（如胸部X线检查肺淤血表现），而超声心动图等影像检查显示左心室射血分数（LVEF）正常，并可排除瓣膜病和单纯右心衰竭。研究发现，DHF患者约占所有心力衰竭患者的50%。与收缩性心力衰竭（SHF）比较，DHF有更长的生存期，而且两者的治疗措施不尽相同。

一、病因特点

DHF通常发生于年龄较大的患者，女性比男性发病率和患病率更高。最常发生于高血压患者，特别是有严重心肌肥厚的患者。冠心病也是常见病因，特别是由一过性缺血发作造成的可逆性损伤及急性心肌梗死早期,心肌顺应性急剧下降,左心室舒张功能损害。DHF 还见于肥厚型心肌病、糖尿病性心肌病、心内膜弹力纤维增生症、浸润型心肌病(如心肌淀粉样变性)等。DHF急性发生常由血压短期内急性升高和快速心率的心房颤动发作引起。DHF 与 SHF 可以合并存在,这种情况见于冠心病心力衰竭,既可以因心肌梗死造成的心肌丧失或急性缺血发作导致心肌收缩力急剧下降而致 SHF,也可以由非扩张性的纤维瘢痕替代了正常的可舒张心肌组织,心室的顺应性下降而引起 DHF。长期慢性 DHF 的患者,如同 SHF 患者一样,逐渐出现劳动耐力、生活质量下降。瓣膜性心脏病同样会引起左心室舒张功能异常,特别是在瓣膜病的早期,表现为舒张时间延长,心肌僵硬度增加,甚至换瓣术后的部分患者,即使此刻患者的收缩功能正常,舒张功能不全也会持续数年之久。通常所说的 DHF 是不包括瓣膜性心脏病等的单纯 DHF。

二、病理生理特点

心脏的舒张功能取决于心室肌的主动松弛和被动舒张的特性。被动舒张特性的异常通常是由心脏的质量增加和心肌内的胶原网络变化共同导致的,心肌主动松弛性的异常与各种原因造成的细胞内钙离子调节异常有关。其结果是心肌的顺应性下降,左心室充盈时间变化,左心室舒张末压增加,表现为左心室舒张末压力与容量的关系曲线变得更加陡直。在这种情况下,中心血容量、静脉张力或心房僵硬度的轻度增加,或它们共同增加即可导致左心房或肺静脉压力骤然增加,甚至引起急性肺水肿。

心率对舒张功能有明显影响,心率增快时心肌耗氧量增加,同时使冠状动脉灌注时间缩短,即使在没有冠心病的情况下,也可引起缺血性舒张功能不全。心率过快时舒张期缩短,使心肌松弛不完全,心室充盈压升高,产生舒张功能不全。

舒张功能不全时的血流动力学改变和代偿机制:舒张功能不全时舒张中晚期左心室内压力升高,左心室充盈受限,虽然射血分数正常,但每搏输出量降低,心排血量减少。左心房代偿性收缩增强,以增加左心室充盈。长期代偿结果是左心房内压力增加,左心房逐渐扩大,到一定程度时发生心房颤动。在前、后负荷突然增加,急性应激,快速房颤等使左心室充盈压突然升高时,发生急性失代偿心力衰竭,出现急性肺淤血、水肿,表现出 AHF 的症状和体征。

舒张功能不全的患者,不论有无严重的心力衰竭临床表现,其劳动耐力均是下降的,主要有两个原因:一是左心室舒张压和肺静脉压升高,导致肺的顺应性下降,这可引起呼吸做功增加或呼吸困难的症状;二是运动时心排血量不能充分代偿性增加,结果导致下肢和辅助呼吸肌的显著乏力。这一机制解释了较低的运动耐力和肺毛细血管楔压(PCWP)变化之间的关系。

三、临床表现

舒张性心力衰竭的临床表现与收缩性心力衰竭近似,主要为肺循环淤血和体循环淤血的症状和体征,如劳动耐力下降、劳力性呼吸困难、夜间阵发性呼吸困难、颈静脉曲张、淤血性肝大和下肢水肿等。X 线胸片可显示肺淤血,甚至肺水肿的改变。超声心动图显示 LVEF>50% 和左心室舒张功能减低的证据。

四、诊断

对于有典型的心力衰竭的临床表现,而超声心动图显示左心室射血分数正常(LVEF>50%)或近乎正常(LVEF 40%～50%)的患者,在排除瓣膜性心脏病、各种先天性心脏病、各种原因的肺心病、高动力状态的心力衰竭(严重贫血、甲状腺功能亢进、动静脉瘘等)、心脏肿瘤、心包缩窄或压塞等疾病后,可初步诊断为舒张性心力衰竭,并在进一步检查获得左心室舒张功能不全的证据后,确定舒张性心力衰竭的诊断。

超声心动图在心力衰竭的诊断中起着重要的作用,因为物理检查、心电图、X线胸片等都不能够提供用于鉴别收缩或舒张功能不全的证据。超声心动图所测的左心室射血分数正常(LVEF>50%)或近乎正常(LVEF 40%~50%)是诊断DHF的必需条件。超声心动图能够简便、快速地用于鉴别诊断,如明确是否有急性二尖瓣、主动脉瓣反流或缩窄性心包炎等。

多普勒超声能够测量心内的血流速度,这有助于评价心脏的舒张功能。在正常窦性心律条件下,穿过二尖瓣的血流频谱从左心房到左心室有两个波形,E波反映左心室舒张早期充盈;A波反映舒张晚期心房的收缩。因为跨二尖瓣的血流速度有赖于二尖瓣的跨瓣压差,E波的速率受到左心室性期前收缩期舒张和左心房压力的影响。而且,研究发现,仅在轻度舒张功能不全时可以看出E/A<1,一旦患者的舒张功能达到中度或严重损害,则由于左心房压的显著升高,其超声的表现仍为E/A>1,近似于正常的图像。由此也可以看出,二尖瓣标准的血流模式对容量状态(特别是左心房压)极度敏感,但是这一速率的变化图像还是能够部分反映左心室的舒张功能(特别是在轻度左心室舒张功能减低时)。其他评价舒张功能的无创检测方法:多普勒超声评价由肺静脉到左心房的血流状态,组织多普勒显像能够直接测定心肌长度的变化速率。而对于缺血性心脏病患者,心导管技术则可以反映左心室充盈压的增高,在实际应用中,更适合于由心绞痛发作诱发的心力衰竭患者的评价。

DHF的诊断标准目前还不完全统一。美国心脏病学会和美国心脏病协会(ACC/AHA)建议的诊断标准:有典型的心力衰竭症状和体征,同时超声心动图显示患者没有心脏瓣膜异常,左心室射血分数正常。欧洲心脏病学会建议DHF的诊断应当符合下面3个条件:①有心力衰竭的证据;②左心室收缩功能正常或轻度异常;③左心室松弛、充盈、舒张性或舒张僵硬度异常的证据。欧洲心力衰竭工作组和ACC/AHA使用的术语"舒张性心力衰竭"有别于广义的"有正常射血分数的心力衰竭",后者包括了急性二尖瓣反流和其他原因的循环充血状态。

在实际工作中,临床医师诊断DHF时常常面临挑战。主要是要取得心力衰竭的临床证据,其中,胸片在肺水肿的诊断中有很高的价值。血浆BNP和NT-proBNP的检测也有重要诊断价值,心源性呼吸困难患者的血浆BNP水平升高,尽管有资料显示,DHF患者的BNP水平增加不如SHF患者的增加显著。

五、治疗

DHF的治疗目的同其他各种心力衰竭,即缓解心力衰竭的症状,减少住院次数,增加运动耐量,改善生活质量和预后。治疗措施也同其他心力衰竭,包括三方面的内容:①对症治疗,缓解肺循环和体循环淤血的症状和体征。②针对病因和诱因的治疗,即积极治疗导致DHF的危险因素或原发病,如高血压、左心室肥厚、冠心病、心肌缺血、糖尿病及心动过速等,对阻止或延缓DHF的进展至关重要。③针对病理生理机制的治疗。在具体的治疗方法上DHF有其自己的特点。

(一)急性期治疗

在急性肺水肿时,可以给予氧疗(鼻导管或面罩吸氧)、吗啡、静脉用利尿药和硝酸甘油。需要注意的是,对于DHF患者过度利尿可能会导致严重的低血压,因为DHF时左心室舒张压与容量的关系呈一个陡直的曲线。如果有严重的高血压,则有必要使用硝普钠等血管活性药物。如果有缺血发作,则使用硝酸甘油和相关的药物治疗。心动过速能够导致心肌耗氧量增加和降低冠状动脉的灌注时间,容易导致心肌缺血,即使在非冠心病患者;还可因缩短了舒张时间而使左心室的充盈受损。所以,在舒张功能不全的患者,快心室率的心房颤动常常会导致肺水肿和低血压,在一些病例中需要进行紧急心脏电复律。预防心动过速的发生或降低患者的心率,可以积极应用β受体阻滞剂(如比索洛尔、美托洛尔和卡维地洛)或非二氢吡啶类钙通道阻滞剂(如地尔硫䓬),剂量依据患者的心率和血压调整,这点与 SHF 时不同,因为 SHF 时β受体阻滞剂要谨慎应用、逐渐加量,并禁用非二氢吡啶类钙通道阻滞剂。对大多数 DHF 患者,无论在急性期与慢性期都不能从正性肌力药物治疗中获益。重组人脑钠尿肽(rh-BNP)是近年来用于治疗 AHF 疗效显著的药物,它具有排钠利尿和扩展血管的作用,对那些急性发作或加重的 SHF 的临床应用收到了肯定的疗效,但对 DHF 的临床研究尚不多。从药理作用上看,它有促进心肌早期舒张的作用,加上排钠利尿、减轻肺淤血的作用,对 DHF 的急性发作可收到显著效果。

(二)长期药物治疗

1.ACEI 和血管紧张素Ⅱ受体阻滞剂(ARB)

ACEI 和 ARB 不但可降低血压,而且对心肌局部的 RAAS 也有直接的作用,可减轻左心室肥厚,改善心肌松弛性;非常适合用于治疗高血压合并的 DHF,在血压降低程度相同时,ACEI 和 ARB 减轻心肌肥厚的程度优于其他抗高血压药物。

2.β受体阻滞剂

β受体阻滞剂具有降低心率和负性肌力作用。对左心室舒张功能障碍可能有益的机制:①降低心率可使舒张期延长,改善左心室充盈,增加舒张期末容积。②负性肌力作用可降低耗氧量,改善心肌缺血及心肌活动的异常非均一性。③抑制交感神经的血管收缩作用,降低心脏后负荷,也可改善冠状动脉的灌注。④能阻止通过儿茶酚胺引起的心肌损害和灶性坏死。已有研究证明,此类药物可使左心室容积-压力曲线下移,具有改善左心室舒张功能的作用。

目前认为,β受体阻滞剂对改善舒张功能最主要的作用来自减慢心率和延长舒张期。在具体应用时可以根据患者的具体情况选择较大的初始剂量和较快地增加剂量,这与 SHF 有明显的不同。在 SHF 患者,β受体阻滞剂的机制是长期应用后上调β受体,改善心肌重塑,应从小剂量开始,剂量调整常需要 2～4 周。应用β受体阻滞剂时一般将基础心率维持在 60～70 次/分。

3.钙通道阻滞剂

钙通道阻滞剂可减低细胞质内钙浓度,改善心肌的舒张和舒张期充盈,并能减轻后负荷和心肌肥厚,在扩张血管降低血压的同时可改善心肌缺血,维拉帕米和地尔硫䓬等还可通过减慢心率而改善心肌的舒张功能。因此在 DHF 的治疗中,钙通道阻滞剂发挥着重要的作用。这与 SHF 不同,由于钙通道阻滞剂有一定程度的负性肌力作用而不宜应用于 SHF 的治疗。

4.利尿药

通过利尿能减轻水、钠潴留,减少循环血量,降低肺及体循环静脉压力,改善心力衰竭症状。当舒张性心力衰竭为代偿期时,左心房及肺静脉压增高虽为舒张功能障碍的结果,但同时也是其重要的代偿机制,可以缓解因心室舒张期充盈不足所致的舒张期末容积不足和心排血量的减少,从而保证全身各组织的基本血液供应。如此时过量使用利尿药,可能加重已存在的舒张功能不全,使其由代偿转为失代偿。当 DHF 患者出现明显充血性心力衰竭的临床表现并发生肺水肿时,利尿药则可通过减少部分血容量使症状得以缓解。

5.血管扩张药

由于静脉血管扩张药能扩张静脉,使回心血量及左心室舒张期末容积减小,故对代偿期DHF可能进一步降低心排血量;而对容量负荷显著增加的失代偿期患者,可减轻肺循环、体循环压力,缓解充血症状。动脉血管扩张药能有效地降低心脏后负荷,对周围血管阻力增加的患者(如高血压心脏病)可能有效改善心室舒张功能,但对左心室流出道梗阻的肥厚型心肌病患者可能加重梗阻,使心排血量进一步减少。因此,扩张剂的应用应结合实际病情并慎重应用。

6.正性肌力药物

由于单纯DHF患者的左心室射血分数通常正常,因而正性肌力药物没有应用的指征,而且有使舒张性心功能不全恶化的危险,尤其是在老年急性失代偿DHF患者中。例如,洋地黄类药物通过抑制Na^+-K^+-ATP酶,并通过Na^+-Ca^{2+}交换的机制增加细胞内钙离子浓度,在心脏收缩期增加能量需求,而在心脏舒张期增加钙负荷,可能会促进舒张功能不全的恶化。DIG研究的数据也显示,在使用地高辛过程中,与心肌缺血及室性心律失常相关的终点事件增加。对于那些伴有快室率房颤的DHF患者,应用洋地黄是有指征也有益处的。因为可以通过控制心室率改善肺充血及心排血量。

7.抗心律失常药物

心律失常,特别是快速性心律失常对DHF患者的血流动力学常产生很大影响,故预防心律失常的发生对DHF患者有重要意义:①快速心律失常增加心肌氧耗,减少冠状动脉供血时间,从而可诱发心肌缺血,加重DHF,在左心室肥厚者尤为重要;②舒张期缩短使心肌舒张不完全,导致舒张期心室内容量相对增加;③DHF患者,左心室舒张速度和心率呈相对平坦甚至负性关系,当心率增加时,舒张速度不增加甚至减慢,从而引起舒张末期压力增加。因此当DHF患者伴有心律失常时,应根据其不同的病因和病情特点来选用抗心律失常药物。

8.其他药物

抑制心肌收缩的药物如丙吡胺,具有较强的负性肌力作用,可用于左心室流出道梗阻的肥厚型心肌病。此药缩短射血时间,增加心排血量,降低左心室舒张期末压,多数患者长期服用此药有效。丙吡胺的另一个作用是抗心律失常,而严重肥厚型心肌病患者,尤其是静息时有流出道梗阻者,常有心律失常,此时用丙吡胺可达到一举两得的效果。

目前,尚无充分的随机临床试验来评价不同药物对CHF或其他心血管事件的疗效,也没有充分的证据说明某一单药或某一组药物比其他的优越。有学者建议,将那些有生物学效应的药物用于DHF的治疗,治疗心动过速和心肌缺血,如β受体阻滞剂或非二氢吡啶类钙通道阻滞剂;逆转左心室重塑,如利尿药和血管紧张素转化酶抑制剂;减轻心肌纤维化,如螺内酯;阻断RAAS的药物能够产生这样一些生物学效应,还需要更多的资料来说明这些生物学效应能够降低心力衰竭的危险。

总之,在现阶段,对于DHF的发病机制、病理生理、直到诊断和治疗还需要有更多的临床试验和实验证据来不断完善。

(付 云)

第三节 慢性收缩性心力衰竭

慢性收缩性心力衰竭传统称为充血性心力衰竭,是指心脏由于收缩和舒张功能严重低下或负荷过重,使泵血明显减少,不能满足全身代谢需要而产生的临床综合征,出现动脉系统供血不足和静脉系统淤血甚至水肿,伴有神经内分泌系统激活的表现。心力衰竭根据其发生机制可分为收缩功能(心室泵血功能)衰竭和舒张功能(心室充盈功能)衰竭两大类;根据病变的解剖部位可分为左心衰竭、右心衰竭和全心衰竭;根据心排血量(CO)高低可分为低心排血量心力衰竭和高心排血量心力衰竭;根据发病情况可分为 AHF 和慢性心力衰竭。临床上为了评价心力衰竭的程度和疗效,将心功能分为 4 级,即纽约心脏病协会(NYHA)心功能分级如下。①Ⅰ级:体力活动不受限制。日常活动不引起过度乏力、呼吸困难和心悸。②Ⅱ级:体力活动轻度受限。休息时无症状,日常活动即引起乏力、心悸、呼吸困难。③Ⅲ级:体力活动明显受限。休息时无症状,轻于日常活动即可引起上述症状。④Ⅳ级:体力活动完全受限。不能从事任何体力活动,休息时也有症状,稍有体力活动即加重。其中,心功能Ⅱ、Ⅲ、Ⅳ级临床上分别代表轻、中、重度心力衰竭,而心功能Ⅰ级可见于心脏疾病所致左心室收缩功能低下(LVEF≤40%)而临床无症状者,也可以是心功能完全正常的健康人。

一、左心衰竭

左心衰竭是指由于左心室心肌病变或负荷增加引起的心力衰竭。通常是由于大面积心肌急慢性损伤、缺血和(或)梗死产生心室重塑致左心室进行性扩张伴收缩功能进行性(或急性)降低所致,临床以动脉系统供血不足和肺淤血甚至肺水肿为主要表现。心功能代偿时,症状较轻,可慢性起病,急性失代偿时症状明显加重,通常起病急骤,在有(或无)慢性心力衰竭基础上突发急性左心衰竭肺水肿。病理生理和血流动力学特点为每搏输出量(SV)和心排血量(CO)明显降低,肺毛细血管楔压(PCWP)或左心室舒张末压(LVEDP)异常升高[≥3.3 kPa(25 mmHg)],伴交感神经系统和 RAAS 为代表的神经内分泌系统的激活。高心排血量心力衰竭时 SV、CO 不降低。

(一)病因

(1)冠状动脉粥样硬化性心脏病(简称冠心病),大面积心肌缺血、梗死或顿抑,或反复多次小面积缺血、梗死或顿抑,或慢性心肌缺血冬眠时。

(2)高血压心脏病。

(3)中、晚期心肌病。

(4)重症心肌炎。

(5)中、重度心脏瓣膜病如主动脉瓣和(或)二尖瓣的狭窄和(或)关闭不全。

(6)中、大量心室或大动脉水平分流的先天性或后天性心脏病如室间隔缺损、破裂、穿孔、主肺动脉间隔缺损、动脉导管未闭(PDA)和主动脉窦瘤破裂。

(7)高动力性心脏病,如甲状腺功能亢进、贫血、脚气病和动静脉瘘。

(8)急性肾小球肾炎和输液过量等。

(9)大量心包积液心脏压塞时(属"极度"的舒张性心力衰竭范畴)。

(10)严重肺动脉高压或合并急性肺栓塞,右心室压迫左心室致左心室充盈受阻时(也属"极度"舒张性心力衰竭范畴)。

(二)临床表现

1.症状

呼吸困难是左心衰竭的主要症状,是由于肺淤血或肺水肿所致。程度由轻至重表现:轻度时活动中气短乏力、不能平卧或平卧后咳嗽、咳白色泡沫痰,坐起可减轻或缓解;重度时夜间阵发性呼吸困难、端坐呼吸、心源性哮喘和急性肺水肿。急性肺水肿时多伴咳粉红色泡沫痰或咯血(二尖瓣狭窄时),易致低氧血症和CO_2潴留而并发呼吸衰竭,同时伴随心悸、头晕、嗜睡(CO_2潴留时)或烦躁等体循环动脉供血不足的症状,严重时可发生休克、晕厥甚至猝死。

2.体征

轻中度时,高枕卧位。出汗多、面色苍白、呼吸增快、血压升高、心率增快(≥100次/分)、心脏扩大,第一心音减弱、心尖部可闻及S_3奔马律,肺动脉瓣区第二心音亢进,若有瓣膜病变可闻及二尖瓣、主动脉瓣和三尖瓣区的收缩期或舒张期杂音。两肺底或满肺野可闻及细湿啰音或水泡音;吸气时明显,呼气时可伴哮鸣音(心源性哮喘时)。慢性左心衰竭患者可伴有单侧或双侧胸腔积液和双下肢水肿。脉细速,可有交替脉,严重缺氧时肢端可有发绀。严重急性失代偿左心衰竭时端坐呼吸、大汗淋漓、焦虑不安、呼吸急促(>30次/分);两肺满布粗湿啰音或水泡音(肺水肿时)伴口吐鼻喷粉红色泡沫痰,初起时常伴有哮鸣音,甚至有哮喘(心源性哮喘时)存在。血压升高或降低甚至休克,此时病情非常危重,只有紧急抢救才有望成功。稍有耽搁,患者就可能随时死亡。

(三)实验室检查

1.心电图(ECG)检查

窦性心动过速,可见二尖瓣P波、V_1导联P波终末电势增大和左心室肥大劳损等反映左心房、左心室肥厚,扩大及与所患心脏病相应的变化;可有左、右束支阻滞和室内阻滞;急性、陈旧性梗死或心肌大面积严重缺血,以及多种室性或室上性心律失常等表现。少数情况下,上述ECG表现可不特异。

2.X线胸片检查

心影增大,心胸比例增加,左心房、左心室或全心扩大,尤其是肺淤血、间质性肺水肿(Kerley B线、叶间裂积液)和肺泡性肺水肿,是诊断左心衰竭的重要依据。慢性心力衰竭时可有上、下腔静脉影增宽及胸腔积液等表现。

3.超声多普勒心动图检查

可见左心房、室扩大或全心扩大,或有左心室室壁瘤存在;左心室整体或节段性收缩运动严重低下,左心室射血分数(LVEF)严重降低(≤40%);左心室壁厚度可变薄或增厚。有病因诊断价值;重度心力衰竭时,反映SV的主动脉瓣区的血流频谱也降低;也可发现二尖瓣或主动脉瓣严重狭窄或反流,或在心室或大动脉水平的心内分流,或大量心包积液,或严重肺动脉高压巨大右心室压迫左心室等左心衰竭时的解剖和病理生理基础,对左心衰竭有重要的诊断和鉴别诊断价值。

4.血气分析

早期可有低氧血症伴呼吸性碱中毒(过度通气),后期可伴呼吸性酸中毒(CO_2潴留)。血常规、生化全套和心肌酶学可有明显异常,或正常范围。

(四)诊断和鉴别诊断

依据临床症状、体征、结合 X 线胸片有典型肺淤血和肺水肿的征象伴心影增大及超声心动图左心室扩大(内径≥55 mm)和 LVEF 降低(<40%)典型改变,诊断慢性左心衰竭和急性左心衰竭肺水肿并不难;难的是对慢性左心衰竭的病因诊断,特别是对"扩张型"心肌病的病因诊断,需确定原发性、缺血性、高血压性、酒精性、围产期、心动过速性、药物性、应激性、心肌致密化不全和右心室致心律失常性心肌病等病因。通过结合病史、ECG、超声心动图、核素心肌显像、心脏CT 和 MRI 等影像检查综合分析和判断,多能够鉴别。心内膜心肌活检对此帮助不大。同时,也可确定或排除"肥厚型"和"限制型"心肌病的诊断。

心源性哮喘与肺源性哮喘的鉴别十分重要,不可回避。根据肺内"水"与"气"的差别,可在肺部叩诊、X 线胸片和湿啰音"有或无"上充分显现,加上病史不同,可得以鉴别。

(五)治疗

急性左心衰竭通常起病急骤,病情危重而变化迅速,需给予紧急处理。治疗目标是迅速纠正低氧和异常血流动力学状态;消除肺淤血、肺水肿;增加 SV、CO,从而增加动脉系统供血。治疗原则为加压给纯氧,静脉给予吗啡、利尿、扩血管(包括连续舌下含服硝酸甘油 2~3 次)和强心。

经过急救处理,多数患者病情能迅速有效控制,并在半小时左右渐渐平稳,呼吸困难减轻,增快心率渐减慢,升高的血压缓缓降至正常范围,两肺湿啰音渐减少或消失,血气分析恢复正常范围,直到 30 分钟左右可排尿 500~1 000 mL。病情平稳后,治疗诱因,防止反弹,继续维持上述治疗并调整口服药(参照慢性左心衰竭的治疗方案),继续心电、血压和血氧饱和度监测,必要时选用抗生素预防肺部感染。最终应治疗基础心脏病。

慢性左心衰竭的治疗参见全心衰竭治疗。

二、右心衰竭

右心衰竭是由于右心室病变或负荷增加引起的心力衰竭,以肺动脉血流减少和体循环淤血或水肿为表现。大多数右心衰竭是由左侧心力衰竭发展而来,两者共同形成全心衰竭。其病理生理和血流动力学特点为右心室心排血量降低,右心室舒张末压或右心房压异常升高。

(一)病因

(1)各种原因的左心衰竭。

(2)急、慢性肺动脉栓塞。

(3)慢性支气管炎、肺气肿并发慢性肺源性心脏病。

(4)原发性肺动脉高压。

(5)先天性心脏病包括肺动脉狭窄(PS)、法洛四联症、三尖瓣下移畸形、房室间隔缺损和艾森门格综合征。

(6)右心室扩张型、肥厚型和限制型或闭塞型心肌病。

(7)右心室心肌梗死。

(8)三尖瓣狭窄或关闭不全。

(9)大量心包积液。

(10)缩窄性心包炎。

(二)临床表现

1.症状

主要是由于体循环和腹部脏器淤血引起的症状,如食欲缺乏、恶心、呕吐、腹胀、腹泻、右上腹痛等,伴有心悸、气短、乏力等心脏病和原发病的症状。

2.体检

颈静脉充盈、怒张,肝大伴压痛、肝颈静脉反流征(+),双下肢或腰骶部水肿、腹水或胸腔积液,可有周围性发绀和黄疸。心率快、可闻及与原发病有关的心脏杂音,P_2可亢进或降低(如肺动脉狭窄或法洛四联症),若不伴左心衰竭和慢性阻塞性肺疾病合并肺部感染时,通常两肺呼吸音清晰或无干、湿啰音。

(三)实验室检查

1.ECG 检查

显示 P 波高尖、电轴右偏、aVR 导联 R 波为主,V_1 导联 R/S>1、右束支阻滞等右心房、室肥厚扩大及与所患心脏病相应的变化,可有多种形式的房、室性心律失常,传导阻滞和室内阻滞,可有 QRS 波群低电压。有肺气肿时可出现顺钟向转位。

2.胸部 X 线检查

显示右心房、室扩大和肺动脉段凸(有肺动脉高压时)或凹(如肺动脉狭窄或法洛四联症)等与所患心脏病相关的形态变化;可见上、下腔静脉增宽和胸腔积液征;若无左心衰竭存在,则无肺淤血或肺水肿征象。

3.超声多普勒心动图检查

可见右心房、室扩大或增厚,肺动脉增宽和高压,心内解剖异常,三尖瓣和肺动脉瓣狭窄或关闭不全及心包积液等与所患心脏病有关的解剖和病理生理的变化。

4.心导管检查

必要时做心导管检查,显示中心静脉压增高[>1.5 kPa(15 cmH$_2$O)]。

(四)诊断与鉴别诊断

依据体循环淤血的临床表现,结合胸片肺血正常或减少伴右心房室影增大和超声心动图右心房室扩张或右心室肥厚伴或不伴肺动脉压升高的典型征象,诊断不难。病因诊断的鉴别需要结合临床和多种影像学检查综合判断而定。

(五)治疗

(1)右心衰竭的治疗关键是原发病和基础心脏病的治疗。

(2)抗心力衰竭的治疗参见全心衰竭部分。

三、全心衰竭

全心衰竭是指左心衰竭、右心衰竭同时存在的心力衰竭,传统被称为充血性心力衰竭。全心衰竭几乎都是由左心力衰竭缓慢发展而来,即先有左心衰竭,然后出现右心衰竭;也不排除极少数情况下是由于左心室、右心室病变同时或先后导致左心衰竭、右心衰竭并存的可能。一般来说,全心衰竭的病程多属慢性。其病理生理和血流动力学特点为左心室、右心室心排血量均降低,体、肺循环均淤血或水肿伴神经内分泌系统激活。

(一)病因

(1)同左心衰竭。

(2)不排除极少数情况下有右心衰竭的病因(见右心衰竭)并存。

(二)临床表现

1.症状

先有左心衰竭的症状(见左心衰竭),随后逐渐出现右心衰竭的症状(见右心衰竭);由于右心衰竭时,右心排血量下降能减轻肺淤血或肺水肿,故左心衰竭症状可随右心衰竭症状的出现而减轻。

2.体检

既有左心衰竭的体征(见左心衰竭),又有右心衰竭的体征(见右心衰竭)。全心衰竭时,由于右心衰竭存在,左心衰竭的体征可因肺淤血或水肿的减轻而减轻。

(三)检查

1.ECG 检查

显示反映左心房、左心室肥厚扩大为主或左右房室均肥厚扩大(见左心衰竭、右心衰竭)和所患心脏病的相应变化,以及多种形式的房、室性心律失常,房室传导阻滞、束支阻滞和室内阻滞图形。可有 QRS 波群低电压。

2.胸部 X 线检查

心影普大或以左心房、左心室增大为主及与所患心脏病相关的形态变化;可见肺淤血、肺水肿(左心衰竭),上、下腔静脉增宽和胸腔积液(右心衰竭)。

3.超声多普勒心动图检查

可见左、右心房和心室均增大或以左心房、左心室扩大为主,左心室整体和节段收缩功能低下,LVEF 降低($<40\%$),并可显示与所患心肌、瓣膜和心包疾病相关的解剖和病理生理的特征性改变。

4.心导管检查(必要时)

肺毛细血管楔压(左心衰竭时)和中心静脉压(右心衰竭)均增高,分别>2.4 kPa(18 mmHg)和>1.5 kPa(15 cmH$_2$O)。

(四)诊断和鉴别诊断

同左心衰竭、右心衰竭。

(五)治疗

和左心衰竭一样,全心衰竭治疗的基本目标是减轻或消除体、肺循环淤血或水肿,增加 SV 和 CO,改善心功能;最终目标不仅要改善症状,提高生活质量,而且要阻止心室重塑和心力衰竭进展,提高生存率。这不仅需要改善心力衰竭的血流动力学,而且也要阻断神经内分泌异常激活不良效应。治疗原则为利尿、扩血管、强心并使用神经内分泌阻滞药。治疗措施如下。

(1)去除心力衰竭诱因。

(2)体力和精神休息。

(3)严格控制静脉和口服液体入量,适当(无须严格)限制钠盐摄入(应用利尿药者可放宽限制),低钠患者还应给予适量咸菜或直接补充氯化钠治疗纠正。

(4)急性失代偿时,给予呼吸机加压吸纯氧和静脉缓慢推注吗啡 3 mg(必要时可重复 1～2 次)。

(5)利尿药:能减轻或消除体、肺循环淤血或水肿,同时可降低心脏前负荷,改善心功能。可选用噻嗪类如氢氯噻嗪 25～50 mg,每天 1 次;袢利尿药,如呋塞米 20～40 mg,每天 1 次;利尿效果不好者可选用布美他尼 1～2 mg,每天 1 次;或托拉塞米(伊迈格)20～40 mg,每天 1 次;也可选择以上两种利尿药,每两天交替使用,待心力衰竭完全纠正后,可酌情减量并维持。利尿必须补钾,可给缓释钾 1.0 g,每天 2～3 次,与传统保钾利尿药合用,如螺内酯 20～40 mg,每天 1 次;或氨苯蝶啶 25～50 mg,每天 1 次;也应注意低钠低氯血症的预防(不必过分严格限盐),利尿期间仍应严格控制入量直至心力衰竭得到纠正时。螺内酯 20～40 mg,每天 1 次,作为醛固酮拮抗剂,除有上述保钾作用外,更有拮抗 RAAS 的心脏毒性和间质增生作用,能作为神经内分泌拮抗剂阻滞心室重塑,延缓心力衰竭进展。RALES 研究显示,螺内酯能使中重度心力衰竭患者的病死率在 ACEI 和 β 受体阻滞剂基础上再降低 27%,因此,已成为心力衰竭治疗的必用药。需特别注意的是,螺内酯若与 ACEI 合用时,潴钾作用较强,为预防高钾血症发生,口服补钾量应酌减或减半,并监测血钾水平和肾功能。螺内酯特有的不良反应是男性乳房发育症、伴有疼痛感,停药后可消失。

(6)血管扩张药:首选 ACEI,除扩血管作用外,还能拮抗心力衰竭时 RAAS 激活的心脏毒性作用,从而延缓心室重塑和心力衰竭的进展,降低了心力衰竭患者的病死率 27%,是慢性心力衰竭患者的首选用药。可选用卡托普利、依那普利、贝那普利、赖那普利和雷米普利等,从小剂量开始渐加至目标剂量,如卡托普利 6.25～50.00 mg,每天 3 次;依那普利 2.5～10.0 mg,每天 2 次。不良反应除降低血压外,还有剧烈咳嗽。若因咳嗽不能耐受时,可换用 ARB,如氯沙坦 12.5～50.0 mg,每天 2 次,或缬沙坦 40～160 mg,每天 1 次。若缺血性心力衰竭有心肌缺血发作时,可加用硝酸酯类如亚硝酸异山梨酯 10～20 mg,6 小时 1 次,或单硝酸异山梨醇 10～20 mg,每天 2～3 次;若合并高血压和脑卒中史可加用钙通道阻滞剂如氨氯地平 2.5～10.0 mg,每天 1 次。历史上使用的小动脉扩张剂,如肼屈嗪,α₁ 受体阻滞剂,如哌唑嗪不再用于治疗心力衰竭。服药期间,应密切观察血压变化,并根据血压水平来调整用药剂量。

中、重度心力衰竭时可同时应用硝普钠或酚妥拉明或乌拉地尔静脉滴注(见左心衰竭),心力衰竭好转后停用并酌情增加口服血管扩张药的用量。

(7)正性肌力药:轻度心力衰竭患者,可给予地高辛 0.125～0.250 mg,每天 1 次,口服维持,对中、重度心力衰竭患者,可短期加用正性肌力药物,如静脉内给去乙酰毛花苷注射液、多巴酚丁胺、多巴胺和磷酸二酯酶抑制剂,如氨力农或米力农(见左心衰竭)等。

(8)β 受体阻滞剂:能拮抗和阻断心力衰竭时的交感神经系统异常激活的心脏毒性作用,从而延缓心室重塑和心力衰竭的进展。大规模临床试验显示,β 受体阻滞剂能使心力衰竭患者的病死率降低 35%～65%,故也是治疗心力衰竭之必选,只是应在心力衰竭血流动力学异常得到纠正并稳定后使用,应从小剂量开始,渐渐(每周或每 2 周加量 1 次)加量至所能耐受的最大剂量,即目标剂量。可选用卡维地洛 3.125～25.000 mg,每天 2 次,或美托洛尔 6.25～50.00 mg,每天 2 次,或比索洛尔 1.25～10.00 mg,每天 1 次。不良反应有低血压、窦性心动过缓、房室传导阻滞和心功能恶化,故用药期间应密切观察血压、心率、节律和病情变化。

(9)支气管解痉:对伴有支气管痉挛或喘鸣的患者,应用酚间异丙肾上腺素(喘啶)或氨茶碱 0.1 g,每天 3 次。

(10)经过上述治疗一段时间(1～2 周)后,临床效果不明显甚至出现恶化者,应按难治性心力衰竭处理。

四、难治性心力衰竭

严重的慢性心力衰竭患者,经上述常规利尿药、血管扩张药、血管紧张素转化酶抑制剂和正性肌力药物积极治疗后,心力衰竭症状和体征无明显改善甚至恶化,称为难治性心力衰竭。其血流动力学特征是严重的肺和体循环的淤血、水肿和 SV、CO 的降低。难治性心力衰竭的处理重点如下。

(一)纠治引起难治性心力衰竭的原因

(1)重新评价并确定引起心力衰竭的心脏病病因,给予纠治。如甲状腺功能亢进或减退、贫血、脚气病、先天性心脏病、瓣膜病、心内膜炎、风湿热等。可通过特殊的内科或外科治疗而得以纠治。

(2)重新评价并确定引起心力衰竭的病理生理机制,有针对性地治疗。如确定以收缩性心力衰竭抑或舒张性心力衰竭为主,前负荷过重抑或后负荷过重为主,有无严重心律失常等。

(3)寻找使心力衰竭加重或恶化的诱因,并加以纠治。如肺部感染、肺栓塞、泌尿系统感染、电解质平衡失调、药物的不良反应等。

(4)重新评价已用的治疗措施到位与否,给予加强治疗。如洋地黄剂量是否不足或过量;积极利尿和过分限盐引起了低血钾、低血钠和低血氯,使利尿更加困难;是否应用了抑制心肌的或使液体潴留的药物;是否患者饮水或入量过多或未按医嘱服药等。极个别患者出现高血钠、高血氯,机制不明,可能还是摄入或补充氯化钠过多所导致。

(二)加强治疗措施

1.严格控制液体入量,并加强利尿

24 小时总入量宜控制在＜1 500 mL,尿量＞1 500 mL,并使 24 小时出、入量呈负平衡(出大于入)并维持3～5 天,将体内潴留的钠和水充分排出体外,以逐渐消除严重的肺水肿和组织水肿。每天出、入量负平衡的程度应依据临床和床旁 X 线胸片所示肺水肿的程度而定,间质性肺水肿应负 500～1 000 mL,肺泡性肺水肿应负1 000～1 500 mL,极重度肺泡性肺水肿(大白肺)时 24 小时负平衡 1 500～2 000 mL 也不为过。经过 3～5 天的加强利尿治疗,临床上肺水肿或组织水肿均能明显地减轻或消失,以床旁 X 线胸片显示肺水肿渐渐减轻或消退的影像为治疗目标和评价标准。加强利尿期间,尿量多时应补钾,可给缓释钾1.0 g,每天 3 次,也可以 0.3％左右浓度静脉补钾;尤其特别注意低钠和低氯的预防(不必过分限盐)。若出现低钠(＜130 mmol/L)和低氯(＜90 mmol/L)血症,则利尿效果不好,可使心力衰竭加重,故必须先给予纠正(3％NaCl 100 mL静脉内缓慢输注),再同时加强利尿,既要纠正低氯和低钠血症,又要排出体内潴留的水和钠。需要强调的是,严格控制液体总入量,比出多于入量的负平衡对于难治性心力衰竭患者的心功能保护更重要。因为患者保持负 500 mL 液体平衡不变,若入量严格控制在 24 小时内＜1 500 mL(出量＞2 000 mL)和控制入量＞3 000 mL(出量＞3 500 mL)对心功能的容量负荷完全不同,前者可使心脏去前负荷减轻,而后者则会大大加重心脏前负荷。

2.给予合理足量的血管扩张药治疗

以静脉扩张剂(硝酸酯类)和动脉扩张剂[(硝普钠、基因重组脑钠尿肽(BNP)、ACEI 和 α 受体阻滞剂(如酚妥拉明和乌拉地尔)]联合应用并给予足量治疗[将血压控制在 13.3～14.7/8.0～9.3 kPa(100～110/60～70 mmHg)],才能充分降低心室前、后负荷,既能大大降低 PCWP 和 LVEDP,又能明显增加 SV 和 CO,达到最佳血流动力学效果。多数患者的心力衰竭会明显好转。

3.加用正性肌力药物治疗

正性肌力药物治疗适用于左心室功能严重低下，上述治疗效果差的严重的心力衰竭患者。可使用多巴酚丁胺[$5\sim10\ \mu g/(kg\cdot min)$]＋硝普钠（$10\sim50\ \mu g/min$）或$\alpha$受体阻滞剂（酚妥拉明或乌拉地尔）持续静脉滴注，通过正性肌力和降低外周阻力的作用能显著增加SV和CO，同时降低PCWP和LVEDP，明显改善心功能，使心力衰竭明显好转。对于尿量偏少（非低钠和低氯血症所致）或血压偏低[$\leqslant12.0/8.0\ kPa（90/60\ mmHg）$]的重症心力衰竭伴心源性休克患者，应改用多巴胺[$3\sim15\ \mu g/(kg\cdot min)$]＋小剂量硝普钠（$5\sim30\ \mu g/min$）或$\alpha$受体阻滞剂联合持续静脉滴注，除能改善心功能外，还可升压、增加肾血流量并改善组织灌注。

4.血流动力学监测指导治疗

血流动力学监测指导治疗适用上述积极治疗依然反应差的重症心力衰竭患者。依据PCWP、CO和外周阻力等重要血流动力学指标调整用药方案。若PCWP高[$>2.4\ kPa（18\ mmHg）$]，应加强利尿并使用静脉扩张剂如硝酸酯类，降低左心室充盈压，减轻肺水肿；若CO低（$<5.0\ L/min$）且外周阻力高（$>1\ 400\ dyn\cdot s/cm^5$）应用动脉扩张剂，如硝普钠、重组BNP或α受体阻滞剂（酚妥拉明或乌拉地尔），降低外周阻力，增加CO，改善心功能；若CO低（$<5.0\ L/min$），而外周阻力正常（$1\ 000\sim1\ 200\ dyn\cdot s/cm^5$），则应使用正性肌力药物，如多巴酚丁胺或多巴胺，增加心肌收缩力，增加CO；若PCWP高，CO低，外周阻力高和动脉血压低[$<10.7\ kPa（80\ mmHg）$]，已是心源性休克时，则应在多巴胺升压和正性肌力作用的基础上，联合应用动、静脉血管扩张药和利尿药。必要时应考虑插入主动脉内球囊泵（IABP）给予循环支持。

5.纠正低钠、低氯血症

对于严重肺水肿或外周组织水肿而利尿效果不佳者，若是由于严重稀释性低钠血症（$<130\ mmol/L$）和低氯血症（$<90\ mmol/L$）所致，则应在补充氯化钠（每天3 g口服或严重时静脉内给予）的基础上应用大剂量的袢利尿药（呋塞米$100\sim200\ mg$，布美他尼$1\sim3\ mg$）静脉注射或静脉滴注，边纠正稀释性低钠、低氯血症，边加强利尿效果，可望排出过量水潴留，使心力衰竭改善。对出现少尿或无尿伴有急性肾衰竭，药物治疗难以见效者，可考虑用血液超滤或血液透析或腹膜透析治疗。

6.气管插管和呼吸机辅助呼吸

对严重肺水肿伴严重低氧血症[吸氧状态下$PO_2<6.7\ kPa（50\ mmHg）$]和（或）CO_2潴留[$PCO_2>6.7\ kPa（50\ mmHg）$]药物治疗不能纠正者，应尽早使用，既可纠正呼吸衰竭，又有利于肺水肿的治疗与消退。

7.纠正快速心律失常

对伴有快速心律失常如心房颤动、心房扑动心室率快者，可用胺碘酮治疗。

8.左心辅助治疗

对左心室心功能严重低下，心力衰竭反复发作，药物治疗难以好转的患者，有条件可考虑行体外膜式氧合（ECMO）、左心辅助治疗，为心脏移植术做准备。

（赵德安）

第四节　高输出量性心力衰竭

高输出量性心力衰竭是一种较常见的临床综合征。正常心脏对运动的反应为增加输血量4～6倍而不表现肺静脉淤血症状,然而,受严重心肌、瓣膜和心包疾病影响的心脏,不能代偿心排血量增加的需要。在其他方面无症状的患者中,持续超过正常心排血量需要的情况可引起充血性心力衰竭的症状。有充血性心力衰竭症状,血流动力学检查时心排血量正常或升高的患者,可能出现高输出量性心力衰竭。

引起高输出量性心力衰竭常见的原因有体循环动静脉瘘、贫血性心脏病、脚气性心脏病、甲状腺功能亢进性心脏病等。

一、临床表现

(一)症状

高输出量性心力衰竭常表现为乏力、水肿、活动时气短和心悸。因为这些症状在其他类型的心力衰竭中也很常见,单独出现上述症状不足以鉴别为何种心脏综合征。高输出量性心力衰竭的具有鉴别意义的是导致其发生的病因特征,如甲亢的症状和维生素 B_1 缺乏导致的神经病变等。

(二)体征

高输出量的各种病因都有其独特的体检发现。但下列表现在所有高输出量性心力衰竭中均较常见:心率加快、脉压增大或正常;心脏体检时可以发现心尖的高动力冲动,短促、清脆的第一心音,主动脉瓣和肺动脉瓣区可闻及收缩中期血流杂音;在心尖和胸骨左下缘部可闻及舒张期杂音,提示通过房室瓣的血流增加;四肢温暖和潮红。

二、诊断

高输出量性心力衰竭的确诊需右心导管检查,可发现静息状态下右心压力正常或轻度升高,肺毛细血管楔压升高,高心排血量,低体循环阻力及静息状态下心动过速等。

三、治疗

针对导致高输出量性心力衰竭的病因,治疗方法也不同。下面将引起高输出量性心力衰竭的常见原因分别介绍如下。

(一)体循环动静脉瘘

动静脉瘘是指动静脉之间出现不经过毛细血管网的异常通道,血液由高压力动脉流向低压力静脉,常伴有动脉瘤的形成,因此也有动静脉瘤之称。它是引起高输出量性心力衰竭的重要病因之一。

1.病因与病理解剖

动静脉瘘是指无毛细血管床介于其间的动静脉间的连接。体循环动静脉瘘有先天性和后天性之分,先天性动静脉瘘是由于血管发育畸形,导致动静脉之间有异常交通;后天性动静脉瘘大多由外伤或有创性操作造成,比较常见,早期容易漏诊。梅毒性主动脉瘤破裂时,如穿破上腔静脉、肺动脉、右心房或右心室,其所产生的血流动力学改变与动静脉瘘相同。先天性动脉导管未闭实际上也是动静脉瘘的一种。病理解剖显示动静脉瘘近端的动脉发生扩张,动脉壁变薄,有时可形成动脉瘤。动静脉瘘的静脉也因压力的升高而发生扩张,静脉壁有增厚现象。

2.病理生理

由于较大的动静脉间(体循环)有直接通道,所以部分动脉血流(20%～50%)就从动脉通过此短路直接进入静脉而不经过毛细血管,使周围血管阻力下降,静脉回流增加,心排血量增加,循环血容量多有增加,循环时间正常或缩短,继发心脏扩大,心力衰竭。病理生理改变明显与否取决于体循环动静脉瘘管口径的大小和瘘口离心脏的距离;瘘口越大、离近心脏,则其病理生理改变越为明显。心脏扩大和心力衰竭出现与否也与上述两个因素有关,但可能也与动静脉瘘存在的时期有关。

3.临床表现

在动静脉瘘处可闻及连续性、机器样杂音,在收缩期更为明显,多伴有震颤。动静脉瘘处可发生动脉瘤。

收缩压正常或略为升高,舒张压降低,脉压增宽。此外,水冲脉、毛细血管搏动等周围循环体征也多有出现,脉搏多明显增速。因此,临床上如发现明显的脉压增宽现象而无主动脉瓣关闭不全或其他病因可找,应仔细寻找体循环动静脉瘘的存在,特别是在有创伤或外科手术的时候。如用手压瘘使瘘管关闭,则舒张压可立即升高 1.33～1.99 kPa,脉搏立即缓慢,减慢 10～30 次/分,心排血量也立即降低(心动过缓反射)。这个反应只持续几分钟,血压升高是因为瘘管被阻塞,血液不能通过瘘管而必须通过微血管,因而周围阻力增加。脉搏频率降低是由于主动脉压的升高刺激了主动脉壁的神经(阿托品可使心动过缓反射消失)。

心脏增大是一种普遍性发现,增大的程度与动脉的大小、瘘孔的口径及瘘的存在时期有关。心脏增大主要是心脏扩张所致,心脏肥厚因素所占地位并不重要,因为瘘管结扎后,增大的心脏可在短期内有明显的缩小。心脏增大的原理是由于静脉回流量增加使心脏的舒张期容积增加,从而引起心脏扩张和肥厚。长期及较大的动静脉瘘患者,可以发生高输出量性心力衰竭。

瘘的近段静脉的压力多不升高,其血液的含氧量可较一般静脉为高。瘘的远段肢体往往有缺血表现,如局部溃疡,甚至局部组织坏死。但因侧支循环的形成与心排血量的增加,肢体的血液供给可以恢复正常,有时可较对侧肢体的血液供应为多,以致有瘘管的肢体的皮肤温度可比对侧为高。

先天性动静脉瘘,也称为蔓状血管瘤,可累及全身各个部位,以下肢最为常见,而且大都是多发性的。

4.诊断

动静脉瘘的诊断除了上述典型的临床表现以外,主要依赖于各种影像学检查。它的影像学诊断手段主要包括以下几类。①胸部 X 线平片:是最常用的初筛本病的检查方法;②超声心动图:其敏感性高于胸部 X 线平片;③胸部 CT:它对小病灶的检出能力较高,增强 CT 是诊断本病最方便、有效的方法,有助于确诊;④磁共振血管造影;⑤择性数字减影血管造影:它是诊断的金标准,但为有创性检查,并受一定的条件限制。以上这些诊断技术相结合,可以更为准确地判断病变的大小、部位、数量、形态,血管壁及管腔内血流的情况,以及血流动力学特点。

5.治疗

介入放射学、栓塞技术及材料的发展,进一步提高了本病治疗的技术成功率和临床远期疗效。目前,治疗动静脉瘘的方法有:经导管动脉介入栓塞术、经皮穿刺瘤腔内药物硬化治疗、手术切除。其中,经导管动脉介入栓塞术是治疗该病的主要方法,常用的栓塞材料有固体和液体之分,如吸收性明胶海绵、聚乙烯醇泡沫微粒、微弹簧圈及球囊、二氰基丙烯酸正丁酯、无水乙醇、平阳霉素碘油乳剂等;对于局限型先天性动静脉瘘患者应首选手术切除,但手术时必须尽可能保持动脉的完整(静脉部分可以结扎之);而对于病变无法彻底清除或难以手术的患者,可首选经皮穿刺瘤腔内药物硬化治疗。另外,体循环动静脉瘘管易于发生细菌性动脉内膜炎,因此在必要时应采取预防细菌性动脉炎的措施。

(二)贫血性心脏病

贫血性心脏病是由于长期中度以上(血红蛋白低于70 g/L)贫血引起心脏扩大和(或)心力衰竭等一系列心血管系统的病变。

1.病理生理

贫血患者会出现血液载氧量的减少,当血液的载氧量降低到一定的限度(血红蛋白低于70 g/L)并持续一定的时间,可以引起血液循环系统明显的改变。长期严重的慢性贫血可导致贫血性心脏病。严重贫血可以从下列三方面影响心脏:①可引起心排血量增加,外周血管阻力下降,即高输出量型血液循环,从而增加心脏负荷,导致心脏扩大和心肌肥厚,最终进展为充血性心力衰竭;②可诱发心绞痛或导致其他冠状动脉血液供应不足;③可因心肌长期缺血而引起心肌脂肪变性等改变,以致心肌异常松弛,心肌收缩力下降。

2.临床表现

当血红蛋白为65~75 g/L时,患者除了一般贫血的症状之外,常伴有循环系统的表现,可有气急、疲倦、心悸等症状,有时可出现心绞痛。体格检查可发现窦性心动过速,心尖冲动强烈,周围血管扩张,皮肤温暖,水冲脉,脉压增大及周围血管征。心尖区可闻及收缩期吹风样杂音,是循环血量增加、心脏扩大导致二尖瓣相对性关闭不全所致;心尖区轻度低音调舒张中期杂音,是通过二尖瓣口血流的速度增加所致;或胸骨左缘有轻度高音调、吹风样舒张期杂音,是由于主动脉瓣环扩张所产生。

当血红蛋白低于30 g/L时,心脏明显增大并可出现充血性心力衰竭,特别在心脏有额外负荷时,如体力劳动、发热、妊娠等,表现为体循环淤血的征象,包括颈静脉曲张、肝大(偶尔可达脐水平)和压痛、腹水、肺底啰音等。

但必须指出,当贫血患者有充血性心力衰竭表现时,首先应考虑到其他器质性心脏病的合并存在,如风湿性心脏病、脚气性心脏病等,因单纯贫血所引起的充血性心力衰竭甚为少见。

3.实验室检查

中度以上的慢性贫血患者X线检查大多有心脏轻至中度增大。当血红蛋白低于30 g/L时,心脏可明显扩大,且可以出现肺淤血、肺水肿等征象。心电图可显示低电压、ST段压低、窦性心动过速、左心前区导联上T波平坦或倒置。血常规和外周血涂片检查可用于确定是否存在贫血及贫血的程度。骨髓检查有助于明确病因。

以上所述的心血管方面改变均是可逆性现象,贫血纠正后,心脏改变可有不同程度的恢复。

4.治疗

无心力衰竭的贫血性心脏病,心功能处于代偿期,主要是针对贫血进行病因治疗,根据情况补充铁剂、叶酸或维生素 B_{12} 等。

重度贫血性心脏病发生心力衰竭时,除了一般治疗心力衰竭的措施外,还要积极治疗贫血。输血是最主要的治疗手段,应少量多次输血或输入浓缩红细胞混悬液,同时配合使用利尿剂,以减少血容量,预防肺水肿。由于属于高输出量型心力衰竭,因此治疗心力衰竭时以利尿和扩血管为主。应用洋地黄类和非洋地黄类正性肌力药物可促进或加重心力衰竭,所以只有当利尿剂、血管扩张药及输血治疗无效时才小剂量应用,一般使用快速起效制剂。

(三)脚气性心脏病

维生素 B_1(硫胺)缺乏症也称脚气病,常累及神经系统和心血管系统。脚气性心脏病是由于严重的维生素 B_1 缺乏持续 3 个月以上,出现以心血管系统病变为主,以及充血性心力衰竭的心脏病,又称湿型脚气病。

1.病理解剖

病理改变可因脚气病的严重程度而有差异。可表现为:心肌细胞水肿、变性、坏死;心肌间质水肿;心脏明显增大,尤以右心室的扩张肥大突出。

2.病理生理

维生素 B_1 是碳水化合物代谢过程中所必需的酶系统的主要成分,是丙酮酸氧化所必需的酶。维生素 B_1 缺乏时,碳水化合物的氧化作用即在丙酮酸阶段停顿,血液内积聚过多的酸性物质,如丙酮酸和乳酸,发生代谢性酸中毒,影响心肌的能量代谢,造成心肌能量供应不足。

维生素 B_1 的缺乏对机体产生以下两种影响:①血液中丙酮酸和乳酸浓度的增加使周围小动脉扩张,周围阻力降低,静脉回流量增多,因而心排血量及心脏工作量都有增加;②心脏的代谢功能衰竭,主要是由于心肌对乳酸盐、丙酮酸盐与氧的利用率降低。因此,维生素 B_1 的缺乏影响了心脏本身及周围循环。脚气性心脏病属于高动力循环性心脏病。

3.临床表现

先驱症状有活动后的心悸、气促,端坐呼吸,心前区疼痛,心动过速与水肿。病情较重时可突然发生急性心力衰竭,出现烦躁不安、恶心、呕吐、上腹闷胀、发绀、阵发性呼吸困难或急性肺水肿、胸腔积液、皮下水肿、颈静脉怒张、肝脏肿胀、休克等。体检发现心脏向两侧增大、心前区可闻及收缩期吹风样杂音、第一心音减弱(第一心音减弱加上心动过速可引起胎样心音),右心室性舒张期奔马律及肺动脉瓣区第二心音亢进,脉压因舒张压降低而增大、大动脉上有枪击音、水冲脉与毛细血管搏动等体征。静脉压显著升高。

心电图检查除窦性心动过速外,常显示 T 波平坦或倒置、低电压、Q-T 间期延长等。心功能测定显示高输出量性心力衰竭。

4.诊断

本病的主要诊断依据是:有 3 个月以上的维生素 B_1 缺乏史,伴或不伴有周围神经炎征象;急骤出现的高输出量性心力衰竭;心脏增大,心律规律,无其他原因可查;维生素 B_1 治疗后症状明显改善。

5.治疗

主要是补充足量的维生素 B_1,轻症者可口服(每次 5～10 mg,每天 3 次)或肌内注射(每次 50～100 mg,每天 1 次),重症者应给予缓慢静脉注射(50～100 mg 加入 50% 葡萄糖注射液中)。有心力衰竭的患者要积极治疗心力衰竭,同时还要纠正导致本病的饮食因素。

(四)甲状腺功能亢进性心脏病

甲状腺功能亢进(甲亢)性心脏病是指由于多种原因导致甲状腺激素分泌过多,引起以心血管系统为主要表现的临床综合征。甲亢大多发生于 20～40 岁的女性,男女之比约为 1∶5。甲亢性心脏病的患者则多在 40 岁以上,男女比例约为 1∶2。

1.发病机制

甲亢性心脏病的发病机制尚未完全明确。主要是由于甲状腺激素对心肌蛋白的合成、心肌代谢、心肌酶、心肌收缩性、血流动力学和心脏电生理等均有直接作用,以及交感神经系统兴奋性增加和迷走神经兴奋能力障碍,使得甲亢患者的心脏,特别是有基础心脏病的患者,不能承受甲亢时高动力状态的额外负担,也不能满足机体代谢增加的需要,最终导致了甲亢性心脏病的发生。

2.病理解剖

甲亢中的心脏一般没有明显的病理变化。有甲亢性心脏病者一般皆有心脏肥厚及扩张,在心力衰竭的病例中尤为显著。

3.病理生理

甲状腺激素增加心肌细胞的蛋白合成,使心肌肥厚,但心肌含水量和胶原都没有增加。甲状腺激素对心肌收缩性的作用是增加心肌收缩率,同时也使每搏输出量增高,故心排血量可有明显的增加。一般认为,甲状腺激素使心肌收缩力增加的主要原因是由于钙离子-磷酸蛋白质复合物形成增多,使肌凝蛋白钙离子激活 ATP 酶活性增高,从而导致肌质网钙离子转运增加而引起的。同时,也与甲状腺激素能增加心肌细胞膜上的肾上腺素能 β 受体的数量有关。以上变化均使左、右心室做功增加,心肌氧耗量增多。较长时间的甲状腺激素分泌过多可导致心脏储备能力下降。

甲亢时,外周血管阻力下降。心排血量增加的原因至少部分与此有关。外周血管扩张是继发于甲亢所致的组织代谢率增高及热量产生和代谢产物的增加。心排血量增加和外周血管阻力下降使患者的收缩压增大,舒张压下降,因而脉压增大。同时循环时间缩短,血容量增加。

甲状腺激素增加心率,造成心动过速。剂量-效应试验表明,过多的甲状腺激素并不能改变心血管系统组织对儿茶酚胺的敏感性。甲亢患者的心率增快可能是甲状腺激素的毒性作用和交感神经系统兴奋性增高共同作用的结果。为此,普萘洛尔等 β 受体阻滞剂可以降低甲亢患者的心率,但不能使之恢复正常。此外,有证据表明,甲亢中的心动过速也与迷走神经兴奋性受损有关。

过多的甲状腺激素分泌所引起的上述变化使心脏功能下降。心脏每次收缩所消耗的能量较正常为多,而效率却极低,逐渐不胜负担,终于导致心力衰竭。甲亢患者出现心力衰竭时,心排血量下降,但其绝对值仍较正常为高,故属高输出量性心力衰竭。有时,病情很严重时,心排血量可降至正常范围之内或低于正常。

心房颤动的发生机制可能是甲状腺激素直接作用于心肌,使心房肌兴奋性增加,不应期缩短而造成。动物试验中,甲状腺激素可以增加心房率,舒张期去极化率并缩短窦房结细胞动作电位时间。

4.临床表现

甲亢患者心脏方面的症状有心悸、呼吸困难和心前区疼痛。心悸常伴有心动过速,有时在颈部也有冲击感。心悸的程度有轻有重,轻的可仅为患者自觉心脏在搏动,重的可为剧烈的心脏冲撞,一般是在情绪激动或进食后出现,但也有一些患者在静息状态下出现。据研究,和正常人相比,甲亢患者的氧耗量较大而肺活量较低,所以在轻度或中度活动后可出现呼吸困难,这与因心力衰竭而发生者不同。心前区疼痛常甚轻微,一般是一种沉重的痛感,但有时可出现典型的心绞痛,常是发作性心律失常所引起,也可以是甲亢增加了原来已有冠状动脉粥样硬化的心脏的负荷所致。这两种疼痛皆常在甲亢治愈后消失。以上几种症状中,以心悸为最多,呼吸困难次之,心前区疼痛远较少见。

心房颤动是甲亢的心血管方面的一个重要表现,为产生心力衰竭的重要因素。发作性房颤常提示甲亢的存在,尤以年轻的患者中更是如此。房颤在毒性结节性甲状腺肿中远较为多见。它在45岁以下的患者中较少发生,30岁以下中更少,在男性中比较多见。甲亢病程越长,房颤的发病率越高,而与甲亢的严重程度无一定的关系。如不治疗甲亢,对发作性及持久性房颤使用洋地黄或奎尼丁皆不利于控制心室率或消除房颤。满意地控制甲亢后,一般不会再发生阵发性房颤。其他不常见的心律失常有期前收缩、心房扑动、阵发性房性心动过速,甚或阵发性室性心动过速等。

甲亢的心脏体征有:心尖冲动强烈,故极易查得。有时搏动的震动极为强烈,扩散于胸壁,扪之有如收缩期震颤。单纯的甲亢心脏不增大,但心音响亮且具有冲击性。第一心音常明显亢进,易与二尖瓣狭窄的第一心音的特征相混淆。心底部的心音也增强。整个心前区常可闻及Ⅱ～Ⅲ级收缩期杂音,在肺动脉瓣区最为显著。收缩期血压升高,舒张压则略降低,以致脉压增大。少数患者的脉压极大,故可见明显的颈动脉搏动、水冲脉、枪击声、毛细血管搏动等周围血管征。心率通常每分钟100～120次,有时可达120～140次,但当达到180～200次时易发生甲状腺危象。心率在活动或情绪激动时显著加快,睡眠和休息时虽有所降低,但仍高于正常。在颈部肿大的甲状腺上,常可听到连续性的血管杂音,提示有动静脉沟通。

单纯的甲亢很少引起心力衰竭,尤以在40岁以下的患者中更为少见;伴有其他病因性心脏病者的心力衰竭发生率大为增加,可高达25%。发生房颤后心力衰竭的发生率显著增加。甲亢治愈前,通常的心力衰竭的治疗常不见效。心力衰竭的发生率随着甲亢病程的加长而增高,而与后者的严重程度无明显相关。因甲亢时肺动脉及右心室压力均有增高,故甲亢患者的心力衰竭主要表现为右心衰竭。

除心血管方面外,甲亢的主要表现如典型的突眼、凝视姿态、皮肤湿热、甲状腺增大、肌肉震颤等,对诊断皆甚为重要,但在甲亢性心脏病中有时可不甚明显,甚至无甲状腺肿大或眼部体征。这种隐匿性甲亢如有心力衰竭,可因未能发现甲亢而仅对心力衰竭进行治疗以致收效不大。

X线检查常示心脏的大小正常,心脏搏动有力。本病导致血流加速致使肺动脉明显扩张。如有长期的房颤或心力衰竭,则可见心影增大。严重心力衰竭时,心影向两侧增大。

心电图常无特殊改变,可见窦性心动过速、心房颤动或其他较为少见的心律失常。有时可见P波振幅增加及顶高而圆的T波,这是交感神经张力增加的表现。有心脏病变时,可出现ST段压低与T波平坦或倒置。

5.诊断

甲亢性心脏病的诊断依据,除有甲亢的佐证外,同时有:①阵发性或持久性心房颤动、心房扑动、心脏增大或心力衰竭者;②排除其他原因的心脏病;③甲亢治愈后,心脏病表现随之消失。

不典型甲状腺功能亢进者,可能仅有心血管疾病方面的表现。因此,凡遇到以下情况应考虑甲亢的可能:①原因不明的阵发性或持久性心房颤动,心室率快而不易被洋地黄类药物控制;

②非克山病流行区发生的原因不明的右心衰竭；或有循环时间不延长的心力衰竭，但患者没有贫血、发热或脚气病等，洋地黄疗效不佳；③无法解释的心动过速；④血压波动而脉压增大者；⑤患有器质性心脏病患者发生心力衰竭，常规治疗疗效不佳者，也应考虑甲亢的可能。

因心力衰竭本身有时可增加基础代谢率，甚至可高达 40％以上，故要证实有无甲亢，除仔细搜寻临床表现外，尚需进行血清游离 T_4 和 T_3、促甲状腺激素（TSH）等的测定。

6.治疗

甲亢性心脏病的治疗基础是控制甲亢本身。不然，心脏病的一般处理对它难以获得满意的疗效。对甲亢合并心力衰竭者，应该是在用洋地黄和利尿剂等处理心力衰竭的同时，使用抗甲状腺药物积极治疗甲亢。有心房颤动者，在甲亢未控制前，用电击复律和奎尼丁治疗甚难恢复窦性心律。如药物治疗甲亢已有 1 个月左右或甲状腺切除后已有 2 周，甲亢已满意控制而心房颤动未自动复律，则可试行电击复律或奎尼丁治疗来恢复窦性心律。甲状腺手术前患者有心脏病表现并不是手术禁忌证，对心房颤动也是如此。如有心力衰竭，在它被控制后 1 个月左右，即可进行手术。

对甲亢本身的治疗可分为一般支持疗法和减少甲状腺激素分泌治疗。前者包括精神因素的去除、对患者的关怀和安慰、足够的休息、适量的镇静剂、高热量饮食和足够维生素，后者包括抗甲状腺药物、甲状腺次全切除术和放射性碘治疗。

7.病程及预后

甲亢性心脏病可治愈。即使已发生心力衰竭，在获得确实诊断后及时处理也能使患者恢复健康。如未能及时发现，因而治疗未能针对病因，则可使心力衰竭恶化。伴有其他病因心脏病的甲亢，及时治疗甲亢甚为重要，因如将后者治愈即可避免或延缓心力衰竭的发生，如已有心力衰竭，则也可使对心力衰竭的治疗收效。

（赵德安）

第六章

先天性心脏病的临床治疗

第一节 室间隔缺损

室间隔缺损为最常见的先天性心脏畸形,可单独存在,亦可与其他畸形合并发生。此病在胎儿中的检出率为0.66%,在存活新生儿中的发生率为0.3%。室间隔缺损是儿童最常见的先天性心脏病,约占全部先心病儿童的50%,其中单纯性室间隔缺损约占20%。在上海早年文献报道的1 085例先心病患者中室缺占15.5%,女性稍多于男性。随着影像设备的进步和对婴儿筛查的重视,室间隔缺损的检出率较以往增加,检出率0.16%~5.30%。在成人中,室间隔缺损是最常见的先天性心脏缺损,占0.3‰,约占成人先天性心血管疾病的10%。在美国,成人室间隔缺损的数量为36.9万。在我国,成人室间隔缺损患者数量可能超过100万。由于室间隔缺损有比较高的自然闭合率,婴儿期室间隔缺损约有30%可自然闭合,40%相对缩小,其余30%缺损较大,多无变化。自然闭合多在生后7~12个月,大部分在3岁前闭合,少数3岁以后逐渐闭合。随着缺损的缩小与闭合,杂音减弱以致消失,心电图与X线检查恢复正常。

此病的预后与缺损的大小及肺动脉压力有关。缺损小,肺动脉压力不高者预后良好;有肺动脉高压者预后较差。持续性肺动脉高压可引起肺血管闭塞,从而伴发艾森曼格综合征。室间隔缺损的常见并发症是亚急性细菌性心内膜炎。个别病例可伴有先天性房室传导阻滞、脑脓肿、脑栓塞等。大的室间隔缺损病程后期多并发心力衰竭,如选择适当时机介入治疗或外科手术,则预后良好。

一、病因

心管发生,心管卷曲,分隔和体、肺循环形成过程中的任何一个环节受到影响,均可能出现室间隔发育不全或融合不完全。与心间隔缺损有关的病因可分为3种类型:染色体疾病、单基因病和多基因病。

(一)染色体疾病

先心病患者染色体异常率为5%~8%,表现为染色体的缺失和双倍体,染色体缺失见于22q11缺失(DiGeorge综合征),45X缺失(Turner综合征)。双倍体异常见于唐氏综合征。染色体异常的患者子代有发生室间隔缺损的风险。

(二)单基因病

3%的先心病患者有单基因病。表现为基因的缺失、错义突变和重复突变。遗传规律为常染色体显性遗传、常染色体隐性遗传或 X 连锁的遗传方式。例如,Holt-Oram 综合征患者中,出现房间隔缺损合并传导异常和主动脉瓣上狭窄。Schott 等发现 *NKX* 2.5 基因与房间隔缺损有关,通过对 Holt-Oram 家族的研究发现 TBX5 突变引起房间隔缺损和室间隔缺损。进一步的研究发现,TBX5、GATA4 和 NKX2.5 之间的相互作用提示转录过程与室间隔缺损的发生有关。基因异常患者的子代发生先心病的危险性较高。

(三)多基因病

多基因病与许多先心病的发生有关,是环境和遗传因素作用的结果。特别在妊娠后第 5～9 周为心血管发育、演变最活跃的时期。母体在此期内感染病毒(如腮腺炎、水痘及柯萨奇病毒等)、营养不良、服用可能致畸的药物、缺氧环境及接受放射治疗(简称放疗)等,均有增加发生先天性心血管畸形的危险。母体高龄,特别是接近于更年期者,婴儿患法洛四联症的危险性增加。目前,尚无直接的检测方法确定无染色体病或单基因病的室间隔缺损患者下一代是否会发病,但是与正常人群相比,预计发病率明显增高。父亲患室间隔缺损,子女发病率为 2%;母亲患室间隔缺损,子女发病率为 6%～10%。父母有室间隔缺损的患者其子女患此病的危险性比一般人高 20 倍。

二、室间隔缺损的解剖与分类

室间隔由四部分组成:膜部间隔、流入道间隔、小梁部间隔、流出道间隔或漏斗部间隔。在室间隔缺损各部位均可能出现缺损。在临床上,根据室间隔缺损产生的部位,可将其分 2 类,即膜部室间隔缺损和肌部室间隔缺损。

(一)膜周部室间隔缺损

膜部室间隔位于心室的基底部,在主动脉的右冠瓣和无冠瓣下,肌部间隔的流入道和流出道之间,前后长约 14 mm,上下约 8 mm。其形态多为多边形,其次为圆形或椭圆形。三尖瓣的隔瓣叶将膜部间隔分为房间隔和室间隔 2 部分。真正的膜部室间隔缺损较少见,大部分为膜部室间隔缺损向肌部间隔延伸,形成膜周部室间隔缺损。

(二)肌部室间隔缺损

肌部室间隔为非平面的结构,可分为流入道部、小梁部和漏斗部。

1.流入道部室间隔

流入道部室间隔在膜部间隔的下后方,开始于房室瓣水平,终止于心尖部的腱索附着点。流入道部室间隔缺损在缺损和房室瓣环之间无肌性的残缘。在流入道处肌部间隔的缺损统称为流入道部室间隔缺损。另一种分类方法是将流入道处的间隔分为房室间隔和流入道间隔,当流入道部室间隔缺损合并三尖瓣和二尖瓣的畸形时,称为共同房室通道缺损。

2.小梁部室间隔缺损

小梁部室间隔是室间隔的最大部分。从膜部间隔延伸至心尖,向上延伸至圆锥间隔。小梁部的缺损统称肌部室间隔缺损,缺损边缘为肌组织。小梁部缺损的部位也可分为室间隔前部、中部、后部和心尖部。肌性室间隔的前部缺损是指位于室间隔的前部,中部室间隔缺损是位于室间隔的后部,心尖部室间隔缺损是位于相对于中部的下方。后部缺损在三尖瓣隔瓣的下方。后部缺损位于三尖瓣的隔瓣后。肌部缺损多为心尖附近肌小梁间的缺损,有时为多发性。由于在收缩期室间隔心肌收缩，使缺损缩小，所以左向右分流较小，对心功能的影响较小，此型较少，仅占 3%。

3.圆锥部室间隔缺损

圆锥部间隔将左右心室的流出道路分开。圆锥间隔的右侧范围较大，圆锥间隔的缺损位于右心室流出道，室上嵴的上方和主、肺动脉瓣的直下，主、肺动脉瓣的纤维组织是缺损的部分边缘。少数合并主、肺动脉瓣关闭不全。此部位的室间隔缺损也称圆锥缺损或流出道，嵴上和肺动脉瓣下或动脉下缺损。据国内资料，此型约占 15%。

由于膜部室间隔与肌部室间隔紧密相邻，缺损常常发生在两者的交界区域，即缺损从膜部延伸至肌部。如膜周部室间隔缺损延伸至邻近的肌部间隔，称膜周流入道室间隔缺损，膜周肌部室间隔缺损和膜周流出道室间隔缺损。

室间隔缺损邻近三尖瓣，三尖瓣构成缺损边缘的一部分。在缺损愈合过程中，三尖瓣与缺损的边缘组织融合在一起形成膜部瘤，膜部瘤形成可以部分或完全闭合缺损。圆锥部和膜周部室间隔缺损可伴有不同程度的圆锥间隔与室间隔的其他部分对接不良，可以是向前、向后或旋转，引起半月瓣的骑跨。圆锥部缺损时，可以伴二尖瓣的骑跨。流入道型室间隔缺损可并发心房和心室的连接不良，引起房室瓣中的一个环形骑跨。在一些病例，可以有不同程度的三尖瓣腱索附着点的骑跨。

室间隔缺损的直径多在 0.1～3.0 cm。通常膜部缺损较大，而肌部缺损较小。如缺损直径＜0.5 cm，左向右的分流量很小。缺损呈圆形或椭圆形。缺损边缘和右心室面向缺损的心内膜可因血流液冲击而增厚，容易引起细菌性心内膜炎。

三、病理生理

影响室间隔缺损血流动力学的因素有室间隔缺损的大小、左右心室间的压力和肺血管的阻力。在出生时，由于左右心室间的压力接近，可以无明显分流。随着出生后左右心室间的压力增加，引起分流增加。分流量的大小取决于室间隔缺损的大小和肺血管阻力。没有肺高压和右心室流出道的梗阻，分流方向是左向右。在肺血管阻力增加或右心室流出道狭窄或肺动脉口狭窄引起右心室梗阻时，右心室压力升高，以致右心室压力与左心室压力接近或超过左心室压力。随着右心室压力的升高，分流量逐渐减少，当超过左心室压力时，出现右向左分流，导致血氧饱和度降低，发绀和继发性红细胞增多，即艾森曼格综合征。此时升高的肺动脉压是不可逆转的。肌部室间隔缺损可以自发性闭合。膜周部室间隔缺损可因三尖瓣膜部瘤形成而出现解剖上的闭合。漏斗部室间隔缺损可因右冠瓣脱垂而闭合。

按室间隔缺损的大小和分流的多少，一般可分为 4 类：①轻型病例，左至右分流量小，肺动脉压正常。②缺损为 0.5～1.0 cm 大小，有中等量的左向右分流，右心室及肺动脉压力有一定程度增高。③缺损＞1.5 cm，左至右分流量大，肺循环阻力增高，右心室与肺动脉压力明显增高。④巨大缺损伴显著肺动脉高压。肺动脉压等于或高于体循环压，出现双向分流或右向分流，从而引起发绀，形成艾森曼格综合征。

Keith 按室间隔缺损的血流动力学变化，分为：①低流低阻；②高流低阻；③高流轻度高阻；④高流高阻；⑤低流高阻；⑥高阻反向流。这些分类对考虑手术与估计预后有一定的意义。

四、临床表现

(一)症状

一般与缺损大小及分流量多少有关。缺损小、分流量少的病例,通常无明显的临床症状。缺损大伴分流量大者可有发育障碍、心悸、气促、乏力、咳嗽,易患呼吸道感染。严重者可发生心力衰竭。显著肺动脉高压发生双向分流或右向左分流者,出现活动后发绀或发绀症状。

(二)体征

室间隔缺损可通过听诊检出,几乎全部病例均伴有震颤,震颤与杂音的最强点一致。典型体征为胸骨左缘第3、4肋间有响亮粗糙的收缩期杂音,并占据整个收缩期。此杂音在心前区广泛传布,在背部及颈部亦可听到。杂音的程度与血流速度有关,杂音的部位依赖于缺损的位置。小的缺损最响,可以伴震颤。肌部缺损杂音在胸骨左缘下部,在整个收缩期随肌肉收缩引起大小变化影响强度。嵴内或干下型室间隔缺损分流接近肺动脉瓣,杂音在胸骨左上缘最响。膜周部室间隔缺损在可闻及三尖瓣膜部瘤的收缩期咯喇音。在肺血管阻力低时,大的室间隔缺损杂音单一,在整个心脏周期中几乎无变化,并且很少伴有震颤。左向右分流量大于肺循环60%的病例,由于伴有二尖瓣血流增加,往往在心尖部可闻及功能性舒张期杂音。心前区触诊有左心室负荷过重的表现。肺动脉压力升高引起 P_2 增强。引起或合并三尖瓣反流时可以在胸骨左或右下缘闻及收缩期杂音。合并主动脉瓣关闭不全时,患者坐位前倾时,沿胸骨左缘出现舒张期递减性杂音。严重肺动脉高压病例可有肺动脉瓣区关闭振动感, P_2 呈金属音性质。艾森曼格综合征患者常有发绀和杵状指,右心室抬举样冲动,肺动脉瓣第二音一般亢进或分裂。由于左向右分裂减少,原来的杂音可以减弱或消失。

(三)合并症

1.主动脉瓣关闭不全

室缺合并主动脉瓣关闭不全的发生率占室间隔缺损病例的 4.6%~8.2%。靠近主动脉瓣的室间隔缺损,如肺动脉瓣下型室间隔缺损(VSD)易发生主动脉瓣关闭不全。造成关闭不全的原因主要为主动脉瓣环缺乏支撑,高速的左向右分流对主动脉瓣产生吸引作用,使主动脉瓣叶(后叶或右叶尖)向下脱垂,大部分为右冠瓣。早期表现为瓣叶边缘延长,逐渐产生脱垂。随着年龄增长,脱垂的瓣叶进一步延长,最终导致关闭不全。合并主动脉脱垂的患者,除收缩期杂音外尚可听到向心尖传导的舒张期递减性杂音,测血压可见脉压增宽,并有股动脉"枪击音"等周围血管体征。

2.右心室流出道梗阻

有 5%~10% 的 VSD 并发右心室流出道梗阻。多为大室缺合并继发性漏斗部狭窄,常见于儿童。如合并肺动脉瓣狭窄,应与法洛四联症相鉴别。有的患者室间隔缺损较小,全收缩期响亮而粗糙的杂音较响,即使封闭室间隔缺损后杂音也不会明显减轻。

(四)并发症

1.肺部感染

左向右大量分流造成肺部充血,肺动脉压力升高,因而使水分向肺泡间质渗出,肺内水分和血流增加,肺的顺应性降低,而发生呼吸费力、呛咳。当合并心脏功能不全时,造成肺淤血、水肿,在此基础上,轻微的上呼吸道感染就可引起支气管炎或肺炎。如单用抗生素治疗难以见效,需同时控制心力衰竭才能缓解。肺炎与心力衰竭可反复发作,可危及患儿的生命,因此应积极治疗室间隔缺损。

2.心力衰竭

约10%的VSD患儿会发生充血性心力衰竭。主要见于大型室间隔缺损,由于大量左分流,肺循环血量增加,肺充血加剧,左、右心容量负荷加重,导致心力衰竭。表现为心搏增快、呼吸急促、频繁咳嗽、喉鸣音或哮鸣音,肝大,颈静脉曲张和水肿等。

3.肺动脉高压

大型VSD或伴发其他左向右分流的先天性心脏畸形,随着年龄增长,大量左向右分流使肺血流量超过体循环,肺动脉压力逐渐升高,肺小血管壁肌层逐渐肥厚,肺血管阻力增高,最后导致肺血管壁不可逆性病变,即艾森曼格综合征,临床出现发绀。

4.感染性心内膜炎

小型至中等大小的室间隔缺损较大型者好发感染性心内膜炎。主要发病原因是VSD产生的高速血流,冲击右心室侧心内膜,造成该处心内膜粗糙。因其他部位的细菌感染,如呼吸道感染、泌尿系统感染、扁桃体炎、牙龈炎等并发菌血症时,细菌在受损的心内膜上停留,繁殖而致病。可出现败血症症状,如持续高热、寒战、贫血、肝、脾大、心功能不全,有时出现栓塞表现,如皮肤出血点、肺栓塞等。常见的致病菌是链球菌、葡萄球菌、肺炎球菌、革兰阴性杆菌等。抗生素治疗无效,需手术切除赘生物,清除脓肿,纠正心内畸形或更换病变瓣膜,风险很大,病死率高。

五、实验室检查

(一)X线检查

缺损小的室间隔缺损,心肺X线检查可无明显改变。中度缺损者心影可有不同程度增大,一般以右心室扩大为主,肺动脉圆锥突出,肺野充血,主动脉结缩小。重度缺损时上述征象明显加重,左右心室、肺动脉圆锥及肺门血管明显扩大。待到发生肺动脉高压右向左分流综合征时,由于左向右分流减少,右向左分流增多,周围肺纹理反而减少,肺野反见清晰。

(二)心电图检查

缺损小者心电图在正常范围内。随着分流的增加,可出现左心室负荷过重和肥厚的心电图改变及左心房增大的图形。在肺动脉高压的病例,出现电轴右偏、右心室肥大、右心房肥大的心电图改变。重度缺损时可出现左、右心室肥大,右心室肥大伴劳损或 $V_{5\sim6}$ 导联深Q波等改变。

(三)超声检查

超声心动图检查是一项无创的检查方法,可以清晰显示回声中断和心室、心房和肺动脉主干扩大的情况。超声检查常用的切面有心尖或胸骨旁五腔心切面,心底短轴切面和左心室长轴切面。心尖五腔心切面可测量VSD边缘距主动脉瓣的距离,心底半月瓣处短轴切面可初步判断膜周部VSD的位置和大小。6~9点位置为隔瓣后型、9~11点为膜周部;12~13点为嵴上型室缺;二尖瓣短轴切面可观察肌部室缺的位置,12~13点钟位置为室间隔前部VSD,9~12点为中部VSD,7~9点为流入道VSD。膜周型缺损,间隔中断见于三尖瓣隔瓣后与主动脉瓣环右缘下方区;主动脉瓣下型缺损,间隔中断恰在主动脉后半月瓣尖下方及三尖瓣的上方;肺动脉瓣下型缺损,声波中断见于流出道间隔至肺动脉瓣环,缺损口可见到1~2个主动脉瓣尖向右心室流出道突出;流入道处室间隔型缺损,声波中断可从三尖瓣纤维环起伸至肌部间隔,往往整个缺损均在三尖瓣隔瓣下。肌部型室缺有大有小,可为单发性或为多发性,位于室间隔任一部位,二维超声结合彩色多普勒实时显像可提高检出率。高位较大缺损合并主动脉瓣关闭不全者,可见舒张期瓣膜脱垂情况。彩色多普勒检查可见经缺损处血液分流情况和并发主动脉瓣脱垂者舒张期血液反流情况。超声检查尚有助于发现临床漏诊的并发畸形,如左心室流出道狭窄、动脉导管未闭等;并可进行缺损的血流动力学评价,有无肺动脉压升高、右心室流出道梗阻、主动脉瓣关闭不全,瓣膜结构等情况。当经胸超声检查的显像质量差时,可以选择经食管超声检查。近年来发展起来的三维超声检查可以显示缺损的形态和与毗邻结构的关系。

(四)心导管检查

心导管检查可准确测量肺血管阻力,肺血管的反应性和分流量。评价对扩张血管药物的反应性可以指导治疗方法的选择。右心导管检查右心室血氧含量高于右心房 0.9％ 容积以上,或右心室平均血氧饱和度大于右心房 4％ 以上即可认为心室水平有左心室右分流存在。偶尔导管可通过缺损到达左心室,导管尚可测压和测定分流量。如肺动脉压等于或大于体循环压,且周围动脉血氧饱和度低,则提示右向左分流。一般室间隔缺损的分流量较房间隔缺损少。在进行右心导管检查时应特别注意瓣下型缺损,由于左向右分流的血流直接流入肺动脉,致肺动脉水平的血饱和度高于右心室,容易误诊为动脉导管未闭。

(五)心血管造影

彩色多普勒超声诊断单纯性室间隔缺损的敏感性达 100％,准确性达 98％,故室间隔缺损的诊断一般不需进行造影检查。但如疑及肺动脉狭窄,可行选择性右心室造影。如欲与动脉导管未闭或主、肺动脉隔缺损相鉴别,可做逆行主动脉造影。对特别疑难病例可行选择性左心室造影。心血管造影能够准确判断 VSD 的部位和其实际大小,且优于超声心动图。膜周部 VSD 的形态大致可分为囊袋形(膜部瘤型)、漏斗形、窗形和管形 4 种形态。其中漏斗形、窗形和管形形态与动脉导管未闭的造影影像相似,囊袋形室缺的形态较复杂,常突向右心室,常呈漏斗形,在左心室面较大而右心室面开口较小,右心室面可以有多个出口。嵴上型 VSD 距离主动脉瓣很近,常需要较膜部 VSD 造影采用更大角度的左侧投照体位(即左前斜位 65°～90°,加头位 20°～30°)观察时才较为清楚,造影剂自主动脉右冠窦下方直接喷入肺动脉瓣下区,肺动脉主干迅速显影,由于有主动脉瓣脱垂,造影不能确定缺损的实际大小和缺损的形态。肌部室缺一般缺损较小,造影剂往往呈线状或漏斗型喷入右心室。

(六)磁共振显像

室间隔缺损不需要磁共振显像检查,此项检查仅应用于室间隔缺损合并其他复杂畸形的患者。

六、诊断和鉴别诊断

胸骨左缘第 3、4 肋间有响亮而粗糙的收缩期杂音,X 线与心电图检查有左心室增大等改变,结合无发绀等临床表现首先应当疑及此病。一般二维和彩色多普勒超声可明确诊断。室间隔缺损应与下列疾病相鉴别。

(一)房间隔缺损

杂音性质不同于室缺,容易作出诊断和鉴别。

(二)肺动脉瓣狭窄

杂音最响部位在肺动脉瓣区,呈喷射性,P_2 减弱或消失,右心室增大,肺血管影变细等。

(三)特发性肥厚性主动脉瓣下狭窄

为喷射性收缩期杂音,心电图有 Q 波,超声心动图等检查可协助诊断。

(四)其他

室缺伴主动脉瓣关闭不全需与动脉导管未闭,主、肺动脉隔缺损,主动脉窦瘤破裂等相鉴别。动脉导管未闭一般脉压较大,主动脉结增宽,呈连续性杂音,右心导管检查分流部位位于肺动脉水平可帮助诊断。主、肺动脉隔缺损杂音呈连续性,但位置较低,在肺动脉水平有分流存在,逆行主动脉造影可资区别。主动脉窦瘤破裂有突然发病的病史,杂音以舒张期为主,呈连续性,血管造影可明确诊断。

七、治疗

小的缺损不需要外科治疗或介入治疗。中等或大的室间隔缺损需要不同程度的内科治疗甚至最后选择介入治疗或外科治疗。

(一)内科治疗

需要内科治疗的情况有室间隔缺损并发心力衰竭、心律失常、肺动脉高压和感染性心内膜炎的预防等。

1.患者的评估和临床观察

通过 X 线、心电图、二维多普勒超声或心导管检查来估测患者的右心室和肺动脉压情况。如肺动脉压大于体动脉压的一半或药物治疗难以控制的心力衰竭,宜及早手术矫治室间隔缺损。成人有左心室负荷过重应选介入治疗或外科治疗。已经进行了室间隔缺损修补的患者,需要观察主动脉瓣功能不全。术后残余分流,需要连续监护是否有左心室负荷过重和进行性主动脉瓣功能异常的情况。

2.心力衰竭的治疗

合并充血性心力衰竭者,内科治疗主要是应用强心、利尿和抗生素等药物控制心力衰竭、防止感染或纠正贫血等。近年来,心力衰竭指南推荐无症状的左心室收缩功能不全的患者应用 ACEI,ARB 及 β 受体阻滞剂。目前尚无这些药物能预防或延迟心力衰竭发作的证据。对合并无症状的严重瓣膜反流应选择外科治疗而不是药物治疗。对 QRS≥120 毫秒,经过充分的药物治疗心功能仍为 NYHAⅢ~Ⅳ级者,应用 CRT 可改善症状、心功能和存活率。

3.心律失常的治疗

手术与非手术的室间隔缺损患者在疾病的一定阶段可并发心律失常,影响患者的预后,也与猝死密切相关。心律失常的病因是多因素的,如心脏扩大、心肌肥厚、纤维化和低氧血症等。介入治疗放置封堵器术后,因封堵器对心室肌及传导系统的直接压迫,也可产生心律失常和传导阻滞。外科手术损伤可直接引起窦房结、房室传导系统损伤,心房和心室的瘢痕可以引起电生理的异常和心律失常。外科手术后和介入治疗术后数月和数年发生房室传导阻滞,故应重视长期随访观察。常见的心律失常有各种类型的心律失常和房室传导阻滞。非持续性室性心律失常的临床意义和预防性应用抗心律失常药物的指征尚不明了。预防性应用抗心律失常药物并不显示对无症状的先心病患者有益处。并发恶性心律失常药物治疗无效及发生过心脏骤停的成人先心病患者,应用 ICD 可挽救患者生命。

4.肺动脉高压的评价与治疗

肺动脉高压是指肺动脉平均压>3.3 kPa(25 mmHg)。肺动脉压是影响先心病患者预后的主要因素。肺动脉高压按肺动脉收缩压与主动脉或周围动脉收缩压的比值,可分为 3 级:轻度肺动脉高压的比值≤0.45;中度肺动脉高压为 0.45~0.75;严重肺动脉高压为>0.75。按肺血管阻力的大小,也可以分为3级:轻度<560 dyn·s·cm^{-5}(7 Wood 单位);中度为 560~800 dyn·s·cm^{-5}(8~10 Wood 单位);重度超过 800 dyn·s·cm^{-5}(10 Wood 单位)。通过急性药物试验可鉴别动力型肺动脉与阻力型肺动脉高压,常用的药物有硝酸甘油[5 μg/(kg·min)]、一氧化氮(25 ppm)、前列环素[2 ng/(kg·min)]和腺苷[50 μg/(kg·min)×15 分钟]。应用药物后:①肺动脉平均压下降的绝对值超过 1.3 kPa(10 mmHg)。②肺动脉平均压下降到5.3 kPa(40 mmHg)之内。③心排血量没有变化或者上升,提示是动力型肺动脉高压。如是前者可以考虑行介入治疗或外科手术,后者则主要是药物治疗。扩血管药物的应用可使部分患者降低肺动脉高压,缓解症状。目前应用的扩血管药物有伊洛前列素和内皮素受体拮抗药波生坦等,有一定的疗效。但是价格较高,大多数患者难以承受长期治疗。严重肺动脉高压,药物治疗无反应者,需要考虑心肺联合移植。

发生艾森曼格患者需要特别关注,常常见到的有关问题包括心律失常、心内膜炎、痛风性关节炎、咯血、肺动脉栓塞、肥大型骨关节病。明显肺动脉高压患者,当考虑行外科治疗或介入治疗时,需要行心导管检查。

5.感染性心内膜炎的预防

外科或非外科治疗的先心病患者均有患感染性心内膜炎的风险,未治疗者或术后存在残余分流者,心内膜炎是终身的危险(每年发病率 18.7/10 000),应进行适当的预防和定期随访。室缺术后 6 个月无残余分流者一般不需要预防性应用抗生素。各种进入人体的操作,包括牙科治疗、妇科和产科检查和治疗、泌尿生殖道和胃肠道介入治疗期间均需要预防性应用抗生素。甚至穿耳朵、文身时均有发生感染性心内膜炎的危险。口腔卫生、皮肤和指甲护理也是重要的环节。心内膜炎的症状可能是轻微的,当患者有全身不适、发热时应注意排除。

6.妊娠

越来越多的复杂先心病患者和术后患者达到生育年龄,需要评价生育对母体和胎儿的风险及子代先心病的发生率。评价的项目包括详细的病史、体检、心电图、X 线胸片、心脏超声和心功能检查及瓣膜损伤、肺动脉压力。如果无创检查可疑肺动脉压力和阻力升高,需要行有创的心导管检查。通常,左向右分流和瓣膜反流无症状的年轻女性,且肺动脉压正常者可耐受妊娠;而右向左分流的患者则不能耐受。存在大的左向右分流时,妊娠可引起和加重心力衰竭。艾森曼格综合征是妊娠的禁忌证。大多数病例应推荐经阴道分娩,慎用止痛药并注意母体的位置。先心病患者在分娩时应预防性应用抗生素。

7.外科术后残余漏

残余漏是室缺外科术后常见的并发症之一。室缺术后小的残余分流对血流动力学无影响者,不需要治疗。对于直径>5 mm 的残余漏,尤其术后残余漏伴心力衰竭者需要及时行第 2 次手术修补或介入治疗。目前介入治疗较容易,可以作为首选。

（二）外科治疗

外科手术和体外循环技术的发展,降低了室间隔缺损外科治疗的死亡率。早期外科治疗的患者应用心导管检查随访,显示 80% 的闭合率。258 例中 9 例发生完全性房室传导阻滞,37 例并发一过性的心脏阻滞,168 例并发右束支传导阻滞,9 例发生心内膜炎(每年发病率 11.4/10 000)。近年的研究显示残余分流发生率 31%,完全心脏阻滞的发生率为 3.1%。另一项研究显示外科治疗的患者,需要起搏治疗的发生率为 9.8/10 000 患者每年,心内膜炎的发生率为16.3/10 000 患者每年。外科治疗方法的选择依据一是缺损的部位,如圆锥部间隔缺损应选择外科治疗；二是心腔的大小，心腔增大反映分流的程度，也是需要治疗的指征；三是分流量，Qp ∶ Qs≥1.5 ∶ 1；四是肺血管阻力，肺血管阻力增加时是外科治疗的适应证，成年患者手术的上限是肺血管阻力约在 800 dynes 或 10 Wood 单位/m^2。

（三）介入治疗

1987 年，Lock 等应用 Rashkind 双面伞装置封堵室间隔缺损。应用此类装置封堵先天性、外科术后和心肌梗死后室间隔穿孔的患者，因封堵装置结构上的缺陷，未能推广应用。2001 年起，国产的对称双盘状镍钛合金封堵器和进口的 Amplatzer 室间隔缺损封堵器应用于膜周部室间隔缺损的介入治疗。国内已经治疗了万余例，成功率达到 96% 以上。因成功率高且并发症少，很快在国内推广应用，目前在国内一些大医疗中心已经成为室间隔缺损的首选治疗方法。根据目前的经验，临床上需要外科治疗，解剖上也适合行介入治疗的适应证患者，可首选介入治疗。目前介入治疗的适应证如下：①膜周型室缺。年龄通常≥3 岁；缺损上缘距主动脉瓣和三尖瓣≥2 mm。②肌部室缺。直径＞5 mm。③外科手术后的残余分流，病变的适应证与膜周部室间隔缺损相同。但是，介入治疗与外科治疗一样，有一定的并发症，如房室传导阻滞、瓣膜损伤等。因此，术后仍需要长期随访观察，以便客观评价长期的疗效。

（赵　旭）

第二节　房间隔缺损

房间隔缺损（aterial septal defect，ASD）简称房缺，是指原始心房间隔在发生、吸收和融合时出现异常，左、右心房之间仍残留未闭的房间孔。

一、流行病学

房间隔缺损是一种最常见的先天性心脏病，根据 Abbott 1 000 例单纯性先天性心脏病的尸体解剖，房间隔缺损居首位，占 37.4%。在我国的发病率为 0.24%～0.28%，其中男女患病比例约为 1∶2，女性居多，且有家族遗传倾向。成人房缺以继发孔型多见，占 65%～75%，原发孔型占 15%～20%。

二、解剖

根据房间隔发生的部位，分为原发孔房间隔缺损和继发房间隔缺损，见图 6-1。

（一）原发孔型房间隔缺损

在发育的过程中，原发房间隔停止生长，不与心内膜垫融合而遗留间隙，即成为原发孔（或第 1 孔）缺损。位于心房间隔下部，其下缘缺乏心房间隔组织，而由心室间隔的上部和三尖瓣与二尖瓣组成；常伴有二尖瓣前瓣叶的裂缺，导致二尖瓣关闭不全，少数有三尖瓣隔瓣叶的裂缺。

（二）继发孔型房间隔缺损

继发孔型房间隔缺损是胚胎发育过程中，原始房间隔吸收过多，或继发性房间隔发育障碍，导致左右心房隔存在通道所致。继发孔型房间隔缺损可分为 4 型：中央型或称卵圆孔型，缺损位于卵圆窝的部位，四周有完整的房间隔结构，约占 76%；下腔型，缺损位置较低，呈椭圆形，下缘缺如和下腔静脉入口相延续,左心房后壁构成缺损的后缘,约占 12%;上腔型,也称静脉窦型缺损,缺损位于卵圆孔上方,上界缺如,和上腔静脉通连,约占3.5%;混合型,此型缺损兼有上述两种以上的缺损,缺损一般较大,约占 8.5%,见图 6-2。

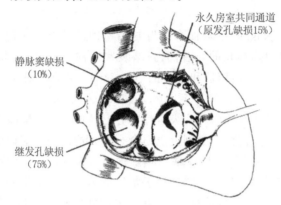

图 6-1　房间隔缺损的解剖位置

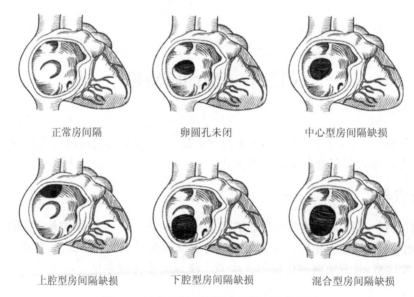

图 6-2　继发孔型房间隔缺损解剖结构分型

15%～20%的继发孔房间隔缺损可合并其他心内畸形,如肺动脉瓣狭窄、部分型肺静脉畸形引流,二尖瓣狭窄等。房间隔缺损一般不包括卵圆孔未闭,后者不存在房水平的左向右分流,而是与逆向栓塞有关。

临床上还有一类房间隔缺损,是在治疗其他疾病后遗留的缺损,为获得性房间隔缺损,如Fonton 手术后为稳定血流动力学而人为留的房间隔窗,二尖瓣球囊扩张术后遗留的房间隔缺损等。此类房间隔缺损一般在卵圆窝位置,其临床意义与继发孔房间隔缺损类似。

三、胚胎学与发病机制

约在胚胎 28 天时,在心房的顶部背侧壁正中处发出第一房间隔,其向心内膜垫方向生长,到达心内膜垫之前的孔道称第一房间孔。在第一房间孔封闭以前,第一房间隔中部变薄形成第二房间孔。在第一房间隔形成后，即胚胎第 5 周末，在其右侧发出第二房间隔，逐渐生长并覆盖第二房间隔孔。与第一房间隔不同的是，第二房间隔并不与心内膜垫发生融合而形成卵圆孔。其可被第一房间隔覆盖，覆盖卵圆孔的第一房间隔称为卵圆孔瓣。此后，胎儿期血液自左向右在房水平分流实现体循环。出生后，左心房压力增大，从而使两个房间隔合二为一，卵圆孔闭锁，成为房间隔上的前庭窗。在原始心房分隔过程中，如果第一房间孔未闭合，或者第一房间孔处缺损，或卵圆孔过大，均可造成 ASD。

四、分子生物学

房间隔缺损发病机制正在研究中，目前对于其分子学发病机制至今并不十分清楚。近年来随着分子生物学的发展，发现越来越多的心房间隔缺损有关的基因。目前研究发现 T-BX5、NKX2.5、GATA4 转录因子与房间隔缺损的发生高度相关。除上述因子外，WNT_4、$IFRD1$、HCK 等基因的表达异常也与房间隔缺损的发生相关。

五、病因

房间隔缺损是由多因素的遗传和环境因素的相互作用，很难用单一原因来解释。很多情况下不能解释病因。母亲在妊娠早期患风疹、服用沙利度胺及长期酗酒都是干扰胚胎正常心血管发育的不良环境刺激。动物试验表明，缺氧、缺少或摄入过多维生素，摄入某些药物，接受离子放射线常是心脏畸形的原因。而对于遗传学，大多数房间隔缺损不是通过简单方式遗传，而是多基因、多因素的共同作用。

六、病理生理

正常情况下，左心房压力比右心房压力高约 0.667 kPa。因此，有房间隔缺损存在时，血液自左向右分流，临床无发绀出现。分流量大小与左右心房间压及房间隔缺损大小成正比，与右心室排血阻力（如合并有肺动脉瓣狭窄、肺动脉高压）高低成反比。由于左向右分流，右心容量增加，发生右心房、右心室扩大，室壁变厚，肺动脉不同程度扩张，肺循环血量增多，肺动脉压升高。

随病情发展，肺小动脉壁发生内膜增生，中膜增厚、管腔变窄，因而肺血管阻力增大，肺动脉高压从动力性的变为阻力型的，右心房、右心室压力亦增高，左向右分流量逐渐减少；病程晚期右心房压力超过左心房，心房水平发生右向左分流，形成艾森曼格综合征，出现临床发绀、心力衰竭。这种病理改变较晚，通常发生在 45 岁以后。

七、临床表现

(一)症状

根据缺损的大小及分流量的多少不同，症状轻重不一。缺损较小者，可长期没有症状，一直潜伏到老年。缺损较大者，症状出现较早，婴儿期发生充血性心力衰竭和反复发作性肺炎。一般房间隔缺损儿童易疲劳，活动后气促、心悸，可有劳力性呼吸困难。患儿容易发育不良，易发生呼吸道感染。在儿童时期，房性心律失常、肺动脉高压、肺血管栓塞和心力衰竭发生极少见。随着右心容量负荷的长期加重、病程的延长，成年后这些情况则多见。

(二)体格检查

房间隔缺损较小者，发育不受影响。缺损较大者，可有发育迟缓、消瘦等。

心脏听诊胸骨左缘第2、3肋间可闻及2～3级收缩期吹风样杂音,性质柔和,音调较低,较少扪及收缩期震颤,肺动脉瓣区第2心音亢进,呈固定性分裂。该杂音是经肺动脉瓣血流量增加引起收缩中期肺动脉喷射性杂音。在出生后肺血管阻力正常下降后,第二心音宽分裂。由于肺动脉瓣关闭延迟,当肺动脉压力正常和肺血管阻抗降低时,呼吸使第二心音相对固定。肺动脉高压时,第二心音的分裂间隔是由于两心室电机械间隔所决定的。当左心室电机械间隔缩短和(或)右心室电机械间隔延长时,则发生第二心音宽分裂。如果分流量大,使通过三尖瓣的血流量增加,可在胸骨左缘下端闻及舒张中期隆隆样杂音。伴随二尖瓣脱垂的患者,可闻及心尖区全收缩期杂音或收缩晚期杂音,向腋下传导,但收缩中期喀喇音常难闻及。此外,由于大多数患者二尖瓣反流较轻,可无左心室心前区活动过度。

随着年龄的增长,肺血管阻力不断增高,使左向右分流减少,体格检查结果改变。肺动脉瓣和三尖瓣杂音强度均减弱。第二心音的肺动脉瓣成分加强。第二心音的两个主要成分融合,肺动脉瓣关闭不全产生舒张期杂音。左向右分流,出现发绀和杵状指。

八、辅助检查

(一)心电图检查

在继发孔缺损患者心电图常示电轴右偏,右心室增大。右胸导联 QRS 间期正常,但是呈 rSR′或 rsR′型。右心室收缩延迟是由于右心室容量负荷增加还是由于右束支和浦肯野纤维真正的传导延迟尚不清楚。房间隔缺损可见 P-R 间期延长。延长结内传导时间可能与心房扩大和由于缺损本身引起结内传导距离增加有关。

(二)胸部 X 线片检查

缺损较小时,分流量少,X 线所见可大致正常或心影轻度增大。缺损较大者,肺野充血,肺纹理增多,肺动脉段突出,在透视下有时可见到肺门舞蹈。主动脉结缩小,心脏扩大,以右心房,右心室明显,一般无左心室扩大。

(三)超声心动图检查

可以清晰显示 ASD 大小、位置、数目、残余房间隔组织的长度及厚度及与毗邻解剖结构的关系,还可以全面了解心内结构和血流动力学变化。经胸超声显示右心房、右心室扩大,肺动脉增宽,M 型见左心室后壁与室间隔同向运动,二维可见房间隔连续性中断,彩色多普勒显像可显示左向右分流的部位及分流量。肺动脉压可通过三尖瓣反流束的高峰血流来评估。

(四)心导管检查

一些年轻的患者如果使用非介入方法已确诊缺损存在,无须心导管检查。除此之外,可能需介入的方法来准确定量分流,测量肺血管阻力,排除冠状动脉疾病。右心导管检查重复取血标本测量血氧饱和度,证实从腔静脉到右心房血氧饱和度逐步增加。一般来说,肺动脉血氧饱和度越高分流越大,在对诊断大的分流时,其价值＞90%。肺循环和体循环的比率可通过下列公式计算: $Qp/Qs=SAO_2-MVO_2/PVO_2-PAO_2$。$SAO_2$、$MVO_2$、$PVO_2$、$PAO_2$ 分别代表大动脉、混合静脉、肺静脉、肺动脉的血氧饱和度。肺血管阻力超过体循环阻力的 70% 时,提示严重的肺血管疾病,最好避免外科手术。

九、诊断和鉴别诊断

诊断房间隔缺损,根据临床症状、体征、心电图检查结果、胸部 X 线片及超声心动图检查结果可得出明确诊断。尤其是超声心动图检查结果,可确定缺损类型、肺动脉压力高低及有无合并其他心内畸形等。临床上房间隔缺损还应与以下病种相鉴别。

(一)较大的室间隔缺损

因为左至右的分流量大,心电图表现与此病极为相似,可能造成误诊。但心室间隔缺损心脏听诊杂音位置较低,左心室常有增大。在小儿患者,不易鉴别时可做右心导管检查确立诊断。

(二)特发性肺动脉高压

其体征、心电图和 X 线检查结果与此病相似,但心导管检查可发现肺动脉压明显增高而无左至右分流证据。

(三)部分肺静脉畸形

其血流动力改变与房间隔缺损极为相似,但临床上常见的是右侧肺静脉畸形引流入右心房与房间隔缺损合并存在,肺部 X 线断层摄片可见畸形肺静脉的阴影。右心导管检查有助于确诊。

(四)瓣膜型单纯肺动脉口狭窄

其体征、X 线和心电图表现与此病有许多相似之处,有时可造成鉴别上的困难。但瓣膜型单纯肺动脉口狭窄时杂音较响,超声心动图见肺动脉瓣异常,右心导管检查可确诊。

十、治疗

到目前为止,房间隔缺损的治疗包括外科开胸和介入治疗 2 种。一般房间隔缺损一经确诊,应尽早开始接受治疗。一般介入治疗房间隔缺损的大小范围为 5～36 mm。对于原发孔型房间隔缺损、静脉窦型房间隔缺损、下腔型房间隔缺损和合并有需外科手术的先天性心脏畸形,目前还不能用经介入方法进行治疗,其中,外科手术是原发孔房间隔缺损治疗的唯一选择。

1976 年,King 和 Miller 首先采用介入方法以双伞状堵塞装置关闭继发孔房间隔缺损取得成功。1985 年,Rashikind 等报道应用单盘带钩闭合器封堵继发孔型房间隔缺损获得成功。我国从 1995 年开始引进该技术。1997 年,Amplazer 封堵器治疗继发孔型 ASD 应用于临床,目前是全球应用最广泛的方法。2003 年,国产封堵器材上市后,使得我国接受介入治疗的患者大量增加。随着介入技术和封堵器的进展,越来越多的房缺患者通过介入手术得到了根治。随着介入适应证的扩大,出现心脏压塞、封堵器脱落、房室传导阻滞等一系列并发症。

外科修补继发孔房间隔缺损已有 40 多年的历史。方法是在体外循环下,对较小缺损直接缝合,较大缺损则需补上心包片或人造补片。同时纠正合并的其他先天畸形,术后症状改善,心脏大小恢复正常。手术时机应选在儿童或少年期(5～15 岁),当证实房缺存在,且分流量达肺循环40％以上时,或有明显症状应早期治疗。40 岁以上患者手术死亡率可达 5％,有显著肺动脉高压,当肺动脉压等于或高于体动脉压发生右-左分流者,不宜手术。原发孔型房缺手术修补可造成希氏束损伤或需同时修复二尖瓣,病死率较高。

十一、预后

尽管未矫治的继发孔型房间隔缺损患者通常可以生存到成年,但生存期并不能达到正常,只有 50％的患者可活到 40 岁。40 岁后每年的病死率约为 6％。小的房间隔缺损(肺血流与体循环血流比率<2：1)可能在若干年后才出现问题,当高血压和冠状动脉疾病引起左心室顺应性降低时可导致左向右分流增加、房性心律失常、潜在的左右心衰竭。另外,没有其他获得性心脏疾

病的房间隔缺损患者可发展至左心室舒张功能异常。只有 5％～10％分流量大的患者（＞2：1）可在成年时出现严重的肺动脉高压。尽管大多数成年房间隔缺损的患者有轻到中度的肺动脉高压，但到老年发展为严重肺动脉高压的比率很少。妊娠时没有肺动脉高压的房间隔缺损患者通常不会出现并发症。另一个成年房间隔缺损患者的潜在并发症（甚至包括很小的卵圆孔未闭）是逆向栓塞。房间隔缺损患者很少出现心内膜炎，通常并不主张预防性用药，除非存在损伤的高危险因素。

　　对于房间隔缺损患者进行治疗，无论是介入治疗还是外科治疗，均能改善患者远期预后、改善生存质量，年龄不是治疗的禁忌证。对于那些合并肺动脉高压、心律失常及那些合并缺血性心脏病、瓣膜性心脏病或高血压病的患者进行正确、及时有效的处理才是提高生存率、改善预后的关键所在。

（赵　旭）

第三节　动脉导管未闭

　　动脉导管是胎儿血液循环沟通肺动脉和降主动脉的血管，位于左肺动脉根部和降主动脉峡部之间，正常状态多于出生后短期内闭合。如未能闭合，称动脉导管未闭（PDA），见图 6-3。公元初 Gallen 曾经描述，直到 1888 年 Munso 首次在婴儿尸检中发现，1900 年，Gibson 根据听诊得出临床诊断，这种典型杂音，称为 Gibson 杂音，是确定动脉导管未闭诊断的最重要听诊体征。

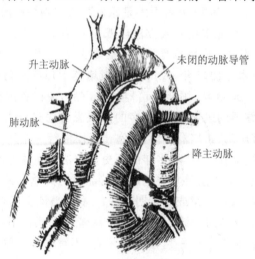

升主动脉　　　未闭的动脉导管

肺动脉

降主动脉

图 6-3　动脉导管未闭的解剖部位

　　动脉导管未闭是常见先天性心脏病之一，占第 3 位。其发病率在 Abbott 统计分析的先天性心脏病 1 000 例尸检中占 9.2％，在 Wood 统计 900 临床病例中占 15％。据一般估计，每 2 500～5 000 名活婴约有 1 例；早产儿有较高的发病率，体重少于 1 000 g 者可高达 80％，这与导管平滑肌减少、对氧的反应减弱和血液循环中血管舒张性前列腺素水平升高等因素有关。此病女性较男性多见，男女之比约为 1：2。约有 10％并发心内其他畸形。

一、解剖

绝大多数 PDA 位于降主动脉起始部左锁骨下动脉根部对侧壁和肺总动脉分叉左肺动脉根部之间。少数右位主动脉弓的患者,导管可位于无名动脉根部对侧壁主动脉和右肺动脉之间。其主动脉端开口往往大于肺动脉端开口,形状各异,大致可分为 5 型(见图 6-4)。

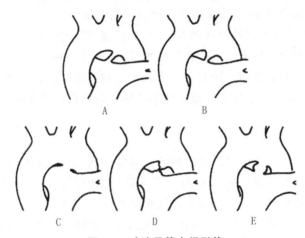

图 6-4　动脉导管未闭形状
A.管状;B.漏斗状;C.窗状;D.哑铃状;E.动脉瘤状

(一)管状
外形如圆管或圆柱,最为常见。

(二)漏斗状
导管的主动脉侧往往粗大,而肺动脉侧则较狭细,因而呈漏斗状,也较多见。

(三)窗状
管腔较粗大但缺乏长度,酷似主肺动脉吻合口,较少见。

(四)哑铃状
导管中段细。主、肺动脉向两侧扩大,外形像哑铃,很少见。

(五)动脉瘤状
导管本身呈瘤状膨大,壁薄而脆,张力高,容易破裂,极少见。

二、胚胎学和发病机制

胎儿的动脉导管从第 6 主动脉鳃弓背部发育而来,构成胎儿血液循环主动脉、肺动脉间的生理性通道。胎儿期肺小泡全部萎陷,不含有空气且无呼吸活动,因而肺血管阻力很大,故右心室排出的静脉血大都不能进入肺内循环进行氧合。由于肺动脉压力高于主动脉,因此进入肺动脉的大部分血液将经动脉导管流入主动脉再经脐动脉而达胎盘,在胎盘内与母体血液进行代谢交换,然后纳入脐静脉回流入胎儿血液循环。

动脉导管的闭合分为两期:①第一期为生理闭合期。婴儿出生啼哭后第一口吸气,肺泡即膨胀,肺血管阻力随之下降,肺动脉血流开始直接进入肺,建立正常的肺循环,而不流经动脉导管,促进其闭合。动脉导管的组织学结构与两侧的主动脉、肺动脉不同,管壁主要由平滑肌而不是弹性纤维组织组成,中层含黏性物质。足月婴儿出生后血氧张力升高,作用于平滑肌,使之环形收缩;同时管壁黏性物质凝固,内膜垫突入管腔,造成血流阻滞,营养障碍和细胞分解性坏死,因而导管发生生理性闭合。一般在出生后 10～15 小时完成,但在 7～8 天有潜在性再开放的可能。②此后内膜垫弥漫性纤维增生完全封闭管腔,最终形成导管韧带。导管纤维化一般起始于肺动脉侧,向主动脉延伸,但主动脉端可以不完成,因而呈壶腹状。纤维化解剖性闭合,88％的婴儿于 8 周内完成。如闭合过程延迟,称动脉导管延期未闭。出生后 6 个月动脉导管未能闭合,将终身不能闭合,则称持续动脉导管未闭,临床上简称动脉导管未闭。

动脉导管的闭合受到许多血管活性物质,如乙酰胆碱、缓激肽、内源性儿茶酚胺等释放的影响,但主要是血氧张力和前列腺素。后两者作用相反:血氧张力的升高使导管收缩,而前列腺素则使血管舒张,且随不同妊娠期而有所改变。成熟胎儿的导管对血氧张力相当敏感,未成熟婴儿则对前列腺素反应强。这些因素复杂的相互作用是早产婴儿有较多未闭动脉导管的原因。

三、病理生理

持续性未闭动脉导管,在组织学既与两侧的大动脉不同,亦与胎儿期的动脉导管有所不同。其内膜相对较厚,有一未断裂弹力纤维层与中层分隔。在中层黏性物质中,平滑肌呈螺旋形排列,其间尚有不等量弹性物质,形成薄层,因而其管壁接近主动脉化。此外成人的动脉导管,尤其在主动脉端开口附近和近端肺动脉可有粥样硬化病变,甚至钙化斑块。长期的血流冲击,加之腔内压力增高,可使导管扩大,管壁变薄,形成动脉瘤。

如果动脉导管在出生后肺循环阻力下降时不能闭合,导管内血流方向发生逆转,产生左向右分流。非限制性动脉导管未闭患者(大量的左向右分流),常在出生后的第 1 年内发展到充血性心力衰竭。与室间隔缺损类似,成人未矫治的动脉导管未闭相对不常见。对少部分患者,肺循环阻力升高超过体循环阻力分流逆转。因为动脉导管未闭的位置低于左锁骨下动脉,头颈部血管接受氧合血,但降主动脉接受不饱和氧合血,于是出现分段性发绀,或叫差异性发绀。

当动脉导管未闭独立存在时,由于主动脉压高于肺动脉,无论收缩期或舒张期,血流均由主动脉流向肺动脉,即左向右分流,分流量可达 4～19 L,因肺循环过多可出现心力衰竭。分流的血液增加了左心负荷,发生左心扩大,晚期也发生肺动脉高压、右心室增大。合并其他缺损时有可能代替肺循环(如肺血管闭锁、室间隔不完整)或体循环(如主动脉闭锁)的血供,生存可能依赖于动脉导管永久性开放。显著肺动脉高压等于或超过动脉压时可发生右向左分流。

四、临床表现

(一)症状

与分流量有关。轻者无症状,如果 10 岁以前没有出现充血性心力衰竭,大多数患者成年后可无症状。一小部分患者在 20 岁或 30 岁时可发展为充血性心力衰竭,出现劳力性呼吸困难、胸痛、心悸、咳嗽、咯血、乏力等。若发生右向左分流,可引起发绀。

(二)体征

患者几乎无发绀,但当出现发绀和杵状指时,通常不影响上肢。下肢和左手可出现发绀和杵状指,但右手和头部无发绀。脉压增宽,脉搏无力。左心室搏动呈高动力状态,常向外侧移位。无并发症的动脉导管未闭的典型杂音在左锁骨下胸骨左缘第 Ⅱ 肋间最易闻及,收缩后期杂音达到峰值,杂音为连续性机器样,贯穿第二心音,在舒张期减弱。杂音在舒张晚期或收缩早期可有一停顿,向左上胸、颈及背部传导,绝大多数伴震颤。如果分流量大造成明显的左心室容量负荷过重可出第三心音奔马律和相对性二尖瓣狭窄的舒张期杂音(与大的室间隔缺损类似)。当肺循环阻力增加分流逆转时杂音也出现变化,先是杂音的舒张成分减弱,然后是杂音的收缩成分减弱。最后杂音消失,体格检查与肺动脉高压的表现一致。肺动脉瓣区第二心音亢进但易被杂音掩盖。体循环压下降可产生水冲脉、枪击音等周围血管征。

五、辅助检查

(一)心电图检查

分流量少时心电图正常,分流量大时表现为左心房、左心室肥厚。当出现肺动脉高压、右向左分流占优势时,心电图表现为肺性 P 波,电轴右偏,右心室肥厚。

(二)放射线检查

分流量少时 X 线胸片正常。分流明显时,左心室凸出,心影扩大,肺充血。在出现肺动脉高压时,肺动脉段突出,肺门影扩大可有肺门舞蹈征,周围肺血管出现残根征。年龄较大的成人动脉导管可能出现钙化。左心室、左心房扩大,右心室也可扩大。

(三)超声心动图检查

左心室、左心房扩大,室间隔活动增强,肺总动脉增宽,二维 UCG 可显示未闭的动脉导管,彩色多普勒超声可显示动脉导管及肺动脉干内连续性高速湍流。

(四)心导管检查

肺动脉血氧含量高于右心室 0.5％容积或血氧饱和度＞20％。有时导管可从肺总动脉通过动脉导管进入主动脉。左侧位降主动脉造影时可见未闭导管。

(五)升主动脉造影检查

左侧位造影示升主动脉和主动脉弓部增宽,降主动脉削狭,峡部内缘突出,造影剂经此处分流入肺动脉内,并显示出导管的外形、内径和长度。

六、诊断和鉴别诊断

凡在胸骨左缘第 2、3 肋间听到响亮的连续性机械样杂音伴局限性震颤,向左胸外侧、颈部或锁骨窝传导,心电图示电轴左偏,左心室高压或肥大,X 线胸片示心影向左下轻中度扩大,肺门充血,一般即可得出动脉管未闭的初步诊断,并可由彩色多普勒超声心动图检查加以证实。非侵入性彩色多普勒超声的诊断价值很大,即使在重度肺动脉高压、心杂音不典型甚至消失的患者中都可检查出此病,甚至合并在其他心内畸形中亦可筛选出动脉导管未闭。可是超声心动图诊断尚有少数假阳性或假阴性者,因此对可疑病例需行升主动脉造影和心导管检查。升主动脉造影能进一步明确诊断。导管检查除有助于诊断外,血管阻力的测定尚有助于判别动力性或阻力性肺动脉高压,这对选择手术方法有决定性作用。

有许多从左向右分流心内畸形在胸骨左缘可听到同样的连续性机械样杂音或接近连续的双期心杂音,难以辨识。在建立动脉导管未闭诊断进行治疗前,必须予以鉴别。

(一)高位室间隔缺损合并主动脉瓣脱垂

当高位室间隔缺损较大时往往伴有主动脉瓣脱垂畸形,导致主动脉瓣关闭不全,并引起相应的体征。临床上在胸骨左缘听到双期杂音,不向上传导,但有时与连续性杂音相仿,难以区分。目前,彩色超声心动图已列入心脏病常规检查。在此病可显示主动脉瓣脱垂畸形及主动脉血流反流入左心室,同时通过室间隔缺损由左心室向右心室和肺动脉分流。为进一步明确诊断,可施行逆行升主动脉和左心室造影,前者可显示升主动脉造影剂反流入左心室,后者则示左心室造影剂通过室间隔缺损分流入右心室和肺动脉。据此不难得出鉴别诊断。

(二)主动脉窦瘤破裂

临床表现与动脉导管未闭相似,可听到性质相同的连续性心杂音,只是部位和传导方向稍有差异:破入右心室者偏下外,向心尖传导;破入右心房者偏向右侧传导。如彩色多普勒超声心动图显示主动脉窦畸形及其向室腔和肺动脉或房腔分流即可判明,再加上逆行升主动脉造影更可确立诊断。

(三)冠状动脉瘘

这种冠状动脉畸形并不多见,可听到与动脉导管未闭相同的连续性杂音伴震颤,但部位较低,且偏向内侧。多普勒彩超能显示动脉瘘口所在和其沟通的房室腔。逆行升主动脉造影更能显示扩大的病变冠状动脉主支或分支走向和瘘口。

(四)主动脉-肺动脉间隔缺损

非常少见。常与动脉导管未闭同时存在,且有相同的连续性杂音和周围血管特征,但杂音部位偏低偏内侧。仔细的超声心动图检查才能发现其分流部位在升主动脉根部。逆行升主动脉造影更易证实。

(五)冠状动脉开口异位

右冠状动脉起源于肺动脉是比较罕见的先天性心脏病。其心杂音亦为连续性,但较轻,且较表浅。多普勒超声检查有助于鉴别诊断。逆行升主动脉造影显示冠状动脉异常开口和走向及迂回曲张的侧支循环可明确诊断。

七、治疗

存活到成年且有大的未矫治的动脉导管未闭的患者,通常在30岁左右出现充血性心力衰竭或肺动脉高压(由左向右分流和不同程度的发绀)。大多数成年肺循环阻力正常或轻度升高,<4 U的动脉导管未闭患者可无症状或仅有轻微症状,可通过外科结扎动脉导管或经皮封堵来治疗。肺循环阻力明显升高($>10 \text{ U/m}^2$)的患者,预后差。超过40岁的患者大约有15%可能存在动脉导管的钙化或瘤样扩张,使外科手术难度增加。外科结扎动脉导管或经皮弹簧圈或器械栓堵的病死率和致残率很低,不论未闭导管大小与分流情况如何均建议进行,因为未经治疗的病例具有心内膜炎的高危险性。以往动脉导管未闭主要采取外科手术治疗,但传统的外科手术结扎方法创伤大,住院时间长,并发症发生率高。人们一直探讨应用非开胸手术方法治疗 PDA,自1967年 Porstman 等经心导管应用泡沫塑料塞子堵塞 PDA 成功后,通过介入方法治疗 PDA 广泛开展起来。自20世纪80年代以来,先后有多种方法应用于临床,除了 Porstman 法以外,尚有 Rashkind 双面伞法、Sideris 纽扣式补片法、弹簧圈堵塞法、Amplatzer 蘑菇伞法。前3种方法操作复杂,并发症高,临床已不应用。目前主要应用后2种方法,尤其是 Amplatzer 蘑菇伞法应用最广。

八、并发症和预后

早产患儿常伴有其他早产问题,如呼吸窘迫综合征、坏死性小肠大肠炎、心室内出血等,加重了病情,故往往发生左心衰竭,内科治疗很难见效,病死率甚高。足月患儿未经治疗第一年也有30%死于左心衰竭。过了婴儿期,心功能获得代偿,病死率剧减。幼儿期可无症状,分流量大者会有生长发育迟缓。Key 等报道，活至 17 岁的患者将再有 18 年的平均寿命。过了 30 岁每年病死率为 1%，40 岁为 1.8%，以后升至 4%。在未使用抗生素的年代，40% 死于心内膜炎，其余死于心力衰竭。据 20 世纪 80 年代 Campbell 的推算，42% 未治疗的患者在 45 岁前死亡。能存活至成人者将发生充血性心力衰竭、肺动脉高压，严重者可有 Eisenmenger 综合征。

（赵　旭）

第四节　法洛四联症

在青紫型先天性心脏病中，法洛四联症最多见，发病率约占先天性心脏病的 10%，占发绀型先心病的 50%。由于法洛四联症的解剖变化很大，可以极其严重，伴有肺动脉闭锁和大量的侧支血管，也可仅为室间隔缺损伴流出道或肺动脉瓣轻度狭窄，因此其手术疗效和结果有较大差异。目前一般法洛四联症的手术治疗死亡率已降至 5% 以下，如不伴有肺动脉瓣缺如或完全性房室通道等，其死亡率低于 2%。

一、病理解剖

法洛四联症意味其心脏有 4 种畸形，包括室间隔缺损、主动脉骑跨、右心室流出道梗阻和右心室肥厚。这些畸形的基此病理改变是由于漏斗部的圆锥隔向前和向左移位引起的（图 6-5）。

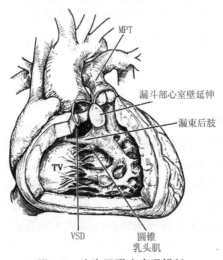

图 6-5　法洛四联症病理解剖

（一）室间隔缺损

非限制性的缺损，由漏斗隔及隔束左移对位不良引起，因此可称为连接不良型室间隔缺损。室间隔缺损上缘为移位的漏斗隔的前部；室间隔缺损的后缘与三尖瓣隔前瓣叶相邻；其下缘为隔束的后肢，而前缘为隔束的前肢。传导束穿行于缺损的后下缘。虽然室间隔缺损通常位于主动脉下，但当漏斗隔缺如或发育不完善时，缺损可向肺动脉部位延伸，或形成肺动脉瓣下缺损。

（二）主动脉骑跨

主动脉根部向右移位，使主动脉起源于左、右心室之间。主动脉与二尖瓣纤维连接总是存在,即使在极度骑跨的病例也是如此。当主动脉进一步骑跨,瓣下形成圆锥时被认为右心室双出口。法洛四联症的主动脉骑跨程度不同,但对手术的意义不是很大。

(三)右心室流出道梗阻

由于漏斗隔发育不良,漏斗部向前、向左移位引起右心室流出道梗阻。从漏斗隔向右心室游离壁延伸的异常肌束亦可造成梗阻。肺动脉瓣环一般小于正常,肺动脉瓣叶常增厚且与肺动脉壁粘连,二瓣畸形多见,仅有少量病例肺动脉瓣狭窄成为流出道最窄部位。梗阻也可发生在肺动脉左、右分支的任何水平,有时可见一侧分支发育不良。左肺动脉可以缺如,而起源于动脉导管。也有局限性左右肺动脉开口狭窄。

(四)右心室肥厚

随着年龄增长,右心室肥厚进行性加重,包括调节束和心室内异常肌束的肥厚。增粗进一步加剧右心室梗阻,使右心室压力增高,甚至超过左心室压力,患者发绀加剧,出现缺氧发作。右心室肥厚晚期使心肌纤维化,影响右心室舒张功能。

并发畸形包括:①肺动脉瓣缺如,大约5％法洛四联症病例伴肺动脉瓣缺如。右心室流出道梗阻位于狭窄的肺动脉瓣环,常有严重肺动脉瓣反流。瘤样扩张的肺动脉干和左、右肺动脉分支可压迫支气管分支。②冠状动脉畸形:5％病例伴冠状动脉畸形,最多见为左前降支起源于右冠状动脉,横跨右心室流出道,右心室流出道切口易造成其损伤。其次为双左前降支,室间隔的下半由右冠状动脉供应,上半由左冠状动脉供应,且存在粗大右心室圆锥支。右冠状动脉起源于左主冠状动脉横跨右心室流出道较少见。临床上还见过冠状动脉行走于心肌层内,如粗大圆锥支行走在右心室流出道肌层内,流出道切口时,往往损伤冠状动脉。

法洛四联症主要伴随畸形最多见的为房间隔缺损、动脉导管未闭、完全房室间隔缺损和多发室间隔缺损。其他少见的还有左上腔静脉残存、左前冠状动脉异常起源和左、右肺动脉异常起源等。

二、病理生理

法洛四联症的发绀程度取决于右心室流出道的梗阻。出生时发绀不明显,随年龄增长,由于右心室漏斗部肥厚的进展,到6～12个月时,发绀才趋向明显。这时漏斗部水平的梗阻较为突出,由于肺循环血流的极度减少和心室水平右向左分流增加使低含氧血大量流入主动脉,导致体循环血氧饱和度降低,临床就出现发绀。这些病例可发生缺氧发作,缺氧发作的病理生理为右心室流出道继发性痉挛。在法洛四联症伴肺动脉狭窄时外周肺动脉可发育不良,但通常肺动脉分支大小尚可。肺动脉分支外观显小主要因为肺循环内压力和流量的降低。这些病例持续发绀是由于肺血流的梗阻较恒定。

三、临床表现

(一)症状

发绀为法洛四联症病例的主要症状,常表现在唇、指(趾)甲、耳垂、鼻尖、口腔黏膜等毛细血管丰富的部位。出生时发绀多不明显,生后3～6个月(有的在1岁后)渐明显,并随年龄增长及肺动脉狭窄加重而发绀越重。20％～70％患婴有缺氧发作病史,发作频繁时期多是生后6～18个月,发作一般与发绀的严重程度无关,即发绀严重者也可不发作,发绀轻者也可出现频繁的发作。发作时表现为起病突然,阵发性呼吸加深加快,伴发绀明显加重,杂音减弱或消失,重者最后发生昏厥、痉挛或脑血管意外。缺氧发作的机制是激动刺激右心室流出道的心肌使之发生痉挛与收缩，从而使右心室流出道完全堵塞所致。蹲踞在1～2岁患儿下地行走时开始出现，至8～10岁自知控制后不再蹲踞，蹲踞现象在其他畸形中也少见，发绀伴蹲踞者多可诊断为法洛四联症。

(二)体征

心前区略饱满，心尖冲动一般不移位，胸骨左缘可扪及右心室肥厚的右心抬举感。收缩期杂音来源于流出道梗阻，室缺多不发出杂音，杂音越响、越长，说明狭窄越轻，右心室到肺动脉血流量也越多，发绀也越轻；反之杂音越短促与柔和，说明狭窄越重，右向左分流也越多，肺动脉的血流量也越少，发绀也重。缺氧发作时杂音消失。第一心音正常。由于主动脉关闭音掩盖了原本轻柔的肺动脉关闭音，因此，第二心音往往单一。在有较大侧支血管供血时，患儿背部和两侧肺野可闻及连续性杂音。肺动脉瓣缺如病例常伴呼吸窘迫症状，且可闻及肺动脉反流的舒张期杂音。较年长患儿可见杵状指(趾)。

四、辅助检查

(一)心电图检查

心电图检查表现为右心室肥厚。与新生儿期的正常右心室肥厚一致，在3～4个月龄前不能清楚地反映出任何畸形。电轴右偏同样存在，而左心室肥厚仅见于由分流或侧支血管引起的肺血流过多病例。其他异常心电图少见。

(二)胸片检查

右心室肥厚引起心尖上翘和肺动脉干狭窄使心脏左上缘凹陷形成靴型心。心脏大、小基本正常，肺动脉段相对凹陷。当侧支血管较多时，外周肺纹理常紊乱和不规整。肺血流不对称多见于左、右肺动脉狭窄或左、右肺动脉无汇合。25%病例示右位主动脉弓。

(三)多普勒超声心动图检查

超声心动图检查能很好地显示对位不良型室间隔缺损，主动脉骑跨和右心室流出道梗阻。冠状动脉开口和大的分支有时也能显示。外周肺动脉显示需要心脏导管检查。目前国内大部分医院根据超声心动图检查直接手术。

(四)心导管和心血管造影检查

心血管造影检查可较好显示右心室流出道狭窄的范围，左、右肺动脉分支狭窄程度和有无汇合。主动脉造影可显示主肺动脉侧支血管。与横膈水平降主动脉的比较可估测肺动脉瓣环和肺动脉干及其分支的大小，以决定手术方案。左心室功能通常正常，但在长期缺氧或存在由手术建立的体肺分流、明显主肺动脉侧支血管、主动脉瓣反流等造成的慢性容量负荷过度时，左心室功能可能受到影响。长期发绀或肺血流过多病例，需行肺血管阻力和肺动脉压力测定以估测是否存在肺动脉高压。导管通过右流出道的刺激会促成缺氧发作，因此在导管检查中不要轻易尝试，因为血流动力学参数并不重要，右心室压力总与左心室相等且肺动脉压力肯定较低。

五、诊断

法洛四联症的诊断：在临床上一般出生后6个月逐渐出现发绀、气促，当开始走步后出现蹲踞。体格检查胸骨左缘第2～4肋间可有喷射性收缩期杂音伴肺动脉第二音减弱。心电图示电轴右偏，右心室肥厚，X线肺野缺血，肺动脉段凹陷，心影不大或呈靴形，通过超声及心血管造影可以确诊。

六、鉴别诊断

(一)完全性大动脉错位

出生后即严重发绀,呼吸急促,生后1～2周可发生充血性心力衰竭,X线示肺充血,心影增大有时呈蛋形,一般无右位主动脉弓,上纵隔阴影较狭窄。法洛四联症除严重型或肺动脉闭锁者外,一般发绀生后数月始出现,不发生心力衰竭,X线示肺缺血,心影不大,可有右位主动脉弓,上纵隔阴影多增宽。

(二)肺动脉瓣狭窄伴心房水平有右向左分流

此病较少出现蹲踞现象,听诊左第2肋间有粗糙喷射性收缩期杂音及收缩期喀喇音伴震颤。心影可大,肺动脉总干有狭窄后扩张,心电图示右心室严重肥厚伴劳损的ST-T段压低现象,超声心动图可以确诊。

(三)右心室双出口伴肺动脉瓣狭窄

临床症状与法洛四联症极相似,此病较少蹲踞,喷射性收缩期杂音较法洛四联症更粗长些,X线显示大心脏,超声心动图与心血管造影才能确诊。

(四)完全性房室间隔缺损伴肺动脉瓣狭窄

此型常伴二尖瓣和三尖瓣畸形,临床上可出现二尖瓣关闭不全的反流性杂音并传至腋下部。心影扩大,右心房亦大,心电图多示电轴左偏伴P-R延长及右心室肥厚。左心室造影可见二尖瓣向前及向下移位,伴左心室流出道狭窄伸长的鹅颈征。此病亦可称法洛四联症伴房室隔缺损。

七、治疗

早期由于法洛四联症的手术死亡率较高,一般主张1岁左右行根治手术。如严重缺氧可以行姑息性手术,如体、肺动脉分流术或右心室流出道补片扩大术。随着婴幼儿心脏外科的飞速发展,手术操作技术、体外循环转流方法和术后监护水平的不断提高,手术年龄趋向小年龄化。早期手术的优越性在于减少右心室继发性肥厚,否则右心室在长期高阻力下心肌纤维化和心室顺应性降低,甚至到晚期左心室功能也受到影响。同时,法洛四联症的肺血流减少使肺血管发育受到影响,导致肺内气体交换的毛细血管床和肺泡的比例减少。在出生最初几年肺组织继续发育,但如手术年龄超过此阶段,将导致肺组织气体交换的面积减少。

波士顿儿童医院提出4～6周内手术,除以上理由外,认为法洛四联症出生后大部分患儿的动脉导管存在,而动脉导管组织随着出生后逐渐收缩关闭,引起左肺动脉狭窄或闭锁;因此在此前手术可以保证左侧肺血流不影响其今后的发育,虽然大部分患儿需要右心室流出道跨瓣补片扩大,但与大年龄组比较无统计上差异。

目前主张在6个月时手术,如无明显缺氧和发绀,生长发育不受影响,也可在1岁左右手术。这样既不影响肺血管床发育,防止右心室肥厚心肌纤维化,也可提高婴幼儿手术耐受性,提高手术成功率。

(一)根治手术

1.切口

胸部正中切口,常规建立体外循环。

2.术中探查

充分游离主肺动脉及左、右肺动脉,探查左、右肺动脉大小。

3.经心室途径修复法洛四联症的方法

大多数病例采用心室途径修复法洛四联症。与经心房途径相比,它可在不过多切除肌肉的情况下扩大漏斗部,过分切除肌肉可能导致广泛的心内膜瘢痕形成。在没有过分牵拉三尖瓣环的情况下良好暴露 VSD,避免了三尖瓣的牵拉损伤及传导束的损伤(图 6-6)。

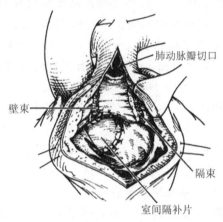

图 6-6　经心室途径修复法洛四联症的方法

游离肺动脉分支区域,包括左肺动脉起始部和主肺动脉。通常有动脉韧带存在,如果存在动脉导管未闭,应当在体外循环开始后立即结扎。测量主肺动脉和肺动脉瓣环的直径,肺动脉瓣环和主肺动脉小于正常的 2~3 个标准差是跨环补片的适应证。

在降温期间确定右心室流出道切口位置,切口应尽量远离大的冠状动脉分支。保存向心脏顶端延伸的右冠状动脉的主要分支是极其重要的。如果切口要跨过瓣环,切口应当沿着主肺动脉向上弯曲,要远离右肺动脉起始部。如果左肺动脉起始部有超过轻微的狭窄,切口应当向这一狭窄区域延伸至少 3 mm 或 4 mm。

限制漏斗部心室切口的长度很重要,切口的长度由圆锥隔的长度决定,法洛四联症患者的圆锥隔长度变化相当大。如果圆锥隔发育不良或缺如,切口的长度应当限制在 5~6 mm 范围之内。切口不该超过调节束和右心室游离壁连接处,即三尖瓣前乳头肌起源处。

离断壁束和隔束在圆锥隔的融合,一般只需要切断圆锥隔的壁束。切口尽量离开上述融合点,保留 VSD 的心内膜缝合面,因为缝线缝在切断的肌肉上时很容易撕脱。心内膜为 VSD 的缝线提供支持,关闭 VSD 时缝线缝合部位的心内膜都不能破坏,否则易产生术后残余分流。

保留调节束尤其重要,它连接前游离壁到后室间隔,是右心室的中流砥柱作用。儿童的调节束或许十分肥大,能造成右心室流出道阻塞。在这种情况下,调节束应当部分但不是完全切除。在较大儿童,连接隔束的室间隔表面可能有异常的肌肉束,也应当切除。新生儿和小婴儿很少有肌束需要切除。单纯肌束的切除是很有效的。

室间隔缺损可以选择间断缝合或连续缝合技术。间断缝合应用 5/0 双头针带垫片缝线,每一针间断缝合后进行牵拉可以暴露下一针缝合的位置。当圆锥乳头肌沿顺时针方向行走时,缝线应位于 VSD 下缘下大约 2 mm 的位置。虽然传导束没有像膜部 VSD 和流入道 VSD 暴露良好,但它的位置靠近 VSD 的后下缘。缝合 VSD 后下角时仍应当小心。利用三尖瓣和主动脉瓣之间存在纤维连接,通过三尖瓣隔瓣的右心房面放置缝线,垫片位于右心房侧。三尖瓣腱索相当纤细,尽量避免挂住腱索影响术后三尖瓣功能。

连续缝合采用 5/0 Prolene 双头针带垫片缝线,第 1 针缝合的位置大约在 3 点处,穿过室缺补片后,将补片推入室缺位置后打结,然后先顺时针方向缝合,在室缺后下缘传导束部位,沿室缺边缘右心室面进针,较浅不要穿到左心室面,因为传导束走在室间隔的左心室面。到三尖瓣隔瓣时穿出至右心房侧,然后缝合另一头,向上沿室缺上缘至主动脉瓣环,到三尖瓣隔瓣后穿出打结。

流出遭切口补片扩大或跨瓣补片扩大,补片的前端要剪成椭圆形而不是三角形,这非常重要,否则将导致补片远端狭窄。用补片的远端扩大左肺动脉,用补片的末端扩大心室切开后下端。应用 6/0 或 5/0 的 Prolene 线连续缝合。一般从切开肺动脉的左侧、距顶端 1 cm 处开始缝合。补片应当有足够的宽度,当有血液充盈时肺动脉有正常的外观。为了检查补片是否有足够的宽度,放置一个有相同于扩大直径的 Hegar 扩张器以防止缝合缩小,在瓣环水平尤其重要。在心室切开的顶端,缝线应在补片上有足够的宽度,这样补片与心室的缝合处鼓起防止心室切口处残余梗阻。

开放主动脉阻断钳后,通过右上肺静脉置入左心房测压管,置心外膜临时起搏导线,通过在右心室漏斗部放置肺动脉测压管,连续缝合右心房切口。术后第 1 天拔出肺动脉测压管,在拔出导管时,持续观察肺动脉压力,从肺动脉拉回至右心室,可以测量残余的右心室流出道压力阶差。

在撤离体外循环前,多巴胺 5 $\mu g/(kg \cdot min)$ 通常是有益的。如果患儿不能撤离体外循环,几乎总是有一定程度的残余解剖问题。复温结束后按常规脱离体外循环并评估血流动力学,测定 RV/LV 收缩压比值,是否存在严重流出道梗阻。如 RV/LV 收缩压比值大于 0.7 而未置跨瓣补片,则重新开始体外循环置入跨瓣补片;如已置跨瓣补片,需排除肺动脉分支狭窄、外周肺动脉发育不良、残余室缺或残留漏斗部梗阻等原因。排除这些情况存在时,一般右心室高压耐受性较好,可预计 24~48 小时后压力会渐渐消退。右心室压力的上升常因动力性右心室流出道梗阻,特别是在三尖瓣径路未行流出道补片病例。

4.经右心房途径修复法洛四联症的方法

完全通过右心房径路时,先处理流出道梗阻,注意室缺前缘和主动脉瓣位置并仔细辨认漏斗隔的壁束范围,示指抵于心外右心室游离壁处有助显露。一般只要离断壁束,不需要处理隔束,仅切开肥厚梗阻的异常肌束即可。流出道通畅后可经三尖瓣行肺动脉瓣膜交界切开,如显露不佳,可行肺动脉干直切口完成肺动脉瓣膜交界切开(图 6-7)。

室间隔缺损采用连续或间断缝合,方法和经心室途径修复法洛四联症的方法相同。

(二)姑息手术

1.体-肺动脉分流术

目前应用最多的是改良 Blalock-Taussig 分流术。改良 Blalock-Taussig 分流建在主动脉弓的对侧(无名动脉的同侧),使锁骨下动脉较易达到肺动脉而不造成扭结。由于新生儿锁骨下动脉细小,多数医师在新生儿期行改良 B-T 分流时,在无名动脉和肺动脉间置入聚四氟乙烯人造血管。管道直径一般 4 mm,太大易造成充血性心力衰竭。

改良 B-T 分流的一大优点是可在任何一侧进行而不用考虑主动脉弓部血管有无异常,由于根治时拆除方便,常选右侧径路。近年来采用胸骨正中切口进路,必要时在体外循环下进行,使手术的成功率进一步提高。

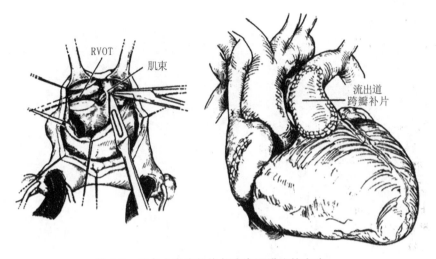

图 6-7　经右心房途径修复法洛四联症的方法

2.右心室流出道补片扩大术

肺动脉重度发育不良病例可保留室间隔缺损行右心室流出道补片扩大术。此手术可保持对称的肺动脉血流,同时避免了体-肺动脉分流时可能造成的肺动脉扭曲。然而,多数法洛四联症伴肺动脉狭窄病例,肺动脉发育不良是由本身缺乏肺动脉血流引起,对增加肺血流术式的反应迅速,因此,保留室缺时肺血流突然增多可造成严重的充血性心力衰竭和肺水肿。无肺动脉汇合病例,需行一期肺动脉汇合手术,可同时行右心室流出道补片扩大术。

(三)术后处理

术后常规使用呼吸机辅助呼吸,充分给氧。法洛四联症根治术后应强调补充血容量的重要性,特别是对年龄稍大的患者,由于术前红细胞增多,血细胞比容高,血浆成分少,侧支循环丰富,术后血容量尤其是血浆容量会明显不足,胶体渗透压低而出现组织水肿,不利于微循环的改善。低心排综合征是术后主要并发症和死亡原因之一,应在充分补充血容量的基础上给予强心利尿治疗,可酌情选用多巴胺、多巴酚丁胺、肾上腺素等药物,洋地黄类药物和利尿剂能明显改善心功能,应常规使用。术后可能出现室上性心动过速、室性心律失常,多和血容量不足或心功能不全有关,应针对病因治疗,洋地黄类药物常常有效。室性期前收缩也可能和低血钾有关,除积极补钾外,可加用利多卡因等对症处理。

术前慢性缺氧、肾功能减退及术中或术后肾脏缺血性损害,特别是术后发生低心排综合征,常常并发肾衰竭,应严密观察尿量、电解质、血尿素氮(BUN)、肌酐等变化,高度重视心功能的维护和补充足够的血容量。要保持血压平稳和良好的组织灌注,必要时应按肾功能减退予以处理。

(赵　旭)

第七章

冠状动脉粥样硬化性心脏病的临床治疗

第一节 隐匿型冠心病

一、隐匿型心脏病的定义及类型

(一)定义

隐匿型心脏病即隐性心肌缺血或无症状性心肌缺血,是指病理解剖上已经有足以引起冠心病的冠状动脉粥样硬化病变,但临床上患者并无心肌缺血或其他心脏方面的症状,因而也没有被诊断过,是没有症状的隐性患者。1980年以前,经全国有关会议讨论,冠心病诊断标准中,隐匿型心脏病为其中的一个类型,即40岁以上的患者,休息时心电图有明显的缺血表现,或运动试验阳性的客观证据者,无其他原因(除外其他心脏病,显著贫血、自主神经功能失调等)可诊断为隐匿型心脏病,并载入教科书中。

有的患者过去从无冠心病的有关症状,心电图的确发现有陈旧性心肌梗死,称其为未被及时发现的心肌梗死,其意为在急性发病时未被及时诊断,后来在某些情况下发现而诊断为陈旧性心肌梗死,也叫隐性心肌梗死,故认为此也应属于隐匿型心脏病的一个类型。也有的患者,从来没有冠心病的有关症状而发生猝死,生前没有做过心电图或相关检查,但死后尸检证明其死因为冠心病。在过去的尸检中,也常有死于其他疾病的人生前没有冠心病症状,尸检发现有严重的足可以诊断为冠心病的冠状动脉粥样硬化性狭窄或心肌梗死。

自从1961年Holter动态心电图问世以后,发现在监测过程中,心绞痛的患者除了在心绞痛发作时心电图有ST-T改变的缺血型表现外,在没有心绞痛症状时也常有心肌缺血的ST-T的缺血型心电图表现,并将其称作无痛性心肌缺血或无症状性心肌缺血。临床学者认为这种无痛性心肌缺血或无症状性心肌缺血的心电图表现亦即隐匿型心脏病的表现之一。大量报告表明,冠心病有心绞痛的患者,无痛性心肌缺血的ST-T心电图改变占60%～80%,心绞痛发作时的ST-T心电图改变仅占总ST-T心电图改变的20%～40%。

在1980年我国第一届内科学术会议上,心血管病学组建议我国采用世界卫生组织1979年的冠心病诊断标准,该标准中没有隐匿型心脏病的诊断。其后,在国际联合的大型研究或国内的流行学调查研究中,多采用"急性冠心病事件"即急性心肌梗死和冠心病猝死事件作为金标准。

学者认为在临床上隐匿型心脏病的诊断还是十分必要的,因为这一类患者随访期间急性心肌梗死率或猝死的发生率都很高。虽然单独依靠心电图诊断 ST-T 改变存在一定的假阳性或假阴性,但当前心电图或动态心电图仍是临床上最常用的诊断工具,无创、价廉、操作简便,能及时看出检查结果。在对隐匿型心脏病患者的长期随访观察中发现,他们大多数死于冠心病。加之在尸检中,发现生前没有冠心病症状的严重冠状动脉狭窄或陈旧性心肌梗死也并非少见,故有学者认为临床上仍应将隐匿型心脏病列为一个重要的类型并加强防治。随着核医学、超声心动图学的发展及冠状动脉造影的广泛应用,为临床诊断隐匿型心脏病提供更多客观依据。临床上对单独依靠心电图诊断为隐匿型心脏病的患者如有疑问,可加做超声学或核医学检查,甚至做冠状动脉造影。

许多报告(包括尸检报告)显示,在猝死患者中,许多病例的死亡原因是冠心病。由于病例来源不同,这些冠心病猝死者在猝死总死亡病例中占 70%～95%,并且多数死者死前没有冠心病病史。猝死是其冠心病的首发症状,也是最后一个症状。这些从前没有冠心病症状而因冠心病猝死者,也属于隐匿型心脏病的一个类型。

(二)类型

1.完全无症状者的隐匿型心脏病

临床上从未出现过冠心病的有关症状,心电图或有关检查发现有心肌缺血或严重冠状动脉狭窄。

2.无痛性心肌缺血(混合型)

临床上有冠心病心绞痛症状,动态心电图监测在心绞痛发作时有心肌缺血的心电图表现;在非心绞痛发作的时间也出现心肌缺血的心电图表现,这种非心绞痛发作时间出现的心肌缺血心电图表现为无痛性心肌缺血。

3.隐性心肌梗死(未被及时发现的心肌梗死)

临床上从无冠心病或心肌梗死的有关症状,心电图或有关检查发现有陈旧性心肌梗死。

二、隐匿型心脏病的患病率与发病率

(一)完全无症状者的隐匿型心脏病

1980 年以前,许多地区采用常规心电图或加运动试验调查冠心病的患病率。我国 40 岁以上人口中,冠心病的患病率在 5%左右,其中 70%～90%是完全无症状的隐匿型心脏病患者。1980 年以后,一般不采用该方法调查,但住院急性心肌梗死的相对发病率和人群冠心病事件登记的流行学研究,均一致证明我国冠心病明显增加。据有关学者估计,完全无症状的隐匿型心脏病的患病率和发病率必然也相应增加。

(二)无痛性心肌缺血(混合型)

自从 1961 年 Holter 将动态心电图监测应用于临床以来,发现冠心病心绞痛患者除了在发作心绞痛时有心肌缺血的心电图表现外,在非心绞痛发作时间也有心肌缺血的心电图表现,称无痛性心肌缺血。因这一类患者既有心绞痛时的心电图心肌缺血,又有非心绞痛发作时的心电图心肌缺血出现,称其为混合型。在同一个患者,无痛性心肌缺血的心电图出现的次数远超过心绞痛心肌缺血的次数。据报道,心绞痛患者无痛性心肌缺血心电图发生的次数,占总心肌缺血心电图发生次数的 60%～80%。人们认识到冠心病心绞痛患者出现的心肌缺血心电图表现占比例较少,还有更多次的心肌缺血心电图表现是在非心绞痛发作出现的。同时也指出,对这类患者的治疗,单凭症状是不全面的,应当重视有症状心肌缺血和无症状心肌缺血总负荷概念。

(三)隐性心肌梗死(未被及时发现的心肌梗死)

隐性心肌梗死或被未被及时发现的心肌梗死,即是曾报道过的未被及时发现的心肌梗死。因为发现这些患者时,即已经将其诊断为心肌梗死了,但该患者在最初发生心肌梗死时没有症状,也没有被诊断过,后来被发现了,所以称其为"未被及时发现的心肌梗死"。

在美国弗来明汉(Framingham)地区在每两年 1 次心电图普查的研究中,18 年共发现 259 例,其中 60 例为隐性。每次普查,隐性心肌梗死占心肌梗死患病总数的 20.5%～23.6%。他们认为这较实际数字为低,因为部分隐性心肌梗死后,在心电图普查时可能已经恢复了正常,因而发生遗漏。冰岛对 9 141 例 40 岁以上年龄人口随访 4～20 年,年发病率 300/10 万,1/3 为隐性心肌梗死,女性比男性多,70 岁以上老年人比 65 岁以下者患病率高,其预后和有症状者相似。Medalie 等对 10 059 例 40 岁以上人群随访 5 年,共发生心肌梗死 427 例,其中 170 例为未被临床发现的隐性心肌梗死,占总数的 40.0%。有人认为人群中每发生 1 例有临床症状的急性心肌梗死,很可能还有 1 例没有症状的隐性患者。这个估计似不为过,如 Master 收集了 3 组尸检证实为愈合性心肌梗死,该 3 组中隐性心肌梗死分别占 39%、50% 和 52%。

有学者曾对 364 例住院的冠心病进行分析,隐匿型心脏病仅占 5 例,这 5 例都是因为有手术需要,在手术前进行心电图检查时发现的。有学者另外分析了 134 例住院心肌梗死患者的资料,92 例因急性心肌梗死发病住院,另有 42 例为陈旧性心肌梗死,其中 31 例过去未被诊断过心肌梗死。但仔细追问病史,多数过去有类似冠心病的症状,完全没有症状者仅有 5 例。按此计算,住院患者中完全没有冠心病症状的隐性心肌梗死患者,仅占住院心肌梗死总数的 3.73%。隐性心肌梗死都是因其他疾病住院被发现的,大量隐性心肌梗死因为没有症状,如不做心电图或有关检查则不会发现。所以,住院患病率并不能反映自然人群中的实际患病情况。

三、隐匿型心脏病的临床意义

当前,对隐匿型心脏病的研究比较少,因此对命名和认识还不完全一致。但许多研究资料表明,各类型的隐匿型心脏病的预后并不乐观,它与各类有症状的冠心病有同等重要的意义。

(一)无症状的隐匿型心脏病

无症状的隐匿型心脏病患者散布在自然人群中,数量很大,危害也最大。因为他们没症状,多数也没有被诊断过,自己认为是一个正常的健康人,缺少警报系统。平时没有防治措施,常可在某些特殊情况下,如过度劳累、旅游、爬山、情绪激动、饮食等情况下而诱发(或者说是促发)心脏事件。长期随访研究资料表明,其心肌梗死和冠心病猝死的发病率和病死率与症状者相似。有对 1 835 例 40 岁以上人群隐匿型心脏病随访 14.5 年的报道,其冠心病死亡率增加 4～5 倍。

有学者对朱河防治点普查及 3 年随访资料表明,普查时诊断为冠心病的患者(80% 是隐匿型心脏病),在随访期间 11.61% 死于冠心病,平均每年死亡 3.8%;非冠心病者,随访期间死于冠心病者平均每年仅 0.29%,两者相差 10 倍以上。死于其他疾病者无明显差别(表 7-1)。

从个体来说,确有一些隐匿型心脏病患者,在相当长时间继续从事原有工作并不产生症状;但就总体来说,隐匿型心脏病显然较非冠心病者危险性大。

Robb 等曾先后两次随访分析 1949—1970 年做过双倍二阶梯运动试验的 3 325 例病例,其中阳性 449 例,阴性 2 876 例。随访期间,不仅运动试验阳性者冠心病死亡率高,而且死亡率和 ST 段压低的程度密切相关,即 ST 段压低越多,死亡比率越大:

表 7-1　普查时诊断为冠心病者的死亡情况

普查时诊断	总例数	随访期间死亡原因及例数		
		冠心病心力衰竭	心肌梗死	其他疾病
冠心病	112	9	4	6
非冠心病	1882	3	8	87
显著性		$P<0.01$	$P<0.01$	$P>0.5$

$$死亡比率=\frac{运动试验阳性冠心病病死率}{运动试验阴性冠心病病死率}$$

他们将 ST 段压低分为以下 3 级。①Ⅰ级:0.1～0.9 mm,死亡比率为 2.0。②Ⅱ级:1.0～1.9 mm,死亡比率为 3.1。③Ⅲ级:≥2.0 mm,死亡比率为 10.3。

(二)无痛性心肌缺血(混合型)

完全无症状的隐匿型心脏病,因为没有临床症状,一般并不住院治疗。自从动态心电图监测发现在心绞痛患者除了心绞痛发作时有心肌缺血的心电图变化外,在不发作心绞痛时还有更多次心肌缺血的心电图出现,此后人们对此进行了许多研究。

心肌缺血是心肌得不到足够的血液供应,可以是因冠状动脉狭窄供血不足,也可能是心肌需氧增加,或是两者兼有。心肌缺血先是引起心脏功能性改变,继而是心肌代谢异常和电生理异常;如果此时心肌仍得不到足够的血液供应,将发生可逆性心肌损伤;此阶段如果心肌缺血仍然持续,有可能发展为不可逆的心肌损伤,即心肌坏死,或叫心肌梗死。

球囊闭塞冠状动脉研究,观察其病理生理变化,其顺序是:冠状动脉堵塞→心脏舒张功能异常→收缩功能异常→血流动力学异常→心电图改变→心绞痛。该研究说明心肌缺血达到一定程度和足够时间后,才能引起心绞痛。但是不能解释隐性心肌梗死患者的情况,因为该患者已经达到并发生了心肌坏死,而仍没有疼痛的症状。

国内外有较多的研究认为,和个体血液中的镇痛物质水平不同有关。无痛性心肌缺血者血浆中内源性吗啡样物质水平高。国内吴林也曾报道运动前后隐匿型心脏病较相应的心绞痛者血浆内啡肽高,运动后又较运动前高。

其他,还有认为无痛性心肌缺血是因为个体的痛觉阈值高,或是识别痛觉的神经通道功能受损。

无论是怎样的解释,都承认心肌缺血可以是没有疼痛的,或无痛性心肌缺血这个事实是存在的。无痛性心肌缺血和有心绞痛的心肌缺血应该同等对待。在临床治疗方面就不只是针对心绞痛,而是要治疗无痛性心肌缺血和有心绞痛的心肌缺血的总负荷。

(三)隐性心肌梗死

无症状的心肌梗死或隐性心肌梗死(未被及时发现的心肌梗死),过去称为未被及时发现的心肌梗死。有学者报道的无症状性心肌梗死病例都是生前在体检时做心电图时发现的陈旧性心肌梗死,在急性期未被及时发现。这类无症状的隐性心肌梗死在发现后,也是因为没有症状,也就没有警觉,一些患者在被发现后也不重视。这一类患者心血管病事件的发生率比同龄非冠心病的死亡率高 16 倍。它的预后和诊断过急性心肌梗死的患者相似(表 7-2、表 7-3)。

四、隐匿型心脏病的防治

隐匿型心脏病占整个冠心病的 $70\%\sim90\%$,数量很大。上述资料多是社区人群普查得来的。由于隐匿型心脏病一般并不到医院门诊或住院治疗,所以对其防治已经超越医院的范围。鉴于它没有症状,不容易被发现,或发现了也不被重视,以致对本病失去警惕,在某种程度上来说,其预后可能更差。随着我国冠心病发病率的不断增多,隐性冠心患者的数量必将相应增加,所以对隐匿型心脏病的防治应该给予应有的重视。

表 7-2　隐性心肌梗死的随访

发病年代	例数	各年度死亡例数							2019 年生存例数
		第 1 年	第 2 年	第 3 年	第 4 年	第 5 年	第 6 年	第 7 年	
2012	7	1*		1*	1***	1△			3
2013	0								—
2014	2	2**							0
2015	8	1*		1△					6
2016	3								3
共计	20	4		2	1	1			12

注:*:猝死;＊＊:心力衰竭;＊＊＊:再梗死;△:脑卒中。

表 7-3　急性心肌梗死的随访

发病年代	例数	各年度死亡例数							2019 年生存例数
		第 1 年	第 2 年	第 3 年	第 4 年	第 5 年	第 6 年	第 7 年	
2012	5	1***				1* 1△			2
2013	9			3*	1△△				5
2014	7	2***			1**				4
2015	8		1*	1*					6
2016	13	1***							12
共计	42	4	1	4	2	2	0	0	29

注:*:猝死;＊＊:心力衰竭;＊＊＊:死于发病后 28 天以内的急性期;△:脑卒中;△△:糖尿病。

(一)预防

预防隐匿型心脏病和预防其他类型的冠心病相同,主要是向群众宣传有关防治知识,尽可能地减少冠心病的易患因素,合理的膳食和生活制度,积极治疗和控制与冠心病相关的疾病,如高血压、血脂异常和糖尿病等。

(二)尽早发现和检出隐匿型心脏病

治疗的关键,首先是要检出和发现隐匿型心脏病的患者。在当前,简便易行的方法是每年(对 30 岁或 40 岁以上人口)定期做 1 次常规心电图检查,对疑似者可进一步做心电图负荷试验、24 小时动态心电图、超声学或放射性核素检查,必要时也可考虑做冠状动脉造影。将病情告诉患者,促使其知情并主动进行治疗。

(三)治疗原则

基于对隐匿型心脏病的上述认识,所以可以认为隐匿型心脏病的治疗原则上应和有症状的冠心病患者相同对待。对既有心绞痛又有无痛性心肌缺血的患者,不能满足于单纯心绞痛的治疗,还要考虑无痛性心肌缺血心电图的总效益。

（张　璇）

第二节 稳定型心绞痛

一、概述

心绞痛是由于暂时性心肌缺血引起的以胸痛为主要特征的临床综合征,是冠心病的最常见表现。通常见于冠状动脉至少一支主要分支管腔直径狭窄在50%以上的患者,当应激时,冠状动脉血流不能满足心肌代谢的需要,导致心肌缺血,而引起心绞痛发作,休息或含服硝酸甘油可缓解。

稳定型心绞痛(stable angina pectoris,SAP)是指心绞痛发作的程度、频度、性质及诱发因素在数周内无显著变化的患者。心绞痛也可发生在瓣膜病(尤其是主动脉瓣病变)、肥厚型心肌病和未控制的高血压及甲状腺功能亢进、严重贫血等患者。冠状动脉"正常"者也可由于冠状动脉痉挛或内皮功能障碍等原因发生心绞痛。某些非心脏性疾病如食管、胸壁或肺部疾病也可引起类似心绞痛的症状,临床上需注意鉴别。

二、流行病学

心绞痛是基于病史的主观诊断,因此它的发病率和患病率很难进行评估,而且评估结果也会因为依据的标准不同产生差异。

一项基于欧洲社区心绞痛患病率的调查研究显示:45～54岁年龄段女性患病率为0.1%～1%,男性为2%～5%;而65～74岁年龄段女性高达10%～15%,男性达10%～20%。由此可见,每百万个欧洲人中有2万～4万人罹患心绞痛。

最近的一项调查,其标准为静息或运动时胸痛发作伴有动脉造影、运动试验或心电图异常证据,研究结果证实了心绞痛的地域差异性,且其与已知的全球冠心病死亡率的分布平行。例如,心绞痛作为初始冠脉病变的发病率,贝尔法斯特是法国的2倍。

稳定型心绞痛患者有发生急性冠脉综合征的危险,如不稳定型心绞痛、非ST段抬高型心肌梗死或ST段抬高型心肌梗死。Framingham研究结果显示,稳定型心绞痛的患者两年内发生非致死性心肌梗死和充血性心脏病的概率,男性为14.3%和5.5%,女性为6.2%和3.8%。稳定型心绞痛的患者的预后取决于临床、功能和解剖因素,个体差别很大。

左室功能是慢性稳定性冠脉疾病存活率最有力的预测因子,其次是冠脉狭窄的部位和严重程度。左冠状动脉主干病变最为严重,据国外统计,年病死率可高达30%左右。此后依次为3支、2支与1支病变。左前降支病变一般较其他两大支严重。

三、病因和发病机制

稳定型心绞痛是一种以胸、下颌、肩、背或臂的不适感为特征的临床综合征,其典型表现为劳累、情绪波动或应激后发作,休息或服用硝酸甘油后可缓解。有些不典型的稳定型心绞痛以上腹部不适感为临床表现。William Heberden在1772年首次提出"心绞痛的概念",并将之描述为与运动有关的胸区压抑感和焦虑,不过那时还不清楚它的病因和病理机制。现在知道它由心肌缺血引起。心肌缺血最常见的原因是粥样硬化性冠状动脉疾病,其他原因还包括肥厚型或扩张型心肌病、动脉硬化及其他较少见的心脏疾病。

心肌供氧和需氧的不平衡产生了心肌缺血。心肌氧供取决于动脉氧饱和度、心肌氧扩散度和冠脉血流,而冠脉血流又取决于冠脉管腔横断面积和冠脉微血管的调节。管腔横断面积和微血管都受到管壁内粥样硬化斑块的影响,从而因运动时心率增快、心肌收缩增强及管壁紧张度增加导致心肌需氧增加,最终引起氧的供需不平衡。心肌缺血激活交感神经,产生心肌耗氧增加、冠状动脉收缩等一系列效应从而进一步加重缺血。缺血持续加重,导致心脏代谢紊乱、血流重分配、区域性以至整体性舒张和收缩功能障碍,心电图改变,最终引起心绞痛。缺血心肌释放的腺苷能激活心脏神经末梢的 A_1 受体,是导致心绞痛(胸痛)的主要中介。

心肌缺血也可以无症状。无痛性心肌缺血可能因为缺血时间短或不甚严重,或因为心脏传入神经受损,或缺血性疼痛在脊的和脊上的部位受到抑制。患者显示出无痛性缺血表现、气短及心悸都提示心绞痛存在。

对大多数患者来说,稳定型心绞痛的病理因素是动脉粥样硬化、冠脉狭窄。正常血管床能自我调节,例如在运动时冠脉血流增加为平时的 5～6 倍。动脉粥样化斑块减少了血管腔横断面积,使得运动时冠脉血管床自我调节的能力下降,从而产生不同严重程度的缺血。若管腔径减少>50%,当运动或应激时,冠脉血流不能满足心脏代谢需要从而导致心肌缺血。内皮功能受损也是心绞痛的病因之一。心肌桥是心绞痛的罕见病因。

用血管内超声(IVUS)观察稳定型心绞痛患者的冠状动脉斑块,发现 1/3 的患者至少有1 个斑块破裂,6%的患者有多个斑块破裂。合并糖尿病的患者更易发生斑块破裂。临床上应重视稳定型心绞痛患者的治疗,防止其发展为急性冠脉综合征(ACS)。

四、诊断

胸痛患者应根据年龄、性别、心血管危险因素、疼痛的特点来估计冠心病的可能性,并依据病史、体格检查、相关的无创检查及有创检查结果做出诊断及分层危险的评价。

(一)病史及体格检查

1.病史

详尽的病史是诊断心绞痛的基石。在大多数病例中,可以通过病史就能得出心绞痛的诊断。

(1)部位:典型的心绞痛部位是在胸骨后或左前胸,范围常不局限,可以放射到颈部、咽部、颌部、上腹部、肩背部、左臂及左手指侧,也可以放射至其他部位,心绞痛还可以发生在胸部以外如上腹部、咽部、颈部等。每次心绞痛发作部位往往是相似的。

(2)性质:常呈紧缩感、绞榨感、压迫感、烧灼感、胸憋、胸闷或有窒息感、沉重感,有的患者只述为胸部不适,个体主观感觉差异较大,但一般不会是针刺样疼痛,有的表现为乏力、气短。

(3)持续时间:呈阵发性发作,持续数分钟,一般不会超过 10 分钟,也不会转瞬即逝或持续数小时。

(4)诱发因素及缓解方式:慢性稳定型心绞痛的发作与劳力或情绪激动有关,如走快路、爬坡时诱发,停下休息即可缓解,多发生在劳力当时而不是之后。舌下含服硝酸甘油可在 2～5 分钟迅速缓解症状。

非心绞痛的胸痛通常无上述特征,疼痛通常局限于左胸的某个部位,持续数个小时甚至数天;不能被硝酸甘油缓解甚至因触诊加重。胸痛的临床分类见表 7-4,加拿大心血管学会分级法见表 7-5 所示。

表 7-4　胸痛的临床分类

类型	临床特征
典型心绞痛	符合下述 3 个特征
	胸骨下疼痛伴特殊性质和持续时间
	运动及情绪激动诱发
	休息或含服硝酸甘油缓解
非典型心绞痛	符合上述两个特征
非心性胸痛	符合上述 1 个特征或完全不符合

表 7-5　加拿大心血管学会分级法

级别	症状程度
Ⅰ级	一般体力活动不引起心绞痛,例如行走和上楼,但紧张、快速或持续用力可引起心绞痛的发作
Ⅱ级	日常体力活动稍受限制,快步行走或上楼、登高、饭后行走或上楼、寒冷或风中行走、情绪激动可发作心绞痛或仅在睡醒后数小时内发作。在正常情况下以一般速度平地步行 200 m 以上或登一层以上的楼梯受限
Ⅲ级	日常体力活动明显受限,在正常情况下以一般速度平地步行 100～200 m 或登一层楼梯时可发作心绞痛
Ⅳ级	轻微活动或休息时即可以出现心绞痛症状

2.体格检查

稳定型心绞痛体检常无明显异常,心绞痛发作时可有心率增快、血压升高、焦虑、出汗,有时可闻及第四心音、第三心音或奔马律,或出现心尖部收缩期杂音,第二心音逆分裂,偶闻双肺底啰音。体检尚能发现其他相关情况,如心脏瓣膜病、心肌病等非冠状动脉粥样硬化性疾病,也可发现高血压、脂质代谢障碍所致的黄色瘤等危险因素,颈动脉杂音或周围血管病变有助于动脉粥样硬化的诊断。体检尚需注意肥胖(体重指数及腰围),有助于了解有无代谢综合征。

(二)基本实验室检查

(1)了解冠心病危险因素,空腹血糖、血脂检查,包括血总胆固醇(TC)、高密度脂蛋白胆固醇(HDL-C)、低密度脂蛋白胆固醇(LDL-C)及甘油三酯(TG)。必要时做糖耐量试验。

(2)了解有无贫血(可能诱发心绞痛),检查血红蛋白是否减少。

(3)必要时检查甲状腺功能。

(4)行尿常规、肝肾功能、电解质、肝炎相关抗原、人类免疫缺陷病毒(HIV)检查及梅毒血清试验,需在冠状动脉造影前进行。

(5)胸痛较明显患者,需查血心肌肌钙蛋白(cTnT 或 cTnI)、肌酸激酶(CK)及同工酶(CK-MB),从而与急性冠状动脉综合征(acute coronary syndrome,ACS)相鉴别。

(三)胸部 X 线检查

胸部 X 线检查常用于可疑心脏病患者的检查,然而,对于稳定型心绞痛患者,该检查并不能提供有效特异的信息。

(四)心电图检查

1.静息心电图检查

所有可疑心绞痛患者均应常规行静息12导联心电图。怀疑血管痉挛的患者于疼痛发作时行心电图尤其有意义。心电图同时可以发现诸如左室肥厚、左束支传导阻滞、预激、心律失常及传导障碍等情况,这些信息可发现胸痛的可能机制,并能指导治疗措施。静息心电图对危险分层也有意义,但不主张重复此项检查除非当时胸痛发作或功能分级有改变。

2.心绞痛发作时心电图检查

在胸痛发作时争取心电图检查,缓解后立即复查。静息心电图正常不能排除冠心病心绞痛的诊断,但如果有 ST-T 改变符合心肌缺血时,特别是在疼痛发作时检出,则支持心绞痛的诊断。心电图显示陈旧性心肌梗死时,则心绞痛可能性增加。静息心电图有 ST 段压低或 T 波倒置但胸痛发作时呈"假性正常化",也有利于冠心病心绞痛的诊断。24 小时动态心电图表现如有与症状相一致 ST-T 变化,则对诊断有参考价值。

(五)核素心室造影

1.^{201}Tc 心肌显像

铊随冠脉血流被正常心肌细胞摄取,休息时铊显像所示主要见于心肌梗死后瘢痕部位。在冠状动脉供血不足部位的心肌,则明显的灌注缺损仅见于运动后缺血区。变异型心绞痛发作时心肌急性缺血区常显示特别明显的灌注缺损。

2.放射性核素心腔造影

红细胞被标记上放射性核素,得到心腔内血池显影,可测定左心室射血分数及显示室壁局部运动障碍。

3.正电子发射断层心肌显像(PET)

除可判断心肌血流灌注外,还可了解心肌代谢状况,准确评估心肌活力。

(六)负荷试验

1.心电图运动试验

(1)适应证:①有心绞痛症状怀疑冠心病,可进行运动,静息心电图无明显异常的患者,为达到诊断目的;②确定稳定性冠心病的患者心绞痛症状明显改变者;③确诊的稳定性冠心病患者用于危险分层。

(2)禁忌证:急性心肌梗死早期、未经治疗稳定的急性冠状动脉综合征、未控制的严重心律失常或高度房室传导阻滞、未控制的心力衰竭、急性肺动脉栓塞或肺梗死、主动脉夹层、已知左冠状动脉主干狭窄、重度主动脉瓣狭窄、肥厚型梗阻性心肌病、严重高血压、活动性心肌炎、心包炎、电解质异常等。

(3)方案(Burce 方案):运动试验的阳性标准为运动中出现典型心绞痛,运动中或运动后出现 ST 段水平或下斜型下降≥1 mm(J 点后 60~80 毫秒),或运动中出现血压下降者。

(4)需终止运动试验的情况,包括:①出现明显症状(如胸痛、乏力、气短、跛行);症状伴有意义的 ST 段变化。②ST 段明显压低(压低>2 mm 为终止运动相对指征;≥4 mm 为终止运动绝对指征)。③ST 段抬高≥1 mm。④出现有意义的心律失常;收缩压持续降低 1.3 kPa(10 mmHg)或血压明显升高[收缩压>33.3 kPa(250 mmHg)或舒张压>15.3 kPa(115 mmHg)]。⑤已达目标心率者。有上述情况一项者需终止运动试验。

2.核素负荷试验(心肌负荷显像)

(1)核素负荷试验的适应证:①静息心电图异常、LBBB、ST 段下降＞1 mm、起搏心律、预激综合征等心电图运动试验难以精确评估者;②心电图运动试验不能下结论,而冠状动脉疾病可能性较大者。

(2)药物负荷试验:包括双嘧达莫、腺苷或多巴酚丁胺药物负荷试验,用于不能运动的患者。

(七)多层 CT 或电子束 CT 扫描

多层 CT 或电子束 CT 平扫可检出冠状动脉钙化并进行积分。人群研究显示钙化与冠状动脉病变的高危人群相联系,但钙化程度与冠状动脉狭窄程度却并不相关,因此,不推荐将钙化积分常规用于心绞痛患者的诊断评价。

CT 造影为显示冠状动脉病变及形态的无创检查方法。有较高阴性预测价值,若 CT 冠状动脉造影未见狭窄病变,一般可不进行有创检查。但 CT 冠状动脉造影对狭窄病变及程度的判断仍有一定限度,特别当钙化存在时会显著影响狭窄程度的判断,而钙化在冠心病患者中相当普遍,因此仅能作为参考。

(八)有创性检查

1.冠状动脉造影

冠状动脉造影至今仍是临床上评价冠状动脉粥样硬化和相对较为少见的非冠状动脉粥样硬化性疾病所引起的心绞痛的最精确的检查方法。对糖尿病、年龄＞65 岁老年患者、年龄＞55 岁女性的胸痛患者冠状动脉造影更有价值。

(1)适应证:①严重稳定型心绞痛(CCS 分级 3 级或以上者),特别是药物治疗不能很好缓解症状者;②无创方法评价为高危的患者,不论心绞痛严重程度如何;③心脏停搏存活者;④患者有严重的室性心律失常;⑤血管重建(PCI、CABG)的患者有早期中等或严重的心绞痛复发;⑥伴有慢性心力衰竭或左室射血分数(LVEF)明显减低的心绞痛患者;⑦无创评价属中、高危的心绞痛患者需考虑大的非心脏手术,尤其是血管手术(如主动脉瘤修复、颈动脉内膜剥脱术、股动脉搭桥术等)。

(2)不推荐行冠状动脉造影:严重肾功能不全、造影剂过敏、精神异常不能合作者或合并其他严重疾病,血管造影的得益低于风险者。

2.冠状动脉内超声显像

血管内超声检查可较为精确地了解冠状动脉腔径、血管腔内及血管壁粥样硬化病变情况,指导介入治疗操作并评价介入治疗效果,但不是一线的检查方法,只在特殊的临床情况及为科研目的而进行。

五、治疗

(一)治疗目标

1.防止心肌梗死和死亡,改善预后

防止心肌梗死和死亡,主要是减少急性血栓形成的发生率,阻止心室功能障碍的发展。上述目标需通过生活方式的改善和药物干预来实现:①减少斑块形成;②稳定斑块,减轻炎症反应,保护内皮功能;③对于已有内皮功能受损和斑块破裂,需阻止血栓形成。

2.减轻或消除症状

改善生活方式、药物干预和血管再通术均是减轻和消除症状的手段,根据患者的个体情况选择合适的治疗方法。

(二)一般治疗

1.戒烟

大量数据表明对于许多患者而言,吸烟是冠心病起源的最重要的可逆性危险因子,因此,强调戒烟是非常必要的。

2.限制饮食和酒精摄入

对确诊的冠心病患者,限制饮食是有效的干预方式。推荐食用水果、蔬菜、谷类、谷物制品、脱脂奶制品、鱼、瘦肉等,也就是所谓的"地中海饮食"。具体食用量需根据患者总胆固醇及低密度脂蛋白胆固醇来制定。超重患者应减轻体重。

大量饮酒是有害的,尤其对于有高血压和心力衰竭的患者。很难定义适量饮酒的酒精量,因此提倡限酒。稳定的冠心病患者可饮少量(<50 g/d)低度酒(如葡萄酒)。

3.ω-3 不饱和脂肪酸

鱼油中富含的 ω-3 不饱和脂肪酸能降低血中甘油三酯,被证实能降低近期心肌梗死患者的猝死率,同时它也有抗心律失常作用,能降低高危患者的死亡率和危险因素,可用作此类患者的二级预防。但该脂肪酸的治疗只用于高危人群,如近期心梗患者,对于稳定型心绞痛伴高危因素患者较少应用。目前只提倡患者每星期至少吃一次鱼以保证该脂肪酸的正常摄入。

4.维生素和抗氧化剂

目前尚无研究证实维生素的摄入能减少冠心病患者的心血管危险因素,同样,许多大型试验也没有发现抗氧化剂能给患者带来益处。

5.积极治疗高血压、糖尿病及其他疾病

稳定型心绞痛患者也应积极治疗高血压、糖尿病、代谢综合征等疾病,因这些疾病本身有促进冠状动脉疾病发展的危险性。

确诊冠心病的患者血压应降至 17.3/11.3 kPa(130/85 mmHg);如合并糖尿病或肾脏疾病,血压还应降至 17.3/10.7 kPa(130/80 mmHg)。糖尿病是心血管并发症的危险因子,需多方干预。研究显示,心血管病伴 2 型糖尿病患者在应用降糖药的基础上加用吡格列酮,其非致死性心肌梗死、脑卒中(中风)和病死率减少了 16%。

6.运动

鼓励患者在可耐受范围内进行运动,运动能提高患者运动耐量、减轻症状,对减轻体重、降低血脂和血压、增加糖耐量和胰岛素敏感性都有明显效益。

7.缓解精神压力

精神压力是心绞痛发作的重要促发因素,而心绞痛的诊断又给患者带来更大的精神压力。缓解紧张情绪,适当放松可以减少药物的摄入和手术的必要。

8.开车

稳定型心绞痛患者可以允许开车,但是要限定车载重和避免商业运输。高度紧张的开车是应该避免的。

(三)急性发作时治疗

发作时应立即休息,至少应迅速停止诱发心绞痛的活动。随即舌下含服硝酸甘油以缓解症状。对初次服用硝酸甘油的患者应嘱其坐下或平卧,以防发生低血压,还有诸如头晕、头胀痛、面红等不良反应。

应告知患者,若心绞痛发作＞10分钟,休息和舌下含服硝酸甘油不能缓解,应警惕发生心肌梗死并应及时就医。

（四）药物治疗

1.对症治疗,改善缺血

（1）短效硝酸酯制剂:硝酸酯类药为内皮依赖性血管扩张剂,能减少心肌需氧和改善心肌灌注,从而缓解心绞痛症状。快速起效的硝酸甘油能使发作的心绞痛迅速缓解。口服该药因肝脏首过效应,在肝内被有机硝酸酯还原酶降解,生物利用度极低。舌下给药吸收迅速完全,生物利用度高。硝酸甘油片剂暴露在空气中会变质,因而宜在开盖后3个月内使用。

硝酸甘油引起剂量依赖性血管舒张不良反应,如头痛、面红等。过大剂量会导致低血压和反射性交感神经兴奋引起心动过速。对硝酸甘油无效的心绞痛患者应怀疑心肌梗死的可能。

（2）长效硝酸酯制剂:长效硝酸酯制剂能降低心绞痛发作的频率和严重程度,并能增加运动耐量。长效制剂只是对症治疗,并无研究显示它能改善预后。血管舒张不良反应如头痛、面红与短效制剂类似。其代表药有硝酸异山梨酯、单硝酸异山梨醇。

当机体内硝酸酯类浓度达到并超过阈值,其对心绞痛的治疗作用减弱,缓解疼痛的作用大打折扣,即发生硝酸酯类耐药。因此,患者服用长效硝酸酯制剂时应有足够长的间歇期以保证治疗的高效。

（3）β受体阻滞剂:β受体阻滞剂能抑制心脏β肾上腺素能受体,从而减慢心率、减弱心肌收缩力、降低血压,以减少心肌耗氧量,可以减少心绞痛发作和增加运动耐量。用药后要求静息心率降至55～60次/分,严重心绞痛患者如无心动过缓症状,可降至50次/分。

只要无禁忌证,β受体阻滞剂应作为稳定型心绞痛的初始治疗药物。β受体阻滞剂能降低心肌梗死后稳定型心绞痛患者死亡和再梗死的风险。目前可用于治疗心绞痛的β受体阻滞剂有很多种,当给予足够剂量时,均能有效预防心绞痛发作,更倾向于使用选择性$β_1$受体阻滞剂,如美托洛尔、阿替洛尔及比索洛尔。同时具有α和β受体阻滞的药物,在慢性稳定型心绞痛的治疗中也有效。

在有严重心动过缓和高度房室传导阻滞、窦房结功能紊乱、明显的支气管痉挛或支气管哮喘的患者,禁用β受体阻滞剂。外周血管疾病及严重抑郁是应用β受体阻滞剂的相对禁忌证。慢性肺心病的患者可小心使用高度选择性$β_1$受体阻滞剂。没有固定狭窄的冠状动脉痉挛造成的缺血,如变异型心绞痛,不宜使用β受体阻滞剂,这时钙通道阻滞剂是首选药物。

推荐使用无内在拟交感活性的β受体阻滞剂。β受体阻滞剂的使用剂量应个体化,从较小剂量开始。

（4）钙通道阻滞剂:钙通道阻滞剂通过改善冠状动脉血流和减少心肌耗氧起缓解心绞痛作用,对变异型心绞痛或以冠状动脉痉挛为主的心绞痛,钙通道阻滞剂是一线药物。地尔硫䓬和维拉帕米能减慢房室传导,常用于伴有心房颤动或心房扑动的心绞痛患者,而不应用于已有严重心动过缓、高度房室传导阻滞和病态窦房结综合征的患者。

长效钙通道阻滞剂能减少心绞痛的发作。ACTION试验结果显示,硝苯地平控释片没有显著降低一级疗效终点（全因死亡、急性心肌梗死、顽固性心绞痛、新发心力衰竭、致残性脑卒中及外周血管成形术的联合终点）的相对危险,但对于一级疗效终点中的多个单项终点而言,硝苯地平控释片组降低达到统计学差异或有降低趋势。值得注意的是,亚组分析显示,占52%的合并高血压的冠心病患者中,一级终点相对危险下降13%。CAMELOT试验结果显示,氨氯地平组主要终点事件(心血管性死亡、非致死性心肌梗死、冠状血管重建、由于心绞痛而入院治疗、慢性心力衰竭入院、致死或非致死性卒中及新诊断的周围血管疾病)与安慰剂组比较相对危险降低达31%,差异有统计学意义。长期应用长效钙通道阻滞剂的安全性在ACTION及大规模降压试验ALLHAT及ASCOT中都得到了证实。

外周水肿、便秘、心悸、面部潮红是所有钙通道阻滞剂常见的不良反应,低血压也时有发生,其他不良反应还包括头痛、头晕、虚弱无力等。

当稳定型心绞痛合并心力衰竭而血压高且难于控制者必须应用长效钙通道阻滞剂时,可选择氨氯地平、硝苯地平控释片或非洛地平。

(5)钾通道开放剂:钾通道开放剂的代表药物为尼克地尔,除了抗心绞痛外,该药还有心脏保护作用。一项针对尼克地尔的试验证实稳定型心绞痛患者服用该药能显著减少主要冠状动脉事件的发生。但是,尚没有降低治疗后死亡率和非致死性心肌梗死发生率的研究,因此,该药的临床效益还有争议。

(6)联合用药:β受体阻滞剂和长效钙通道阻滞剂联合用药比单用一种药物更有效。此外,两药联用时,β受体阻滞剂还可减轻二氢吡啶类钙通道阻滞剂引起的反射性心动过速不良反应。非二氢吡啶类钙通道阻滞剂地尔硫䓬或维拉帕米可作为对β受体阻滞剂有禁忌的患者的替代治疗,但非二氢吡啶类钙通道阻滞剂和β受体阻滞剂的联合用药能使传导阻滞和心肌收缩力的减弱更明显,要特别警惕。老年人、已有心动过缓或左室功能不良的患者应尽量避免合用。

2.改善预后的药物治疗

与稳定型心绞痛并发的疾病如糖尿病和高血压应予以积极治疗,同时还应纠正高脂血症。HMG-CoA还原酶抑制剂(他汀类药物)和血管紧张素转换酶抑制剂(ACEI)除各自的降脂和降压作用外,还能改善患者预后。对缺血性心脏病患者,还需加用抗血小板药物。

阿司匹林通过抑制血小板内环氧化酶使血栓素 A_2 合成减少达到抑制血小板聚集的作用,其应用剂量为每天 75～150 mg。CURE 研究发现每天阿司匹林剂量若>200 mg 或<100 mg反而增加心血管事件发生的风险。

所有患者如无禁忌证(活动性胃肠道出血、阿司匹林过敏或既往有阿司匹林不耐受的病史),给予阿司匹林 75～100 mg/d。不能服用阿司匹林者,则可应用氯吡格雷作为替代。

所有冠心病患者应用他汀类药物。他汀类降脂治疗减少动脉粥样硬化性心脏病并发症,可同时应用于患者的一级和二级预防。他汀类除了降脂作用外,还有抗炎作用和防血栓形成,能降低心血管危险性。血脂控制目标为:总胆固醇(TC)<4.5 mmol/L,低密度脂蛋白胆固醇(LDL-C)至少应<2.59 mmol/L;建议逐步调整他汀类药物剂量以达到上述目标。

ACEI可防止左心室重塑,减少心力衰竭发生的危险,降低病死率,如无禁忌可常规使用。在稳定型心绞痛患者中,合并糖尿病、心力衰竭或左心室收缩功能不全的高危患者应该使用ACEI。所有冠心病患者均能从 ACEI 治疗中获益,但低危患者获益可能较小。

(五)非药物治疗(血运重建)

血运重建的主要指征:有冠状动脉造影指征及冠状动脉严重狭窄;药物治疗失败,不能满意控制症状;无创检查显示有大量的危险心肌;成功的可能性很大,死亡及并发症危险可接受;患者倾向于介入治疗,并且对这种疗法的危险充分知情。

1.冠状动脉旁路移植手术(CABG)

40 多年来,CABG 逐渐成了治疗冠心病的最普通的手术,CABG 对冠心病治疗的价值已有了较深入的研究。对于低危患者(年病死率<1%)CABG 并不比药物治疗给患者更多的预后获益。在比较 CABG 和药物治疗的临床试验的荟萃分析中,CABG 可改善中危至高危患者的预后。对观察性研究及随机对照试验数据的分析表明,某些特定的冠状动脉病变解剖类型手术预后优于药物治疗,这些情况包括:①左主干的明显狭窄;②3 支主要冠状动脉近段的明显狭窄;③2 支主要冠状动脉的明显狭窄,其中包括左前降支(LAD)近段的高度狭窄。

根据研究人群不同,CABG 总的手术死亡率在 1%～4%,目前已建立了很好的评估患者个体风险的危险分层工具。尽管左胸廓内动脉的远期通畅率很高,大隐静脉桥发生阻塞的概率仍较高。血栓阻塞可在术后早期发生,大约 10%在术后 1 年发生,5 年以后静脉桥自身会发生粥样硬化改变。静脉桥10 年通畅率为 50%～60%。

CABG 指征:①心绞痛伴左主干病变(ⅠA);②心绞痛伴三支血管病变,大面积缺血或心室功能差(ⅠA);③心绞痛伴双支或三支血管病变,包括左前降支(LAD)近端严重病变(ⅠA);④CCSⅠ～Ⅳ,多支血管病变、糖尿病(症状治疗ⅡaB)(改善预后ⅠB);⑤CCSⅠ～Ⅳ,多支血管病变、非糖尿病(ⅠA);⑥药物治疗后心绞痛分级 CCSⅠ～Ⅳ,单支血管病变,包括 LAD 近端严重病变(ⅠB);⑦心绞痛经药物治疗分级 CCSⅠ～Ⅳ,单支血管病变,不包括 LAD 近端严重病变(ⅡaB);⑧心绞痛经药物治疗症状轻微(CCSⅠ),单支、双支、三支血管病变,但有大面积缺血的客观证据(ⅡbC)。

2.经皮冠状动脉介入治疗(PCI)

30 多年来,PCI 日益普遍应用于临床,由于创伤小、恢复快、危险性相对较低,易于被医师和患者所接受。PCI 的方法包括单纯球囊扩张、冠状动脉支架术、冠状动脉旋磨术、冠状动脉定向旋切术等。随着经验的积累、器械的进步,特别是支架极为普遍应用和辅助用药的发展,这一治疗技术的应用范围得到了极大的拓展。近年来,冠心病的药物治疗也获较大发展,对于稳定型心绞痛并且冠状动脉解剖适合行 PCI 患者的成功率提高,手术相关的死亡风险为 0.3%～1.0%。对于低危的稳定型心绞痛患者,包括强化降脂治疗在内的药物治疗在减少缺血事件方面与 PCI 一样有效。对于相对高危险患者及多支血管病变的稳定型心绞痛患者,PCI 缓解症状更为显著,生存率获益尚不明确。

经皮冠脉血运重建的指征:①药物治疗后心绞痛 CCS 分级Ⅰ～Ⅳ,单支血管病变(ⅠA);②药物治疗后心绞痛 CCS 分级Ⅰ～Ⅳ,多支血管病变,非糖尿病(ⅠA);③稳定型心绞痛,经药物治疗症状轻微(CCS 分级Ⅰ),为单支、双支或 3 支血管病变,但有大面积缺血的客观证据(ⅡbC)。

成功的 PCI 使狭窄的管腔狭窄程度减少至 20%～50%,血流达到 TIMI Ⅲ级,心绞痛消除或显著减轻,心电图变化改善;但半年后再狭窄率达 20%～30%。如不成功需急症行主动脉-冠状动脉旁路移植手术。

（王春燕）

第三节　ST 段抬高型心肌梗死

心肌梗死(MI)是在冠状动脉病变的基础上,发生冠状动脉血供急剧减少或中断,使相应的心肌严重而持久地急性缺血所致的部分心肌急性坏死。临床表现为胸痛,急性循环功能障碍,反映心肌急性缺血、损伤和坏死一系列特征性心电图演变及血清心肌酶和心肌结构蛋白的变化。MI 的原因常是在冠状动脉粥样硬化病变的基础上继发血栓形成所致,本节主要阐述 ST 段抬高型心肌梗死(STEMI)。其他非动脉粥样硬化的原因如冠状动脉栓塞、主动脉夹层累及冠状动脉开口、冠状动脉炎、冠状动脉先天性畸形等所导致的 MI 在此不做介绍。

一、发病情况

本病在欧美国家常见,欧洲的情况是,过去三十年缺血性心脏病的死亡率整体呈现下降趋势。欧洲每年大概有 180 万人因缺血性心脏病死亡,占所有死亡构成的 20%,当然国与国之间存在一定的差异性。据统计,欧洲每 10 万人中就有 43～144 人发生 STEMI。一直以来,STEMI 在年轻人更多(相较于老年人),男性比女性更多见。

STEMI 死亡受诸多因素影响,譬如年龄、Killip 分级、延迟治疗时间、院前急救 STEMI 救治网络、既往心肌梗死病史、糖尿病、肾衰竭、冠状动脉病变数量、左室射血分数(LVEF)。近来研究则发现,STEMI 在获得更好的再灌注治疗、直接经皮冠状动脉介入治疗(PCI),抗血栓治疗及二级预防等综合处理后其急性期与远期死亡率得到下降。尽管如此,STEMI 死亡率仍然不低。欧洲心脏学会(ESC)相关国家院内 STEMI 病死率占 4～12%,一年病死率为 10%。

近年来,虽然本病的急性期住院病死率有所下降,但对少数患者而言,此病仍然致命。

本病男性多于女性,国内资料显示比例在 1.9∶1 至 5∶1 之间。患病年龄在 40 岁以上者占 87%～96.5%。女性发病较男性晚 10 年,男性患病的高峰年龄为 51～60 岁,女性则为 61～70 岁,随年龄增长男女比例的差别逐渐缩小。60%～89% 的患者伴有或在发病前有高血压,近半数的患者以往有心绞痛。吸烟、肥胖、糖尿病和缺少体力活动者较易患病。

二、病理解剖

若冠状动脉管腔急性完全闭塞,血供完全停止,导致所供区域心室壁心肌透壁性坏死,临床上表现为典型的 STEMI,即传统的 Q 波型 MI。在冠状动脉闭塞后 20～30 分钟,受其供血的心肌即有少数坏死,开始了 AMI 的病理过程。1 小时后绝大部分心肌呈凝固性坏死,心肌间质则充血、水肿,伴多量炎性细胞浸润。之后,坏死的心肌纤维逐渐溶解,形成肌溶灶,随后渐有肉芽组织形成。坏死组织 1 周后开始吸收,并逐渐纤维化,在 6 周后进入慢性期形成瘢痕而愈合,称为陈旧性或愈合性 MI。瘢痕大者可逐渐向外凸出而形成室壁膨胀瘤。梗死附近心肌的血供随侧支循环的建立而逐渐恢复。病变可波及心包出现反应性心包炎,波及心内膜引起附壁血栓形成。在心腔内压力的作用下,坏死的心壁可破裂(心脏破裂),破裂可发生在心室游离壁、乳头肌或心室间隔处。

病理学上,MI 可分为透壁性和非透壁性(或心内膜下),前者坏死累及心室壁全层,多由冠状动脉持续闭塞所致;后者坏死仅累及心内膜下或心室壁内,未达心外膜,多是冠状动脉短暂闭塞而持续开通的结果。不规则片状非透壁 MI 多见于 STEMI 在未形成透壁 MI 前早期再灌注(溶栓或 PCI 治疗)成功的患者。

尸解资料表明,75% 以上 AMI 患者有一支以上的冠状动脉严重狭窄;1/3～1/2 所有 3 支冠状动脉均存在有临床意义的狭窄。STEMI 发生后数小时所做的冠状动脉造影显示,90% 以上的 MI 相关动脉发生完全闭塞。少数 AMI 患者冠状动脉正常,可能为血管腔内血栓的自溶、血小板一过性聚集造成闭塞或严重的持续性冠状动脉痉挛的发作使冠状动脉血流减少所致。左冠状动脉前降支闭塞最多见，可引起左心室前壁、心尖部、下侧壁、前间隔和前内乳头肌梗死；左冠状动脉回旋支闭塞可引起左心室高侧壁、膈面及左心房梗死，并可累及房室结；右冠状动脉闭塞可引起左心室膈面、后间隔及右心室梗死，并可累及窦房结和房室结。右心室及左、右心房梗死较少见。左冠状动脉主干闭塞则引起左心室广泛梗死。

MI 时冠状动脉内血栓既有白血栓（富含血小板）又有红血栓（富含纤维蛋白和红细胞），STEMI 的闭塞性血栓是白、红血栓的混合物，从堵塞处向近端延伸部分为红血栓。

三、病理生理

ACS 具有共同的病理生理基础（详见"不稳定型心绞痛和非 ST 段抬高型心肌梗死"段）。STEMI 的病理生理特征是由心肌丧失收缩功能所产生的左心室收缩功能降低、血流动力学异常和左心室重构所致。

（一）左心室功能

冠状动脉急性闭塞时相关心肌依次发生 4 种异常收缩形式：①运动同步失调，即相邻心肌节段收缩时相不一致；②收缩减弱，即心肌缩短幅度减小；③无收缩；④反常收缩，即矛盾运动，收缩期膨出。于梗死部位发生功能异常同时，正常心肌在早期出现收缩增强。由于非梗死节段发生收缩加强，使梗死区产生矛盾运动。然而，非梗死节段出现代偿性收缩运动增强，对维持左室整体收缩功能的稳定有重要意义。若非梗死区有心肌缺血，即"远处缺血"存在，则收缩功能也可降低，主要见于非梗死区域冠状动脉早已闭塞，供血主要依靠此次 MI 相关冠状动脉者。同样，若MI 区心肌在此次冠状动脉闭塞以前就已有冠状动脉侧支循环形成，则对于 MI 区乃至左室整体收缩功能的保护也有重要意义。

（二）心室重构

MI 致左室节段和整体收缩、舒张功能降低的同时，机体启动了交感神经系统兴奋、肾素-血管紧张素-醛固酮系统激活和 Frank-Starling 等代偿机制，一方面通过增强非梗死节段的收缩功能、增快心率、代偿性增加已降低的心搏量（SV）和心排血量（CO），并通过左室壁伸展和肥厚增加左室舒张末容积（LVEDV）进一步恢复 SV 和 CO，降低升高的左室舒张末期压（LVEDP）；但另一方面，也同时开启了左心室重构的过程。

MI 发生后，左室腔大小、形态和厚度发生变化，总称为心室重构。重构过程反过来影响左室功能和患者的预后。重构是左室扩张和非梗死心肌肥厚等因素的综合结果，使心室变形（球形变）。除了梗死范围以外，另两个影响左室扩张的重要因素是左室负荷状态和梗死相关动脉的通畅程度。左室压力升高有导致室壁张力增加和梗死扩展的危险，而通畅的梗死区相关动脉可加快瘢痕形成，增加梗死区组织的修复，减少梗死的扩展和心室扩张的危险。

1.梗死扩展

梗死扩展是指梗死心肌节段随后发生的面积扩大，而无梗死心肌量的增加。导致梗死扩展的原因有：①肌束之间的滑动，致使单位容积内心肌细胞减少；②正常心肌细胞碎裂；③坏死区内组织丧失。梗死扩展的特征为梗死区不成比例的变薄和扩张。心尖部是心室最薄的部位，也是最容易受到梗死扩展损伤的区域。梗死扩展后，心力衰竭和室壁瘤等致命性并发症发生率增高，严重者可发生心室破裂。

2.心室扩大

心室心肌存活部分的扩大也与重构有重要关联。心室重构在梗死发生后立即开始，并持续数月甚至数年。在大面积梗死的情况下，为维持心搏量，有功能的心肌增加了额外负荷，可能会发生代偿性肥厚；这种适应性肥厚虽能代偿梗死所致的心功能障碍，但存活的心肌最终也受损，导致心室的进一步扩张，心脏整体功能障碍，最后发生心力衰竭。心室的扩张程度与梗死范围、梗死相关动脉的开放迟早和心室非梗死区的局部肾素-血管紧张素系统的激活程度有关。心室扩大及不同部位的心肌电生理特性的不一致，使患者有患致命性心律失常的危险。

四、临床表现

按临床过程和心电图的表现，本病可分为急性期、演变期和慢性期 3 期，但临床症状主要出现在急性期，部分患者还有一些先兆表现。

(一)诱发因素

本病在春、冬季发病较多，与气候寒冷、气温变化大有关，常在安静或睡眠时发病，以清晨6 时至午间 12 时发病最多。大约有 1/2 的患者能查明诱发因素，如剧烈运动、过重的体力劳动、创伤、情绪激动、精神紧张或饱餐、急性失血、出血性或感染性休克，主动脉瓣狭窄、发热、心动过速等引起的心肌耗氧增加、血供减少都可能是 MI 的诱因。在变异型心绞痛患者中，反复发作的冠状动脉痉挛也可发展为 AMI。

(二)先兆

半数以上患者在发病前数天有乏力、胸部不适，活动时心悸、气急、烦躁、心绞痛等前驱症状，其中以新发生心绞痛(初发型心绞痛)或原有心绞痛加重(恶化型心绞痛)最为突出。心绞痛发作较以往频繁、性质较剧、持续较久、硝酸甘油疗效差、诱发因素不明显；疼痛时伴有恶心、呕吐、大汗和心动过速，或伴有心功能不全、严重心律失常、血压大幅度波动等；同时心电图示 ST 段一过性明显抬高(变异型心绞痛)或压低，T 波倒置或增高("假性正常化")，应警惕近期内发生 MI 的可能。发现先兆及时积极治疗，有可能使部分患者避免发生 MI。

(三)症状

随梗死的大小、部位、发展速度和原来心脏的功能情况等而轻重不同。

1.疼痛

疼痛是最先出现的症状，疼痛部位和性质与心绞痛相同，但常发生于安静或睡眠时，疼痛程度较重、范围较广，持续时间可长达数小时或数天，休息或含用硝酸甘油片多不能缓解，患者常烦躁不安、出汗、恐惧，有濒死之感。在我国，1/6～1/3 的患者疼痛的性质及部位不典型，如位于上腹部，常被误认为胃溃疡穿孔或急性胰腺炎等急腹症；位于下颌或颈部，常被误认为牙病或骨关节病。部分患者无疼痛，多为糖尿病患者或老年人，一开始即表现为休克或急性心力衰竭；少数患者在整个病程中都无疼痛或其他症状，而事后才发现患过 MI。

2.全身症状

主要是发热，伴有心动过速、白细胞计数增高和血细胞沉降率增快等，由坏死物质吸收所引起。一般在疼痛发生后 24～48 小时出现，程度与梗死范围常呈正相关，体温一般在 38 ℃上下，很少超过39 ℃，持续1 周左右。

3.胃肠道症状

约 1/3 有疼痛的患者，在发病早期伴有恶心、呕吐和上腹胀痛，与迷走神经受坏死心肌刺激和心排血量降低组织灌注不足等有关；肠胀气也不少见；重症者可发生呃逆(以下壁心肌梗死多见)。

4.心律失常

心律失常见于 75%～95% 的患者,多发生于起病后 1～2 周,尤以 24 小时内最多见。各种心律失常中以室性心律失常为最多,尤其是室性期前收缩,如室性期前收缩频发(每分钟 5 次以上),成对出现;心电图上表现为多源性或落在前一心搏的易损期时,常预示即将发生室性心动过速或心室颤动。冠状动脉再灌注后可能出现加速性室性自主心律与室性心动过速,多数历时短暂,自行消失。室上性心律失常则较少,阵发性心房颤动比心房扑动和室上性心动过速更多见,多发生在心力衰竭患者中。窦性心动过速的发生率为 30%～40%,发病初期出现的窦性心动过速多为暂时性,持续性窦性心动过速是梗死面积大、心排血量降低或左心功能不全的反应。各种程度的房室传导阻滞和束支传导阻滞也较多,严重者发生完全性房室传导阻滞。发生完全性左束支传导阻滞时 MI 的心电图表现可被掩盖。前壁 MI 易发生室性心律失常。下壁(膈面)MI 易发生房室传导阻滞,其阻滞部位多在房室束以上,预后较好。前壁 MI 而发生房室传导阻滞时,往往是多个束支同时发生传导阻滞的结果,其阻滞部位在房室束以下,且常伴有休克或心力衰竭,预后较差。

5.低血压和休克

疼痛期血压下降常见,可持续数周后再上升,但常不能恢复以往的水平,未必是休克。如疼痛缓解而收缩压低于 10.7 kPa(80 mmHg),患者烦躁不安、面色苍白、皮肤湿冷、脉细而快、大汗淋漓、尿量减少(<20 mL/h)、神志迟钝,甚至昏厥者,则为休克的表现。休克多在起病后数小时至 1 周内发生,见于 20% 的患者,主要是心源性,为心肌广泛(40% 以上)坏死、心排血量急剧下降所致,神经反射引起的周围血管扩张为次要的因素,有些患者还有血容量不足的因素参与。严重的休克可在数小时内致死,一般持续数小时至数天,可反复出现。

6.心力衰竭

主要是急性左心衰竭,可在起病最初数天内发生或在疼痛、休克好转阶段出现,为梗死后心脏舒缩力显著减弱或不协调所致,发生率为 20%～48%。患者出现呼吸困难、咳嗽、发绀、烦躁等,严重者可发生肺水肿或进而发生右心衰竭的表现,出现颈静脉怒张、肝肿痛和水肿等。右心室 MI 者一开始即可出现右心衰竭的表现。

发生于 AMI 时的心力衰竭称为泵衰竭,根据临床上有无心力衰竭及其程度,常按 Killip 分级法分级:第 Ⅰ 级为左心衰竭代偿阶段,无心力衰竭征象,肺部无啰音,但肺楔压可升高;第 Ⅱ 级为轻至中度左心衰竭,肺啰音的范围小于肺野的 50%,可出现第三心音奔马律、持续性窦性心动过速、有肺淤血的 X 线表现;第 Ⅲ 级为重度心力衰竭,急性肺水肿,肺啰音的范围大于两肺野的 50%;第 Ⅳ 级为心源性休克,血压12.0 kPa(90 mmHg),少尿,皮肤湿冷、发绀,呼吸加速,脉搏快。

AMI 时,重度左心室衰竭或肺水肿与心源性休克同样是左心室排血功能障碍所引起。在血流动力学上,肺水肿是以左心室舒张末期压及左房压与肺楔压的增高为主,而在休克时则心排血量和动脉压的降低更为突出,心排血指数比左心室衰竭时更低。因此,心源性休克较左心室衰竭更严重。此两者可以不同程度合并存在,是泵衰竭的最严重阶段。

(四)血流动力学分型

AMI 时心脏的泵血功能并不能通过一般的心电图、胸片等检查而完全反映出来,及时进行血流动力学监测,能为早期诊断和及时治疗提供重要依据。Forrester 等根据血流动力学指标肺楔压(PCWP)和心脏指数(CI)评估有无肺淤血和周围灌注不足的表现,从而将 AMI 分为 4 个血流动力学亚型。

Ⅰ型：既无肺淤血又无周围组织灌注不足，心功能处于代偿状态。CI＞2.2 L/(min·m²)，PCWP≤2.4 kPa(18 mmHg)，病死率约为3%。

Ⅱ型：有肺淤血，无周围组织灌注不足，为常见临床类型。CI＞2.2 L/(min·m²)，PCWP＞2.4 kPa(18 mmHg)，病死率约为9%。

Ⅲ型：有周围组织灌注不足，无肺淤血，多见于右心室梗死或血容量不足者。CI≤2.2 L/(min·m²)，PCWP≤2.4 kPa(18 mmHg)，病死率约为23%。

Ⅳ型：兼有周围组织灌注不足与肺淤血，为最严重类型。CI≤2.2 L/(min·m²)，PCWP＞2.4 kPa(18 mmHg)，病死率约为51%。

由于AMI时影响心脏泵血功能的因素较多，因此Forrester分型基本反映了血流动力学变化的状况，不能包括所有泵功能改变的特点。AMI血流动力学紊乱的临床表现主要包括低血压状态、肺淤血、急性左心衰竭、心源性休克等状况。

(五)体征

AMI时心脏体征可在正常范围内，体征异常者大多数无特征性：心脏可有轻至中度增大；心率增快或减慢；心尖区第一心音减弱，可出现第三或第四心音奔马律。前壁心肌梗死的早期，可能在心尖区和胸骨左缘之间扣及迟缓的收缩期膨出，是心室壁反常运动所致，常在几天至几周内消失。10%～20%的患者在发病后2～3天出现心包摩擦音，多在1～2天消失，少数持续1周以上。发生二尖瓣乳头肌功能失调者，心尖区可出现粗糙的收缩期杂音；发生心室间隔穿孔者，胸骨左下缘出现响亮的收缩期杂音，常伴震颤。右室梗死较重可出现颈静脉怒张，深吸气时更为明显。除发病极早期可出现一过性血压增高外，几乎所有患者在病程中都会有血压降低，起病前有高血压者，血压可降至正常；起病前无高血压者，血压可降至正常以下，且可能不再恢复到起病之前的水平。

五、并发症

并发症可分为机械性、缺血性、栓塞性和炎症性。

(一)机械性并发症

1.心室游离壁破裂

3%的MI患者可发生心室游离壁破裂，是心脏破裂最常见的一种，占MI患者死亡的10%。心室游离壁破裂常在发病1周内出现，早高峰在MI后24小时内，晚高峰在MI后3～5天。早期破裂与胶原沉积前的梗死扩展有关，晚期破裂与梗死相关室壁的扩展有关。心脏破裂多发生在第1次MI、前壁梗死、老年和女性患者中。其他危险因素包括MI急性期的高血压、既往无心绞痛和心肌梗死、缺乏侧支循环、心电图上有Q波、应用糖皮质激素或非甾体抗炎药、MI症状出现后14小时以后的溶栓治疗。心室游离壁破裂的典型表现包括持续性心前区疼痛、心电图ST-T改变、迅速进展的血流动力学衰竭、急性心脏压塞和电机械分离。心室游离壁破裂也可为亚急性，即心肌梗死区不完全或逐渐破裂，形成包裹性心包积液或假性室壁瘤，患者能存活数月。

2.室间隔穿孔

比心室游离壁破裂少见，有0.5%～2%的MI患者会发生室间隔穿孔，常发生于AMI后3～7天。AMI后，胸骨左缘突然出现粗糙的全收缩期杂音或可触及收缩期震颤，或伴有心源性休克和心力衰竭，应高度怀疑室间隔穿孔，此时应进一步做Swan-Ganz导管检查与超声心动图检查。

3.乳头肌功能失调或断裂

乳头肌功能失调总发生率可高达50％，二尖瓣乳头肌因缺血、坏死等使收缩功能发生障碍，造成不同程度的二尖瓣脱垂或关闭不全，心尖区出现收缩中晚期喀喇音和吹风样收缩期杂音，第一心音可不减弱，可引起心力衰竭。轻症者可以恢复，其杂音可以消失。乳头肌断裂极少见，多发生在二尖瓣后内乳头肌，故在下壁MI中较为常见。后内乳头肌大多是部分断裂，可导致严重二尖瓣反流伴有明显的心力衰竭；少数完全断裂者则发生急性二尖瓣大量反流，造成严重的急性肺水肿，约1/3的患者迅速死亡。

4.室壁膨胀瘤

室壁膨胀瘤或称室壁瘤。绝大多数并发于STEMI，多累及左心室心尖部，发生率为5％～20％。为在心室腔内压力影响下，梗死部位的心室壁向外膨出而形成。见于MI范围较大的患者，常于起病数周后才被发现。发生较小室壁瘤的患者可无症状与体征；但发生较大室壁瘤的患者，可出现顽固性充血性心力衰竭及复发性、难治的致命性心律失常。体检可发现心浊音界扩大，心脏搏动范围较广泛或心尖抬举样搏动，可有收缩期杂音。心电图上除了有MI的异常Q波外，约2/3的患者同时伴有持续性ST段弓背向上抬高。X线透视和摄片、超声心动图、放射性核素心脏血池显像、磁共振成像及左心室选择性造影可见局部心缘突出，搏动减弱或有反常搏动。室壁瘤按病程可分为急性和慢性室壁瘤。急性室壁瘤在MI后数天内形成，易发生心脏破裂和形成血栓。慢性室壁瘤多见于MI愈合期，由于其瘤壁为致密的纤维瘢痕所替代，所以一般不会引起破裂。

（二）缺血性并发症

1.梗死延展

梗死延展指同一梗死相关冠状动脉供血部位的MI范围的扩大，可表现为心内膜下MI转变为透壁性MI或MI范围扩大到邻近心肌，多有梗死后心绞痛和缺血范围的扩大。梗死延展多发生在AMI后的2～3周，多数原梗死区相应导联的心电图有新的梗死性改变且CK或肌钙蛋白升高时间延长。

2.再梗死

再梗死指AMI 4周后再次发生的MI，既可发生在原来梗死的部位，也可发生在任何其他心肌部位。如果再梗死发生在AMI后4周内，则其心肌坏死区一定受另一支有病变的冠状动脉所支配。通常再梗死发生在与原梗死区不同的部位，诊断多无困难；若再梗死发生在与原梗死区相同的部位，尤其是NSTEMI的再梗死、反复多次的灶性梗死，常无明显的或特征性的心电图改变，可使诊断发生困难，此时迅速上升且又迅速下降的酶学指标如CK-MB比肌钙蛋白更有价值。CK-MB恢复正常后又升高或超过原先水平的50％对再梗死具有重要的诊断价值。

（三）栓塞性并发症

MI并发血栓栓塞主要是指心室附壁血栓或下肢静脉血栓破碎脱落所致的体循环栓塞或肺动脉栓塞。左心室附壁血栓形成在AMI患者中较多见，尤其在急性大面积前壁MI累及心尖部时，其发生率可高达60％左右，而体循环栓塞并不常见，国外一般发生率在10％左右，我国一般在2％以下。附壁血栓的形成和血栓栓塞多发生在梗死后的第1周内。最常见的体循环栓塞为脑卒中，也可产生肾、脾或四肢等动脉栓塞；如栓子来自下肢深部静脉，则可产生肺动脉栓塞。

(四)炎症性并发症

1.早期心包炎

早期心包炎发生于 MI 后 1~4 天,发生率约为 10%。早期心包炎常发生在透壁性 MI 患者中,系梗死区域心肌表面心包并发纤维素性炎症所致。临床上可出现一过性的心包摩擦音,伴有进行性加重的胸痛,疼痛随体位而改变。

2.后期心包炎(心肌梗死后综合征或 Dressier 综合征)

后期心包炎发病率为 1%~3%,于 MI 后数周至数月内出现,并可反复发生。其发病机制迄今尚不明确,推测为自身免疫反应所致;而 Dressler 认为它是一种变态反应,是机体对心肌坏死物质所形成的自身抗原的变态反应。临床上可表现为突然起病,发热,胸膜性胸痛,白细胞计数升高和血沉增快,心包或胸膜摩擦音可持续 2 周以上,超声心动图常可发现心包积液,少数患者可伴有少量胸腔积液或肺部浸润。

六、危险分层

STEMI 的患者具有以下任何 1 项者可被确定为高危患者。

(1)年龄>70 岁。

(2)前壁 MI。

(3)多部位 MI(指 2 个部位以上)。

(4)伴有血流动力学不稳定如低血压、窦性心动过速、严重室性心律失常、快速心房颤动、肺水肿或心源性休克等。

(5)左、右束支传导阻滞源于 AMI。

(6)既往有 MI 病史。

(7)合并糖尿病和未控制的高血压。

七、辅助检查

(一)心电图检查

虽然一些因素限制了心电图对 MI 的诊断和定位的能力,如心肌损伤的范围、梗死的时间及其位置、传导阻滞的存在、陈旧性 MI 的存在、急性心包炎、电解质浓度的变化及服用对心电有影响的药物等。然而,标准 12 导联心电图的系列观察(必要时 18 导联),仍然是临床上对 STEMI 检出和定位的有用方法。

1.特征性改变

在面向透壁心肌坏死区的导联上出现以下特征性改变:①宽而深的 Q 波(病理性Q 波)。②ST 段抬高呈弓背向上型。③T 波倒置,往往宽而深,两支对称;在背向梗死区的导联上则出现相反的改变,即R 波增高,ST 段压低,T 波直立并增高。

2.动态性改变

(1)起病数小时内,可尚无异常,或出现异常高大、两支不对称的 T 波。

(2)数小时后,ST 段明显抬高,弓背向上,与直立的 T 波连接,形成单向曲线。数小时到2 天内出现病理性 Q 波(又称Q 波型 MI),同时 R 波减低,为急性期改变。Q 波在 3~4 天稳定不变,以后70%~80%永久存在。

(3)如不进行治疗干预,ST 段抬高持续数天至 2 周左右,逐渐回到基线水平,T 波则变为平坦或倒置,是为亚急性期改变。

(4)数周至数月以后,T 波呈 V 形倒置,两支对称,波谷尖锐,为慢性期改变,T 波倒置可永久存在,也可在数月到数年内逐渐恢复(图 7-1、图 7-2)。合并束支传导阻滞尤其左束支传导阻滞或在原来部位再次发生 AMI 时,心电图表现多不典型,不一定能反映 AMI。

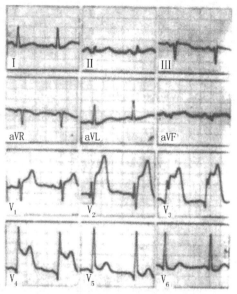

图 7-1　急性前壁心肌梗死的心电图

图示 V_3、V_4 导联 QRS 波呈 qR 型,ST 段明显抬高,V_2 导联呈 qRS 型,ST 段明显抬高,V_1 导联 ST 段亦抬高

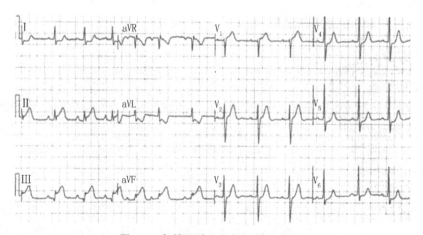

图 7-2　急性下壁心肌梗死的心电图

图示 Ⅱ、Ⅲ、aVF 导联 ST 段抬高,Ⅲ 导联 QRS 波呈 qR 型,Ⅰ、aVL 导联 ST 段压低

微型的和多发局灶型 MI,心电图中既不出现 Q 波也始终无 ST 段抬高,但有心肌坏死的血清标志物升高,属 NSTEMI 范畴。

3.定位和定范围

STEMI 的定位和定范围可根据出现特征性改变的导联数来判断(表 7-6)。

表 7-6　ST 段抬高型心肌梗死的心电图定位诊断

导联	前间隔	局限前壁	前侧壁	广泛前壁下壁*	下间壁	下侧壁	高侧壁**	正后壁***
V₁	+			+	+			
V₂	+			+	+			
V₃	+	+		+				
V₄		+		+				
V₅		+	+	+		+		
V₆			+			+		
V₇			+			+		+
V₈								+
aVR								
AVL		±	+	±	−	−	−	
aVF		…		…	+	+	+	−
I		±	+	±	−	−	−	
II				…	+	+	+	−
III		…	…	…	+	+	+	−

注:①＋:正面改变,表示典型 Q 波、ST 段抬高及 T 波倒置等变化;②－:反面改变,表示与＋相反的变化;③±:可能有正面改变;④…:可能有反面改变。

* 即膈面,右心室 MI 不易从心电得到诊断,但此时 CR4R(或 V₄ᵣ)导联的 ST 段抬高,可作为下壁 MI 扩展到右心室的参考指标。

* * 在 V₅、V₆、V₇ 导联高 1～2 肋间处有正面改变。

* * * V₁、V₂、V₃ 导联 R 波增高。

(二)心脏标志物测定

1.血清酶学检查

以往用于临床诊断 MI 的血清酶学指标包括:肌酸磷酸激酶(CK 或 CPK)及其同工酶 CK-MB、天门冬酸氨基转移酶(AST,曾称 GOT)、乳酸脱氢酶(LDH)及其同工酶,但因 AST 和 LDH 分布于全身许多器官,对 MI 的诊断特异性较差,目前临床已不推荐应用。AMI 发病后,血清酶活性随时相而变化。CK 在起病 6 小时内增高,24 小时内达高峰,3～4 天恢复正常。

CK 的同工酶 CK-MB 诊断 AMI 的敏感性和特异性均极高,分别达到 100％和 99％,在起病后 4 小时内增高,16～24 小时达高峰,3～4 天恢复正常。STEMI 静脉内溶栓治疗时,CK 及其同工酶 CK-MB 可作为阻塞的冠状动脉再通的指标之一。冠状动脉再通,心肌血流再灌注时,坏死心肌内积聚的酶被再灌注血流"冲刷",迅速进入血液循环,从而使酶峰距 STEMI 发病时间提早出现,酶峰活性水平高于阻塞冠状动脉未再通者。用血清 CK-MB 活性水平增高和峰值前移来判断 STEMI 静脉溶栓治疗后冠状动脉再通,约有 95％的敏感性和 88％的特异性。

2.心肌损伤标志物测定

在心肌坏死时,除了血清心肌酶活性的变化外,心肌内含有的一些蛋白质类物质也会从心肌组织内释放出来,并出现在外周循环血液中,因此可作为心肌损伤的判定指标。这些物质主要包括肌钙蛋白和肌红蛋白。

肌钙蛋白(Tn)是肌肉组织收缩的调节蛋白,心肌肌钙蛋白(cTn)与骨骼肌中的 Tn 在分子结构和免疫学上是不同的,因此它是心肌所独有,具有很高的特异性。cTn 共有 cTnT、cTnI、cTnC 3 个亚单位。

cTnT 在健康人血清中的浓度一般小于 0.06 ng/L。通常,在 AMI 后 3～4 小时开始升高,2～5 天达到峰值,持续 10～14 天;其动态变化过程与 MI 时间、梗死范围大小、溶栓治疗及再灌注情况有密切关系。由于血清 cTnT 的高度敏感性和良好重复性,它对早期和晚期 AMI 及 UA 患者的灶性心肌坏死均具有很高的诊断价值。

cTnI 也是一种对心肌损伤和坏死确具高度特异性的血清学指标,其正常值上限为 3.1 ng/L,在 AMI 后 4～6 小时或更早即可升高,24 小时后达到峰值,约 1 周后降至正常。

肌红蛋白在 AMI 发病后 2～3 小时即已升高,12 小时内多达峰值,24～48 小时恢复正常,由于其出现时间均较 cTn 和 CK-MB 早,故它是目前能用来最早诊断 AMI 的生化指标。但是肌红蛋白广泛存在于心肌和骨骼肌中,两者在免疫学上也是相同的,而且又主要经肾脏代谢清除,因而与血清酶学指标相似,也存在特异性较差的问题,如慢性肾功能不全、骨骼肌损伤时,肌红蛋白水平均会增高,此时应予以仔细鉴别。

3.其他检查

组织坏死和炎症反应的非特异性指标 AMI 发病 1 周内白细胞可增至 $10\times10^9/L\sim20\times10^9/L$,中性粒细胞多在 75%～90%,嗜酸性粒细胞减少或消失。血细胞沉降率增快,可持续 1～3 周,能较准确地反映坏死组织被吸收的过程。血清游离脂肪酸、C 反应蛋白在 AMI 后均增高。血清游离脂肪酸显著增高者易发生严重室性心律失常。此外,AMI 时,由于应激反应,血糖可升高,糖耐量可暂降低,2 周后恢复正常。STEMI 患者在发病 24～48 小时血胆固醇保持或接近基线水平,但以后会急剧下降。因此所有 STEMI 患者应在发病 24～48 小时测定血脂谱,超过 48 小时者,要在 AMI 发病 8 周后才能获得更准确的血脂结果。

(三)放射性核素心肌显影

利用坏死心肌细胞中的钙离子能结合放射性锝焦磷酸盐或坏死心肌细胞的肌凝蛋白可与其特异性抗体结合的特点,静脉注射 99mTc-焦磷酸盐或 111In-抗肌凝蛋白单克隆抗体进行“热点”显像;利用坏死心肌血供断绝和瘢痕组织中无血管以至 201Tl 或 99mTc-MIBI 不能进入细胞的特点,静脉注射这些放射性核素进行“冷点”显像;以上两者均可显示 MI 的部位和范围。前者主要用于急性期,后者用于慢性期。用门电路 γ 闪烁显像法进行放射性核素心腔造影(常用 99mTc-标记的红细胞或清蛋白),可观察心室壁的运动和左心室的射血分数,有助于判断心室功能,判断梗死后造成的室壁运动失调和室壁瘤。目前多用单光子发射计算机断层显像(SPECT)来检查,新的方法正电子发射计算机断层扫描(PET)可观察心肌的代谢变化,判断心肌是否存活。如心脏标志物或心电图阳性,做诊断时不需要做心肌显像。出院前或出院后不久,症状提示 ACS 但心电图无诊断意义和心脏标志物正常的患者应接受负荷心肌显像检查(药物或运动负荷的放射性核素或超声心动图心肌显像)。显像异常的患者提示在以后的 3～6 个月发生并发症的危险增加。

(四)超声心动图检查

根据超声心动图上所见的室壁运动异常可对心肌缺血区域做出判断。在评价有胸痛而无特征性心电图变化时,超声心动图有助于除外主动脉夹层。对 MI 患者,床旁超声心动图对发现机械性并发症很有价值,如评估心脏整体和局部功能、乳头肌功能不全、室壁瘤和室间隔穿孔等。多巴酚丁胺负荷超声心动图检查还可用于评价心肌存活性。

（五）选择性冠状动脉造影

需施行各种介入性治疗时,可先行选择性冠状动脉造影,明确病变情况,制订治疗方案。

八、诊断和鉴别诊断

WHO 的 AMI 诊断标准依据典型的临床表现、特征性的心电图改变、血清心肌坏死标志物水平动态改变,3 项中具备 2 项特别是后 2 项即可确诊,一般并不困难。无症状的患者,诊断较困难。凡年老患者突然发生休克、严重心律失常、心力衰竭、上腹胀痛或呕吐等表现而原因未明者,或原有高血压而血压突然降低且无原因可寻者,都应考虑 AMI 的可能。此外有较重而持续较久的胸闷或胸痛者,即使心电图无特征性改变,也应考虑本病的可能,都宜先按 AMI 处理,并在短期内反复进行心电图观察和血清肌钙蛋白或心肌酶等测定以确定诊断。当存在左束支传导阻滞图形时,MI 的心电图诊断较困难,因它与 STEMI 的心电图变化相类似,此时,与 QRS 波同向的 ST 段抬高和至少 2 个胸导联 ST 段抬高>5 mm,强烈提示 MI。一般来说,有疑似症状并新出现的左束支传导阻滞应按 STEMI 来治疗。无病理性 Q 波的心内膜下 MI 和小的透壁性或非透壁性或微型 MI,鉴别诊断参见"不稳定型心绞痛和非 ST 段抬高型心肌梗死"段。血清肌钙蛋白和心肌酶测定的诊断价值更大。

2007 年欧洲和美国心脏病学会对 MI 制定了新的定义,将 MI 分为急性进展性和陈旧性两类,把血清心肌坏死标志物水平动态改变列为诊断急性进展性 MI 的首要和必备的条件。

（一）急性进展性 MI 的定义

(1)心肌坏死生化标志物典型的升高和降低,至少伴有下述情况之一:①心肌缺血症状;②心电图病理性 Q 波形成;③心电图 ST 段改变提示心肌缺血;④做过冠状动脉介入治疗,如血管成形术。

(2)病理发现 AMI。

（二）陈旧性 MI 的定义

(1)系列心电图检查提示新出现的病理性 Q 波,患者可有或可不记得有任何症状,心肌坏死生化标志物已降至正常。

(2)病理发现已经或正在愈合的 MI,然后将 MI 再分为 5 种临床类型。Ⅰ型:自发性 MI,与原发的冠状动脉事件如斑块糜烂、破裂、夹层形成等而引起的心肌缺血相关;Ⅱ型:MI 继发于心肌的供氧和耗氧不平衡所导致的心肌缺血,如冠状动脉痉挛、冠状动脉栓塞、贫血、心律失常、高血压或低血压;Ⅲ型:心脏性猝死,有心肌缺血的症状和新出现的 ST 段抬高或新的左束支传导阻滞,造影或尸检证实冠状动脉内有新鲜血栓,但未及采集血样之前或血液中心肌坏死生化标志物升高之前患者就已死亡;Ⅳa 型:MI 与 PCI 相关;Ⅳb 型:MI 与支架内血栓有关,经造影或尸检证实;Ⅴ型:MI 与 CABG 相关。

此外,还需与变异型心绞痛相鉴别。本病由 Prinzmetal 于 1959 年首先描述,心绞痛几乎都在静息时发生,常呈周期性,多发生在午夜至上午 8 时之间,常无明显诱因,历时数十秒至30 分钟。发作时心电图显示有关导联的 ST 段短时抬高、R 波增高,相对应导联的 ST 段压低,T 波可有高尖表现(图 7-3),常并发各种心律失常。本病是冠状动脉痉挛所引起,多发生在已有冠状动脉狭窄的基础上,但其临床表现与冠状动脉狭窄程度不成正比,少数患者冠状动脉造影可以正常。吸烟是本病的重要危险因素,麦角新碱或过度换气试验可诱发冠状动脉痉挛。药物治疗以钙通道阻滞剂和硝酸酯类最有效。病情稳定后,需根据冠状动脉造影结果再定是否需要血运重建治疗。

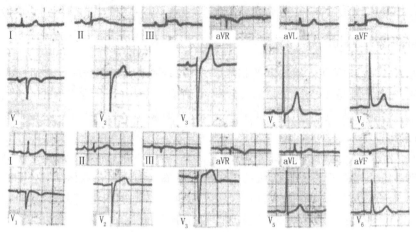

图7-3　变异型心绞痛的心电图

上两行为心绞痛发作时，示Ⅱ、Ⅲ、aVF ST段抬高，aVL ST段稍压低，V_2、V_3、V_5、V_6、T波增高。下两行心绞痛发作过后上述变化消失

九、预后

STEMI的预后与梗死范围的大小、侧支循环产生的情况、有无其他疾病并存及治疗是否及时有关。总病死率约为30%，住院死亡率约为10%，发生严重心律失常、休克或心力衰竭者病死率尤高，其中休克患者病死率可高达80%。死亡多在第1周内，尤其是在数小时内发生。出院前或出院6周内进行负荷心电图检查，运动耐量好不伴有心电图异常者预后良好，运动耐量差者预后不良。MI长期预后的影响因素中主要为患者的心功能状况、梗死后心肌缺血及心律失常、梗死的次数和部位及患者的年龄、是否合并高血压和糖尿病等。AMI再灌注治疗后梗死相关冠状动脉再通与否是影响MI急性期良好预后和长期预后的重要独立因素。

十、防治

治疗原则是保护和维持心脏功能，挽救濒死的心肌，防止梗死面积扩大，缩小心肌缺血范围及时处理各种并发症，防止猝死，使患者不但能度过急性期，且康复后还能保持尽可能多的有功能的心肌。

(一)一般治疗

参见"不稳定型心绞痛和非ST段抬高型心肌梗死"段。

(二)再灌注治疗

及早再通闭塞的冠状动脉使心肌得到再灌注，挽救濒死的心肌或缩小心肌梗死的范围，是一种关键的治疗措施，它还可极有效地解除疼痛。

1.溶栓治疗

纤维蛋白溶解(纤溶)药物被证明能减小冠状动脉内血栓，早期静脉应用溶栓药物能提高STEAMI患者的生存率，其临床疗效已被公认，故明确诊断后应尽早用药，来院至开始用药时间应<30分钟。而对于非ST段抬高型ACS，溶栓治疗不仅无益反而有增加AMI的倾向，因此标准溶栓治疗目前仅用于STEAMI患者。

(1)溶栓治疗的适应证:①持续性胸痛超过 30 分钟,含服硝酸甘油片症状不能缓解。②相邻 2 个或更多导联 ST 段抬高>0.2 mV。③发病 6 小时以内者。若发病 6～24 小时患者仍有胸痛,并且 ST 段抬高导联有 R 波者,也可考虑溶栓治疗。发病至溶栓药物给予的时间是影响溶栓治疗效果的最主要因素,最近有研究认为如果在发病 3 小时内给予溶栓药物,则溶栓治疗的效果和直接 PCI 治疗效果相当,但若 3 小时后进行溶栓其效果不如直接 PCI 术,且出血等并发症增加。④年龄在 70 岁以下者。对于年龄>75 岁的 AMI 患者,溶栓治疗会增加脑出血的并发症,是否溶栓治疗需权衡利弊,如患者为广泛前壁 AMI,具有很高的心源性休克和死亡的发生率,在无条件行急诊介入治疗的情况下仍应进行溶栓治疗。反之,如患者为下壁 AMI,血流动力学稳定可不进行溶栓治疗。

(2)溶栓治疗的禁忌证:①近期(14 天内)有活动性出血(胃肠道溃疡出血、咯血、痔疮出血等),做过外科手术或活体组织检查,心肺复苏术后(体外心脏按压、心内注射、气管插管),不能实施压迫的血管穿刺及外伤史者;②高血压患者血压>24.0/14.7 kPa(180/110 mmHg),或不能排除主动脉夹层分离者;③有出血性脑血管意外史,或半年内有缺血性脑血管意外(包括 TIA)史者;④对扩容和升压药无反应的休克;⑤妊娠、感染性心内膜炎、二尖瓣病变合并心房颤动且高度怀疑左心房内有血栓者;⑥糖尿病合并视网膜病变者;⑦出血性疾病或有出血倾向者,严重的肝肾功能障碍及进展性疾病(如恶性肿瘤)者。

(3)治疗步骤:①溶栓前检查血常规、血小板计数、出凝血时间、APTT 及血型,配血备用;②即刻口服阿司匹林 300 mg,以后每天 100 mg,长期服用;③进行溶栓治疗。

(4)溶栓药物:①非特异性溶栓剂,对血栓部位或体循环中纤溶系统均有作用的尿激酶(UK 或 r-UK)和链激酶(SK 或 rSK);②选择性作用于血栓部位纤维蛋白的药物,有组织型纤维蛋白溶酶原激活剂(tPA),重组型组织纤维蛋白溶酶原激活剂(rt-PA);③单链尿激酶型纤溶酶原激活剂(SCUPA)、甲氧苯基化纤溶酶原链激酶激活剂复合物(APSAC);④新的溶栓剂还有 TNK-组织型纤溶酶原激活剂(TNK-tPA)、瑞替普酶(rPA)、拉诺普酶(nPA)、葡激酶(SAK)等。

(5)给药方案:①UK:30 分钟内静脉滴注 100 万～150 万 U;或冠状动脉内注入 4 万 U,继以每分钟 0.6 万～2.4 万 U 的速度注入,血管再通后用量减半,继续注入 30～60 分钟,总量 50 万 U 左右。②SK:150 万 U 静脉滴注,60 分钟内滴完;冠状动脉内给药先给 2 万 U,继以 0.2 万～0.4 万 U 注入,共 30 分钟,总量 25 万～40 万 U。对链激酶过敏者,宜于治疗前半小时用异丙嗪(非那根)25 mg 肌内注射,并与少量的地塞米松(2.5～5 mg)同时滴注,可防止其引起的寒战、发热不良反应。③rt-PA:100 mg 在 90 分钟内静脉给予,先静脉注射 15 mg,继而 30 分钟内静脉滴注 50 mg,其后 60 分钟内再给予 35 mg(国内有报道用上述剂量的一半也能奏效)。冠状动脉内用药剂量减半。用 rt-PA 前,先用肝素 5 000 U,静脉推注;然后,700～1 000 U/h 静脉滴注 48 小时;以后改为皮下注射 7 500 U,每 12 小时 1 次,连用 3～5 天,用药前注意出血倾向。④TNK-tPA:40 mg 静脉一次性注入,无须静脉滴注。溶栓药应用期间密切注意出血倾向,并需监测 APTT 或 ACT。冠状动脉内注射药物需通过周围动脉置入导管达冠状动脉口处才能实现,因此比较费时,只宜用于介入性诊治过程中并发的冠状动脉内血栓栓塞;而静脉注射药物可以迅速实行,故目前多选静脉注射给药。

(6)溶栓治疗期间的辅助抗凝治疗:UK 和 SK 为非选择性的溶栓剂,故在溶栓治疗后短时间内(6～12 小时)不存在再次血栓形成的可能,对于溶栓有效的 AMI 患者,可于溶栓治疗 6 小时后开始给予低分子量肝素皮下注射。对于溶栓治疗失败者,辅助抗凝治疗则无明显临床益处。rt-PA

和葡激酶等为选择性的溶栓剂,故溶栓使血管再通后仍有再次血栓形成的可能,因此在溶栓治疗前后均应给予充分的肝素治疗。溶栓前先给予 5 000 U 肝素冲击量,然后以 1 000 U/h 的肝素持续静脉滴注 24～48 小时,以出血时间延长 2 倍为基准,调整肝素用量。也可选择低分子量肝素替代普通肝素治疗,其临床疗效相同,如依诺肝素,首先静脉推注 30 mg,然后以 1 mg/kg 的剂量皮下注射,每 12 小时 1 次,用 3～5 天为宜。

(7)溶栓再通的判断指标如下。

直接指征:冠状动脉造影观察血管再通情况,冠状动脉造影所示血流情况通常采用 TIMI 分级。

TIMI 0 级:梗死相关冠状动脉完全闭塞,远端无造影剂通过。TIMI 1 级:少量造影剂通过血管阻塞处,但远端冠状动脉不显影。TIMI 2 级:梗死相关冠状动脉完全显影但与正常血管相比血流较缓慢。TIMI 3 级:梗死相关冠状动脉完全显影且血流正常。根据 TIMI 分级达到 2、3 级者表明血管再通,但 2 级者通而不畅。

间接指征:①心电图抬高的 ST 段于 2 小时内回降＞50％;②胸痛于 2 小时内基本消失;③2 小时内出现再灌注性心律失常(短暂的加速性室性自主节律,房室或束支传导阻滞突然消失,或下后壁心肌梗死的患者出现一过性窦性心动过缓、窦房传导阻滞)或低血压状态;④血清 CK-MB 峰值提前出现在发病 14 小时内。具备上述 4 项中 2 项或 2 项以上者,考虑再通;但②和③两项组合不能被判定为再通。

2.介入治疗

直接经皮冠状动脉介入术(PCI)是指 AMI 的患者未经溶栓治疗直接进行冠状动脉血管成形术,其中支架植入术的效果优于单纯球囊扩张术。近年试用冠状动脉内注射自体干细胞希望有助于心肌的修复。目前直接 PCI 已被公认为首选的、最安全有效的恢复心肌再灌注的治疗手段,梗死相关血管的开通率高于药物溶栓治疗,尽早应用可恢复心肌再灌注,降低近期病死率,预防远期的心力衰竭发生,尤其对来院时发病时间已超过 3 小时或对溶栓治疗有禁忌的患者。一般要求患者到达医院至球囊扩张时间＜90 分钟。在适宜于做 PCI 的患者中,PCI 之前应给予抗血小板药和抗凝治疗。施行 PCI 的适应证还包括血流动力学不稳定、有溶栓禁忌证、恶性心律失常、需要安装经静脉临时起搏或需要反复电复律及年龄＞75 岁。溶栓治疗失败者,即胸痛或 ST 段抬高在溶栓开始后持续≥60 分钟或胸痛和 ST 段抬高复发,则应考虑做补救性 PCI,但是只有在复发起病后 90 分钟内即能开始 PCI 者获益较大,否则应重复应用溶栓药,不过重复给予溶栓药物会增加严重出血并发症。直接 PCI 后,尤其是放置支架后,可应用GPⅡb/Ⅲa受体拮抗剂辅助治疗,持续用 24～36 小时。直接 PCI 的开展需要有经验的介入心脏病医师、完善的心血管造影设备、抢救设施和人员配备。我国制定的《急性心肌梗死诊断和治疗指南》提出具备施行 AMI 介入治疗条件的医院应:①能在患者来院 90 分钟内施行 PTCA;②其心导管室每年施行 PTCA＞100 例并有心外科待命的条件;③施术者每年独立施行 PTCA＞30 例;④AMI 直接 PTCA 成功率在 90％以上;⑤在所有送到心导管室的患者中,能完成 PTCA 者达 85％以上。无条件施行介入治疗的医院宜迅速将患者送到测算能在患者起病 6 小时内施行介入治疗的医院治疗。如测算转送后患者无法在 6 小时内接受 PCI,则宜就地进行溶栓治疗或溶栓后转送。

发生 STEAMI 后再灌注策略的选择需要根据发病时间、施行直接 PCI 的能力(包括时间间隔)、患者的危险性(包括出血并发症)等综合考虑。优选溶栓的情况一般包括:就诊早、发病≤3 小时内,且不能及时进行 PCI;介入治疗不可行,如导管室被占用,动脉穿刺困难或不能转运到达有经验的导管室;介入治疗不能及时进行,如就诊至球囊扩张时间>90分钟。优选急诊介入治疗的情况包括:①就诊晚,发病>3小时;②有经验丰富的导管室,就诊至球囊扩张时间<90分钟,就诊至球囊扩张时间较就诊至溶栓时间延长<60分钟;③高危患者,如心源性休克,Killip分级≥Ⅲ级;④有溶栓禁忌证,包括出血风险增加及颅内出血;⑤诊断有疑问。

3.冠状动脉旁路移植术(CABG)

下列患者可考虑进行急诊CABG:①实行了溶栓治疗或PCI后仍有持续的或反复的胸痛;②冠状动脉造影显示高危冠状动脉病变(左冠状动脉主干病变);③有MI并发症如室间隔穿孔或乳头肌功能不全所引起的严重二尖瓣反流。

(三)其他药物治疗

1.抗血小板治疗

抗血小板治疗能减少STEMI患者的主要心血管事件(死亡、再发致死性或非致死性MI和卒中)的发生,因此除非有禁忌证,所有患者应给予本项治疗。其用法见"不稳定型心绞痛和非ST段抬高型心肌梗死"段。

2.抗凝治疗

除非有禁忌证,所有STEMI患者无论是否采用溶栓治疗,都应在抗血小板治疗的基础上常规接受抗凝治疗。抗凝治疗能建立和维持梗死相关动脉的通畅,并能预防深静脉血栓形成、肺动脉栓塞及心室内血栓形成。其用法见"不稳定型心绞痛和非ST段抬高型心肌梗死"段。

3.硝酸酯类药物

对于有持续性胸部不适、高血压、大面积前壁MI、急性左心衰竭的患者,在最初24~48小时的治疗中,静脉内应用硝酸甘油有利于控制心肌缺血发作,缩小梗死面积,降低短期甚至长期病死率。其用法见"不稳定型心绞痛和非ST段抬高型心肌梗死"段。有下壁MI,可疑右室梗死或明显低血压的患者[收缩压低于12.0 kPa(90 mmHg)],尤其合并明显心动过缓或心动过速时,硝酸酯类药物能降低心室充盈压,引起血压降低和反射性心动过速,应慎用或不用。无并发症的MI低危患者不必常规给予硝酸甘油。

4.镇痛剂

选择用药和用法见"不稳定型心绞痛和非ST段抬高型心肌梗死"段。

5.β受体阻滞剂

MI发生后最初数小时内静脉注射β受体阻滞剂可通过缩小梗死面积、降低再梗死率、降低室颤的发生率和病死率而改善预后。无禁忌证的STEMI患者应在MI发病的12小时内开始使用β受体阻滞剂治疗。其用法见"不稳定型心绞痛和非ST段抬高型心肌梗死"段。

6.血管紧张素转换酶抑制剂(ACEI)

近来大规模临床研究发现,ACEI如卡托普利、雷米普利、群多普利等有助于改善恢复期心肌的重构,减少AMI的病死率,减少充血性心力衰竭的发生,特别是对前壁MI、心力衰竭或心动过速的患者。因此,除非有禁忌证,所有STEMI患者都可选用ACEI。给药时应从小剂量开始,逐渐增加至目标剂量。对于高危患者,ACEI的最大益处在恢复期早期即可获得,故可在溶栓稳定后24小时以上使用,由于ACEI具有持续的临床益处,可长期应用。对于不能耐受ACEI的患者(如咳嗽反应),血管紧张素Ⅱ受体拮抗剂可能也是一种有效的选择,但目前不是MI后的一线治疗。

7.调脂治疗

见"不稳定型心绞痛和非 ST 段抬高型心肌梗死"段。

8.钙通道阻滞剂

非二氢吡啶类钙通道阻滞剂维拉帕米或地尔硫䓬用于急性期 STEMI,除了能控制室上性心律失常,对减少梗死范围或心血管事件并无益处,因此不建议对 STEMI 患者常规应用非二氢吡啶类钙通道阻滞剂。但非二氢吡啶类钙通道阻滞剂可用于硝酸酯和 β 受体阻滞剂之后仍有持续性心肌缺血或心房颤动伴心室率过快的患者。血流动力学表现在 Killip Ⅱ 级以上的 MI 患者应避免应用非二氢吡啶类钙通道阻滞剂。

9.葡萄糖-胰岛素-钾溶液(GIK)

应用 GIK 能降低血浆游离脂肪酸浓度和改善心脏做功,GIK 还给缺血心肌提供必要的代谢支持,对大面积 MI 和心源性休克患者尤为重要。氯化钾 1.5 g、普通胰岛素 8 U 加入 10% 的葡萄糖液 500 mL 中静脉滴注,每天 1~2 次,1~2 周为 1 个疗程。近年,还有建议在上述溶液中再加入硫酸镁 5 g,但不主张常规补镁治疗。

(四)抗心律失常治疗

1.室性心律失常

应寻找和纠正导致室性心律失常可纠治的原因。血清钾低者推荐用氯化钾,通常可静脉滴注 10 mmol/h 以保持血钾在 4.0 mmol/L 以上,但对于严重的低钾血症(K^+＜2.5 mmol/L),可通过中心静脉滴注 20~40 mmol/h。在 MI 早期静脉注射 β 受体阻滞剂继以口服维持,可降低室性心律失常(包括心室颤动)的发生率和无心力衰竭或低血压患者的病死率。预防性应用其他药物(如利多卡因)会增加死亡危险,故不推荐应用。室性异位搏动在心肌梗死后较常见,不需做特殊处理。非持续性(＜30 秒)室性心动过速在最初 24~48 小时常不需要治疗。多形性室速、持续性(≥3 秒)单形室速或任何伴有血流动力学不稳定(如心力衰竭、低血压、胸痛)症状的室速都应给予同步心脏电复律。血流动力学稳定的室速可给予静脉注射利多卡因、普鲁卡因胺或胺碘酮等药物治疗。

(1)利多卡因:50~100 mg 静脉注射(如无效,5 分钟后可重复),控制后静脉滴注,1~3 mg/min 维持(利多卡因 100 mg 加入 5% 葡萄糖液 100 mL 中滴注,1~3 mL/min)。情况稳定后可考虑改用口服美西律 150~200 mg,每 6~8 小时一次维持。

(2)胺碘酮:静脉注射,首剂 75~150 mg 稀释于 20 mL 生理盐水中,于 10 分钟内注入;如有效继以 1.0 mg/min 维持静脉滴注 6 小时后改为 0.5 mg/min,总量＜1 200 mg/d;静脉用药 2 天后改为口服,口服负荷量为 600~800 mg/d,7 天后酌情改为维持量 100~400 mg/d。

(3)索他洛尔:静脉注射,首剂用 1~1.5 mg/kg,用 5% 葡萄糖液 20 mL 稀释,于 15 分钟内注入,疗效不明显时可再注射一剂 1.5 mg/kg,后可改为口服,160~640 mg/d。

无论血清镁是否降低,也可用硫酸镁(5 分钟内静脉注射 2 g)来治疗复杂性室性心律失常。发生心室颤动时,应立即进行非同步直流电除颤,用最合适的能量(一般 300 J)争取一次除颤成功。在无电除颤条件时可立即做胸外心脏按压和口对口人工呼吸,心腔内注射利多卡因 100~200 mg,并施行其他心脏复苏处理。急性期过后,仍有复杂性室性心律失常或非持续性室速尤其是伴有显著左心室收缩功能不全者,死亡危险增加,应考虑安装 ICD 以预防猝死。在 ICD 治疗前,应行冠状动脉造影和其他检查以了解有无复发性心肌缺血,若有则需要行 PCI 或 CABG。加速的心室自主心律一般无须处理,但如由于心房输送血液入心室的作用未能发挥而引起血流动力学失调,则可用阿托品以加快窦性心律而控制心脏搏动,仅在偶然情况下需要用人工心脏起搏或抑制异位心律的药物来治疗。

2.缓慢的窦性心律失常

除非存在低血压或心率<50次/分,一般不需要治疗。对于伴有低血压的心动过缓(可能减少心肌灌注),可静脉注射硫酸阿托品0.5～1 mg,如疗效不明显,几分钟后可重复注射。大剂量阿托品会诱发心动过速,最好是多次小剂量注射。虽然静脉滴注异丙肾上腺素也有效,但由于它会增加心肌的氧需量和心律失常的危险,因此不推荐使用。药物无效或发生明显不良反应时也可考虑应用人工心脏起搏器。

3.房室传导阻滞

二度Ⅰ型和Ⅱ型房室传导阻滞QRS波不宽者及并发于下壁MI的三度房室传导阻滞,心率>50次/分且QRS波不宽者,无须处理,但应严密监护。下列情况是安置临时起搏器的指征:①二度Ⅱ型或三度房室传导阻滞QRS波增宽者;②二度或三度房室传导阻滞出现过心室停搏;③三度房室传导阻滞心率<50次/分,伴有明显低血压或心力衰竭,经药物治疗效果差;④二度或三度房室传导阻滞合并频发室性心律失常。AMI后2～3周进展为三度房室传导阻滞或阻滞部位在希氏束以下者应安置永久起搏器。

4.室上性快速心律失常

如窦性心动过速、频发房性期前收缩、阵发性室上性心动过速、心房扑动和心房颤动等,可选用β受体阻滞剂、洋地黄类、维拉帕米、胺碘酮等药物治疗。对后三者治疗无效时可考虑应用同步直流电复律器或人工心脏起搏器复律,尽量缩短快速心律失常持续的时间。

5.心脏停搏

立即做胸外心脏按压和人工呼吸,注射肾上腺素、异丙肾上腺素、乳酸钠和阿托品等,并施行其他心脏复苏处理。

(五)抗低血压和心源性休克治疗

根据休克纯属心源性,抑或尚有周围血管舒缩障碍,或血容量不足等因素存在,而分别处理。

1.补充血容量

约20%的患者由于呕吐、出汗、发热、使用利尿剂和不进饮食等原因而有血容量不足,需要补充血容量来治疗,但又要防止补充过多而引起心力衰竭。可根据血流动力学监测结果来决定输液量。如中心静脉压低,在0.49～0.98 kPa(5～10 cmH$_2$O),肺楔压在0.8～1.6 kPa(6～12 mmHg)以下,心排血量低,提示血容量不足,可静脉滴注右旋糖酐-40或5%～10%葡萄糖液,输液后如中心静脉压上升>1.76 kPa(18 cmH$_2$O),肺楔压>2.0～2.4 kPa(15～18 mmHg),则应停止。右心室梗死时,中心静脉压的升高则未必是补充血容量的禁忌。

2.应用升压药

补充血容量,血压仍不升,而肺楔压和心排血量正常时,提示周围血管张力不足,可选用血管收缩药。①多巴胺:10～30 mg加入5%葡萄糖液100 mL中静脉滴注,也可和间羟胺同时滴注。②多巴酚丁胺:20～25 mg溶于5%葡萄糖液100 mL中,以2.5～10 μg/(kg·min)的剂量静脉滴注,作用与多巴胺相类似,但增加心排血量的作用较强,增快心率的作用较轻,无明显扩张肾血管的作用。③间羟胺:10～30 mg加入5%葡萄糖液100 mL中静脉滴注,或5～10 mg肌内注射。但对长期服用胍乙啶或利血平的患者疗效不佳。④去甲肾上腺素:作用与间羟胺相同,但较快、较强而较短,对长期服用胍乙啶或利血平的人仍有效。0.5～1 mg(1～2 mg重酒石酸盐)加入 5% 葡萄糖液 100 mL 中静脉滴注。渗出管外易引起局部损伤及坏死,如同时加入 2.5～5 mg 酚妥拉明可减轻局部血管收缩的作用。

3.应用血管扩张剂

经上述处理血压仍不升,而肺楔压增高,心排血量低,或周围血管显著收缩,以致四肢厥冷并有发绀时,可用血管扩张药以减低周围循环阻力和心脏的后负荷,降低左心室射血阻力,增强收缩功能,从而增加心排血量,改善休克状态。血管扩张药要在血流动力学严密监测下谨慎应用,可选用硝酸甘油(50～100 μg/min 静脉滴注)或单硝酸异山梨酯(每次 2.5～10 mg,舌下含服或 30～100 μg/min 静脉滴注)、硝普钠(15～400 μg/min 静脉滴注)、酚妥拉明(0.25～1 mg/min 静脉滴注)等。

4.治疗休克的其他措施

其他措施包括纠正酸中毒、纠正电解质紊乱、避免脑缺血、保护肾功能,必要时应用糖皮质激素和洋地黄制剂。

上述治疗无效时可用主动脉内球囊反搏术(IABP)以增高舒张期动脉压而不增加左心室收缩期负荷,并有助于增加冠状动脉灌流,使患者获得短期的循环支持。对持续性心肌缺血、顽固性室性心律失常、血流动力学不稳定或休克的患者如存在合适的冠状动脉解剖学病变,应尽早做选择性冠状动脉造影,随即施行 PCI 或 CABG,可挽救一些患者的生命。

5.中医中药治疗

中医学用于"回阳救逆"的四逆汤(制附子、干姜、炙甘草)、独参汤或参附汤,对治疗本病伴血压降低或休克者有一定疗效。患者如兼有阴虚表现时可用生脉散(人参、五味子、麦冬)。这些方剂均已制成针剂,紧急使用也较方便。

(六)心力衰竭治疗

主要是治疗左心室衰竭。

治疗取决于病情的严重性。病情较轻者,给予袢利尿剂(如静脉注射呋塞米 20～40 mg,每天 1 次或 2 次),它可降低左心室充盈压,一般即可见效。病情严重者,可应用血管扩张剂(如静脉注射硝酸甘油)以降低心脏前负荷和后负荷。治疗期间,常通过带球囊的右心导管(Swan-Ganz 导管)监测肺动脉楔压。只要体动脉收缩压持续＞13.3 kPa(100 mmHg),即可用 ACEI。开始治疗最好给予小剂量的短效 ACEI(如口服卡托普利 3.125～6.25 mg,每 4～6 小时 1 次;如能耐受,则逐渐增加剂量)。一旦达到最大剂量(卡托普利的最大剂量为 50 mg,每天 3 次),即用长效 ACEI(如福辛普利、赖诺普利、雷米普利)取代作为长期应用。如心力衰竭持续在 NYHA 心功能分级Ⅱ级或Ⅱ级以上,应加用醛固酮拮抗剂(如依普利酮、螺内酯)。严重心力衰竭者给予动脉内球囊反搏可提供短期的血流动力学支持。若血管重建或外科手术修复不可行时,应考虑心脏移植。永久性左心室或双心室植入式辅助装置可用作心脏移植前的过渡;如不可能做心脏移植,左心室辅助装置有时可作为一种永久性治疗。这种装置偶可使患者康复并可在 3～6 个月去除。

(七)并发症治疗

对于有附壁血栓形成者,抗凝治疗可减少栓塞的危险,如无禁忌证,治疗开始即静脉应用足量肝素,随后给予华法林 3～6 个月,使 INR 维持在 2～3。当左心室扩张伴弥漫性收缩活动减弱、存在室壁膨胀瘤或慢性心房颤动时,应长期应用抗凝药和阿司匹林。室壁膨胀瘤形成伴左心室衰竭或心律失常时可行外科切除术。AMI 时 ACEI 的应用可减轻左心室重构和降低室壁膨胀瘤的发生率。并发心室间隔穿孔、急性二尖瓣关闭不全都可导致严重的血流动力改变或心律失常,宜积极采用手术治疗,但手术应延迟至 AMI 后 6 周以上,因此时梗死心肌可得到最大程度的愈合。如血流动力学不稳定持续存在,尽管手术死亡危险很高,也宜早期进行。急性的心室游离壁破裂外科手术的成功率极低,几乎都是致命的。假性室壁瘤是左心室游离壁的不完全破裂,可通过外科手术修补。心肌梗死后综合征严重病例必须用其他非甾体抗炎药(NSAIDs)或皮质类固醇短程冲击治疗,但大剂量 NSAIDs 或皮质类固醇的应用不宜超过数天,因它们可能干扰 AMI 后心室肌的早期愈合。肩手综合征可用理疗或体疗。

(八)右室心肌梗死的处理

治疗措施与左心室 MI 略有不同,右室 MI 时常表现为下壁 MI 伴休克或低血压而无左心衰竭的表现,其血流动力学检查常显示中心静脉压、右心房和右心室充盈压增高,而肺楔压、左心室充盈压正常甚至下降。治疗宜补充血容量,从而增高心排血量和动脉压。在血流动力学监测下,静脉滴注输液直到低血压得到纠治,但肺楔压如达 2.0 kPa(15 mmHg)即应停止。如此时低血压未能纠正,可用正性肌力药物。不能用硝酸酯类药和利尿剂,它们可降低前负荷(从而减少心排血量),引起严重的低血压。伴有房室传导阻滞时,可予以临时起搏。

(九)康复和出院后治疗

出院后最初 3~6 周体力活动应逐渐增加,鼓励患者恢复中等量的体力活动(步行、体操、太极拳等)。如 AMI 后 6 周仍能保持较好的心功能,则绝大多数患者都能恢复其所有正常的活动。与生活方式、年龄和心脏状况相适应的有规律的运动计划可降低缺血事件发生的风险,增强总体健康状况。对患者的生活方式提出建议,进一步控制危险因素,可改善患者的预后。

十一、出院前评估

(一)出院前的危险分层

出院前应对 MI 患者进行危险分层以决定是否需要进行介入性检查。对早期未行介入性检查而考虑进行血运重建治疗的患者,应及早评估左心室射血分数和进行负荷试验,根据负荷试验的结果发现心肌缺血者应进行心导管检查和血运重建治疗。仅有轻微或无缺血发作的患者只需给予药物治疗。

(二)左心室功能的评估

左心室功能状况是影响 ACS 预后最主要的因素之一,也是心血管事件最准确的预测因素之一。评估左心室功能包括患者症状(劳力性呼吸困难等)的评估、物理检查结果(如肺部啰音、颈静脉压升高、心脏扩大、第三心音奔马律等)及心室造影、放射性核素心室显像和超声心动图。MI 后左心室射血分数<40% 是一项比较敏感的指标。无创性检查中以核素测值最为可靠,超声心动图的测值也可作为参考。

(三)心肌存活的评估

MI 后左室功能异常部分是由于坏死和瘢痕形成所致,部分是由存活但功能异常的心肌细胞即冬眠或顿抑心肌所致,后者通过血管重建治疗可明显改善左室功能。因此,鉴别纤维化但功能异常的心肌细胞所导致的心室功能异常具有重要的预后和治疗意义。评价心肌存活力常用的无创性检查包括核素成像和多巴酚丁胺超声心动图负荷试验等,这些检查能准确评估节段性室壁运动异常的恢复。近几年逐渐广泛应用的正电子发射体层摄影及造影剂增强 MRI 能更准确预测心肌局部功能的恢复。

(宋义祥)

第四节　不稳定型心绞痛和非 ST 段抬高型心肌梗死

不稳定型心绞痛（UA）指介于稳定型心绞痛和急性心肌梗死之间的临床状态，包括了除稳定性劳力性心绞痛以外的初发型、恶化型劳力性心绞痛和各型自发性心绞痛。它是在粥样硬化病变的基础上，发生了冠状动脉内膜下出血、斑块破裂、破损处血小板与纤维蛋白凝集形成血栓、冠状动脉痉挛及远端小血管栓塞引起的急性或亚急性心肌供氧减少。它是 ACS 中的常见类型。若 UA 伴有血清心肌坏死标志物明显升高，此时可确立非 ST 段抬高型心肌梗死（NSTEMI）的诊断。

一、发病机制

ACS 有着共同的病理生理学基础，即在冠状动脉粥样硬化的基础上，粥样斑块松动、裂纹或破裂，使斑块内高度致血栓形成的物质暴露于血流中，引起血小板在受损表面黏附、活化、聚集，形成血栓，导致病变血管完全性或非完全性闭塞。冠状动脉病变的严重程度，主要取决于斑块的稳定性，与斑块的大小无直接关系。不稳定斑块具有如下特征：脂质核较大，纤维帽较薄，含大量的巨噬细胞和 T 细胞，血管平滑肌细胞含量较少。UA/NSTEMI 的特征是心肌供氧和需氧之间平衡失调，目前发现其最常见病因是心肌血流灌注减少，这是由粥样硬化斑块破裂发生的非阻塞性血栓引发冠状动脉狭窄所致。血小板聚集和破裂斑块碎片导致的微血管栓塞，使得许多患者的心肌标志物释放。其他原因包括动力性阻塞（冠状动脉痉挛或收缩）、进行性机械性阻塞、炎症和（或）感染、继发性 UA 即心肌氧耗增加或氧输送障碍的情况（包括贫血、感染、甲状腺功能亢进、心律失常、血液高黏滞状态或低血压等），实际上这 5 种病因相互关联。

近年来的研究发现，导致粥样斑块破裂的机制如下。

（1）斑块内 T 细胞通过合成细胞因子 γ-干扰素（IFN-γ）能抑制平滑肌细胞分泌间质胶原使斑块纤维帽结构变薄弱。

（2）斑块内巨噬细胞、肥大细胞可分泌基质金属蛋白酶如胶原酶、凝胶酶、基质溶解酶等，加速纤维帽胶原的降解，使纤维帽变得更易受损。

（3）冠状动脉管腔内压力升高、冠状动脉血管张力增加或痉挛、心动过速时心室过度收缩和扩张所产生的剪切力及斑块滋养血管破裂均可诱发与正常管壁交界处的斑块破裂。由于收缩压、心率、血液黏滞度、内源性组织纤溶酶原激活剂（tPA）活性、血浆肾上腺素和皮质激素水平的昼夜节律性变化一致，使每天晨起后6时至 11 时最易诱发冠状动脉斑块破裂和血栓形成，由此产生了每天凌晨和上午 MI 高发的规律。

二、病理解剖

冠状动脉病变或粥样硬化斑块的慢性进展，即使可导致冠状动脉严重狭窄甚至完全闭塞，由于侧支循环的逐渐形成，通常不一定产生 MI。若冠状动脉管腔未完全闭塞，仍有血供，临床上表现为 NSTEMI 即非 Q 波型 MI 或 UA，心电图仅出现 ST 段持续压低或 T 波倒置。如果冠状动脉闭塞时间短，累计心肌缺血<20 分钟，组织学上无心肌坏死，也无心肌酶或其他标志物的释

出,心电图呈一过性心肌缺血改变,临床上就表现为 UA;如果冠状动脉严重阻塞时间较长,累计心肌缺血>20 分钟,组织学上有心肌坏死,血清心肌坏死标志物也会异常升高,心电图上呈持续性心肌缺血改变而无 ST 段抬高和病理性 Q 波出现,临床上即可诊断为 NSTEMI 或非 Q 波型 MI。NSTEMI虽然心肌坏死面积不大,但心肌缺血范围往往不小,临床上依然很高危;这可以是冠状动脉血栓性闭塞已有早期再通,或痉挛性闭塞反复发作,或严重狭窄的基础上急性闭塞后已有充分的侧支循环建立的结果。NSTEMI 时的冠状动脉内附壁血栓多为白血栓;也有可能是斑块成分或血小板血栓向远端栓塞所致;偶有由破裂斑块疝出而堵塞冠状动脉管腔者被称为斑块灾难。

三、临床表现

UA 的临床表现一般具有以下 3 个特征之一:①静息时或夜间发生心绞痛常持续 20 分钟以上;②新近发生心绞痛(病程在 2 个月内)且程度严重;③近期心绞痛逐渐加重(包括发作的频度、持续时间、严重程度和疼痛放射到新的部位)。发作时可有出汗、皮肤苍白湿冷、恶心、呕吐、心动过速、呼吸困难、出现第三或第四心音等表现,而原来可以缓解心绞痛的措施此时变得无效或不完全有效。UA 患者中约 20% 发生 NSTEMI 需通过血肌钙蛋白和心肌酶检查来判定。UA 和 NSTEMI 中很少有严重的左心室功能不全所致的低血压(心源性休克)。

UA 或 NSTEMI 的 Braunwald 分级是根据 UA 发生的严重程度将之分为Ⅰ、Ⅱ、Ⅲ级,而根据其发生的临床环境将之分为 A、B、C 级。

Ⅰ级:初发的、严重或加剧性心绞痛。发生在就诊前 2 个月内,无静息时疼痛。每天发作 3 次或 3 次以上,或稳定型心绞痛患者心绞痛发作更频繁或更严重,持续时间更长,或诱发体力活动的阈值降低。

Ⅱ级:静息型亚急性心绞痛。在就诊前 1 个月内发生过 1 次或多次静息性心绞痛,但近 48 小时内无发作。

Ⅲ级:静息型急性心绞痛。在 48 小时内有 1 次或多次静息性心绞痛发作。

A 级:继发性 UA。在冠状动脉狭窄的基础上,同时伴有冠状动脉血管床以外的疾病引起心肌氧供和氧需之间平衡的不稳定,加剧心肌缺血。这些因素包括贫血、感染、发热、低血压、快速性心律失常、甲状腺功能亢进、继发于呼吸衰竭的低氧血症。

B 级:原发性 UA。无可引起或加重心绞痛发作的心脏以外的因素,且患者 2 周内未发生过 MI。这是 UA 的常见类型。

C 级:MI 后 UA。在确诊 MI 后 2 周内发生的 UA。约占 MI 患者的 20%。

四、危险分层

由于不同的发病机制造成不同类型 ACS 的近、远期预后有较大的差别,因此正确识别 ACS 的高危人群并给予及时和有效的治疗可明显改善其预后,具有重要的临床意义。对于 ACS 的危险性评估遵循以下原则:首先是明确诊断,然后进行临床分类和危险分层,最终确定治疗方案。

(一)高危非 ST 段抬高型 ACS 患者的评判标准

美国心脏病学会/美国心脏病协会(ACC/AHA)将具有以下临床或心电图情况中的 1 条作为高危非 ST 段抬高型 ACS 患者的评判标准。

(1)缺血症状在 48 小时内恶化。

（2）长时间进行性静息性胸痛（＞20 分钟）。

（3）低血压，新出现杂音或杂音突然变化、心力衰竭，心动过缓或心动过速，年龄＞75 岁。

（4）心电图改变：静息性心绞痛伴一过性 ST 段改变（＞0.05 mV），新出现的束支传导阻滞，持续性室性心动过速。

（5）心肌标志物（cTnI、cTnT）明显增高（＞0.1 μg/L）。

（二）中度危险性 ACS 患者的评判标准

中度危险为无高度危险特征但具备下列中的 1 条。

（1）既往 MI、周围或脑血管疾病，或冠状动脉搭桥，既往使用阿司匹林。

（2）长时间（＞20 分钟）静息性胸痛已缓解，或过去 2 周内新发 CCS 分级Ⅲ级或Ⅳ级心绞痛，但无长时间（＞20 分钟）静息性胸痛，并有高度或中度冠状动脉疾病可能；夜间心绞痛。

（3）年龄＞70 岁。

（4）心电图改变：T 波倒置＞0.2 mV，病理性 Q 波或多个导联静息 ST 段压低＜0.1 mV。

（5）TnI 或 TnT 轻度升高（即＜0.1 μg/L，但＞0.01 μg/L）。

（三）低度危险性 ACS 患者的评判标准

低度危险性为无上述高度、中度危险特征，但有下列特征。

（1）心绞痛的频率、程度和持续时间延长，诱发胸痛阈值降低，2 周至 2 个月内新发心绞痛。

（2）胸痛期间心电图正常或无变化。

（3）心脏标志物正常。近年来，在结合上述指标的基础上，将更为敏感和特异的心肌生化标志物用于危险分层，其中最具代表性的是心肌特异性肌钙蛋白、C 反应蛋白、高敏 C 反应蛋白、脑钠肽和纤维蛋白原。

五、辅助检查

（一）心电图检查

应在症状出现 10 分钟内进行。UA 发作时心电图有一过性 ST 段偏移和（或）T 波倒置；如心电图变化持续 12 小时以上，则提示发生 NSTEMI。NSTEMI 时不出现病理性 Q 波，但有持续性 ST 段压低≥0.1 mV（aVR 导联有时还有 V_1 导联则 ST 段抬高），或伴对称性 T 波倒置，相应导联的 R 波电压进行性降低，ST 段和 T 波的这种改变常持续存在（图 7-4）。

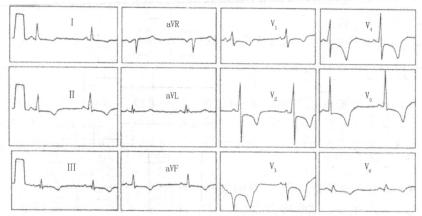

图 7-4　急性非 Q 波性心肌梗死的心电图

图示除Ⅰ、aVL、aVR 外各导联 ST 段压低伴 T 波倒置

(二)心脏标志物检查

UA 时,心脏标志物一般无异常增高;NSTEMI 时,血 CK-MB 或肌钙蛋白常有明显升高。肌钙蛋白 T 或 I 及 C 反应蛋白升高是协助诊断和提示预后较差的指标。

(三)其他

需施行各种介入性治疗时,可先行选择性冠状动脉造影,必要时行血管内超声或血管镜检查,明确病变情况。

六、诊断

对年龄＞30 岁的男性和年龄＞40 岁的女性(糖尿病患者更年轻)主诉符合上述临床表现的心绞痛时应考虑 ACS,但须先与其他原因引起的疼痛相鉴别。随即进行一系列心电图和心脏标志物检测,以判别为 UA、NSTEMI 抑或是 STEMI。

七、鉴别诊断

(一)急性心包炎

急性心包炎,尤其是急性非特异性心包炎,可有较剧烈而持久的心前区疼痛,心电图有 ST 段和 T 波变化。但心包炎患者在疼痛的同时或以前已有发热和血白细胞计数增高,疼痛常于深呼吸和咳嗽时加重,坐位前倾时减轻。体检可发现心包摩擦音,心电图除 aVR 外,各导联均有 ST 段弓背向下的抬高,无异常 Q 波出现。

(二)急性肺动脉栓塞

肺动脉大块栓塞常可引起胸痛、咯血、气急和休克,但有右心负荷急剧增加的表现,如发绀、肺动脉瓣区第二心音亢进、三尖瓣区出现收缩期杂音、颈静脉充盈、肝大、下肢水肿等。发热和白细胞增多出现也较早,多在 24 小时内。心电图示电轴右偏,I 导联出现 S 波或原有的 S 波加深,Ⅲ导联出现 Q 波和 T 波倒置,aVR 导联出现高 R 波,胸导联过渡区向左移,右胸导联 T 波倒置等。血乳酸脱氢酶总值增高,但其同工酶和肌酸磷酸激酶不增高,D-二聚体可升高,其敏感性高但特异性差。肺部 X 线检查、放射性核素肺通气-灌注扫描、X 线 CT 和必要时选择性肺动脉造影有助于诊断。

(三)急腹症

急性胰腺炎、消化性溃疡穿孔、急性胆囊炎、胆石症等,患者可有上腹部疼痛及休克,可能与 ACS 患者疼痛波及上腹部者混淆。但仔细询问病史和体格检查,不难做出鉴别。心电图检查和血清肌钙蛋白、心肌酶等测定有助于明确诊断。

(四)主动脉夹层分离

以剧烈胸痛起病,颇似 ACS。但疼痛一开始即达高峰,常放射到背、肋、腹、腰和下肢,两上肢血压及脉搏可有明显差别,少数有主动脉瓣关闭不全,可有下肢暂时性瘫痪或偏瘫。X 线胸片示主动脉增宽,X 线、CT 成像或 MRI 主动脉断层显像及超声心动图探测到主动脉壁夹层内的液体,可确立诊断。

(五)其他疾病

急性胸膜炎、自发性气胸、带状疱疹等心脏以外疾病引起的胸痛,依据特异性体征、X 线胸片和心电图特征不难鉴别。

八、预后

约 30％的 UA 患者在发病 3 个月内发生 MI,猝死较少见,其近期死亡率低于 NSTEMI 或 STEMI。但 UA 或 NSTEMI 的远期死亡率和非致死性事件的发生率高于 STEMI,这可能与其冠状动脉病变更严重有关。

九、治疗

ACS 是内科急症,治疗结局主要受是否迅速诊断和治疗的影响,因此应及早发现,及早住院,并加强住院前的就地处理。UA 或 NSTEMI 的治疗目标是稳定斑块、治疗残余心肌缺血、进行长期的二级预防。溶栓治疗不宜用于 UA 或 NSTEMI。

(一)一般治疗

UA 或 NSTEMI 患者应住入冠心病监护病室,卧床休息至少 12～24 小时,给予持续心电监护。病情稳定或血运重建后症状控制,应鼓励早期活动。下肢作被动运动可防止静脉血栓形成,活动量的增加应循序渐进。应尽量对患者进行必要的解释和鼓励,使其能积极配合治疗而又缓解焦虑和紧张,可以应用小剂量的镇静剂和抗焦虑药物,使患者得到充分休息和减轻心脏负担。保持大便通畅,便时避免用力,如便秘可给予缓泻剂。有明确低氧血症(动脉血氧饱和度低于 92％)或存在左心室功能衰竭时才需补充氧气。在最初 2～3 天饮食应以流质为主,以后随着症状减轻而逐渐增加粥、面条等及其他容易消化的半流质,宜少量多餐,钠盐和液体的摄入量应根据汗量、尿量、呕吐量及有无心力衰竭而做适当调节。

(二)抗栓治疗

抗栓治疗可预防冠状动脉内进一步血栓形成、促进内源性纤溶活性溶解血栓和减少冠状动脉狭窄程度,从而可减少事件进展的风险和预防冠状动脉完全阻塞的进程。

1.抗血小板治疗

(1)环氧化酶抑制剂:阿司匹林可降低 ACS 患者的短期和长期病死率。若无禁忌证,ACS 患者入院时都应接受阿司匹林治疗,起始负荷剂量为 160～325 mg(非肠溶制剂),首剂应嚼碎加快其吸收,以便迅速抑制血小板激活状态,以后改用小剂量维持治疗。除非对阿司匹林过敏或有其他禁忌证外,主张长期服用小剂量 75～100 mg/d 维持。

(2)二磷酸腺苷(ADP)受体拮抗剂:氯吡格雷和噻氯匹定能拮抗血小板 ADP 受体,从而抑制血小板聚集,可用于对阿司匹林不能耐受患者的长期口服治疗。氯吡格雷起始负荷剂量为 300 mg,以后 75 mg/d 维持;噻氯匹定起效较慢,不良反应较多,已少用。对于非 ST 段抬高型 ACS 患者不论是否行介入治疗,阿司匹林加氯吡格雷均为常规治疗,应联合应用 12 个月,对于放置药物支架的患者这种联合治疗时间应更长。

(3)血小板膜糖蛋白Ⅱb/Ⅲa(GPⅡb/Ⅲa)受体拮抗剂:激活的 GPⅡb/Ⅲa 受体与纤维蛋白原结合,形成在激活血小板之间的桥梁,导致血小板血栓形成。阿昔单抗是直接抑制 GPⅡb/Ⅲa 受体的单克隆抗体,在血小板激活起重要作用的情况下,特别是患者进行介入治疗时,该药多能有效地与血小板表面的GPⅡb/Ⅲa受体结合,从而抑制血小板的聚集;一般使用方法是先静脉注射冲击量0.25 mg/kg,然后10 μg/(kg·h)静脉滴注 12～24 小时。合成的该类药物还包括替罗非班和依替巴肽。以上 3 种 GPⅡb/Ⅲa 受体拮抗剂静脉制剂均适用于 ACS 患者急诊 PCI(首选阿昔单抗,因目前其安全性证据最多),可明显降低急性和亚急性血栓形成的发生率,如果在 PCI

前6小时内开始应用该类药物,疗效更好。若未行 PCI,GPⅡb/Ⅲa 受体拮抗剂可用于高危患者,尤其是心脏标志物升高或尽管接受合适的药物治疗症状仍持续存在或两者兼而有的患者。GPⅡb/Ⅲa 受体拮抗剂应持续应用 24～36 小时,静脉滴注结束之前进行血管造影。不推荐常规联合应用GPⅡb/Ⅲa受体拮抗剂和溶栓药。近年来还合成了多种 GPⅡb/Ⅲa 受体拮抗剂的口服制剂,如西拉非班、珍米洛非班、拉米非班等,但其在剂量、生物利用度和安全性方面均需进一步研究。

(4)环核苷酸磷酸二酯酶抑制剂:近年来一些研究显示西洛他唑加阿司匹林与噻氯匹定加阿司匹林在介入治疗中预防急性和亚急性血栓形成方面有同等的疗效,可作为噻氯匹定的替代药物。

2.抗凝治疗

除非有禁忌证(如活动性出血或已应用链激酶或复合纤溶酶链激酶),所有患者应在抗血小板治疗的基础上接受常规抗凝治疗,抗凝治疗药物的选择应根据治疗策略及缺血和出血事件的风险。常用的抗凝药包括普通肝素、低分子肝素、磺达肝癸钠和比伐芦定。需紧急介入治疗者,应立即开始使用普通肝素或低分子肝素或比伐芦定。对选择保守治疗且出血风险高的患者,应优先选择磺达肝癸钠。

(1)肝素和低分子肝素:肝素的推荐剂量是先给予80 U/kg 静脉注射,然后以 18 U/(kg·h)的速度静脉滴注维持,治疗过程中需注意开始用药或调整剂量后 6 小时测定部分激活凝血酶时间(APTT),根据 APTT 调整肝素用量,使 APTT 控制在 45～70 秒。但是,肝素对富含血小板的血栓作用较小,且肝素的作用可由于肝素结合血浆蛋白而受影响。未口服阿司匹林的患者停用肝素后可能使胸痛加重,与停用肝素后引起继发性凝血酶活性增高有关。因此,肝素以逐渐停用为宜。低分子肝素与普通肝素相比,具有更合理的抗Ⅹa因子及Ⅱa因子活性的作用,可以皮下应用,不需要实验室监测。临床观察表明,低分子肝素较普通肝素有疗效肯定、使用方便的优点。使用低分子肝素的参考剂量:依诺肝素 40 mg、那曲肝素 0.4 mL 或达肝素 5 000～7 500 U,皮下注射,每 12 小时一次,通常在急性期用 5～6 天。磺达肝癸钠是Ⅹa因子抑制剂,最近有研究表明在降低非 ST 段抬高型 ACS 的缺血事件方面效果和低分子肝素相当,但出血并发症明显减少,因此安全性较好,但不能单独用于介入治疗中。

(2)直接抗凝血酶的药物:在接受介入治疗的非 ST 段抬高型 ACS 人群中,用直接抗凝血酶药物比伐芦定较联合应用肝素/低分子肝素和 GPⅡb/Ⅲa 受体拮抗剂的出血并发症少,安全性更好,临床效益相当。但其远期效果尚缺乏随机双盲的对照研究。

(三)抗心肌缺血治疗

1.硝酸酯类药物

硝酸酯类药物可选择口服,舌下含服,经皮肤或经静脉给药。硝酸甘油为短效硝酸酯类,对有持续性胸部不适、高血压、急性左心衰竭的患者,在最初 24～48 小时的治疗中,静脉内应用有利于控制心肌缺血发作。先给予舌下含服 0.3～0.6 mg,继以静脉滴注,开始 5～10 μg/min,每5～10 分钟增加 5～10 μg,直至症状缓解或平均压降低 10%但收缩压不低于12.0 kPa(90 mmHg)。目前推荐静脉应用硝酸甘油的患者症状消失 24 小时后,就改用口服制剂或应用皮肤贴剂。药物耐受现象可能在持续静脉应用硝酸甘油24～48 小时出现。由于在NSTEMI患者中未观察到硝酸酯类药物具有减少死亡率的临床益处,因此在长期治疗中此类药物应逐渐减量至停用。

2.镇痛剂

如硝酸酯类药物不能使疼痛迅速缓解,应立即给予吗啡,10 mg 稀释成 10 mL,每次 2～3 mL 静脉注射。哌替啶 50～100 mg 肌内注射,必要时 1 小时后再注射 1 次,以后每 4～ 6 小时可重复应用,注意呼吸功能的抑制。给予吗啡后如出现低血压,可仰卧或静脉滴注生理盐水来维持血压,很少需要用升压药。如出现呼吸抑制,应给予纳洛酮 0.4～0.8 mg。有使用吗啡禁忌证(低血压和既往过敏史)者,可选用哌替啶替代。疼痛较轻者可用罂粟碱,30～60 mg 肌内注射或口服。

3.β 受体阻滞剂

β 受体阻滞剂可用于所有无禁忌证(如心动过缓、心脏传导阻滞、低血压或哮喘)的 UA 和 NSTEMI 患者,可减少心肌缺血发作和心肌梗死的发展。使用 β 受体阻滞剂的方案如下:①首先排除有心力衰竭、低血压[收缩压低于 12.0 kPa(90 mmHg)]、心动过缓(心率低于 60 次/分)或有房室传导阻滞(P-R 间期＞0.24 秒)的患者;②给予美托洛尔,静脉推注每次 5 mg,共 3 次;③每次推注后观察2～5 分钟,如果心率低于 60 次/分或收缩压低于 13.3 kPa(100 mmHg),则停止给药,静脉注射美托洛尔的总量为 15 mg;④如血流动力学稳定,末次静脉注射后 15 分钟,开始改为口服给药,每 6 小时 50 mg,持续2 天,以后渐增为 100 mg,2 次/天。作用极短的 β 受体阻滞剂艾司洛尔静脉注射 50～250 μg/(kg·min),安全而有效,甚至可用于左心功能减退的患者,药物作用在停药后 20 分钟内消失,用于有 β 受体阻滞剂相对禁忌证而又希望减慢心率的患者。β 受体阻滞剂的剂量应调整到患者安静时心率 50～60 次/分。

4.钙通道阻滞剂

钙通道阻滞剂与 β 受体阻滞剂一样能有效地减轻症状。但所有的大规模临床试验表明,钙通道阻滞剂应用于 UA,不能预防 AMI 的发生或降低病死率。目前仅推荐用于全量硝酸酯和 β 受体阻滞剂之后仍有持续性心肌缺血的患者或对 β 受体阻滞剂有禁忌的患者,应选用心率减慢型的非二氢吡啶类钙通道阻滞剂。对心功能不全的患者,应用 β 受体阻滞剂后再加用钙通道阻滞剂应特别谨慎。

5.血管紧张素转换酶抑制剂(ACEI)

近年来一些临床研究显示,对 UA 和 NSTEMI 患者,短期应用 ACEI 并不能获得更多的临床益处,但长期应用对预防再发缺血事件和死亡有益。因此除非有禁忌证(如低血压、肾衰竭、双侧肾动脉狭窄和已知的过敏),所有 UA 和 NSTEMI 患者都可选用 ACEI。

6.调脂治疗

所有 ACS 患者应在入院 24 小时之内评估空腹血脂谱。近年的研究表明,他汀类药物可以稳定斑块,改善内皮细胞功能,因此如无禁忌证,无论血基线 LDL-C 水平和饮食控制情况如何,均建议早期应用他汀类药物,使 LDL-C 水平降至＜800 g/L。常用的他汀类药物有辛伐他汀 20～40 mg/d、普伐他汀10～40 mg/d、氟伐他汀 40～80 mg/d、阿托伐他汀 10～80 mg/d 或瑞舒伐他汀 10～20 mg/d。

(四)血运重建治疗

1.经皮冠状动脉介入术(PCI)

UA 和 NSTEMI 的高危患者,尤其是血流动力学不稳定、心脏标志物显著升高、顽固性或反复发作心绞痛伴有动态 ST 段改变、有心力衰竭或危及生命的心律失常者,应早期行血管造影术和 PCI(如可能,应在入院 72 小时内)。PCI 能改善预后,尤其是同时应用 GPⅡb/Ⅲa 受体拮抗剂时。对中危患者及有持续性心肌缺血证据的患者,也有早期行血管造影的指征,可以识别致病的病变、评估其他病变的范围和左心室功能。对中高危患者,PCI 或 CABG 具有明确的潜在益处。但对低危患者,不建议进行常规的介入性检查。

2.冠状动脉旁路移植术(CABG)

对经积极药物治疗而症状控制不满意及高危患者(包括持续ST 段压低、cTnT 升高等),应尽早(72 小时内)进行冠状动脉造影,根据下列情况选择治疗措施:①严重左冠状动脉主干病变(狭窄>50%),最危及生命,应及时外科手术治疗;②有多支血管病变,且有左心室功能不全(LVEF<50%)或伴有糖尿病者,应进行 CABG;③有 2 支血管病变合并左前降支近段严重狭窄和左心室功能不全(LVEF<50%)或无创性检查显示心肌缺血的患者,建议施行 CABG;④对PCI 效果不佳或强化药物治疗后仍有缺血的患者,建议施行 CABG;⑤弥漫性冠状动脉远端病变的患者,不适合行 PCI 或 CABG。

(宋义祥)

第八章

心脏瓣膜病的临床治疗

第一节 主动脉瓣狭窄

一、病理生理

正常主动脉瓣口面积超过 3.5 cm²，当瓣口面积减小 1.5 cm² 时，为轻度狭窄；1.0 cm² 时为中度狭窄；<1.0 cm² 时为重度狭窄。主动脉瓣狭窄引起的基本血流动力学改变是收缩期左心室血液流出受阻，进而左心室压力增高，严重时左心房压、肺动脉压、肺毛细血管楔嵌压及右心室压均可上升，心排血量减少，造成心力衰竭和心肌缺血。

（一）左心室壁增厚

主动脉瓣严重狭窄时收缩期左心室血液流出受阻，左心室压力负荷增加，左心室代偿性通过进行性室壁向心性肥厚以平衡左心室收缩压升高，维持正常收缩期室壁应力和左心室心排血量。

（二）左心房肥厚

左心室舒张末压进行性升高后，左心房后负荷增加，左心房代偿性肥厚，肥厚的左心房在舒张末期的强有力收缩有利于左心室的充盈，使左心室舒张末容量增加，达到左心室有效收缩时所需水平，以维持心搏量正常。左心房有力收缩也可使肺静脉和肺毛细血管内压力避免持续性增高。

（三）左心室功能衰竭

主动脉瓣狭窄晚期，左心室壁增厚失代偿，左心室舒张末容量增加，最终由于室壁应力增高，心肌缺血和纤维化等导致左心室功能衰竭。

（四）心肌缺血

严重主动脉瓣狭窄引起心肌缺血，机制为：①左心室壁增厚、心室收缩压升高和射血时间延长，增加心肌耗氧。②左心室肥厚，心肌毛细血管密度相对减少。③舒张期心腔内压力增高，压迫心内膜下冠状动脉。④左心室舒张末压升高致舒张期主动脉-左心室压差降低，减少冠状动脉灌注压。

二、临床表现

（一）症状

主动脉瓣狭窄症状出现晚，由于左心室代偿能力较强，在相当长的时间内患者可无明显症状,直至瓣口面积小于 1 cm² 才出现临床症状,主要表现为呼吸困难、心绞痛、晕厥三联症,有 15%~20%发生猝死。

1.呼吸困难

劳力性呼吸困难为晚期肺淤血引起的常见首发症状,见于 90%的有症状患者,主要由于左心室顺应性降低和左心室扩大,左心室舒张期末压力和左心房压力上升,引起肺毛细血管楔嵌压和肺动脉高压所致,以后随着病程发展,可发生夜间阵发性呼吸困难、端坐呼吸和急性肺水肿。

2.心绞痛

见于 60%有症状患者,常由运动诱发,休息后缓解,多为劳力性心绞痛。主要由于瓣口严重狭窄,心排血量下降,平均动脉压降低,使冠状动脉血流量减少,活动时不足以代偿增加的耗氧量,造成心肌缺血缺氧。极少数由瓣膜的钙质栓塞冠状动脉引起。

3.晕厥

轻者为黑矇,可为首发症状。多发生于直立、运动中或运动后即刻,由脑缺血引起。机制为:运动时周围血管扩张,而狭窄的主动脉瓣口限制心排血量的增加;运动致心肌缺血加重,使左心室收缩功能降低,心排血量减少;运动时左心室收缩压急剧上升,过度激活心室内压力感受器,通过迷走神经传入纤维兴奋血管减压反应,导致外周血管阻力降低;运动停止后回心血量减少,左心室充盈量及心排血量进一步减少;休息后由于心律失常导致心排血量骤减也可导致晕厥。

4.其他症状

主动脉瓣狭窄晚期可出现心排血量降低的各种表现,如明显的疲乏、虚弱、周围性发绀。血栓栓塞及胃肠道出血主要多见于老年退行性主动脉瓣钙化男性患者,妇女少见。

(二)体征

1.视诊

心尖冲动位置正常或在腋中线以内,为缓慢的抬举样心尖冲动,若心尖冲动很活跃,则提示同时合并有主动脉瓣或二尖瓣关闭不全。

2.触诊

心尖区可触及收缩期抬举样搏动,左侧卧位时可呈双重搏动,第 1 次为心房收缩以增加左心室充盈,第 2 次为心室收缩,持续而有力。心底部可触及收缩期震颤,在坐位、胸部前倾、深呼气后屏气时易触及,胸骨上窝、颈动脉和锁骨下动脉处也可触及。

脉搏较特殊,为细脉或迟脉,与强有力的心尖冲动不相称,脉率较低,在心力衰竭时可低于 70 次/分。

3.叩诊

心浊音界正常,心力衰竭时向左扩大。

4.听诊

(1)胸骨右缘第 2 肋间可听到低调、粗糙、响亮的喷射性收缩期杂音,呈递增、递减型,第一心音后出现,收缩中期达到最响,以后逐渐减弱,主动脉瓣关闭前终止。胸骨右缘第 2 肋间或胸骨左缘第 3 肋间最响,杂音向颈动脉及锁骨下动脉传导,有时向胸骨下端或心尖区传导。通常杂音越长、越响,收缩高峰出现越迟,主动脉瓣狭窄越严重。合并心力衰竭时,通过瓣口的血流速度减慢,杂音变轻而短促。主动脉瓣狭窄杂音在吸入亚硝酸异戊酯或平卧时增强,在应用升压药或站立时减轻。

(2)瓣膜活动受限或钙化明显时,主动脉瓣第二心音减弱或消失,也可出现第二心音逆分裂。

（3）左心室扩大和左心衰竭时可闻及第三心音（舒张期奔马律）。

（4）左心室肥厚和舒张期末压力升高时，肥厚的左心房强有力收缩产生心尖区明显的第四心音。

三、辅助检查

（一）X 线检查

左心缘圆隆，心影不大。升主动脉根部发生狭窄后扩张，透视下可见主动脉瓣钙化。晚期心力衰竭时左心室明显扩大，左心房扩大，肺动脉主干突出，肺静脉增宽及肺淤血的征象。

1.左心室增大

心尖部下移和（或）左心室段圆隆是左心室增大的轻度早期征象。由于左心室增大，心脏向右呈顺钟向转位，心脏呈"主动脉"型。

2.升主动脉扩张

升主动脉根部因长期血流的急促喷射而发生狭窄后梭形扩张，使右上纵隔膨凸，侧位透视下可见主动脉钙化。

3.肺淤血征象

晚期心力衰竭可出现左心室明显扩大，左心房扩大，肺动脉主干突出，肺静脉增宽及肺淤血的征象，表现为肺纹理普遍增多、增粗，边缘模糊，以中下肺野明显；肺门影增大，上肺门影增宽明显；肺野透光度降低；肺内含铁血黄素沉着、钙化。

（二）心电图检查

大约 85% 患者有左心室肥厚的心电图表现，伴有继发性 ST-T 改变，左心房肥厚、房室传导阻滞、室内传导阻滞（左束支传导阻滞或左前分支传导阻滞）、心房颤动及室性心律失常。

多数患者左胸导联中 T 波倒置，并有轻度 ST 段压低，系左心室收缩期负荷过重的表现。左胸导联中的 ST 段压低超过 0.3 mV，提示存在严重的左心室肥厚。左心房肥厚心电图表现为 V_1 导联 P 波的负性部分明显延迟（图 8-1）。其他心电图表现如房室传导阻滞主要是钙化浸润范围从主动脉瓣扩大到传导系统，在男性主动脉瓣钙化中较多见。

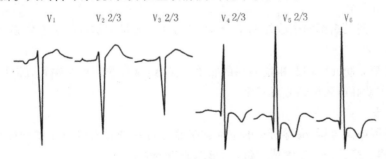

图 8-1 主动脉瓣狭窄时心电图改变

$V_{4\sim6}$导联 R 波异常增大；ST 段呈下斜型下降；T 波倒置

（三）超声心动图检查

M 型超声诊断此病不敏感，缺乏特异性。二维超声心动图探测主动脉瓣异常敏感，有助于显示瓣叶数目、大小、增厚、钙化、瓣环大小、瓣口大小和形状等。彩色多普勒测定通过主动脉瓣的最大血流速度可计算平均和跨膜压差及瓣口面积，对瓣膜狭窄程度进行评价。

1.M 型超声检查

可见主动脉瓣叶增厚、钙化、开放受限,瓣膜开放幅度＜15 mm,瓣叶回声增强提示瓣膜钙化。

2.二维超声检查

可观察左心室向心性肥厚,主动脉瓣收缩呈向心性穹形运动,并能明确先天性瓣膜畸形、鉴别瓣膜狭窄原因。

3.多普勒超声检查

多普勒超声可准确测定主动脉瓣口流速,计算跨瓣压力阶差,评价瓣膜狭窄程度。彩色多普勒超声可帮助区别二尖瓣反流和主动脉瓣狭窄的血流。连续多普勒超声提示主动脉瓣流速超过 2 m/s 又无过瓣血流增加(如主动脉瓣反流、动脉导管未闭等)时,是诊断主动脉瓣狭窄的根据之一。

(四)心导管检查

当超声心动图不能确定狭窄程度并考虑人工瓣膜置换时,应行心导管检查。将导管经股动脉置于主动脉根部及左心室,可探测左心室腔与主动脉收缩期压力阶差,并可推算出主动脉瓣口面积,从而明确狭窄程度。但对于重度主动脉瓣狭窄患者,应将导管经股静脉送入右心,经房间隔穿刺进入左心室,测左心室-主动脉收缩期峰压差。如怀疑合并冠状动脉病变,应同时行冠脉造影。

四、诊断和鉴别诊断

发现主动脉瓣狭窄典型的心底部喷射样收缩期杂音及震颤,即可诊断主动脉瓣狭窄。超声心动图检查可明确诊断。

(一)主动脉瓣收缩期杂音与下列疾病相鉴别

1.二尖瓣关闭不全

心尖区全收缩期吹风样杂音,向左腋下传导;吸入亚硝酸异戊酯后杂音减弱。第一心音减弱,主动脉瓣第二心音正常。

2.三尖瓣关闭不全

胸骨左缘下端闻及高调的全收缩期杂音,吸气时回心血量增加可使杂音增强,呼气时减弱。

3.肺动脉瓣狭窄

于胸骨左缘第 2 肋间可闻及粗糙响亮的收缩期杂音,常伴收缩期喀喇音,肺动脉瓣区第二心音减弱并分裂,主动脉瓣区第二心音正常。

4.主动脉扩张

见于各种原因如高血压、梅毒所致的主动脉扩张。可在胸骨右缘第 2 肋间闻及短促的收缩期杂音,主动脉瓣区第二心音正常或亢进,无第二心音分裂。

(二)主动脉瓣狭窄还应与其他左心室流出道梗阻性疾病相鉴别

1.先天性主动脉瓣上狭窄

在右锁骨下杂音最响,杂音和震颤明显传导至胸骨右上缘和右颈动脉,喷射音少见。

2.先天性主动脉瓣下狭窄

常合并轻度主动脉瓣关闭不全,无喷射音,第二心音非单一性。

3.肥厚梗阻性心肌病

杂音为收缩中晚期喷射性杂音,胸骨左缘最响,不向颈部传导。

五、并发症

(一)感染性心内膜炎

多见于先天性二叶式主动脉瓣狭窄,老年妇女钙化性主动脉瓣狭窄发病率较男性低,合并感染性心内膜炎危险性亦较低。

(二)心律失常

10%患者可发生心房颤动,致左心房压升高和心排血量明显减少,可致严重低血压、晕厥或肺水肿。左心室肥厚、心内膜下心肌缺血或冠状动脉栓塞可致室性心律失常。

(三)充血性心力衰竭

50%~70%的患者死于心力衰竭。发生左心衰竭后,自然病程明显缩短,因此终末期的右心衰竭少见。

(四)心脏性猝死

多发生于先前有症状者,无症状者发生猝死少见。

(五)胃肠道出血

15%~25%的患者有胃肠道血管发育不良,可合并胃肠道出血。多见于老年患者,出血为隐匿性或慢性。人工瓣膜置换术后出血停止。

六、治疗

无症状的轻度狭窄患者每2年复查一次,应包括超声心动图定量测定,中重度狭窄的患者应避免体力活动,每6~12个月复查一次。

(一)内科并发症治疗

1.心律失常

因左心房增大,约10%患者可发生房性心律失常,如有频发房性期前收缩,应积极给予抗心律失常药物以预防心房颤动的发生。主动脉瓣狭窄的患者不能耐受心房颤动,一旦出现,病情会迅速恶化,发生低血压、心绞痛或心电图显示心肌缺血,故应及时用电转复或药物转复为窦性心律。其他有症状或影响血流动力学的心律失常也应积极治疗。

2.感染性心内膜炎

对于风湿性心脏病患者,应积极预防风湿热。如已合并亚急性或急性感染性心内膜炎,治疗同二尖瓣关闭不全。

3.心力衰竭

应限制钠盐摄入,使用洋地黄制剂和利尿药。利尿药使用需慎重,因过度利尿使血容量减少,降低主动脉瓣狭窄患者心排血量,导致严重的直立性低血压。扩张小动脉药物也应慎用,以防血压过低。

(二)介入治疗——经皮球囊主动脉瓣成形术(PBAV)

由于PBAV操作死亡率3%,1年死亡率45%,故临床上应用远远不如PBMV,它主要治疗对象为高龄、有心力衰竭和手术高危患者,对于不适于手术治疗的严重钙化性主动脉瓣狭窄的患者仍可改善左心室功能和症状。

适应证:①儿童和青年的先天性主动脉瓣狭窄。②不能耐受手术者。③重度狭窄危及生命;④明显狭窄伴严重左心功能衰竭的手术过渡。⑤手术禁忌的老年主动脉瓣狭窄钙化不重的患者。

常用方法是经皮股动脉穿刺后将球囊导管沿动脉逆行送至主动脉瓣,用生理盐水与造影剂各半的混合液体充盈球囊,裂解钙化结节,伸展主动脉瓣环和瓣叶,撕裂瓣叶和分离融合交界处,减轻狭窄和症状。成形术后主动脉瓣口面积一般可比术前增加 $0.2\sim0.4$ cm^2,术后再狭窄率为 $42\%\sim83\%$。

(三)外科治疗

治疗关键是解除主动脉瓣狭窄,降低跨瓣压力阶差。常用有两种手术方法:一是人工瓣膜置换术;二是直视下主动脉瓣交界分离术。

1.人工瓣膜置换术

人工瓣膜置换术为治疗成人主动脉瓣狭窄的主要方法。重度狭窄[瓣口面积<0.75 cm^2 或平均跨瓣压差>6.7 kPa(50 mmHg)]伴心绞痛、晕厥或心力衰竭症状为手术的主要指征。无症状的重度狭窄患者,如伴有进行性心脏增大和明显左心室功能不全,也应考虑手术。术前多常规做冠状动脉造影,如合并冠心病,需同时做冠状动脉旁路移植术(CABG)。

手术适应证:①有症状,重度主动脉瓣狭窄,或跨瓣压差>6.7 kPa(50 mmHg)。②重度主动脉瓣狭窄合并冠心病需冠状动脉旁路移植术治疗。③重度主动脉瓣狭窄,同时合并升主动脉或其他心脏瓣膜病变需手术治疗。④冠心病、升主动脉或心脏瓣膜病变需手术治疗,同时合并中度主动脉瓣狭窄[平均压差4.0~6.7 kPa(30~50 mmHg),或流速 3~4 m/s](分级Ⅱa)。⑤无症状,重度主动脉瓣狭窄,同时有左心室收缩功能受损表现(分级Ⅱa)。⑥无症状,重度主动脉瓣狭窄,但活动后有异常表现,如低血压(分级Ⅱa)。

手术禁忌证:晚期合并重度右心衰竭,经内科治疗无效;心功能 4 级及 75 岁以上高龄患者;严重心力衰竭合并冠状动脉病变者。

手术死亡率小于 2%,主动脉瓣机械瓣替换术后,患者平均年龄 57 岁时,5 年生存率 80%左右,10 年生存率在 60%。生物瓣替换术后,患者平均年龄 74 岁时,5 年生存率 70%,10 年生存率 35%。术后的远期预后优于二尖瓣疾病和主动脉瓣关闭不全的换瓣患者。

2.直视下主动脉瓣交界分离术

该手术适用于儿童和青少年先天性主动脉瓣狭窄且无钙化者。妇女主动脉瓣狭窄患者多行介入治疗及换瓣术,行直视下主动脉瓣交界分离术者少见。

(周家兵)

第二节　主动脉瓣关闭不全

一、病理生理

主动脉瓣关闭不全引起的基本血流动力学障碍是舒张期左心室内压力大大低于主动脉,故大量血液反流回左心室,使左心室舒张期负荷加重,左心室舒张期末容积逐渐增大,容量负荷过度。早期收缩期左心室每搏量增加,射血分数正常;晚期左心室进一步扩张,心肌肥厚,当左心室收缩减弱时,每搏量减少,左心室舒张期末压力升高;最后导致左心房、肺静脉和肺毛细血管压力升高,出现肺淤血。主动脉瓣反流明显时,主动脉舒张压明显下降,冠脉灌注压降低,心肌供血减少,进一步使心肌收缩力减弱。

(一)左心室容量负荷过度

主动脉瓣关闭不全时,左心室在舒张期除接纳从左心房流入的血液外,还接受从主动脉反流的血液,造成左心室舒张期充盈量过大,容量负荷过度。左心室的代偿能力是影响病理生理改变的重要因素,也决定了急、慢性主动脉瓣关闭不全血流动力学障碍的明显差异。

1.急性主动脉瓣关闭不全

左心室顺应性及心腔大小正常,面对舒张期急剧增加的充盈量,左心室来不及发生代偿性扩张和肥大,导致舒张期充盈压显著增高,迫使左心房压、肺静脉和肺毛细血管压力升高,引起呼吸困难和肺水肿,并导致肺动脉高压和右心功能障碍,此时患者表现出体循环静脉压升高和右心衰竭的症状和体征。

当左心室舒张末期压力超过$4.0\sim5.3$ kPa($30\sim40$ mmHg)时,可使二尖瓣提前关闭,对肺循环有一定的保护作用,但效力有限。由于急性者左心室舒张末容量仅能有限的增加,即使左心室收缩功能正常或增加,并有代偿性心动过速,心排血量仍减少。

2.慢性主动脉瓣关闭不全

主动脉反流量逐渐增大,左心室充分发挥代偿作用,通过 Frank-Starling 定律调节左心室容量-压力关系,使总的左心室心搏量增加。长期左心室舒张期充盈过度,使心肌纤维被动牵张,刺激左心室发生离心性心肌肥大,心脏重量明显增加,心腔明显扩大。

代偿期扩张肥大的心肌收缩力增强,能充分将心腔内血液排出,每搏量明显增加,前向血流量、射血分数及收缩末期容量正常。

由于主动脉反流血量过大及肥大心肌退行性变和纤维化,左心室舒张功能受损。当左心室容量负荷超过心肌的代偿能力时,进入失代偿期。此时,心肌顺应性降低,心室舒张速度减慢,左心室舒张末压升高,左心房压和肺循环压力升高,引起肺淤血和呼吸困难。同时,心肌收缩力减弱,每搏量减少,前向血流量及射血分数降低。左心室收缩末期容量增加是左心收缩功能障碍的敏感指标之一。

(二)脉压增宽

慢性主动脉瓣关闭不全时,因左心室充盈量增加,每搏量增加,主动脉收缩压升高,而舒张期血液向左心室反流又使主动脉舒张压降低,压差增大。当主动脉舒张压<6.7 kPa(50 mmHg)时,提示有严重的主动脉瓣关闭不全。急性主动脉瓣关闭不全时,因心肌收缩功能受损,主动脉收缩压不高甚至降低,而左心室舒张末压明显升高,主动脉舒张压正常或轻度降低,压差可接近正常。

(三)心肌供血减少

由于主动脉舒张压降低和左心室舒张压升高,冠状动脉灌注压降低;左心室壁张力增加压迫心肌内血管,使心肌供血减少。交感神经兴奋反射性引起心率加快及心肌肥大和室壁张力增加又再次增加心肌耗氧量,故主动脉瓣关闭不全患者可出现心肌缺血和心绞痛,多出现在主动脉瓣关闭不全的晚期。

二、临床表现

(一)症状

主动脉瓣关闭不全患者一旦出现症状(表 8-1),往往有不可逆的左心功能不全。

表 8-1　重度主动脉瓣关闭不全典型体征

体格检查	体征
视诊及触诊	
de Musset's sign	伴随每次心搏的点头征,由于动脉搏动过强所致
Muller's sign	腭垂的搏动或摆动
Quincke's sign	陷落脉或水冲脉,即血管突然短暂的充盈及塌陷
听诊	
Hill's sign	袖带测压时,上下肢收缩压相差 8.0 kPa(60 mmHg),正常时<2.7 kPa(20 mmHg)
Traube's sign	股动脉收缩音及舒张音增强,即枪击音
Duroziez's sign	用听诊器轻压股动脉产生的杂音
De tambour 杂音	第二心音增强,带有铃声特点,常见于梅毒性主动脉瓣反流

1.心悸和头部搏动

心脏冲动的不适感可能是最早的主诉,由于左心室明显增大,左心室每搏量明显增加,患者常感受到强烈的心悸。情绪激动或体力活动引起心动过速时,每搏量增加明显,此时症状更加突出。由于脉压显著增大,患者常感身体各部有强烈的动脉搏动感,尤以头颈部为甚。

2.呼吸困难

劳力性呼吸困难出现表示心脏储备能力已经降低,以后随着病情进展,可出现端坐呼吸和夜间阵发性呼吸困难,在合并二尖瓣病变时此症状更加明显。

3.胸痛

由于冠脉灌注主要在舒张期,所以主动脉舒张压决定了冠脉流量。重度主动脉瓣关闭不全患者舒张压明显下降,特别是夜间睡眠时心率减慢,舒张压下降进一步加重,冠脉血流更加减少。此外,胸痛发作还可能与左心室射血时引起升主动脉过分牵张或心脏明显增大有关。

4.眩晕

当快速变换体位时,可出现头晕或眩晕,晕厥较少见。

5.其他

如疲乏、过度出汗,尤其在夜间心绞痛发作时出现,可能与自主神经系统改变有关。晚期右心衰竭时可出现食欲缺乏、腹胀、下肢水肿、胸腔积液、腹水等。

(二)体征

1.视诊

颜面较苍白,头部随心脏搏动频率上下摆动;指(趾)甲床可见毛细血管搏动征;心尖冲动向左下移位,范围较广,且可见有力的抬举样搏动;右心衰竭时可见颈静脉怒张。

2.触诊

(1)颈动脉搏动明显增强,并呈双重搏动。

(2)主动脉瓣区及心底部可触及收缩期震颤,并向颈部传导。胸骨左下缘可触及舒张期震颤。

(3)颈动脉、桡动脉可触及水冲脉,即脉搏呈现高容量并迅速下降的特点,尤其是将患者前臂突然高举时更为明显。

(4)肺动脉高压和右心衰竭时,可触及增大的肝脏,肝颈静脉回流征可阳性,下肢指凹性水肿。

3.叩诊

心界向左下扩大。

4.听诊

(1)主动脉舒张期杂音,为一与第二心音同时开始的高调叹气样递减型舒张早期杂音,坐位并前倾和深呼气时明显。一般主动脉瓣关闭不全越严重,杂音的时间越长,响度越大。轻度反流时,杂音限于舒张早期,音调高。中度或重度反流时,杂音粗糙,为全舒张期。杂音为音乐时,提示瓣叶脱垂、撕裂或穿孔。

(2)心底部及主动脉瓣区常可闻及收缩期喷射性杂音,较粗糙,强度 2/6～4/6 级,可伴有震颤,向颈部及胸骨上凹传导,为极大的每搏量通过畸形的主动脉瓣膜所致,并非由器质性主动脉瓣狭窄所致。

(3)Austin-Flint 杂音:心尖区常可闻及一柔和、低调的隆隆样舒张中期或收缩前期杂音,即Austin-Flint杂音,此乃由于主动脉瓣大量反流,冲击二尖瓣前叶,使其振动和移位,引起相对性二尖瓣狭窄;同时主动脉瓣反流与左心房回流血液发生冲击、混合,产生涡流所致。此杂音在用力握拳时增强,吸入亚硝酸异戊酯时减弱。

(4)当左心室明显扩大时,由于乳头肌外移引起功能性二尖瓣反流,可在心尖区闻及全收缩期吹风样杂音,向左腋下传导。

(5)心音:第一心音减弱,第二心音主动脉瓣成分减弱或缺如,但梅毒性主动脉炎时常亢进。由于舒张早期左心室快速充盈增加,心尖区常有第三心音。

(6)周围血管征听诊:股动脉枪击音;股动脉收缩期和舒张期双重杂音;脉压增大。

三、辅助检查

(一)X 线检查

急性期心影多正常,常有肺淤血或肺水肿征。慢性主动脉瓣关闭不全常有以下特点 。

(1)左心室明显增大,心脏呈主动脉型。

(2)升主动脉普遍扩张,可以波及主动脉弓。

(3)透视下主动脉搏动明显增强,与左心室搏动配合呈"摇椅样"摆动。

(4)左心房可增大,肺动脉高压或右心衰竭时,右心室增大并可见肺静脉充血、肺间质水肿。

(二)心电图检查

轻度主动脉瓣关闭不全者心电图可正常。严重者可有左心室肥大和劳损,电轴左偏。Ⅰ、aVL、$V_{5\sim6}$导联 Q 波加深,ST 段压低和 T 波倒置;晚期左心房增大,也可有束支传导阻滞(图 8-2)。

(三)超声心动图检查

对主动脉瓣关闭不全及左心室功能评价很有价值,还可显示二叶式主动脉瓣、瓣膜脱垂、破裂或赘生物形成及升主动脉夹层等,有助于病因的判断。

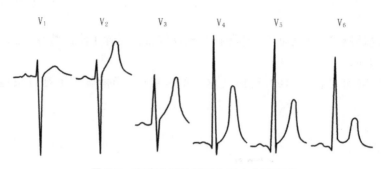

图 8-2　主动脉瓣关闭不全示心电图改变

V_5、V_6 导联出现深 Q 波，R 波增大，S-T 段抬高，T 波增大

1.M 型超声检查

显示舒张期二尖瓣前叶和室间隔纤细扑动，为主动脉瓣关闭不全的可靠诊断征象，但敏感度低。

2.二维超声检查

可显示瓣膜和升主动脉根部的形态改变，可见主动脉瓣增厚，舒张期关闭对合不佳，有助于病因确定。

3.彩色多普勒超声

由于舒张早期主动脉压和左心室舒张压间的高压差，主动脉瓣反流导致很高流速（超过 4 m/s）的全舒张期湍流。彩色多普勒超声探头在主动脉瓣的心室侧可探及全舒张期高速血流，为最敏感的确定主动脉瓣反流方法，并可通过计算反流量与每搏量的比例，判断其严重程度。

(四)主动脉造影

当无创技术不能确定反流程度并且考虑外科治疗时，可行选择性主动脉造影，可半定量反流程度。

升主动脉造影提示：舒张期造影剂反流至左心室，可以显示左心室扩大。

根据造影剂反流量可以估计关闭不全的程度。① Ⅰ 度：造影剂反流仅限于主动脉口附近，一次收缩即可排出。②二度：造影剂反流于左心室中部，一次收缩即可排出。③三度：造影剂反流于左心室全部，一次收缩不能全部排出。

(五)磁共振显像

诊断主动脉疾病如主动脉夹层极准确。可目测主动脉瓣反流射流，可半定量反流程度，并能定量反流量和反流分数。

四、诊断和鉴别诊断

发现典型的主动脉瓣关闭不全的舒张期杂音伴周围血管征即可诊断，超声心动图可明确诊断。主动脉瓣舒张早期杂音应与下列杂音和疾病鉴别。

(一)Graham Steell 杂音

见于严重肺动脉高压伴肺动脉扩张所致肺动脉瓣关闭不全，常有肺动脉高压体征，如胸骨左缘抬举样搏动、第二心音肺动脉瓣成分亢进等。

(二)肺动脉瓣关闭不全

胸骨左缘舒张期杂音吸气时增强，用力握拳时无变化。颈动脉搏动正常，肺动脉瓣区第二心音亢进,心电图示右房和右心室肥大,X线检查示肺动脉主干突出。多见于二尖瓣狭窄及房间隔缺损。

(三)冠状动静脉瘘

可闻及主动脉瓣区舒张期杂音,但心电图及 X 线检查多正常,主动脉造影可见主动脉与右心房、冠状窦或右心室之间有交通。

(四)主动脉窦瘤破裂

杂音与主动脉瓣关闭不全相似,但有突发性胸痛,进行性右心功能衰竭,主动脉造影及超声心动图检查可确诊。

五、并发症

(1)充血性心力衰竭:为主动脉瓣关闭不全的主要死亡原因。一旦出现心功能不全的症状,往往在2～3 年死亡。

(2)感染性心内膜炎:较常见。

(3)室性心律失常:较常见。

六、治疗

(一)内科治疗

1.预防感染性心内膜炎

避免上呼吸道感染及全身感染,防止发生心内膜炎。

2.控制充血性心力衰竭

避免过度的体力劳动及剧烈运动,限制钠盐摄入。无症状患者出现左心室扩大,特别是 EF 降低时,应给予地高辛。

3.控制高血压

控制高血压至关重要,因为它可加重反流程度。当伴发升主动脉根部扩张时,高血压也可促进主动脉夹层的发生。目前研究证实,应用血管扩张药特别是血管紧张素转换酶抑制药(ACEI)能防止或延缓左心扩大,逆转左心室肥厚,防止心肌重构。

(二)外科治疗

主动脉瓣关闭不全,一旦心脏失去代偿功能,病情将急转直下,多数在出现心力衰竭后 2 年内死亡。主动脉瓣关闭不全的彻底治疗方法是主动脉瓣置换术。最佳的手术时机为左心室功能衰竭刚刚开始即严重心力衰竭发生之前手术,或虽无症状,但左心室射血分数低于正常和左心室舒张末期内径>60 mm 左右,应进行手术治疗。

对于左心室功能正常而无症状的患者,心脏结构改变不明显的应密切随诊,每 6 个月复查超声心动图及时发现手术时机。一旦出现症状或出现左心室功能衰竭或左心室明显增大应及时手术。

1.人工瓣膜置换术

风湿性和绝大多数其他病因引起的主动脉瓣关闭不全均宜施行瓣膜置换术,分机械瓣和生物瓣两种。心脏明显扩大、长期左心功能不全的患者,手术死亡率约为 10%,尽管如此,由于药物治疗的预后较差,即使有左心衰竭也应考虑手术治疗。

2.瓣膜修复术

瓣膜修复术较少用,通常不能完全消除主动脉瓣反流,仅适用于感染性心内膜炎主动脉瓣赘生物或穿孔、主动脉瓣与其瓣环撕裂。由于升主动脉动脉瘤使瓣环扩张所致的主动脉瓣关闭不全,可行瓣环紧缩成形术。

3.急性主动脉瓣关闭不全的治疗

严重急性主动脉瓣关闭不全迅速发生急性左心功能不全、肺水肿和低血压,极易导致死亡,故应在积极内科治疗的同时,及早采用手术治疗,以挽救患者的生命。术前应静脉滴注正性肌力药物如多巴胺或多巴酚丁胺和血管扩张药如硝普钠,以维持心功能和血压。

(周家兵)

第三节　二尖瓣狭窄

一、病因病机

(一)风湿热

虽然近几十年来风湿性心脏瓣膜病的发生率逐年降低,但仍是临床上二尖瓣狭窄(mitral stenosis,MS)的常见病因。风湿性心脏病患者中约25%为单纯二尖瓣狭窄,40%为二尖瓣狭窄并二尖瓣关闭不全,其中女性患者占2/3。一般而言,从急性风湿热发作到形成重度二尖瓣狭窄至少需2年,在温带气候大多数患者能保持十年以上的无症状期。风湿热反复多次发作者易罹患二尖瓣狭窄。

风湿性二尖瓣损害,早期病理变化为瓣膜交界处和基底部发生水肿、炎症及赘生物形成,随后由于纤维蛋白的沉积和纤维性变,发生瓣叶交界处粘连、融合,瓣膜增粗、硬化、钙化,腱索缩短并相互粘连,限制瓣膜的活动与开放,致使瓣口狭窄,与鱼嘴或钮孔相似。一般后瓣病变程度较前瓣重,后瓣显著增厚、变硬、钙化、缩短,甚至完全丧失活动能力,而前瓣仍能上下活动者并不罕见。

(二)二尖瓣环及环下区钙化

常见于老年人退行性变。尸检发现,50岁以上人群中约10%有二尖瓣环钙化,其中糖尿病患者尤为多见,女性比男性多2～3倍,超过90岁的女性患者二尖瓣环钙化率高达40%以上。偶见于年轻人,可能与合并马方综合征或钙代谢异常有关。

瓣环钙化可影响二尖瓣的正常启闭,引起狭窄和(或)关闭不全。钙化通常局限于二尖瓣的瓣环处,多累及后瓣。然而最近研究表明,老年人二尖瓣环钙化,其钙质沉着主要发生于二尖瓣环的前方及后方,而非真正的瓣环处,钙化延伸至膜部室间隔或希氏束及束支时,可引起心脏传导功能障碍。

(三)先天性发育异常

单纯先天性二尖瓣狭窄甚为少见。

(四)其他罕见病因

如结缔组织病、恶性类癌瘤、多发性骨髓瘤等。

二、病理生理

正常人二尖瓣开放时瓣口面积为 4～6 cm²，当瓣口面积小于 2.5 cm² 时，才会出现不同程度的临床症状。临床上根据瓣口面积缩小程度不同，将二尖瓣狭窄分为轻度（2.5～1.5 cm²）、中度（1.5～1.0 cm²）、重度（<1.0 cm²）狭窄。根据二尖瓣狭窄程度和代偿状态分为如下 3 期（图 8-3）。

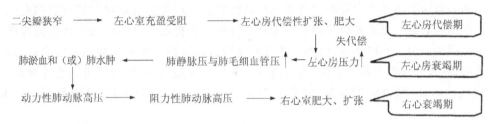

图 8-3　二尖瓣狭窄血流动力学图解

（一）左心房代偿期

轻度二尖瓣狭窄时，只需在心室快速充盈期、心房收缩期存在压力梯度，血液便可由左心房充盈左心室。因此左心房发生代偿性扩张及肥大以增强收缩力，延缓左心房压力的升高。此期内，临床上可在心尖区闻及典型的舒张中、晚期递减型杂音，收缩期前增强（左心房收缩引起）。患者无症状，心功能完全代偿，但有二尖瓣狭窄的体征（心尖区舒张期杂音）和超声心动图改变。

（二）左心房衰竭期

随着二尖瓣狭窄程度的加重，左心房代偿性扩张、肥大及收缩力增强难以克服瓣口狭窄所致血流动力学障碍时，房室压力梯度必须存在于整个心室舒张期，房室压力阶差在 2.7 kPa（20 mmHg）以上，才能维持安静时心排血量，因此左心房压力升高。由于左心房与肺静脉之间无瓣膜存在，当左心房压力升至3.3～4.0 kPa（25～30 mmHg）时，肺静脉与肺毛细血管压力亦升至 3.3～4.0 kPa（25～30 mmHg），超过血液胶体渗透压水平，引起肺毛细血管渗出。若肺毛细血管渗出速度超过肺淋巴管引流速度，可引起肺顺应性下降，发生呼吸功能障碍和低氧血症；同时，血浆及血细胞渗入肺泡内，可引起急性肺水肿，出现急性左心房衰竭表现。本期患者可出现劳力性呼吸困难，甚至端坐呼吸、夜间阵发性呼吸困难，听诊肺底可有湿啰音，胸部 X 线检查常有肺淤血和（或）肺水肿征象。

（三）右心衰竭期

长期肺淤血可使肺顺应性下降。早期，由于肺静脉压力升高，可反射性引起肺小动脉痉挛、收缩，肺动脉被动性充血而致动力性肺动脉高压，尚可逆转。晚期，因肺小动脉长期收缩、缺氧，致内膜增生、中层肥厚，肺血管阻力进一步增高，加重肺动脉高压。肺动脉高压虽然对肺毛细血管起着保护作用，但明显增加了右心负荷，使右心室壁肥大、右心腔扩大，最终引起右心衰竭。此时，肺淤血和左心衰竭的症状反而减轻。

三、临床表现

（一）症状

1.呼吸困难和乏力

当二尖瓣狭窄进入左心房衰竭期时，可产生不同程度的呼吸困难和乏力，是二尖瓣狭窄的主要症状。前者为肺淤血所引起,后者是心排血量减少所致。早期仅在劳动、剧烈运动或用力时出现呼吸困难,休息即可缓解,常不引起患者注意。随狭窄程度的加重,日常生活甚至静息时也感气促,夜间喜高枕,甚至不能平卧,须采取半卧位或端坐呼吸,上述症状常因感染(尤其是呼吸道感染)、心动过速、情绪激动、心房颤动诱发或加剧。

2.心悸

心慌和心前区不适是二尖瓣狭窄的常见早期症状。早期与偶发的房性期前收缩有关,后期发生心房颤动时心慌常是患者就诊的主要原因。自律性或折返活动引起的房性期前收缩,可刺激左心房易损期而引起心房颤动,由阵发性逐渐发展为持续性。而心房颤动又可引起心房肌的弥漫性萎缩,导致心房增大及不应期、传导速度的更加不一致,最终导致不可逆心房颤动。快心室率心房颤动时,心室舒张期缩短,左心室充盈减少,左心房压力升高,可诱发急性肺水肿的发生。

3.胸痛

15%的患者主诉胸痛,其产生原因有:①心排血量下降,引起冠状动脉供血不足,或伴冠状动脉粥样硬化和(或)冠状动脉栓塞。②右心室压力升高,冠状动脉灌注受阻,致右心室缺血。③肺动脉栓塞,常见于右心衰竭患者。

4.咯血

咯血发生于10%的患者。二尖瓣狭窄并发的咯血有如下几种。

(1)突然出血:出血量大,有时称为肺卒中,却很少危及生命。因为大出血后,静脉压下降,出血可自动停止。此种咯血是由于突然升高的左心房和肺静脉压传至薄而扩张的支气管静脉壁使其破裂所致,一般发生于病程早期。晚期,因肺动脉压力升高,肺循环血流量有所减少,该出血情况反而少见。

(2)痰中带血:二尖瓣狭窄患者,因支气管水肿罹患支气管炎的机会增多,若支气管黏膜下层微血管破裂,则痰中带有血丝。

(3)粉红色泡沫痰:急性肺水肿的特征性表现,是肺泡毛细血管破裂,血液、血浆与空气互相混合的缘故。

(4)暗红色血液痰:病程晚期,周围静脉血栓脱落引起肺栓塞时的表现。

5.血栓栓塞

左心房附壁血栓脱落引起动脉栓塞,是二尖瓣狭窄常见的并发症。在抗凝治疗和手术治疗时代前,二尖瓣病变患者中,约1/4死亡继发于栓塞,其中80%见于心房颤动患者。若为窦性心律,则应考虑一过性心房颤动及潜在感染性心内膜炎的可能。35岁以上的患者合并心房颤动,尤其伴有心排血量减少和左心耳扩大时是形成栓子的最危险时期,主张接受预防性抗凝治疗。

6.吞咽困难、声嘶

增大的左心房压迫食管,扩张的左肺动脉压迫左喉返神经所致。

7.感染性心内膜炎

增厚、钙化的瓣膜少发。

8.其他

肝大、体静脉压增高、水肿、腹水,均为重度二尖瓣狭窄伴肺血管阻力增高及右心衰竭的症状。

(二)体征

重度二尖瓣狭窄患者常有"二尖瓣面容"-双颧呈绀红色。右心室肥大时,心前区可扪及抬举性搏动。

1.二尖瓣狭窄的心脏体征

(1)心尖冲动正常或不明显。

(2)心尖区 S_1 亢进是二尖瓣狭窄的重要特点之一。二尖瓣狭窄时,左心房压力升高,舒张末期左心房室压力阶差仍较大,且左心室舒张期充盈量减少,二尖瓣前叶处于心室腔较低位置,心室收缩时,瓣叶突然快速关闭,可产生亢进的拍击样 S_1。S_1 亢进且脆,说明二尖瓣前叶活动尚好,若 S_1 亢进且闷,则提示前叶活动受限。

(3)开瓣音亦称二尖瓣开放拍击音,由二尖瓣瓣尖完成开放动作后瓣叶突然绷紧而引起,发生在二尖瓣穹隆进入左心室的运动突然停止之际。

(4)心尖部舒张中、晚期递减型隆隆样杂音,收缩期前增强,是诊断二尖瓣狭窄的重要体征。心室舒张二尖瓣开放的瞬间,左心房室压力梯度最大,产生杂音最响,随着左心房血液充盈到左心室,房室压力梯度逐渐变小,杂音响度亦逐渐减轻,最后左心房收缩将 15%~25% 的血液灌注于左心室,产生杂音的收缩期前增强部分。心房颤动患者,杂音收缩期前增强部分消失。但据 Criley 氏报道,此时若左心房压力超过左心室压力 1.3 kPa(10 mmHg)或更高,则可有收缩期前增强部分。

二尖瓣狭窄的舒张期杂音于左侧卧位最易听到,对于杂音较轻者,可嘱运动、咳嗽、用力呼气或吸入亚硝酸异戊酯等方法使杂音增强。拟诊二尖瓣狭窄而又听不到舒张期杂音时,可嘱患者轻微运动(仰卧起坐 10 次)后左侧卧位,或左侧卧位后再深呼吸或干咳数声,杂音可于最初 10 个心动周期内出现。杂音响度还与瓣口狭窄程度及通过瓣口的血流量和血流速度有关。在一定限度内,狭窄愈重,杂音愈响,但若狭窄超过某一范围,以致在左心室形成漩涡不明显或不引起漩涡,反而使杂音减轻或消失,后者即所谓的"无声性二尖瓣狭窄"。

2.肺动脉高压和右心室肥大的体征

(1)胸骨左缘扪及抬举性搏动。

(2)P_2 亢进、S_2 分裂,肺动脉高压可引起 S_2 的肺动脉瓣成分亢进,肺动脉压进一步升高时,右心室排血时间延长,S_2 分裂。

(3)肺动脉扩张,于胸骨左上缘可闻及短的收缩期喷射性杂音和递减型高调哈气性舒张早期杂音(Graham Steell 杂音)。

(4)右心室肥大伴三尖瓣关闭不全时,胸骨左缘四五肋间有全收缩期吹风样杂音,吸气时增强。

四、辅助检查

(一)心电图检查

中、重度二尖瓣狭窄,可显示特征性改变。左心房肥大(P 波时限大于 0.12 秒,并呈双峰波形,即所谓"二尖瓣型 P 波"(图 8-4),是二尖瓣狭窄的主要心电图特征,可见于 90% 的显著二尖瓣狭窄伴窦性心律者。心房颤动时,V_1 导联颤动波幅超过 0.1 mV,也提示存在心房肥大。

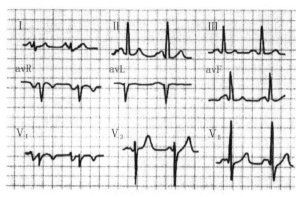

图 8-4   左心房肥大：二尖瓣型 P 波

右心室收缩压低于 9.3 kPa(70 mmHg)时右心室肥大少见；介于 9.3～13.3 kPa(70～100 mmHg)时，约 50％患者可有右心室肥大的心电图表现；超过 13.3 kPa(100 mmHg)时，右心室肥大的心电图表现一定出现(图 8-5)。

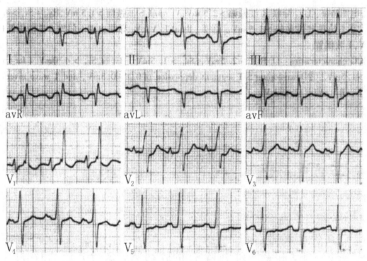

图 8-5   左心房肥大，右心室肥大

心律失常在二尖瓣狭窄患者早期可表现为房性期前收缩，频发和多源房性期前收缩往往是心房颤动的先兆，左心房肥大的患者容易出现心房颤动。

（二）X 线检查

轻度二尖瓣狭窄心影可正常。

左心房肥大时，正位片可见增大的左心房在右心室影后面形成一密度增高的圆形阴影，使右心室心影内有双重影。食管吞钡检查，在正位和侧位分别可见食管向右向后移位。

肺动脉高压和右心室肥大时，正位片示心影呈"梨形"，即"二尖瓣型"心，尚可见左主支气管上抬。肺部表现主要为肺淤血，肺门阴影加深。由于肺静脉血流重新分布，常呈肺上部血管阴影增多而下部减少。肺淋巴管扩张，在正位及左前斜位可见右肺外下野及肋膈角附近有水平走向的纹状影，即 Kerley B 线，偶见 Kerley A 线（肺上叶向肺门斜行走行的纹状影）。此外，长期肺淤血尚可引起肺野内含铁血黄素沉积点状影。

严重二尖瓣狭窄和老年性瓣环及环下区钙化者，胸片相应部位可见钙化影。

(三)超声心动图(UCG)检查

UCG 是诊断二尖瓣狭窄较有价值的无创伤性检查方法,有助于了解二尖瓣的解剖和功能情况。

1.M 型 UCG

(1)直接征象:二尖瓣前叶活动曲线和 EF 斜率减慢,双峰消失,前后叶同向运动,形成所谓"城墙样"图形。

(2)间接征象:左心房肥大,肺动脉增宽,右心房、右心室肥大。

2.二维 UCG

(1)直接征象:二尖瓣叶增厚,回声增强,活动僵硬,甚至钙化,二尖瓣舒张期开放受限,瓣口狭窄,交界处粘连。

(2)间接征象:瓣下结构钙化,左心房附壁血栓。

3.多普勒 UCG

二尖瓣口可测及舒张期高速射流频谱,左心室内可有湍流频谱,测定跨二尖瓣压力阶差可判定狭窄的严重程度。彩色多普勒检查可显示舒张期二尖瓣口高速射流束及多色镶嵌的反流束。

4.经食管 UCG

采用高频探头,直接在左心房后方探查,此法在探查左心房血栓方面更敏感,可达 90% 以上。

(四)心导管检查

仅在决定是否行二尖瓣球囊扩张术或外科手术治疗前,需要精确测量二尖瓣口面积及跨瓣压差时才做心导管检查。

(五)其他检查

抗链球菌溶血素 O(ASO)滴度 1:400 以上、血沉加快、C 反应蛋白阳性等,尤见于风湿活动患者。长期肝淤血患者可有肝功能指标异常。

二尖瓣狭窄的临床表现及实验室检查与血流动力学变化密切相关,血流动力学发展的每一阶段,均可引起相应的临床表现及实验室检查结果。

五、并发症

(一)心房颤动

见于晚期患者,左心房肥大是心房颤动持续存在的解剖学基础。出现心房颤动后,心尖区舒张期隆隆样杂音可减轻,且收缩期前增强消失。心房颤动早期可能是阵发性的,随着病程发展多转为持续性心房颤动。

(二)栓塞

多见于心房颤动患者,以脑梗死多见,栓子也可到达全身其他部位。

(三)急性肺水肿

这是重度二尖瓣狭窄严重而紧急的并发症,病死率高。往往由于剧烈体育活动、情绪激动、感染、妊娠或分娩、快心室率心房颤动等诱发,可导致左心室舒张充盈期缩短,左心房压升高,进一步引起肺毛细血管压升高,致使血浆渗透到组织间隙或肺泡,引起急性肺水肿。患者突发呼吸困难、不能平卧、发绀、大汗、咳嗽及咯粉红色泡沫样浆液痰,双肺布满湿啰音,严重者可昏迷或死亡。

（四）充血性心力衰竭

晚期 50%～75%患者发生右心充血性心力衰竭，是此病常见的并发症及主要致死原因。呼吸道感染为心力衰竭常见诱因，年轻女性妊娠、分娩常为主要诱因。临床上主要表现为肝区疼痛、食欲缺乏、黄疸、水肿、尿少等症状，体检有颈静脉怒张、肝大、腹水及下肢水肿等。

（五）呼吸道感染

二尖瓣狭窄患者，常有肺静脉高压、肺淤血，因此易合并支气管炎、肺炎。

（六）感染性心内膜炎

单纯二尖瓣狭窄较少发生。风湿性瓣膜病患者在行牙科手术或其他能引起菌血症的手术时，应行抗生素预防治疗。

六、诊断和鉴别诊断

根据临床表现，结合有关实验室检查，尤其是超声心动图检查多能做出诊断。但应与其他引起心尖部舒张期杂音的疾病相鉴别（表 8-2）。

表 8-2 其他疾病引起的心尖部舒张期杂音特点

项目	特点
相对性二尖瓣狭窄	严重的二尖瓣关闭不全左向右分流的先天性心脏病，如 VSD、PDA 等此杂音的产生是由于血容量增加，致二尖瓣相对狭窄所致
Carey-Coombs 杂音	急性风湿热时活动性二尖瓣瓣膜炎征象该杂音柔和，发生于舒张早期，变化较大，比器质性二尖瓣狭窄的音调高可能由严重的二尖瓣反流通过非狭窄的二尖瓣口所致，也可能是一短的紧随 S_3 的杂音
Austin-Flint 杂音	见于主动脉瓣关闭不全等疾病该杂音历时短，性质柔和，吸入亚硝酸异戊酯后杂音减轻应用升压药后杂音可增强
三尖瓣狭窄	慢性肺心病患者，由于右心室肥大，心脏顺时针转位可在心尖部听到三尖瓣相对性狭窄所致的杂音
左心房黏液瘤	左心房黏液瘤部分堵塞二尖瓣口所致，与体位有关

七、治疗

狭窄程度轻无明显临床症状者，无须治疗，应适当避免剧烈运动，风湿热后遗症者应预防风湿热复发。有症状的二尖瓣患者，应予以积极治疗。

（一）内科治疗

1.一般治疗

适当休息，限制钠盐入量（2 g/d），使用利尿剂，通过减轻心脏前负荷改善肺淤血症状。

急性肺水肿的处理：洋地黄的应用需谨慎，因洋地黄可增强右心室收缩力，有可能使右心室射入肺动脉内的血量增多，导致肺水肿的加重；但可应用常规负荷量的1/2～2/3，其目的是减慢心率而非增加心肌收缩力，以延长舒张期，改善左心室充盈，提高左心室搏出量。适合于合并快心室率心房颤动和室上性心动过速者。

栓塞性并发症的处理：有体循环栓塞而不能手术治疗的患者，可口服抗凝剂，如华法林等。对于有栓塞危险的患者，包括心房颤动、40 岁以上伴巨大左心房者，也应接受口服抗凝药治疗。

心律失常的处理：快心室率心房颤动应尽快设法减慢心室率，可使用洋地黄类药物，若疗效不满意，可联合应用地尔硫䓬、维拉帕米或 β 受体阻滞剂。对于轻度二尖瓣狭窄患者不伴巨大左心房，心房颤动＜6 个月，可考虑药物复律或电复律治疗。

2.介入治疗

经皮球囊二尖瓣成形术(PBMV)是治疗二尖瓣狭窄划时代的进展,患者无须开胸手术,痛苦小、康复快,且具有成功率高、疗效好的特点。

(1)PBMV 的适应证:①中、重度单纯二尖瓣狭窄,瓣叶柔软,无明显钙化,心功能Ⅱ、Ⅲ级是 PBMV 最理想的适应证;轻度二尖瓣狭窄有症状者亦可考虑;心功能Ⅳ级者需待病情改善,能平卧时才考虑。②瓣叶轻、中度钙化并非禁忌,但若严重钙化且与腱索、乳头肌融合者,易并发二尖瓣关闭不全,因此宜做瓣膜置换手术。③合并慢性心房颤动患者,心腔内必须无血栓。④合并重度肺动脉高压,不宜外科手术者。⑤合并轻度二尖瓣关闭不全,左心室无明显肥大者。⑥合并轻度主动脉瓣狭窄或关闭不全,左心室无明显肥大者。

(2)PBMV 禁忌证:①合并中度以上二尖瓣关闭不全。②心腔内有血栓形成。③严重钙化,尤其瓣下装置病变者。④风湿活动。⑤合并感染性心内膜炎。⑥妊娠期,因放射线可影响胎儿,除非心功能Ⅳ级危及母子生命安全。⑦全身情况差或合并其他严重疾病。⑧合并中度以上的主动脉瓣狭窄和(或)关闭不全。

(二)外科治疗

目的在于解除瓣口狭窄,增加左心搏出量,改善肺血液循环。

(1)手术指征:凡诊断明确,心功能Ⅱ级以上,瓣口面积小于 1.2 cm^2 而无明显禁忌证者,均适合手术治疗。严重二尖瓣狭窄并发急性肺水肿患者,如内科治疗效果不佳,可行急诊二尖瓣扩张术。

(2)手术方式:包括闭式二尖瓣分离术、直视二尖瓣分离术、瓣膜修补术或人工瓣膜替换术。

八、预后

疾病的进程差异很大,从数年至数十年不等。预后主要取决于狭窄程度及心脏肥大程度,是否多瓣膜损害及介入、手术治疗的可能性等。

一般而言,首次急性风湿热发作后,患者可保持 10～20 年无症状。然而,出现症状后如不积极进行治疗,其后 5 年内病情进展非常迅速。研究表明,有症状的二尖瓣狭窄患者 5 年死亡率为 20％,10 年死亡率为 40％。

(周家兵)

第四节 二尖瓣关闭不全

一、病因

二尖瓣关闭不全(mitral incompetence,MI)严格来说不是一种原发病而是一种临床综合征。任何引起二尖瓣复合装置包括二尖瓣环、瓣膜、腱索、乳头肌病变的因素都可导致二尖瓣关闭不全,其诊断容易但确定病因难。按病程进展的速度和病程的长短可分为急性和慢性。

(一)慢性病变

慢性二尖瓣关闭不全进展缓慢、病程较长,病因包括以下几点。

（1）风湿性心脏病：在不发达国家风湿性心脏病引起者占首位，其中半数以上合并二尖瓣狭窄。

（2）退行性病变：在发达国家，二尖瓣脱垂为最多见原因；二尖瓣黏液样退行性变、二尖瓣环及环下区钙化等退行性病变也是常见原因。

（3）冠心病：常见于心肌梗死致乳头肌功能不全。

（4）其他少见原因：先天性畸形、系统性红斑狼疮、风湿性关节炎、心内膜心肌纤维化等。

（二）急性病变

急性二尖瓣关闭不全进展快、病情严重、病程短，病因包括以下几点。

（1）腱索断裂：可由感染性心内膜炎、二尖瓣脱垂、急性风湿热及外伤等原因引起。

（2）乳头肌坏死或断裂：常见于急性心肌梗死致乳头肌缺血坏死而牵拉作用减弱。

（3）瓣膜毁损或破裂：多见于感染性心内膜炎。

（4）心瓣膜替换术后人工瓣膜裂开。

二、病理生理

由于风湿性炎症使二尖瓣瓣膜纤维化、增厚、萎缩、僵硬、畸形，甚至累及腱索和乳头肌使之变粗、粘连、融合缩短，致使瓣膜在心室收缩期不能正常关闭，血液由左心室向左心房反流，病程长者尚可见钙质沉着。

（一）慢性病变

慢性二尖瓣关闭不全者，依病程进展可分为左心室代偿期、左心室失代偿期和右心衰竭期3个阶段（图8-6）。

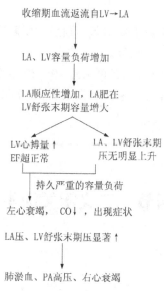

收缩期血流返流自LV→LA

↓

LA、LV容量负荷增加

↓

LA顺应性增加，LA肥在
LV舒张末期容量增大

LV心搏量↑　　　　LA、LV舒张末期
EF超正常　　　　压无明显上升

↓

持久严重的容量负荷

↓

左心衰竭，CO↓，出现症状

LA压、LV舒张末期压显著↑

↓

肺淤血、PA高压、右心衰竭

图8-6　慢性二尖瓣关闭不全血流动力学

二尖瓣关闭不全时，在心室收缩期左心室内的血流存在两条去路，即通过主动脉瓣流向主动脉和通过关闭不全的二尖瓣流向左心房。这样，在左心房舒张期，左心房血液来源除通过四条肺静脉回流外，还包括左心室反流的血液而使其容量和压力负荷增加。由于左心房顺应性好，在反流血液的冲击下，左心房肥大，缓解了左心房压力的增加，且在心室舒张期，左心房血液迅速注入左心室而使容量负荷迅速下降,延缓了左心房压力的上升,这实际上是左心房的一种代偿机制,体积增大而压力正常(图 8-7),可使肺静脉与肺毛细血管压长期维持正常。与急性二尖瓣关闭不全相比,肺淤血发生晚、较轻,患者主述乏力而呼吸困难。

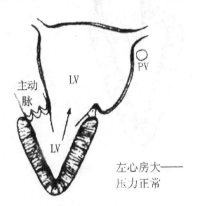

图 8-7 慢性二尖瓣关闭不全

对于左心室,在心室收缩期由于反流,使得在舒张期时由左心房流入左心室的血液除了正常肺循环回流外还包括反流的部分,从而增加了左心室的容量负荷。早期左心室顺应性好,代偿性扩大而使左心室舒张末期压力上升不明显,且收缩时左心室压力迅速下降,减轻了室壁紧张度和能耗而有利于代偿。左心室这种完善的代偿机制,可在相当长时间(大于 20 年)无明显左心房肥大和肺淤血,左心排血量维持正常而无临床症状。但一旦出现临床症状说明病程已到一定阶段,心排血量迅速下降而致头昏、困倦、乏力,迅速出现左心衰竭、肺水肿、肺动脉高压和右心衰竭,心功能达Ⅳ级,成为难治性心力衰竭,病死率高,患者出现呼吸困难、体循环淤血症状。

(二)急性病变

急性二尖瓣关闭不全早期反流量大,进展迅速,左心房、左心室容量和压力负荷迅速增加,没有经过充分的代偿即出现急性左心衰竭,使得心排血量迅速下降,心室压力上升,左心房及肺静脉压迅速上升,导致肺淤血和肺间质水肿。患者早期即出现呼吸困难、咯血等左心衰竭和肺淤血症状,病程进展迅速,多较快死于急性左心衰竭。由于来不及代偿,左心房、左心室肥大不明显(图 8-8、图 8-9),X 线检查示左心房、左心室大小正常,反流严重者可见肺淤血和肺间质水肿征象。

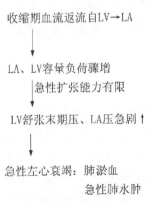

图 8-8 急性二尖瓣关闭不全血流动力学

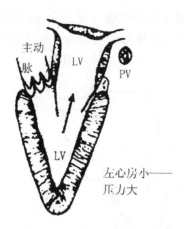

图 8-9　急性二尖瓣关闭不全

三、临床表现

(一)症状

1.慢性病变

患者由于左心良好的代偿功能而使病情有无症状期长,有症状期短的特点。

(1)代偿期:左心代偿功能良好,心排血量维持正常,左心房压力及肺静脉压也无明显上升,患者可多年没有明显症状,偶有因左心室舒张末期容量增加而引起的心悸。

(2)失代偿期:患者无症状期长,通常情况下,从初次感染风湿热到出现明显二尖瓣关闭不全的症状,时间可长达 20 年之久。但一旦出现临床症状即说明已进入失代偿期。随着左心功能的失代偿,心排血量迅速下降,患者出现疲劳、头昏、乏力等症状。左心室舒张末期压力迅速上升,左心房、肺静脉及肺毛细血管压上升,引起肺淤血及间质水肿,出现劳力性呼吸困难,开始为重体力劳动或剧烈运动时出现,随着左心衰竭的加重,出现夜间阵发性呼吸困难及端坐呼吸等。

(3)右心衰竭期:肺淤血及肺水肿使肺小动脉痉挛硬化而出现肺动脉高压,继而引起右心衰竭,患者出现体循环淤血症状,如肝大、上腹胀痛、下肢水肿等。

2.急性病变

轻度二尖瓣反流仅有轻度劳力性呼吸困难。严重反流,病情常短期内迅速加重,患者出现呼吸困难,不能平卧,咯粉红色泡沫痰等急性肺水肿症状,随后可出现肺动脉高压及右心衰竭征象。处理不及时则心排血量迅速下降出现休克,患者常迅速死亡。

(二)体征

1.慢性病变

(1)代偿期。

1)心尖冲动:呈高动力型,左心室肥大时向左下移位。

2)心音:①瓣叶缩短所致的重度关闭不全(如风湿性心脏病),S_1 常减弱。②S_2 分裂,代偿期无肺动脉高压时,由于左心室射血时间缩短,主动脉提前关闭,产生 S_2 分裂,吸气时明显;失代偿产生肺动脉高压后,肺动脉瓣延迟关闭可加重 S_2 分裂。③心尖区可闻及 S_3,大约出现在第二心音后 0.10～0.18 秒,是中重度二尖瓣关闭不全的特征性体征,卧位时明显,其产生是由于血液大量快速流入左心室使之充盈过度,引起肥大的左心室壁振动所致。

3)心脏杂音:心尖区全收缩期吹风样杂音,是二尖瓣关闭不全的典型体征。其强度取决于瓣膜损害程度、反流量及左心房、室压差,可以是整个收缩期强度均等,也可以是收缩中期最强,然后减弱。杂音在左心衰竭致反流量小时可减弱,在吸气时由于膈下降,心脏顺时针转位,回左心血流量减少,杂音相应减弱,呼气时相反。

杂音一般音调高、粗糙、呈吹风样、时限长,累及腱索或乳头肌时呈乐音样。其传导与前后瓣的解剖位置结构和血液反流方向有关,在前交界和前瓣损害时,血液反流至左心房的左后方,杂音可向左腋下和左肩胛间区传导;后交界区和后瓣损害时,血液冲击左心房的右前方,杂音可传导至肺动脉瓣区和主动脉瓣区;前后瓣均损害时,血液反流至左心房前方和左右侧,杂音向整个心前区和左肩胛间部传导。

心尖区舒张中期杂音,系由于发生相对性二尖瓣狭窄所致。通过变形的二尖瓣口血液的速度和流量增加,产生一短促、低调的舒张中期杂音,多在 S_3 之后,无舒张晚期增强,S_3 和它的出现提示二尖瓣关闭不全为中至重度。

(2)失代偿期(左心衰竭期):心前区可触及弥散性搏动,心尖区可闻及舒张期奔马律,全收缩期杂音减弱。

(3)右心衰竭期:三尖瓣区可闻及收缩期吹风样杂音。由于右心衰竭,体静脉血回流障碍产生体循环淤血,患者可有颈静脉怒张、搏动,肝大,肝颈静脉回流征阳性,腹水及下垂性水肿等。

2.急性病变

患者迅速出现左心衰竭,甚至出现肺水肿或心源性休克,常迅速死亡。

四、辅助检查

(一)心电图检查

病情轻者无明显异常,重者 P 波延长,可有双峰,同时左心室肥大、电轴左偏,病程长者心房颤动较常见。急性者,心电图可正常,窦性心动过速常见。

(二)X 线检查

慢性二尖瓣关闭不全早期,左心房、左心室形态正常,晚期左心房、左心室显著增大且与病变严重程度成比例,有不同程度肺淤血及间质水肿,严重者有巨大左心房,肺动脉高压和右心衰竭征象。偶可见瓣膜瓣环钙化,随心脏上下运动,透视可见收缩时左心房膨胀性扩大。

急性者心脏大小正常,反流严重者可有肺淤血及间质水肿征象,1~2 周左心房、左心室开始扩大,一年还存活者,其左心房、左心室扩大已达慢性患者程度。

(三)超声心动图检查

(1)M 型 UCC:急性者心脏大小正常,慢性者可见左心房、左心室肥大,左心房后壁与室间隔运动幅度增强。

(2)二维 UCG 检查:可确定左心室容量负荷,评价左心室功能和确定大多数病因,可见瓣膜关闭不全,有裂隙,瓣膜增厚变形、回声增强,左心房、左心室肥厚,肺动脉增宽。

(3)多普勒 UCG 检查:可见收缩期血液反流,并可测定反流速度,估计反流量。

(四)心导管检查

一般没有必要,但可评估心功能和二尖瓣关闭不全的程度,确定大多数病因。

五、并发症

急性者较快出现急性左心衰竭,慢性者与二尖瓣狭窄相似,以左心衰竭为主,但出现晚,一旦出现则进展迅速。感染性心内膜炎较常发生(＞20％),体循环栓塞少见,常由感染性心内膜炎引起,心房颤动发生率高达75％,此时栓塞较常见。

六、诊断和鉴别诊断

(一)诊断

根据典型的心尖区全收缩期吹风样杂音伴有左心房、左心室肥大,诊断应不困难。但应结合起病急缓、患者年龄、病情严重程度、房室肥大情况及相应辅助检查来确定诊断及明确病因。

(二)鉴别诊断

1.相对性二尖瓣关闭不全

由扩大的左心室及二尖瓣环所致,但瓣叶本身活动度好,无增厚、粘连等。杂音柔和,多出现在收缩中晚期。常有高血压、各种原因的主动脉瓣关闭不全或扩张型心肌病、心肌炎、贫血等病因。

2.二尖瓣脱垂

可出现收缩中期喀喇音-收缩晚期杂音综合征。喀喇音是由于收缩中期,拉长的腱索在二尖瓣脱垂到极点时骤然拉紧,瓣膜活动突然停止所致。杂音是由于收缩晚期,瓣叶明显突向左心房,不能正常闭合所致。轻度脱垂时可仅有喀喇音,较重时喀喇音和杂音均有,严重时可只有杂音而无喀喇音。

3.生理性杂音

杂音一般为1~2级,柔和,短促,位于心尖和胸骨左缘。二尖瓣关闭不全的临床表现及实验室检查与血流动力学变化密切相关,血流动力学发展的每一阶段均可引起相应的临床表现及实验室检查结果。

七、治疗

(一)内科治疗

急性者一旦确诊,经药物改善症状后应立即采取人工瓣膜置换术,以防止变为慢性而影响预后,积极的内科治疗仅为手术争取时间。

慢性患者由于长期无症状,一般仅需定期随访,避免过度的体力劳动及剧烈运动,限制钠盐摄入,保护心功能,对风心病患者积极预防链球菌感染与风湿活动及感染性心内膜炎。如出现心功能不全的症状,应合理应用利尿剂、ACE抑制剂、洋地黄、β受体阻滞剂和醛固酮受体阻滞剂。血管扩张剂,特别是减轻后负荷的血管扩张剂,通过降低左心室射血阻力,可减少反流量,增加前向心排血量,从而产生有益的血流动力学作用。慢性患者可用ACE抑制剂,急性者可用硝普钠、硝酸甘油或酚妥拉明静脉滴注。洋地黄类药物宜用于心功能Ⅱ、Ⅲ、Ⅳ级的患者,对伴有快心室率心房颤动者更有效。晚期的心力衰竭患者可用抗凝药物防止血栓栓塞。心律失常的处理参见相关章节。

(二)外科治疗

人工瓣膜替换术是几乎所有二尖瓣关闭不全病例的首选治疗。对慢性患者,应在左心室功能尚未严重损害和不可逆改变之前考虑手术,过分推迟可增加手术死亡率和并发症。手术指征为:①心功能Ⅲ~Ⅳ级,Ⅲ级为理想指征,Ⅳ级死亡率高,预后差,内科疗法准备后应行手术。②心功能Ⅱ级或以下,缺乏症状者,若心脏进行性肥大,左心功能下降,应行手术。③EF＞50％,

左心室舒张末期直径<8.0 cm,收缩末期直径<5.0 cm,心排指数>2.0 L/(min·m²),左心室舒张末压<1.6 kPa(12 mmHg),收缩末容积指数<50 mL/m²患者,适于手术,效果好。④中度以上二尖瓣反流。

八、预后

慢性二尖瓣关闭不全患者代偿期较长,可达 20 年。一旦失代偿,病情进展迅速,心功能恶化,成为难治性心力衰竭。

内科治疗后 5 年生存率为 80%,10 年生存率近 60%,而心功能Ⅳ级患者,内科治疗 5 年生存率仅 45%。

急性二尖瓣关闭不全患者多较快死于急性左心衰竭。

（周家兵）

第五节　三尖瓣狭窄

一、病因

三尖瓣狭窄病变较少见,几乎均由风湿病所致,小部分病因有三尖瓣闭锁、右房肿瘤。临床特征为症状进展迅速,类癌综合征常同时伴有三尖瓣反流;偶尔,右心室流出道梗阻可由心包缩窄、心外肿瘤及赘生物引起。

风湿性三尖瓣狭窄几乎均同时伴有二尖瓣病变,在多数患者中主动脉瓣亦可受累。

二、病理生理

风湿性二尖瓣狭窄的病理变化与二尖瓣狭窄相似,腱索有融合和缩短,瓣叶尖端融合,形成一隔膜样孔隙。

当运动或吸气使三尖瓣血流量增加时及当呼气使三尖瓣血流减少时,右房和右心室的舒张期压力阶差即增大。若平均舒张期压力阶差超过 0.7 kPa(5 mmHg)时,即足以使平均右房压升高而引起体静脉淤血,表现为颈静脉充盈、肝大、腹水和水肿等体征。

三、临床表现

(一)症状
三尖瓣狭窄致低心排血量可引起疲乏,体静脉淤血可引起恶心呕吐、食欲缺乏等消化道症状及全身不适感,由于颈静脉搏动的巨大"a"波,使患者感到颈部有搏动感。

(二)体征
主要体征为胸骨左下缘低调隆隆样舒张中晚期杂音,也可伴舒张期震颤,可有开瓣拍击音。增加体静脉回流方法可使之更明显,呼气及 Valsalva 动作使之减弱。

四、辅助检查

(一)X 线检查

主要表现为右房明显扩大,下腔静脉和奇静脉扩张,但无肺动脉扩张。

(二)心电图检查

示 Ⅱ、V_1 导电压增高;由于多数二尖瓣狭窄患者同时合并有二尖瓣狭窄,故心电图亦常提示双侧心房肥大。

(三)超声心动图检查

其变化与二尖瓣狭窄时观察到的相似,M 型超声心动图常显示瓣叶增厚,前叶的 EF 斜率减慢,舒张期与隔瓣示矛盾运动、三尖瓣钙化和增厚;二维超声心动图对诊断三尖瓣狭窄较有帮助,其特征为舒张期瓣叶呈圆顶状,增厚、瓣叶活动受限。

五、诊断和鉴别诊断

根据典型杂音、心房扩大及体循环淤血的症状和体征,一般即可做出诊断,对诊断有困难者可行右心导管检查,若三尖瓣平均跨瓣舒张压差低于 0.3 kPa(2 mmHg),即可诊断为三尖瓣狭窄。应注意与右房黏液瘤、缩窄性心包炎等疾病相鉴别。

六、治疗

限制钠盐摄入及应用利尿剂,可改善体循环淤血的症状和体征;如狭窄显著,可行三尖瓣分离术或经皮球囊扩张瓣膜成形术。

(周家兵)

第六节　三尖瓣关闭不全

一、病因

三尖瓣关闭不全多为功能性,常继发于左心瓣膜病变致肺动脉高压和右心室扩张,器质性病变者多见于风湿性心脏病,常为联合瓣膜病变。单纯性三尖瓣关闭不全非常少见,见于先天性三尖瓣发育不良、外伤、右心感染性心内膜炎等。

二、病理生理

先天性三尖瓣关闭不全可有以下病变:①瓣叶发育不全或缺如。②腱索、乳头肌发育不全、缺如或延长。③瓣叶、腱索发育尚可,瓣环过大。

后天性单独的三尖瓣关闭不全可发生于类癌综合征。

三尖瓣关闭不全引起的病理变化与二尖瓣关闭不全相似,但代偿期较长;病情若逐渐进展,最终可导致右心室、右房肥大,右心室衰竭。如肺动脉高压显著,则病情发展较快。

三、临床表现

(一)症状

二尖瓣关闭不全合并肺动脉高压时,才出现心排血量减少和体循环淤血的症状。三尖瓣关闭不全合并二尖瓣疾病者,肺淤血的症状可由于三尖瓣关闭不全的发展而减轻,但乏力和其他心排血量减少的症状可更为加重。

(二)体征

主要体征为胸骨左下缘全收缩期杂音,吸气及压肝后可增强;如不伴肺动脉高压,杂音难以闻及。反流量很大时,有第三心音及三尖瓣区低调舒张中期杂音。颈静脉脉波图 V 波(又称回流波,为右心室收缩时血液回到右房及大静脉所致)增大,可扪及肝脏搏动。瓣膜脱垂时,在三尖瓣区可闻及非喷射性喀喇音。其淤血体征与右心衰竭相同。

四、辅助检查

(一)X 线检查

可见右心室、右房增大。右房压升高者,可见奇静脉扩张和胸腔积液;有腹水者,横膈上抬。透视时可看到右房收缩期搏动。

(二)心电图检查

无特征性改变。可示右心室肥厚、劳损右房肥大;并常有右束支传导阻滞。

(三)超声心动图检查

可见右心室、右房增大,上下腔静脉增宽及搏动;二维超声心动图声学造影可证实反流,多普勒可判断反流程度。

五、诊断和鉴别诊断

根据典型杂音、右心室右房增大及体循环淤血的症状及体征,一般不难做出诊断。应与二尖瓣关闭不全、低位室间隔缺损相鉴别。超声心动图声学造影及多普勒可确诊,并可帮助做出病因诊断。

六、治疗

(1)针对病因的治疗。

(2)由于右心压力低,三尖瓣口血流缓慢,易产生血栓,且三尖瓣置换有较高的手术病死率并且远期存活率低,一般尽量采用三尖瓣成形术来纠正三尖瓣关闭不全。如单纯瓣环扩大、瓣叶病变轻、外伤性乳头肌断裂等可行三尖瓣成形术治疗。成形方法包括瓣环成形术和瓣膜成形术。

(周家兵)

第七节 肺动脉瓣狭窄

一、病理生理

肺动脉瓣狭窄基本血流动力学改变是右心室收缩期排血受阻,致右心室压力超负荷改变,使右心室肥厚,最后发生右心衰竭。

(一)右心室压力负荷过重

正常成人肺动脉瓣口面积为 $2\ cm^2$,通常肺动脉瓣口面积要减少到 60% 才会出现血流动力学改变。右心室压力负荷增加,迫使右心室肌增强收缩,提高右心室收缩压以克服肺动脉瓣狭窄所产生的阻力。

(二)肺动脉压力降低

右心排血受限使肺动脉压正常或降低,收缩期右心室-肺动脉压力阶差加大。收缩期右心室-肺动脉压差<5.3 kPa(40 mmHg)时为轻度狭窄;压力阶差 5.3～13.3 kPa(40～100 mmHg)时为中度狭窄;压力阶差>13.3 kPa(100 mmHg)为重度狭窄。严重狭窄时其跨瓣压差可高达 32.0 kPa(240 mmHg)。肺循环血流量减少可引起动脉血氧饱和度降低,组织缺血缺氧。

(三)右心衰竭

收缩期压力负荷过重引起右心室向心性肥厚,右心室收缩压明显升高,射血时间延长,肺动脉瓣关闭延迟。长期右心室肥厚使右心室顺应性降低,心肌舒缩功能受损,导致右心衰竭。此时右心室舒张压及右房压升高,右心室收缩末期残余血量增加,使右心室轻度扩张,右心排血量减少。

二、临床表现

(一)症状

轻中度肺动脉瓣狭窄一般无明显症状,中度狭窄者,运动耐量下降,可有胸痛、头晕、晕厥、发绀等。

(二)体征

1.视诊

可有口唇发绀,颜面苍白。持久发绀者,可有杵状指。先天性重度狭窄者,心前区隆起伴胸骨旁抬举样搏动。合并右心衰竭时,可见颈静脉怒张。

2.触诊

肺动脉瓣区可触及收缩期震颤。右心衰竭时,可触及肿大的肝脏,肝颈静脉回流征阳性,双下肢指凹性水肿。

3.叩诊

轻度狭窄者,心界正常,中重度狭窄者,因右心室增大,心界略向右扩大。

4.听诊

(1)肺动脉瓣区(胸骨左缘第 2 肋间)响亮、粗糙的收缩期喷射性杂音。

（2）肺动脉瓣区第二心音减弱伴分裂，吸气后明显。

（3）第一心音后可闻及收缩早期喷射音（喀喇音），表明瓣膜无重度钙化，活动度尚可。

三、实验室检查

（一）X线检查

右心室肥厚、增大，严重时右房也可增大，主肺动脉呈狭窄后扩张，肺纹理稀疏，肺野清晰。

（1）心脏呈"二尖瓣"型，轻度增大，主要为右心室增大。

（2）肺动脉段凸出，多为中至高度凸出，呈直立状，其上缘可接近主动脉弓水平。

（3）肺血减少，肺血管纹理纤细、稀疏，与肺动脉段明显凸出形成鲜明对比，两肺门动脉阴影不对称（左侧＞右侧），在诊断上颇具特征（图8-10）。

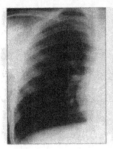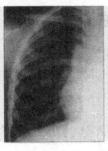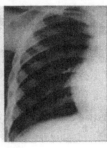

图8-10　肺血减少的X线表现

从左至右依次为：正常、轻度和明显少血

（二）心电图检查

心电图随狭窄的轻、重及其引起右心室内压力增高的程度而有轻重不同的4种类型：正常、不完全性右束支传导阻滞、右心室肥大和右心室肥大伴劳损（心前区广泛性T波倒置）。心电轴有不同程度的右偏。部分患者有P波增高，显示右心房肥大。

（三）超声心动图检查

1.M型超声

心底波群可见肺动脉增宽（狭窄后扩张），搏动增强，右心室流出道变窄、肥厚，右心室呈压力超负荷改变，右肺动脉内径缩小。

2.二维超声

肺动脉瓣增厚、回声增多，收缩期瓣叶不能完全开放，向肺动脉腔中部弯曲，呈圆顶状或尖锥状。

3.彩色多普勒超声

在狭窄后扩张的肺动脉内有一高速、湍流而呈现的异常血流束。

（四）右心导管检查

右心室-肺动脉收缩期压差≥2.7 kPa（20 mmHg），即可诊断肺动脉瓣狭窄。主肺动脉至右心室连续测压有时可见压力移行区，为右心室流出道狭窄所形成的第三心室压力曲线，是肺动脉瓣下狭窄的诊断依据。

（五）右心室造影检查

取正、侧位投照。注入造影剂早期，心室收缩，可以观察到含有造影剂的血柱自狭窄口射出，称为"喷射征"，借此可测量瓣口狭窄程度。主动脉及左肺动脉起始部的狭窄后扩张，右心室肌小梁增粗、肥大,右心室流出道继发性肥厚。

四、诊断和鉴别诊断

根据肺动脉瓣区典型收缩期杂音、震颤及肺动脉瓣区第二心音减弱,一般可诊断肺动脉瓣狭窄,超声心动图检查及右心室 X 线造影,可帮助鉴别肺动脉瓣狭窄、漏斗部狭窄及瓣上狭窄。

肺动脉瓣区收缩期粗糙吹风样杂音注意与下列情况相鉴别。

(一)房间隔缺损(ASD)

胸骨左缘第 2、3 肋间可闻及 2/6~3/6 级收缩期杂音,性质柔和,传导范围不广,多数不伴有震颤,系右心室输血量增多引起。肺动脉瓣区第二心音增强并有固定分裂,且分裂不受呼吸影响,系因右心室血量增多,排空时间延长,肺动脉瓣关闭延迟,产生固定的第二心音分裂所致。超声心动图示房间隔连续中断,心导管检查时心室造影见心房水平左向右分流。

(二)室间隔缺损(VSD)

胸骨左缘第 3、4 肋间闻及响亮粗糙的全收缩期杂音,杂音向心前区广泛传导,有时颈部、背部亦可听到。室上嵴上型缺损杂音最响部位可在胸骨左缘第 2、3 肋间,在杂音最响部位可触及震颤。超声心动图示心室间隔连续中断,心导管检查时心室造影见心室水平左向右分流。

(三)动脉导管未闭(PDA)

胸骨左缘第 2 肋间可闻及响亮、粗糙的连续性机器样杂音,开始于第一心音之后,逐渐增强,接近第二心音时最响,舒张期逐渐减弱,杂音可向左锁骨下、颈部和背部传导,杂音最响处可触及连续性震颤或收缩期震颤。心脏超声可见明确的动脉导管,逆行升主动脉造影可见动脉导管和主肺动脉同时显影,并可显示 PDA 类型、粗细、长度等。

(四)法洛四联症

其包括肺动脉瓣或右心室漏斗部狭窄、室间隔缺损、主动脉骑跨和右心室肥厚,在胸骨左缘 2~4 肋间有震颤及收缩期杂音。超声心动图可进一步显示室间隔缺损、肺动脉瓣狭窄、主动脉右移的病理改变,有助于确立诊断。选择性右心室造影并辅以左心室造影显示在右心室、肺动脉充盈时,左心室和主动脉提早显影,反映心室水平右向左的分流和主动脉骑跨。右心室造影直接显示肺动脉瓣狭窄的部位、类型和程度及肺内动脉分支的情况,为此病诊断提供依据。但法洛四联症是幼儿和儿童期最常见的发绀性先天性心脏病,多在儿童期以前行手术治疗。

五、治疗

(一)内科药物治疗

主要治疗右心衰竭、纠正心律失常和防治感染性心内膜炎。

(二)经皮球囊肺动脉瓣扩张成形术(PBPV)

先天性 PS 的治疗主要是球囊扩张,极少数情况下需行瓣膜置换术。近年应用导管介入法治疗瓣膜型狭窄,可免开胸手术,临床实践证明,经皮球囊肺动脉瓣成形术是安全、有效的治疗方法。

1.适应证与禁忌证

(1)适应证:肺动脉瓣狭窄的青少年和年轻成人患者,有劳力性呼吸困难、心绞痛、晕厥前状态,心导管检查显示右心室-肺动脉峰值压力阶差＞4.0 kPa(30 mmHg)(Ⅰ类);无症状肺动脉瓣狭窄青少年和年轻成人患者,导管显示右心室-肺动脉峰值压力阶差＞5.3 kPa(40 mmHg)(Ⅰ类);无症状肺动脉瓣狭窄青少年和年轻成人患者,导管显示右心室-肺动脉峰值压力阶差

4.0~5.2 kPa(30~39 mmHg)(Ⅱb类)。

(2)禁忌证:极重度肺动脉瓣狭窄、右心室造影为肺动脉瓣严重狭窄并瓣膜发育不良者,往往合并右心室漏斗部的狭窄,不宜介入治疗。

2.操作技术

先行右心导管检查和右心室造影,计算肺动脉瓣环直径,选用适宜的球囊,球囊直径选择较肺动脉瓣环直径大20%~40%。将球囊导管经股静脉、右心房、右心室送入肺动脉,置球囊于肺动脉瓣口,向球囊内注入稀释造影剂,加压至304~506 kPa张开球囊,维持6~10秒,从而扩张狭窄的肺动脉瓣口,一般扩张2~3次。

3.疗效

以肺动脉-右心室收缩压差大小为判断疗效的标准:≤3.3 kPa(25 mmHg)为优,3.3~6.6 kPa(25~50 mmHg)为良。PBPV的临床有效率约为96%,再狭窄发生率低,再次行PBPV效果满意。

4.并发症

极少发生严重并发症,病死率低。可能并发症有静脉损伤、心律失常、肺动脉瓣关闭不全等。

(三)外科手术

主要施行低温下肺动脉瓣直视切开术和体外循环下直视纠治术。前者可在低温麻醉下施行,仅适于单纯性肺动脉瓣狭窄,且病情较轻而无继发性漏斗部狭窄和其他伴发心内畸形。后者则需在体外循环条件下施行,适合于各类肺动脉瓣狭窄的治疗。若症状明显,狭窄严重或出现右心衰竭应尽早手术。手术适应证:①症状进行性加重。②右心室与肺动脉压差>5.3 kPa(40 mmHg)。③右心室收缩压>8.0 kPa(60 mmHg),右心室平均压>3.3 kPa(25 mmHg)。④X线与心电图均提示右心室肥大。

(赵　旭)

第八节　肺动脉瓣关闭不全

一、病理生理

因原发性或继发性肺动脉高压,肺动脉瓣环性损伤引起的器质性肺动脉瓣关闭不全相对较少。肺动脉瓣关闭不全者,由于反流发生于低压低阻力的肺循环,故血流动力学改变通常不严重。若瓣口反流量增大可致右心室容量负荷增加。肺动脉瓣关闭不全的基本血流动力学改变是舒张期肺动脉瓣反流使右心室容量负荷增大,严重时引起右心室扩大、肥厚,最后导致右心衰竭。伴发肺动脉高压、出现急性反流或反流程度严重者,病情发展较快。

二、临床表现

(一)症状

肺动脉瓣关闭不全患者,在未发生右心衰竭前,临床上无症状。严重反流引起右心衰竭时,可有腹胀、尿少、水肿等症状。

(二)体征

1.视诊

胸骨左缘第 2 肋间隙可见肺动脉收缩期搏动。

2.触诊

胸骨左缘第 2 肋间隙可扪及肺动脉收缩期搏动,有时可伴收缩或舒张期震颤。胸骨左下缘可扪及右心室高动力性收缩期搏动。

3.叩诊

心界向右扩大。

4.听诊

(1)胸骨左缘第 2~4 肋间隙有随第二心音后立即开始的舒张早期叹气性高调递减型杂音,吸气时增强,称为 Graham Steell 杂音,系继发于肺动脉高压所致。

(2)合并肺动脉高压时,肺动脉瓣区第二心音亢进、分裂。反流量大时,三尖瓣区可闻及收缩期杂音,也可能有收缩期前低调杂音(右 Austin-Flint 杂音)。如瓣膜活动度好,可听到肺动脉喷射音。肺动脉高压者,第二心音肺动脉瓣成分增强。由于右心室心搏量增多,射血时间延长,第二心音呈宽分裂。有心搏量增多致已扩大的肺动脉突然扩张产生收缩期喷射音,在胸骨左缘第 2 肋间隙最明显。胸骨左缘第 4 肋间隙常有右心室第三和第四心音,吸气时增强。

三、辅助检查

(一)X 线检查

右心室增大,伴肺动脉高压时有肺动脉段凸出,肺门阴影增宽,尤其是右下肺动脉增宽(>10 mm),胸透可见肺门动脉搏动。

(二)心电图检查

继发于肺动脉高压者可有右束支传导阻滞和(或)右心室肥厚图形。

(三)超声心动图检查

1.M 型超声检查

主要呈右心室舒张期容量负荷改变。

2.二维超声检查

可明确病因。

3.彩色超声检查

多普勒右心室流出道内,于舒张期可测得源于肺动脉口的逆向血流束。

四、诊断和鉴别诊断

根据肺动脉瓣区舒张早期杂音,吸气时增强,可做出肺动脉瓣关闭不全的诊断。多普勒超声可明确诊断并可帮助与主动脉瓣关闭不全的鉴别。

五、治疗

继发于肺动脉高压的肺动脉瓣关闭不全者,主要应治疗其原发疾病。对原发于瓣膜的病变应进行病因治疗。如反流量大或右心室容量负荷进行性加重者,可施行人工心脏瓣膜置换术。

(赵　旭)

第九章

心包疾病的临床治疗

第一节　急性心包炎

急性心包炎是心包膜脏层和壁层的急性炎症,可以同时合并心肌炎和心内膜炎,也可以作为唯一的心脏病损而出现。急性心包炎时常伴有胸痛和心包渗液。

一、病因

急性心包炎可由各种原发的内外科疾病所引起,也有部分病因至今不明。目前大多数病因仍以炎症为主,其中非特异性、结核性、化脓性和风湿性心包炎较为常见。国外资料表明非特异性心包炎已成为成年人心包炎的主要类型;国内报告仍以结核性心包炎居多,其次为非特异性心包炎。随着抗生素和化学治疗的进展,结核性、化脓性和风湿性心包炎的发病率已明显下降。细菌感染依然占多数,但细菌种类发生了变化。现艾滋病患者合并多重感染包括结核,在某些地区已经成为心包炎的主要病因。除狼疮性心包炎外,男性发病率明显高于女性,成人较儿童多见。继发性的心包炎包括心肌梗死、心脏手术后所引起心包炎有逐渐上升趋势。心脏疾病引起的心包炎大多在发病的 $1\sim2$ 天发生(占 $10\%\sim15\%$),而 10 天至 2 月后发病率减少到 $1\%\sim3\%$ 。心肌梗死后心包炎(Dressler 综合征)常于心肌梗死后数周或数月发生,可能与自身免疫有关,且易复发。结缔组织病、肾衰竭、创伤、肿瘤、甲状腺功能减退、放疗及慢性渗漏(如主动脉瘤渗入心包)等也常有报道。大量的心包积液更多见于肿瘤、心脏损伤或心脏手术后。

二、病理解剖

心包炎炎症反应的范围和特征随病因而异,可为局限性或弥漫性。病理变化有纤维蛋白性(干性)和渗出性(湿性)两种,前者可发展成后者。渗液可为浆液纤维蛋白性、浆液血性、出血性或化脓性等。炎症开始时,壁层和脏层心包出现纤维蛋白、白细胞和内皮细胞组成的渗出物。以后渗出物中液体增加,则成为浆液纤维蛋白性渗液,量可达 $2\sim3$ L,色清呈草黄色;含较多白细胞及内皮细胞则混浊;如含较多红细胞即成浆液血性。渗液多在 $2\sim3$ 周吸收。结核性心包炎常为大量浆液纤维蛋白性或浆液血性渗出物,渗液存在时间可长达数月,偶呈局限性积聚。化脓性心包炎渗液含大量中性粒细胞,呈稠厚脓液。胆固醇性心包炎渗液含有大量的胆固醇,呈金黄色。乳糜性心包炎的渗液则呈牛奶样。炎症反应常累及心包下的表层心肌，少数严重者可累及深部心肌，甚至扩散到纵隔、膈和胸膜。心包炎愈合后可残存局部细小瘢痕，也可出现普遍的心包增厚，遗留不同程度的粘连。如炎症累及心包壁层的外表面，可产生心脏与邻近组织（如胸膜、纵隔和横膈）的粘连。急性纤维素性心包炎的炎症渗出物常可完全溶解而吸收，也可长期存在，抑或机化而被结缔组织取代形成瘢痕，甚至引起心包钙化，最终发展成缩窄性心包炎。

三、病理生理

心包渗液是急性心包炎引起一系列病理生理改变的主要原因。心包渗液由于重力作用首先积聚于心脏的膈面，当渗液增加时充盈胸骨后心包间隙及心脏两侧。当渗液急速或大量积蓄，心包腔内压力上升，达到一定程度时限制了心脏的扩张，这时心室舒张期充盈减少，心排血量降低。此时机体通过升高静脉压增加心室充盈，增强心肌收缩力提高射血分数，加快心率增加心排血量，升高周围小动脉阻力以维持动脉血压，以此来保持休息时有一个相对正常的心排血量。如果心包渗液继续增加，心包腔内压力进一步增高，每搏输出量下降达临界水平时，代偿机制衰竭，心室舒张期缩短，心室充盈减少，射血分数下降；每分钟心排血量减少，最后动脉血压下降，心排血量显著降低，循环衰竭而产生休克，此即为心脏填塞或称心脏压塞。

正常人在吸气时动脉血压可有轻度下降，因此周围脉搏强度无明显改变。当心包渗液引起心脏压塞时，吸气时脉搏强度可明显减弱或消失，称为奇脉。

四、临床表现

（一）症状

1.胸骨后、心前区疼痛

胸骨后、心前区疼痛主要见于纤维蛋白渗出阶段。胸骨后、心前区疼痛是急性心包炎的特征，可为剧痛、刀割样痛，也可是钝痛或压迫样感。心前区疼痛常于体位改变、深呼吸、咳嗽、吞咽、卧位时加剧，尤其当抬腿或左侧卧位时更甚，坐位或前倾位时疼痛可减轻。疼痛通常局限于胸骨下或心前区，可放射到左肩、背部、颈部或上腹部，偶向下颌、左前臂和手放射，类似心肌缺血的放射痛。

2.心脏压塞症状

心脏压塞症状为呼吸困难、面色苍白、烦躁不安、发绀、乏力、上腹部疼痛、水肿，甚至休克。

3.心包积液对邻近器官的压迫症状

肺、气管、支气管和大血管受压迫可引起肺淤血，肺活量减少，通气受限，从而加重呼吸困难，呼吸浅而快。患者常自动采取前倾坐位，使心包渗液向下前方移位，以减轻压迫症状。气管受压可产生咳嗽和声音嘶哑。食管受压可出现吞咽困难。

4.全身症状

全身症状可伴发冷、发热、心悸、出汗、食欲缺乏、倦怠乏力等。

（二）体征

1.心包摩擦音

心包摩擦音是急性纤维蛋白性心包炎的典型体征。听诊中有 $60\%\sim85\%$ 的病例可听到心包摩擦音。这是炎症导致壁层与脏层心包相互摩擦所产生，呈抓刮样粗糙的高频声音，往往盖过心音且有较心音更贴近耳朵的感觉。典型的摩擦音可听到与心房收缩、心室收缩和心室舒张相一致的三个成分。但更多是与心室收缩和舒张有关的两个成分,呈来回样。此音开始出现和消失之前,可能只在心室收缩期听到。单一成分的摩擦音很少见,易被误认为心脏杂音。它在心前区均可听到,但在胸骨左缘第3、4肋间,胸骨下部和剑突附近最清楚。其强度常受呼吸和体位的影响,深吸气、身体前倾或俯卧位,并将听诊器胸件紧压胸壁时摩擦音增强。心包摩擦音常常仅出现数小时,也可以持续数天或数周不等。当渗液出现,两层心包完全分开时,心包摩擦音消失;如两层心包有部分粘连,虽有大量心包积液,有时仍可闻及摩擦音。在心前区听到心包摩擦音,就可作出心包炎的诊断。

2.心包积液

积液量在200 mL以上或渗液迅速积聚时产生以下体征。

(1)心脏体征:心尖冲动减弱、消失或出现于心浊音界左缘内侧处。心浊音界向两侧扩大、相对浊音区消失,患者由坐位转变为卧位时第2、3肋间的心浊音界增宽。心音轻而远,心率快。少数患者在胸骨左缘第3、4肋间可听得舒张早期额外音,即心包叩击音。

(2)左肺受压迫的征象:有大量心包渗液时,心脏向后移位,压迫左侧肺部,可引起左肺下叶不张。左肩胛角下常有浊音区、语颤增强,并可听到支气管呼吸音(Ewart征)。

(3)心脏压塞的征象:快速心包积液,即使仅100 mL也可引起急性心脏压塞,出现明显的心动过速、血压下降和静脉压上升,如心排血量显著下降,可产生休克。当渗液积聚较慢时,除心率加速外,静脉压显著升高,可产生颈静脉怒张,呈现Kussmaul征,即吸气时颈静脉充盈更明显。还可出现奇脉。此外,可伴肝大伴触痛,腹水,皮下水肿和肝颈静脉反流征阳性等体循环淤血表现。

五、实验室检查

(一)血液检查

在化脓性心包炎时白细胞计数及中性粒细胞增多。血清谷草氨基转移酶、乳酸脱氢酶和肌酸磷酸激酶正常或稍高。血沉和C反应蛋白可升高,脑钠肽可用来与限制型心肌病相鉴别。肌钙蛋白检查可与急性冠脉综合征相鉴别。有研究显示约32%的病毒性或特发性心包炎有cTnI升高,但与预后相关性不大。通过生化检查可以除外获得性免疫缺陷综合征、风湿热、各类感染、了解肝肾功能等,对病因诊断有一定的帮助。

(二)心电图检查

60%~80%的患者有心电图改变,多数在胸痛后数小时或数天内出现。主要表现为以下几点。

1.急性心包炎的心电图演变

典型演变可分为以下4期。

(1)广泛的ST段呈弓背向下样抬高,仅aVR和V₁除外。也可仅局限于肢导联,尤ST Ⅰ、ST Ⅱ或ST Ⅱ、ST Ⅲ抬高。T波高尖,缺乏心肌梗死时的对称部位ST段压低的规律。一般可持续2天至2周左右。

(2)几天后ST段回复到基线,T波减低、变平。

(3)多导联T波倒置并达最大深度。可持续数周、数月或长期存在。

(4)T波恢复直立,一般在3个月内。病变较轻或局限时可有不典型演变,出现部分导联的ST段、T波的改变和仅有ST段或T波改变。

2.P-R 段移位

除 aVR 和 V₁ 导联外,P-R 段压低,提示心包膜下心房肌受损。

3.QRS 波低电压

肢导联 R 波振幅<5 mm,心前区导联 R 波振幅<10 mm。如抽去心包渗液仍有低电压,应考虑与心包炎症纤维素的绝缘作用和周围组织水肿有关。

4.电交替

P、QRS、T 波全部电交替为心脏压塞的特征性心电图表现。当大量心包渗液时,心脏似悬浮于液体中,摆动幅度明显增大,如心脏以心率一半的频率作逆钟向转位然后回复的反复规律性运动时,引起心脏电轴的交替改变。但这并不是唯一特征,肺心病、冠心病也可出现心脏全心电交替。

5.心律失常

以窦速多见,部分为房性心律失常,如房性期前收缩、房速、房扑或房颤。在风湿性心包炎中可出现不同程度的房室传导阻滞。

(三)X 线检查

当心包渗液超过 250 mL 以上时,可出现心影增大,右侧心膈角变锐,心缘的正常轮廓消失,呈水滴状或烧瓶状,心影随体位改变而移动。部分可见胸膜受累伴胸腔积液,多见于左侧。透视或 X 线记波摄影可显示心脏搏动减弱或消失。X 线摄片显示增大的心影伴以清晰的肺野,或短期内几次 X 线片出现心影迅速扩大,常为诊断心包渗液的早期和可靠的线索。上述各点可与心力衰竭相鉴别。

(四)超声心动图检查

正常心包腔内可有 20～30 mL 起润滑作用的液体,超声心动图常难以发现,如在整个心动周期均有心脏后液性暗区,则心包腔内至少有 50 mL 液体,可确定为心包积液。舒张末期右心房塌陷和舒张期右心室游离壁塌陷是诊断心脏压塞的最敏感而特异的征象。它可在床边进行检查,是一种简便、安全、灵敏和正确的无损性诊断心包积液的方法。

六、诊断和鉴别诊断

急性心包炎的诊断方法可依据以下几个方面:①心包炎性胸痛;②心包摩擦音;③心电图出现新的广泛 ST 段抬高或 P-R 段下移;④心脏超声显示有心包积液或心脏压塞表现;具有上述中两项即可确诊。以下作为一些附加证据。⑤血液检查:乳酸脱氢酶、白细胞计数等炎症标志物增高。若 CK-MB 与 cTnI 等心肌损伤标志物增高则表明炎症累积心肌,应诊断为心包心肌炎;⑥心包积液检查确定病因。另外,心脏 CT 或 MRI 检查也有助于确定病因;当病因难以诊断时,可考虑心包镜及心包活检来明确病因。

心包炎持续>4 周,但<3 个月没有缓解,诊断为持续性心包炎。

心包炎症状持续时间>3 个月为慢性心包炎。

在急性心包炎症之后,心包可发生瘢痕粘连和钙质沉着。多数患者只有轻微的瘢痕形成,伴有局部的或较为疏松的粘连,心包也无明显的增厚,不影响心脏的功能,称为慢性粘连性心包炎,在临床上并无重要性。部分患者心包渗液长期存在,形成慢性渗出性心包炎,可能为急性非特异性心包炎的慢性过程,主要表现为心包积液,预后良好。少数患者由于形成了坚而厚的瘢痕组织,心包失去伸缩性,明显影响心脏的收缩和舒张功能,称为缩窄性心包炎。

首次急性心包炎发作后,无症状持续 4～6 周或更长时间后再次出现症状为复发性心包炎。

当心前区听到心包摩擦音,则心包炎的诊断即可确立。在可能并发心包炎的疾病过程中,如出现胸痛、呼吸困难、心动过速和原因不明的体循环静脉淤血或心影扩大,应考虑为心包炎伴有渗液的可能。渗出性心包炎与其他原因引起的心脏扩大的鉴别常发生困难。颈静脉扩张而伴有奇脉、心尖冲动微弱、心音弱、无瓣膜杂音、有心包叩击音;X 线检查或心脏计波摄影示心脏正常轮廓消失、搏动微弱;心电图示低电压、ST-T 的改变而 Q-T 间期不延长等有利于前者的诊断。进一步可作心脏超声、CT 或 MRI 等,心包穿刺和心包活检则有助于确诊。非特异性心包炎的剧烈疼痛酷似急性心肌梗死,但前者起病前常有上呼吸道感染史,疼痛因呼吸、咳嗽或体位改变而明显加剧,早期出现心包摩擦音,血清谷草转移酶、乳酸脱氢酶、肌酸磷酸激酶及肌钙蛋白等血清学检查一般正常,心电图无异常 Q 波;后者发病年龄较大,心包摩擦音出现于起病后 3～4 天,心电图有异常 Q 波、有 ST-T 动态改变,常伴随有各种严重心律失常。如急性心包炎的疼痛主要在腹部,可能被误诊为急腹症,详细的病史询问和体格检查可以避免误诊。对中老年胸痛患者要密切注意排除主动脉夹层可能。急性心包炎还应与肺栓塞相鉴别,后者常有长期行动不便或卧床的特点,胸痛突发并伴有严重呼吸困难和低氧血症,可有咯血、发绀等,ECG 显示 I 导联 S 波加深、Ⅲ 导联 Q 显著,T 波倒置等。

在临床上,一周之内的急性心包炎并不需要过多的检查,但症状持续超过一周应进行下列检查:血培养、痰找抗酸杆菌、结核菌素试验、抗链球菌素滴定、类风湿因子检查、抗核抗体、抗DNA、甲状腺功能检测(尤其是有大量心包积液时)、人类免疫缺陷病毒抗体、柯萨奇病毒、流感病毒、埃可病毒、心包积液中查找真菌和肿瘤细胞,对复发者和持续积液者可做心包活检进行显微镜检和培养。只有上述检查均阴性才可以考虑特发性心包炎。

在诊断困难时还可行心内膜心肌活检、心导管检查及心包镜检查以帮助诊断和鉴别诊断。

七、治疗

急性心包炎的治疗包括对原发疾病的病因治疗、解除心脏压塞和对症治疗。患者宜卧床休息。

胸痛时可给予非甾体抗炎药如阿司匹林(750～1 000 mg,每 8 小时 1 次)、吲哚美辛(25～50 mg,一天 3 次)或布洛芬(300～800 mg,每 6～8 小时 1 次)等镇痛剂,剂量可根据患者的症状严重程度及对药物的敏感度来调节,使用时间 1～2 周或直至心包积液消失。因使用剂量较大,要注意保护胃肠道,预防消化道出血。常首选布洛芬,治疗有效后阿司匹林每 1～2 周减量 250～500 mg,布洛芬每 1～2 周减量 200～400 mg。疼痛严重时若必要还可使用吗啡类药物或左侧星状神经节封闭。风湿性心包炎时应加强抗风湿治疗,一般用肾上腺皮质激素较好。

结核性心包炎时应尽早开始抗结核治疗,并给予足够的剂量和较长的疗程,直至结核活动停止后一年左右再停药;如出现心脏压塞症状,应进行心包穿刺放液,如渗液继续产生或有心包缩窄表现,应及时做心包切除,以防止发展为缩窄性心包炎。化脓性心包炎时应选用足量对致病菌有效的抗生素,并反复心包穿刺抽脓和心包腔内注入抗生素。如疗效不显著,即应及早考虑心包切开引流;如引流发现心包增厚,则可作广泛心包切除。

非特异性心包炎和病毒性心包炎常常具有自限性,但有近 1/4 的患者易于复发,这组患者的治疗时间应相应延长,若症状难以控制时,肾上腺皮质激素可能有效。全身性皮质激素治疗不推荐作为急性心包炎的一线治疗,一般仅限于结缔组织病、自身免疫性疾病或尿毒症性心包炎,以及阿司匹林和(或)非甾体抗炎药(NSAID)禁忌或治疗失败者。使用激素治疗时,指南建议心包内用药以避免全身的不良反应,并可提高疗效。目前指南推荐秋水仙碱为急性心包炎首发或复发的一线用药,<70 kg,推荐 0.5 mg,一天 1 次;≥70 kg 者 0.5 mg,一天 2 次,使用 3 个月。对初发心包炎及预防反复发作者亦可考虑单用秋水仙碱(1~2 mg/d)治疗,或与 NSAID 合用。停用一切可疑药物(如苯妥英、普鲁卡因胺等)。避免应用抗凝剂(如华法林、肝素等),但继发于急性心肌梗死的心包炎和房颤者除外。在恢复期要避免剧烈运动。血清 C 反应蛋白检测常可以用来指导治疗及评估治疗反应。

(王春燕)

第二节　慢性缩窄性心包炎

慢性缩窄性心包炎包括典型的慢性缩窄性心包炎和在心包渗液的同时已发生心包缩窄的慢性渗出性心包炎,后者在临床上既有心脏压塞又有心包缩窄的表现,并最终演变为典型的慢性缩窄性心包炎。本节主要讨论的是慢性缩窄性心包炎。

一、病因

缩窄性心包炎的病因多种多样。大多继发于急性心包炎,但多数病例急性阶段症状不明显,待缩窄性心包炎的表现明显时往往已失去原有疾病的病理特征,因此很多患者病因不能肯定。其中已知的结核性心包炎占多数,非特异性心包炎其次,现在肿瘤(如乳腺癌、淋巴瘤等)及放射治疗和心脏直视手术引起者在逐渐增多。风湿性心包炎很少引起心包缩窄。偶有类风湿关节炎、系统性红斑狼疮、白塞病、尿毒症、组织胞浆菌病、土拉菌病、放线菌病、柯萨奇 B 病毒感染、流行性感冒、传染性单核细胞增多症、单纯疱疹、沙门菌病、棘球虫病、血吸虫病、阿米巴病、恶性肿瘤、心包异物、乳糜性心包炎、胆固醇性心包炎、透析治疗、肾移植和抗凝治疗后心包积血引起的缩窄性心包炎等。

二、病理解剖

在慢性缩窄性心包炎中,心包脏层和壁层广泛粘连增厚和钙化,心包腔闭塞成为一个纤维瘢痕组织外壳,紧紧包住和压迫整个心脏和大血管根部,也可以仅局限在心脏表面的某些部位,如在房室沟或主动脉根部形成环状缩窄。在心室尤其在右心室表面,瘢痕往往更为坚厚,常为 0.3~2 cm 或更厚。在多数患者中,瘢痕组织主要由致密的胶原纤维构成,呈斑点状或片状玻璃样变性,因此不能找到提示原发病变的特征性变化。有些患者则心包内尚可找到结核性或化脓性的肉芽组织。

由于时常发现外有纤维层包裹,内为浓缩血液成分和体液的区域的存在,提示心包内出血是形成心包缩窄的重要因素。

心脏外形正常或较小,心包病变常累及贴近其下的心肌。缩窄的心包影响心脏的活动和代谢,心肌组织学改变可见萎缩、纤维变性、慢性炎症、肉芽肿性改变、脂肪浸润和钙化等。

三、病理生理

缩窄性心包炎时心包已由坚硬的纤维组织代替,失去弹性,形成一个大小固定的心脏外壳,妨碍心脏的扩张。在心室舒张早期,血液能迅速地流入心室,但心室舒张中晚期心室的扩张突然受到心包限制,血液充盈受阻,心室内压力迅速上升。此时在颈静脉波上可见明显的Y倾斜的突然回升,同时突然受阻的血液冲击心室壁和形成漩涡而产生振动,在听诊时可闻及心包叩击音。由于心室舒张期容量固定,每搏输出量降低并保持固定,只有通过代偿性心率加速,才能维持偏低的心排血量。当体力活动增加时,心排血量不能适应身体的需要,临床上就出现呼吸困难和血压下降。在心包缩窄的后期,因心肌萎缩影响心脏的收缩功能,心排血量减少更为显著。这些患者的左心室功能往往是正常的,心力衰竭症状以全身表现为主而没有肺淤血发生。

Kussmaul 征是缩窄性心包炎的另一显著特征,即呼吸时胸腔内压力的变化不能传递到心包腔和心腔内,使吸气时体静脉和右心房压不下降,入右心房的静脉血流不增多,某些患者甚至吸气时体静脉压升高。Kussmaul 征也可见于慢性右心衰和限制型心肌病中,但不出现在急性心脏压塞中。

缩窄性心包炎奇脉发生的机制基本上与心脏压塞时相同,但因心脏附近大血管的粘连和心包腔的闭塞使呼吸对心排血量的影响减少,奇脉的发生较心脏压塞时少见。

四、临床表现

缩窄性心包炎的起病常隐袭。心包缩窄的表现出现于急性心包炎后数月至数十年,一般为2~4年。在缩窄发展的早期,体征常比症状显著,即使在后期,已有明显的循环功能不全的患者亦可能仅有轻微的症状。其症状和体征类似于右心衰竭。

(一)症状

1.呼吸困难

最早期症状为劳累后呼吸困难,后期可因大量的胸腔积液、腹水将膈抬高和肺部充血,以致休息时也发生呼吸困难,甚至出现端坐呼吸。

2.水肿

由于静脉压的升高,液体积聚在腔静脉系统,引起肝大,伴大量腹水和下肢水肿,可压迫腹内脏器,产生腹部膨胀感。水肿严重时,液体积聚在浆膜腔内产生胸腔积液。因此,有些患者会被误诊为肝硬化或腹腔内肿瘤,仔细检查颈静脉可以鉴别。

3.全身症状

乏力、胃纳减退、眩晕、衰弱。还可有心悸、咳嗽、上腹疼痛等症状。当心排血量减少或增厚的心包压迫心外膜的冠状动脉,也可导致心绞痛。

(二)体征

心浊音界正常或稍增大。心尖冲动减弱或消失,大多数患者收缩期心尖负性搏动,心音轻而远。第二心音的肺动脉瓣成分可增强。部分患者在胸骨左缘第3、4肋间可听到心包叩击音。可有反射性心动过速,一般为窦律,也可出现各种期前收缩、房颤、房扑等异位心律。

颈静脉怒张、肝大伴与颈静脉搏动一致的肝脏搏动、腹水、胸腔积液、下肢水肿等。由于心排血量减少,肾脏灌注不足引起水和钠潴留。缩窄性心包炎的腹水较皮下水肿出现得早,且多属大量,与一般心力衰竭不同,其原因尚未明确。皮下水肿出现较迟且轻,主要分布于下肢及腰骶部。

此外,在病程中迟早可发生胸腔积液。有时出现奇脉,脉压变小。

五、实验室检查

(一)血常规及生化检查

无特征性改变,可有轻度贫血。病程较久者因肝淤血常有肝功能损害,血浆蛋白尤其是白蛋白生成减少。部分患者因肾淤血可有持续性蛋白尿,产生低白蛋白血症。

(二)腹水和胸腔积液检查

通常为漏出液。静脉压显著增高,且在吸气时进一步上升(Kussmaul 征)。

(三)心电图检查

QRS 波群低电压,尤其肢导联为甚;T 波平坦或倒置。两者同时存在是诊断缩窄性心包炎的强力佐证,仅有 T 波变化而无低电压对临床诊断有帮助,仅有低电压而无 T 波改变则无意义。心电图的改变常可提示心肌受累的范围和程度。由于慢性左心房压升高,50%左右有 P 波增宽且有切迹,可有右心室肥大或右束支传导阻滞,有广泛心包钙化时可见宽大 Q 波,约 1/3 的患者可以合并有心房颤动,尤其在久病和年龄较大的人群中。

(四)X 线检查

心包钙化是曾患过急性心包炎的最可靠的 X 线征象,有半数患者存在心包钙化,侧位片常呈不完整的环状。但心包钙化并不是缩窄性心包炎的特异性诊断标准。半数以上患者可伴有轻度心影扩大。心影增大与心包膜增厚,心包腔内残余积液,膈肌升高和心脏邻近胸膜增厚有关。可表现为普遍性增大呈三角形或球形,左、右心缘僵直或形成异常心弓,如主动脉结缩短或隐蔽不见,左心房、右心房、右心室或肺动脉圆锥增大,上腔静脉扩张。肺门影增大,肺血管充血,胸膜常增厚或有胸腔积液,持续而无法解释的胸腔积液常是一种代表性的临床征象。X 线透视或记波摄影可见心脏搏动减弱或消失。心血管造影能显示各心腔的大小和在心动周期中形态的变化,从而估计心包的厚度和缩窄的程度。

六、诊断和鉴别诊断

如患者有腹水、肝大、颈静脉怒张和静脉压显著增高等体循环淤血体征,而无显著心脏扩大或心瓣膜杂音时,应考虑缩窄性心包炎,如再有急性心包炎的既往史,心脏搏动减弱,听到心包叩击音,脉压变小、奇脉和下肢水肿,影像学检查发现心包钙化和心电图改变,常可明确诊断。进一步可通过 CT 或 MRI 明确有无心包增厚。个别不典型病例需进行右心导管检查。

缩窄性心包炎和限制型原发性心肌病的临床表现极为相似,鉴别往往甚为困难。由于缩窄性心包炎外科治疗常可得到良好的效果,而心肌病则预后不佳。因此,个别鉴别实在困难的病例应进行血流动力学和影像学(CT 或 MRI)检查,必要时作心内膜活检。如影像学显示心包增厚,除非 3 项血流动力学检查全部符合限制性心肌病,应考虑开胸探查;如心内膜活检显示内膜心肌病变,则不必开胸探查。此外尚需与肝硬化、结核性腹膜炎及其他心脏病变引起的心力衰竭相鉴别。

七、治疗

患者应及早施行心包剥离术。手术前应改善患者一般情况,严格休息,低盐饮食,使用利尿剂或抽除胸腔积液和腹水,必要时给予少量多次输血。有心力衰竭或心房颤动的患者可适当应用洋地黄类药物。少数轻微颈静脉扩张和周围水肿的患者经饮食控制和利尿剂就可长期存活。应该避免使用减慢心跳的药物如β受体阻滞剂和钙通道阻滞剂,因为多数的心动过速是一种代偿机制。大多数患者疾病会进行性加重逐渐出现心源性恶病质。

心包剥离手术不但可以提高心功能的等级,改善生活质量,还可以减少病死率。病程过久,心肌常有萎缩和纤维变性,影响手术的效果。因此,只要临床表现为心脏进行性受压,用单纯心包渗液不能解释;在心包渗液吸收过程中心脏受压征象越来越明显;在进行心包腔注气术时发现壁层心包显著增厚;或 MRI 显示心包增厚和缩窄,若心包感染已基本控制,就应及早争取手术。结核性心包炎患者应在结核活动已静止后考虑手术,以免过早手术造成结核的播散。如结核尚未稳定,但心脏受压症状明显加剧时,可在积极抗结核治疗下进行手术。手术时心包应尽量剥离,尤其两心室的心包必须彻底剥离。因心脏长期受到束缚,心肌常有萎缩和纤维变性,所以手术后心脏负担不应立即过重,应逐渐增加活动量。静脉补液必须谨慎,否则会导致急性肺水肿。由于萎缩的心肌恢复较慢,因此手术成功的患者常在术后 4~6 个月才逐渐出现疗效。有心包缩窄的患者右心房多伴有血栓,可能会部分影响三尖瓣的功能,所以手术时应注意去除血栓。

八、预后

如能及早进行心包的彻底剥离手术,大部分患者可获满意的效果。少数患者因病程较久,有明显心肌萎缩和心源性肝硬化等严重病变,则预后较差。

(王春燕)

第三节 心 包 积 液

一、急性心包炎所致心包积液

(一)病因

急性心包炎是由心包脏层和壁层急性炎症引起的综合征。临床特征包括胸痛、心包摩擦音和一系列异常心电图变化。急性心包炎临床表现具有隐袭性,极易漏诊。急性心包炎的病因较多,可来自心包本身疾病,也可为全身性疾病的一部分,临床上以结核性、非特异性、肿瘤性者为多见,全身性疾病如系统性红斑狼疮、尿毒症等病变易累及心包引起心包炎。

(二)病理

急性心包炎根据病理变化,可分为纤维蛋白性亦即干性心包炎和渗液性心包炎。后者可为浆液纤维蛋白性、浆液血性、化脓性等不同类型。急性纤维蛋白性心包炎时,心包的壁层和脏层有纤维蛋白、白细胞和少量内皮细胞构成的渗出物,渗出物可局限于一处,或布满整个心脏表面,但渗出物量一般不很大,若其中液体量增加,则转变为浆液纤维蛋白性渗液,其量可增至 2~3 L。其外观通常为黄而清的液体,有时因有白细胞及脱落的内皮细胞而变混浊,若红细胞含量多则呈血色,为浆液血性渗液。渗液性质可随不同的病因而各具特色:结核心包炎为纤维蛋白性或浆液血性,量较大,存在时间长,可达数月或更久,渗液吸收后心包脏层和壁层可增厚、粘连而形成缩窄性心包炎;化脓性心包炎渗液含有大量多形核白细胞,成为稠厚的脓液;肿瘤引起的渗液多为血性,红细胞较多伴肿瘤细胞。急性心包炎时心外膜下心肌亦可受累,如范围较广可称为心肌心包炎。若心包炎的病变严重,炎症可波及纵隔、横膈及胸膜。心包积液一般在数周至数月内吸收,但可伴随发生壁层与脏层的粘连、增厚及缩窄,也可在较短时间内大量聚集产生心脏压塞。

(三)病理生理

急性纤维蛋白性心包炎不会影响血流动力学,若渗出性心包炎渗液量大,可使心包腔内压力升高,导致血流动力学发生相应变化。当心包腔内压力高至一定程度,心室舒张充盈受限,引起体循环静脉压、肺静脉压增高、心排血量减少等心脏受压症状,称为心脏压塞。心脏压塞的发生与心包积液量的大小、积液的性质、积液蓄积的速度、心包的柔韧性及心肌功能等多种因素有关。大量渗液固然可使心包内压大幅上升,引起心脏压塞症状和体征,然而短期内快速增长的少量浆液,即使仅有 200～300 mL 也可造成心脏舒张功能障碍,产生心脏压塞。

(四)临床表现

1.症状

可出现全身症状,如发热、出汗、乏力、焦虑等。最主要的症状为胸痛,尤以急性非特异性心包炎和感染性心包炎时多见;缓慢发展的结核性心包炎或肿瘤性心包炎则不明显。心包炎时胸痛轻重不等,有的疼痛性质较尖锐,位于心前区,可放射至颈部、左肩、左臂、左肩胛骨,有时也可下达上腹部;这类疼痛除心包受累外,胸膜也被波及,所以是胸膜性疼痛,和呼吸运动有关,常因咳嗽或深呼吸而加重。有的是一种沉重的压榨样胸骨后疼痛,与心绞痛或心肌梗死相似,可能与冠状动脉内心神经输入纤维受刺激有关。也有少数患者胸痛可随着每次心脏跳动而发生,以心脏左缘及左肩部明显。上述不同类型的胸痛有时可同时存在。

2.体征

急性纤维蛋白性心包炎的典型体征是心包摩擦音,在心前区可听到心脏收缩期和舒张期都有的双相声音(它不出现在心音之后),往往盖过心音,较表浅,是因心包表面有纤维蛋白渗出,在心脏搏动时不光滑的心包与心脏间的摩擦所致。双相来回粗糙的摩擦音有时需与主动脉瓣的收缩期、舒张期杂音相区别。有时摩擦音很轻而多被漏诊。它持续时间长短不等,有的持续数小时,但可重新出现,也有持续数天或数周之久,结核性心包炎持续时间较长,尿毒症心包炎持续时间较短。如出现渗液,心包摩擦音可消失。

3.辅助检查

(1)实验室检查:结果取决于致病因素。一般都有白细胞计数增加、红细胞沉降率加速等炎症性反应。心包穿刺液的实验室检查有助于病因学诊断。结核性心包炎渗液常为血性,比重高,蛋白阳性,可找到结核杆菌;肿瘤心包积液除为血性外尚可找到肿瘤细胞。因此,心包渗液都应行穿刺液的常规化验。

(2)心电图检查:急性心包炎因累及心包脏层下的心肌和心包渗液的影响,可出现一系列心电图变化。①ST 段和 T 波改变:与心外膜下心肌缺血、损伤和复极延迟有关;急性心包炎的 ST-T 呈现动态变化,可分 4 个阶段,ST 段呈弓背向下抬高,T 波振幅增高,急性心包炎一般为弥漫性病变,上述改变可出现于除 aVR 和 V_1 外的所有导联,持续 2 天～2 周,V_6 的 $J/T \geq 0.25$;几天后 ST 段回复到等电位线,T 波低平;T 波呈对称型倒置并达最大深度,无对应导联相反的改变(除 aVR 和 V_1 直立外),可持续数周、数月或长期存在;T 波恢复直立,一般在 3 个月内;病变较轻或局限时可有不典型改变,出现部分导联的 ST 段、T 波的改变和仅有 ST 段或 T 波改变。②P-R段移位:除 aVR 和 V_1 导联外,P-R 段压低,提示心包膜下心房肌受损。③QRS 波低电压和电交替。④心律失常：窦性心动过速多见，部分发生房性心律失常，如房性期前收缩、房性心动过速、心房扑动或心房纤颤，在风湿性心包炎时可出现不同程度的房室传导阻滞。

（3）其他：X线、超声心动图、磁共振成像等检查对渗出性心包炎有重要价值。

（五）诊断和鉴别诊断

急性心包炎的诊断可依据症状、体征、X线和超声心动图做出诊断，有明显胸痛伴全身反应如发热等症状时要考虑到本病的可能，若听到心包摩擦音则诊断可肯定，但心包摩擦音延续时间长短不一，故应反复观察以免漏诊。患者有呼吸困难、心动过速、心浊音界扩大及静脉淤血征象时，应想到心包渗液的可能，经X线和超声心动图检查一般都能确立诊断。如怀疑急性心包炎，检查发现心电图异常表现者，应注意和早期复极综合征、急性心肌缺血相鉴别。不同病因的心包炎临床表现有所不同，治疗也不同。因此，急性心包炎诊断确立后，尚需进一步明确病因，为治疗提供方向。

（六）治疗

急性心包炎的治疗包括病因治疗和对症治疗。患者应卧床休息，胸痛者可给予吲哚美辛、阿司匹林，必要时可用吗啡类药物和糖皮质类激素；有急性心脏压塞时，行心包穿刺术以解除压迫症状。化脓性心包炎除用抗生素外，一般需行心包引流术。全身性疾病引起者则根据原发病进行治疗。少数病例反复发生心包渗液可考虑心包切除术。

二、慢性和复发性心包炎所致心包积液

慢性心包炎（病史3个月以上）包括渗出性、粘连性和缩窄性心包炎，重要的是对炎性渗出和非炎性心包积液（心力衰竭时）的鉴别，其临床表现与慢性心脏压塞及残余心包炎症的程度有关，通常仅有胸痛、心悸和疲乏等轻微症状。

慢性心包炎的临床诊断类似于急性心包炎，对病因明确者治疗成功率高，如结核、弓形体病、黏液水肿、自身免疫性疾病和全身性疾病，对症治疗方面同急性心包炎，同样，心包穿刺可用于诊断和治疗目的，对自身反应性心包炎，心包内滴注非吸收性皮质激素晶体非常有效。慢性心包炎若频繁复发，心包胸膜穿通术和经皮球囊心包切开术可能适用，一旦出现大量心包积液，应考虑行心包切除术。

复发性心包炎包括如下两种。①间断型：未经治疗，存在无症状期，后者可长可短。②持续型：抗炎药治疗中断导致复发。

导致复发的机制：①自身免疫性心包炎患者抗炎药或皮质激素的剂量和（或）疗程不足；②早期皮质激素治疗使心包组织病毒DNA/RNA复制增多，导致病毒抗原暴露增加；③再感染；④结缔组织病恶化。复发性心包炎的特征性表现为心前区疼痛，其他临床表现包括发热、心包摩擦音、呼吸困难及血沉增快，亦可出现心电图的异常变化，很少出现心脏压塞或心包缩窄。

复发性心包炎患者应限制剧烈运动，饮食治疗同急性心包炎。因吲哚美辛可减少冠状动脉血流，老年患者应避免使用。秋水仙碱与微管蛋白结合，抑制细胞核有丝分裂及多形核细胞功能，干扰细胞间胶原移动，因而对复发性心包炎有效，尤其在非甾体抗炎药（NSAID）和皮质激素无效时，推荐剂量为2 mg，1～2天，随后1 mg/d。用皮质激素时，应避免剂量不足和撤药太快，推荐方案为泼尼松1.0～1.5 mg/kg，至少使用1个月，撤药时间不少于3个月；如撤药期间症状复发，返回前次剂量2周后，再开始逐渐减量，撤药行将结束时，建议加用消炎药秋水仙碱或NSAID，皮质激素疗效不佳时，可加用硫唑嘌呤或环磷酰胺。药物疗效不佳、症状严重且复发率高者，在停

用激素数周后方可考虑心包切除术,心包切除术后再复发者可能系心包切除不完全所致。

三、不伴心脏压塞的心包积液

(一)病因

正常心包腔有20~50 mL液体,为血浆的超滤液,大于50 mL称为心包积液,分为漏出液和渗出液。渗出液包括浆液纤维蛋白性(蛋白浓度2~5 g/dL)、化脓性、浆液血性(血细胞比容约10%)、血性(血细胞比容>10%)。另外,还有胆固醇及乳糜性积液。渗出性心包积液常见于急性非特异性心包炎、结核、肿瘤、放疗及创伤等。药物和结缔组织病、心包切开术后综合征和Dressler综合征等也占一定比例。艾滋病是新出现的心包积液的原因。

(二)诊断

1.临床表现

心包积液的症状和体征与积液增长速度、积液量和心包伸展特性有关。少量心包积液,增长速度慢,心包腔内压力升高不显著,可无任何症状。大量心包积液压迫周围组织和器官可产生各种症状,如呼吸困难、咳嗽、吞咽困难、声音嘶哑、呃逆等。心包积液少于150 mL可无阳性体征。积液量多时,心浊音界向两侧扩大;心底部浊音界卧位时增宽,坐位时缩小,呈三角形;心尖冲动消失;听诊心音低而遥远或有心包摩擦音;左肩胛角下触觉语颤增强、叩诊呈浊音、可闻及支气管呼吸音,称为Ewart征,为心包积液压迫左下肺叶所致。

2.超声心动图检查

超声心动图检查对心包积液诊断极有价值,积液超过50 mL即可发现,小量心包积液以M型超声心动图像较清晰。由于心脏形状很不规则,心包积液分布也不均匀很难精确计算,为临床需要分为小、中和大量心包积液。二维超声心动图检查,少量积液的液性暗区在左室后外侧壁及心尖;中量积液扩展到后壁,暗区大于1 cm,特别在收缩期;大量心包积液右心室前壁见暗区,右房受压,在心动周期中暗区围绕心脏。超声心动图检查可提示心包有无粘连,有无分隔性积液,还能观察到心包厚度及心内结构、心脏大小,确定心包穿刺位置。

3.胸部X线检查

心包积液在250~300 mL时,心影可在正常范围,中至大量心包积液时心影普遍向两侧扩大,心脏正常弧度消失,上腔静脉影增宽,主动脉影变短,呈烧瓶状,心脏搏动明显减弱,肺野清晰。

4.实验室检查

心包液实验室检查包括生物化学、细菌学、细胞学和免疫学等。

5.CT和MR检查

CT扫描很容易发现心包积液,少于50 mL液体均可检出。正常心包厚度在CT上测量上限为4 mm,大于4 mm为异常。仰卧位CT扫描时,少量的心包积液位于左室与右房之后外侧。心上隐窝扩张是心包积液的一个重要征象,较大量积液形成带状水样密度影包围心脏,积液在200 mL以上。渗出液与血性积液密度较高,似软组织密度。CT成像不能区分良性还是恶性病变积液。

MR和CT一样对少量心包积液和局限性心包积液的检出很有价值。右室前壁液体厚度大于5 mm示中等量积液。非出血性的心包积液在T_1加权像大多为均匀低信号,而慢性肾功能不全、外伤、结核性心包炎,在心包腔某些区域呈中信号或不均匀高信号,提示含高蛋白及细胞成分液体。信号强度增加区域表示炎性渗出物伴大量纤维物质。血性积液或心包积血,视含血液成分的多少,呈中或高信号。恶性肿瘤所致心包积液为不均匀中或高混杂信号。

(三)治疗

无论何种心包积液,它的临床重要性依赖于:①是否出现因心包腔内压升高而致的血流动力障碍;②全身性病变的存在及其性质。因此,应当积极治疗原发病,除非有心脏压塞或因诊断需要分析心包积液如急性细菌性心包炎,否则无指征行心包穿刺术。

四、心脏压塞

心脏压塞是指心包腔内心包积液量增加到压迫心脏使心脏舒张期充盈障碍,心室舒张压升高和舒张顺应性降低,心排血量和全身有效循环血量减少。临床表现取决于心包积液增长的速度、心包顺应性和心肌功能。增长速度快,心包来不及适应性伸展,即使积液量为 100 mL,足以使心包腔内压力突然上升至 26.7 kPa(200 mmHg)以上,引起急性心脏压塞。急性心脏压塞可在几分钟或 1～2 小时内发生,此时静脉压不能代偿性升高来维持有效血液循环,而是通过增加射血分数至 70%～80%(正常 50%),增加心率及周围小动脉收缩 3 种代偿机制,保证心、脑、肾脏的灌注。如心包积液增长速度缓慢,心包逐渐扩张适应积液量的增加,超过 2 000 mL 时才出现心脏压塞,表现为亚急性或慢性心脏压塞。结核性或肿瘤性心包炎伴严重脱水血容量不足的患者,当心包腔和右房压均衡上升至 0.7～2.0 kPa(5～15 mmHg)就可引起心室充盈受限,心搏量下降,而出现所谓的低压性心脏压塞。

(一)症状

呼吸困难,端坐呼吸或前倾坐位,口唇青紫,全身冷汗,严重者出现烦躁不安,精神恍惚。

(二)体征

(1)血压下降,心率增快及脉压变小:心包积液使心排血量降低,心率代偿性增快以维持心排血量和动脉压,保证心、脑、肾脏灌注,同时,外围小动脉阻力增加,结果脉压缩小。

(2)颈静脉怒张,呈现 Kussmaul 征象:吸气时颈静脉充盈更明显,其发生机制为右心房不能接纳吸气时静脉回心血量。急性心脏压塞、颈部过短、循环血容量不足时可无颈静脉怒张或 Kussmaul 征象。

(3)奇脉:吸气时桡动脉搏动减弱或消失。因吸气时心包腔内压力下降,回心血量增多,但心脏受束缚不能相应扩张,导致室间隔左移使左室充盈减少,收缩期血压下降。用袖带测血压检查奇脉,吸气时收缩压下降大于 1.3 kPa(10 mmHg)[正常人吸气收缩压下降小于 1.3 kPa(10 mmHg)],同时肱动脉处听诊,吸气时动脉音比呼气时减弱或消失。检查奇脉不应令患者深呼吸,深呼吸如同 Valsalva 动作,可使脉搏减弱而做出错误的判断。奇脉也见于其他疾病,如阻塞性呼吸道疾病、心源性休克、限制型心肌病、肥胖、高度腹水或妊娠者。

(4)心尖冲动不明显,心音遥远,50%可闻及心包摩擦音。

(5)肝大、腹水,体循环淤血征象:见于亚急性或慢性心脏压塞。通过代偿机制使肾脏对水钠的重吸收增多,以增加有效循环血量,而血液大部分滞留在体循环的静脉系统,再加之不同程度的静脉收缩,导致静脉压进一步升高。

(三)辅助检查

(1)心电图:QRS 波振幅降低,P、QRS、T 波出现电交替时应考虑心脏压塞。若呼吸频率过快,而影响 QRS 电轴变化,常出现假性 QRS 电交替现象。

(2)心导管检查:心包腔内压力升高,使心脏在整个心动周期过程中持续受压,心房、心室及肺动脉压升高,舒张充盈不足,心搏量降低。血流动力学特征为肺毛细血管楔压、肺动脉舒张压、右室舒张末压与右房压相等;心搏量降低;同时记录心包内、右心、左心压力,显示心包内、右房、右室和左心室舒张末压几乎相等,压力升高一般>2.0 kPa(15 mmHg)。但需注意下列情况:①当心脏压塞时伴有严重低血容量的患者,心包内压和右房压力相等但只有轻度升高;②若在心脏压塞前左心室舒张压已经升高,此时心包内压力和右心压力升高仍相等,但低于左心室舒张末压;③肺动脉和右心室收缩压一般低于 6.7 kPa(50 mmHg),并伴有脉压变小,反映了每搏量的降低;④重度心脏压塞,右室收缩压只稍高于右室舒张压。

(3)超声心动图:右房舒张期塌陷,右室舒张早期塌陷,左房塌陷。吸气时通过三尖瓣血流速度增加,而二尖瓣血流速度降低>15%。吸气时右室内径增大而左室内径缩小,二尖瓣 EF 斜率下降。下腔静脉淤血,内径随呼吸的正常变化消失。左室假性肥厚。心脏摆动。心包腔见大量液性暗区。

(四)治疗

心包穿刺或心外科手术排出心包积液,解除心脏压塞是最主要的治疗方法。在紧急情况下,某些支持疗法也有一定的治疗作用。静脉输液有助于中心静脉压升高,促进心室充盈,维持心排血量。此外,静脉滴注异丙基肾上腺素和多巴酚丁胺是维持心脏压塞时血液循环的有效药物,它可增强心肌收缩力、扩张周围小动脉、缩小心脏体积以减轻心脏压塞,增加心排血量。心脏压塞时避免使用 β 受体阻滞剂,也不宜单独使用血管扩张剂。

心包穿刺:20 世纪 70 年代前,心包穿刺是在没有超声心动图检查和血流动力学监测下进行的盲目的床边穿刺,危及生命的并发症和死亡的发生率高达 20%。目前依据二维超声心动图检查选择穿刺部位,心电监护下心包穿刺,可降低并发症发生率。有人推荐联合进行右心导管检查、动脉压监测和心包穿刺引流和测压,可以评价压塞解除是否充分,可以彻底引流无分隔的心包液体;可以了解存在右房压高的其他原因,在血流动力学监测和透视下行心包穿刺,增加了操作的安全性。心包穿刺时最好使用三通接头,接于 18 号穿刺针上。三通接头侧管与压力传感器相连,后端连接含有 1% 利多卡因的注射器,之后可用于抽吸心包积液。穿刺针针座或近端可以经一金属夹与心电图胸导联相连,观察穿刺是否太深而损伤心外膜。但必须保证心电图机或心电图监护仪接地以免漏电引起心室纤颤。

心包穿刺部位以剑突下最常用,患者取半卧位 20°~30°,背部可垫枕使剑突隆起,穿刺点定在剑突下约 5 cm 和中线左旁 1 cm 处。穿刺针与皮肤成锐角,进针后针头向上略向后沿胸骨后推进。此处穿刺优点为肺脏、胸膜不遮盖心脏,穿刺针不穿过胸腔;不会损伤乳内动脉;心包后下方的积液易抽取,但穿刺针需穿过致密组织,如用力较大可能进针过深而撕裂右室、右房或冠状动脉。左第 5 肋间也是常用的穿刺部位。取坐位于心浊音界内 1~2 cm,二维超声心动图定位。穿刺向内、后,按定位方向进针。因左侧心肌较厚,穿通心肌机会少,但针头需经胸腔可使心包积液流入胸腔。若同时伴有左胸腔积液,心包穿刺抽取液体不易辨别液体来源于何处。少量心包积液选此点行心包穿刺不易成功,且有刺伤心肌危险。

五、不同病因所致的急性心包积液

(一)感染性心包积液

1.特发性(非特异性或病毒性)心包炎

急性特发性心包炎在国外占心包炎的首位,近年在国内有渐增趋向。病因尚不十分清楚,可能是病毒直接侵入感染或感染后自身免疫反应。在这类心包炎患者中,曾有学者分离出柯萨奇B、埃可8型病毒。目前即使在医疗技术先进的国家,对心包液、血液、咽部分泌物和粪便等进行病毒分离和培养,提供病原诊断的可能性仍不大。推测临床上许多特发性心包炎就是病毒性心包炎,因此急性特发性心包炎亦称为急性非特异性心包炎或病毒性心包炎。另因此病预后良好,又有学者将其称为急性心包炎。

(1)病理:早期表现呈急性炎症反应,中性粒细胞浸润,纤维蛋白沉积是急性纤维蛋白性或干性心包炎。心包脏层与壁层表面出现含有灰黄色的纤维蛋白、白细胞及内皮细胞组成的渗出物,呈条团块及微细颗粒状。炎症反应可累及心外膜下心肌,或心包与心外膜之间、心包与邻近的胸骨和胸膜之间发生炎症性反应至纤维粘连。心包炎症进一步发展,液体渗出增加呈渗出性心包炎。

(2)症状:本病多见于男性青壮年,儿童与老年人也有发生。半数以上病例在发病前1~8周曾有上呼吸道感染。前驱症状有发热和肌痛。典型"心包痛"的症状是突然剧烈心前区疼痛,部位和性质多变,常局限于胸骨后和左心前区,可放射至斜方肌、颈部及上肢。咳嗽、深呼吸、吞咽动作、躯体转动时疼痛加剧,前倾坐位疼痛缓解。偶有疼痛局限于上腹部,酷似"急腹症"。若疼痛性质呈压榨感并放射至左上肢又酷似"急性心肌梗死"。有时又与胸膜炎疼痛相似。一般症状持续数天至数周。呼吸与体位变化疼痛加重易与急性肺梗死胸痛相混淆,然而急性肺动脉栓塞后数天,4%患者会并发急性心包炎,应予注意。

心包的痛觉神经经膈神经入胸椎第4、第5节的脊髓。心包只有壁层前壁,相当于左侧第5、第6肋间处,对疼痛敏感。疼痛除心包壁层反应外,心包周围组织和胸膜炎症反应及心包积液心包膜伸展等原因,均可引起胸痛。

呼吸困难表现为呼吸浅速,以减轻心包和胸膜疼痛。发热或大量心包积液压迫邻近支气管和肺实质或并发肺炎,呼吸困难加重。

(3)体征:心包摩擦音是急性心包炎特有的体征。由于心包膜壁层与心外膜炎症性纤维蛋白渗出,表面粗糙在心脏跳动时两者相互摩擦而产生。听诊时有似搔抓、刮擦高频声音,似近在耳旁,心前区胸骨左缘和心尖部摩擦音最清楚,最好取呼吸暂停或前俯坐位,采用扁形听诊器加压听诊。大多数心包摩擦音与呼吸周期无关,但有时吸气状态下声音较响。心包摩擦音由3个时相成分组成,包括心房收缩(收缩期前)、心室舒张快速充盈期和心室收缩。心室收缩期成分是心包摩擦音最响的成分。心包摩擦音由三相成分组成占58%~60%,双相占24%,单相仅有心室收缩成分者占10%~15%,且多在心包炎早期和消退期听到。单相和双相心包摩擦音,需排除器质性心脏病、纵隔嘎吱音和听诊器接触皮肤的人工摩擦音。

(4)心电图检查:典型心电图变化分4个阶段。第1阶段,在起病几小时或数天之内,除对应的aVR、V_1导联ST段常压低外,其他所有导联ST段抬高呈凹形,一般<0.5 mV,部分病例可见P-R段压低,约1周内消失;第2阶段,ST和P-R段回到正常基线,T波低平;第3阶段,在原有ST抬高导联中T波倒置,不伴有R波降低和病理性Q波;第4阶段,可能在发病后数周、数月,T波恢复正常或因发展至慢性心包炎使T波持久倒置。当心包炎心外膜下心肌受损或心包膜不同部位的炎症恢复过程不一致,心电图呈不典型变化,如只有ST段抬高或T波变化;局限性ST和T波改变;一份心电图可同时出现心包炎演变过程中不同阶段的ST和T波变化。如心电图见有一度房室传导阻滞或束支传导阻滞,则提示合并广泛性心肌炎症。第1阶段ST抬高需与以下疾病鉴别:①急性心肌梗死,心包炎不出现病理性Q波,ST段抬高时无T波倒置,演

变过程中在 T 波倒置之前表现为正常心电图;②变异型心绞痛,ST 段抬高多为暂时性;③早期复极综合征,ST 段抬高常见于青年人,特别是黑种人、运动员和精神科患者,ST 段没有动态演变,P-R 段不偏移。

(5)胸部 X 线检查:急性纤维蛋白性心包炎阶段或心包积液在 250 mL 以下,心影不增大,即使有血流动力学异常,胸部 X 线检查亦可正常。

(6)血白细胞数正常或增多:分类以淋巴细胞为主。血沉增快,心肌酶谱正常,但当炎症扩展到心外膜下心肌时酶谱水平可升高。

(7)鉴别诊断。①急性心肌梗死:急性心包炎早期易与之混淆。发病后 24～36 小时,依临床经过一系列特征性心电图改变和心肌酶升高可鉴别。②急性主动脉夹层:主动脉夹层发生心包积血,呈血性心包炎时可误诊为急性特发性心包炎,通过超声心动图、CT 或 MRI 检查可获得正确诊断。

(8)治疗:本病自然病程一般为 2～6 周,多数患者可自愈。急性期卧床休息,密切观察心包积液的增长情况,出现心脏压塞即行心包穿刺。胸痛给予止痛药,阿司匹林 0.9 mg,每天 4 次或非甾体抗炎药,如吲哚美辛 75 mg/d、布洛芬 600～1 200 mg/d。经上述治疗数天后患者仍有剧烈胸痛,心包积液量增多或出现血性心包积液倾向,在排除合并感染后采用激素治疗,泼尼松 40～60 mg/d。症状一旦缓解即迅速逐渐减量和停用。急性特发性心包炎治疗后,头数周或数月内可复发,复发率达 25%。少数慢性复发性心包炎需用小剂量泼尼松 5～10 mg/d,维持治疗数周甚至半年。病情进展至心包缩窄时,可行心包切除术。

2.结核性心包炎

研究表明,结核病患者中约 4% 引起急性心包炎,其中 7% 发生心脏压塞,6% 发展成心包缩窄。在我国,结核病是心包炎的主要原因。患者多通过肺门、纵隔、支气管、胸骨等处直接蔓延,也可通过血行途径将病菌播散至心包,常是急性起病,亚急性发展。急性期心包纤维蛋白沉积伴有浆液血性渗出主要含有白细胞,1 周后以淋巴细胞为主,蛋白浓度超过 2.5 g/dL。结核性心包积液的产生可能由于对结核杆菌蛋白的高敏反应。亚急性期心包炎呈现肉芽肿性炎症并有内皮组织细胞、朗格汉斯细胞及干酪样坏死。心包渗液或心包组织中也可出现极低浓度的结核杆菌,与脏、壁层心包增厚伴成纤维细胞增生使两层粘连,若同时伴有渗出,即成慢性或粘连期,此种渗出缩窄性心包炎不常见。其后心包腔内无渗液而心包钙化,部分发展为缩窄性心包炎。

(1)临床表现:有全身性疾病的一般症状及心包炎表现,常有发热、胸痛、心悸、咳嗽、呼吸困难、食欲缺乏、消瘦乏力及盗汗等,心界扩大、心音遥远、心动过速,偶有心包摩擦音。40%～50% 并胸腔积液,大量者可致心脏压塞,出现颈静脉怒张、奇脉、端坐呼吸、肝大、下肢水肿。

(2)诊断:绝对证据应是心包渗液或心包膜病检证实有结核杆菌,但阳性率极低(包括培养),活检具有创伤性,患者难以接受。其他如体内任何部位查结核杆菌或干酪性坏死肉芽肿组织学证据,即可高度提示为结核性心包炎。结核菌素皮试强阳性或抗结核治疗有效,仅是间接依据。聚合酶联反应(PCR)技术检测结核菌 DNA 的方法尚待进一步完善。

(3)治疗:①确诊或怀疑结核性心包炎患者,能排除病因(如病毒、恶性肿瘤、结缔组织病等者)可予抗结核治疗。三联抗结核化学治疗(简称化疗)。异烟肼 300 mg/d,利福平 600 mg/d 与链霉素 1 g/d 或乙胺丁醇15 mg/(kg·d),治疗 9 个月可以达满意疗效。②抗结核治疗中仍有心包渗出或心包炎复发,可加用肾上腺皮质激素如泼尼松 40～60 mg/d。可减少心包穿刺次数、降低死亡率,但不能减少缩窄性心包炎的发生。③外科治疗。心包缩窄、心脏压塞或渗出缩窄心包炎均是手术切除心包的指征、争取及早进行。

3.细菌性(化脓性)心包炎

化脓性心包炎自抗感染药物使用后,较以往减少,主要致病菌由肺炎球菌、溶血性链球菌转为葡萄球菌及革兰阴性杆菌、沙门杆菌属、流感嗜血杆菌和其他少见病原体。通常感染由邻近胸、膈下疾病直接蔓延或血行传播。当前成年人化脓性心包炎与胸外科术后或创伤后感染、感染性心内膜炎有关。

(1)临床表现:化脓性心包炎发病开始为感染所致的高烧、寒战、盗汗和呼吸困难,多数无"心包痛"。心包摩擦音占半数以下,心动过速几乎都有,易被漏诊,颈静脉怒张和奇脉是主要的心包受累依据,且预示将发生心脏压塞。

(2)诊断:根据病史、体检再结合辅助检查白细胞计数升高、胸部X线示心影扩大,纵隔增宽。ECG示ST-T呈心包炎特征改变,交替电压示有心脏压塞可能。P-R延长、房室分离或束支传导阻滞。

心包液检查多核白细胞数增多,可有脓球,葡萄糖定量水平降低,蛋白含量增加,乳酸脱氢酶(LDH)明显增高。

对高度怀疑患者应迅速做超声心动图检查确定是否有心包积液或判断有无产气菌感染所形成的粘连所致的小腔积液。

(3)治疗:使用足量抗生素外,应行心包切开引流,必须彻底引流,大剂量抗生素控制感染后维持2周。

4.真菌性心包炎

(1)病因:组织孢浆菌是真菌性心包炎最常见的病因,多见于美国。年轻者和健康人由于吸入鸟或蝙蝠粪便中的孢子而患病。在城市则与挖掘或建筑物爆破有关。球孢子菌性心包炎与吸入来自土壤与灰尘的衣原体孢子有关。其他真菌感染引起心包炎包括曲菌、酵母菌、白色念珠菌等。引起真菌感染传播的危险因素,包括毒瘾者、免疫功能低下、接受广谱抗生素治疗或心脏手术恢复期。

(2)病理解剖:组织孢浆菌性心包炎,心包液增长迅速、量大,可为浆液性或血性,蛋白量增加,多形核白细胞增加;其他病原真菌性心包炎渗液增长较慢。组织孢浆菌和其他真菌性心包炎,心包渗出液偶尔可机化,心包增厚,心包缩窄和钙化。

(3)临床表现:几乎所有组织孢浆菌心包炎患者都有呼吸道疾病、明显的"心包痛"及典型心电图改变。胸片异常,95%心影增大,胸腔积液和2/3患者胸腔内淋巴结肿大。组织孢浆菌心包炎典型表现为急性自限性播散感染,40%以上患者有血流动力学变化或心脏压塞症状,严重长期播散感染罕见发生,如发热、贫血、白细胞计数下降、肺炎-胸腔综合征、肝大、脑膜炎、心肌炎或心内膜炎等症状不常见。严重播散感染多半在婴幼儿、老年男性和应用免疫抑制剂者。

(4)诊断:组织孢浆菌心包炎诊断依据。①永久居住或旅行至流行病区;②青年人或健康成年人,疑心包炎时,补体结合滴定度升高至少1:32;③免疫扩散试验阳性。多数患者滴定度并不进行性升高,因为心包炎通常发生在轻或无症状肺炎后,则第1次测定时滴度已升高。组织孢浆菌素皮试对诊断没有帮助。组织孢浆菌心包炎多发生在严重播散性感染情况下,必须与结节病、结核、霍奇金病及布氏菌病鉴别。组织孢浆菌进行性播散时,组织学检查和培养是重要的,可从肝、骨髓、溃疡渗出液或痰接种于萨布罗骨髓、溃疡渗出液或痰接种于萨布罗琼脂培养基或荷兰猪,随后传代培养。

球孢子菌感染是一局限性或播散性疾病。一般为良性,有时少数发展为急性的播散性致死性的真菌病。此病常发生在美国圣华金山谷,后又在南美、非洲发现。本病不经人传染,多因吸入孢子后感染。本病不易由流行区带至其他非流行区,因非流行区不具备流行区的条件。

诊断球孢子菌性心包炎依据:①有接触流行病区尘土的病史;②有球孢子菌播散至肺和其他器官的特征性临床表现;③感染早期血清学检查沉淀反应、补体结合试验阳性;④活体组织病理检查见特征性的小体。球孢子菌素皮试往往阴性。明确诊断要根据萨布罗琼脂培养鉴定。

其他真菌性心包炎如怀疑由其他真菌引起的心包炎,应做相应的补体结合试验。念珠菌性心包炎对血清学检查和沉淀试验不敏感,也不具有特异性,心包膜活检见真菌感染的特征和心包渗液培养有真菌生长,对诊断念珠菌心包炎有重要意义。

(5)治疗:组织孢浆菌心包炎一般属良性,在 2 周内缓解,不需要两性霉素 B 治疗,可用非固醇类消炎药治疗胸痛、发热、心包摩擦音和渗出。大量心包积液至心脏压塞,则需紧急心包穿刺或心包切开引流。心包钙化缩窄不常见。若同时伴有全身严重感染播散可静脉注射两性霉素 B。

非组织孢浆菌心包炎生产诊断较罕见,不会自然缓解,多死于原发病或真菌性心包炎及心肌受累。心包炎伴有球孢子菌播散,曲菌病、芽生菌病时的药物治疗可用两性霉素 B 静脉注射。南美型芽生菌病尚需用氨苯磺胺。伴有真菌败血症和播散感染的念珠菌性心包炎用两性霉素 B 治疗并心包切开引流。许多非组织孢浆菌的真菌性心包炎、慢性心包炎真菌感染能发展为严重性心包炎,慢性心包炎真菌感染能发展为严重的心包缩窄,而心脏压塞并不常见,因此,心包切开引流是常用的治疗方法。心包内注射抗真菌药不一定有帮助。

长时间应用两性霉素 B 常伴随严重毒性反应,故强调组织学检查或培养后获得正确诊断的重要性。

伊氏放线菌病和星形诺卡菌属真菌与细菌中间类型,这类病原体可引起无痛性感染,也可由胸腔、腹腔或颜面脓肿侵入心包,发展至心脏压塞和慢性缩窄性心包。

5.寄生虫性心包炎

寄生虫性心包炎极为少见。肠溶组织阿米巴可通过血源性播散或肝脓肿破入心包而引起心包炎。文献已报告 100 例棘球蚴引起的心包炎,它常由入侵部位蔓延至心包或在心肌形成的囊肿破入心包腔而引起心包炎。

(二)非感染性心包积液

1.急性心肌梗死后综合征(Dressler 综合征)

急性心肌梗死后综合征多发生于急性心肌梗死后数周至数月,2~3 周最常见。急性起病伴发热、心包炎和胸膜炎。Dressler 综合征发生率约 40%,近年发生率有显著下降。在急性心肌梗死溶栓治疗成功再灌注者中,Dressler 综合征极罕见。其发生机制尚不完全清楚,可能是机体对坏死心肌组织的一种自身免疫反应,因 Dressler 综合征患者血中可测到抗心肌抗体;抑或是心肌梗死处血液渗入心包腔引起心外膜迟发免疫反应;也可能由于心肌梗死创伤激活心脏内静止或潜在的病毒。临床表现需与急性心肌梗死、早期心包炎、梗死延展和梗死后心绞痛相鉴别。

(1)病理解剖:心包膜呈非特异性炎症改变、纤维蛋白沉着。与梗死早期心包炎不同,早期心包炎,心包膜炎症改变仅覆盖在梗死灶局部范围,Dressler 综合征病理改变呈弥漫性。

(2)临床表现:急性心肌梗死后数周至数月内偶见于 1 年后发病,可反复发作。急性起病,常见症状为发热、全身不适、心前区疼痛和胸痛。疼痛性质与程度有时易误诊再梗或梗死后心绞痛。查体可闻及心包摩擦音,有时可听到胸膜摩擦音,持续 2 周。心包积液少至中等量,大量心包积液心脏压塞少见。心包积液为浆液性或浆液血性,偶为血性积液。血化验检查白细胞增多,血沉增快,X 线胸片心影扩大,单侧(常为左侧)或双侧胸腔积液,有时可见肺内渗出阴影。超声心动图检查示心包积液。而心肌梗死后可有1/4 患者出现少量心包积液且临床无症状,但并非是 Dressler 综合征。心电图表现除原有的心肌梗死,ST-T 改变外,部分患者有急性心包炎典型 ST-T 改变。

(3)鉴别诊断。①急性心肌梗死早期心包炎:多于梗死后 1 周内发生,常为前壁和广泛前壁心肌梗死,扩展到心外膜引起局限性心包炎。急性心肌梗死前 48 小时即可听到心包摩擦音,持续 2~3 天,超过 3 天提示预后不良。②心肌梗死延展或再梗死(Dressler 综合征):具有特征性"心包痛",与呼吸、体位有关,对硝酸甘油治疗无反应。心电图无新 Q 波出现。CK-MB 无明显上升,有时心包炎症浸润心外膜下心肌,使CK-MB 轻度升高。③心肌梗死后长期抗凝治疗继发血性心包积液:X 线胸片发现心包积液,肺部浸润性阴影,少数有咯血症状者,还需与肺炎和肺梗死相鉴别。

(4)治疗:Dressler 综合征是自限性疾病,易复发,预后良好。突发的严重心包炎应住院观察,以防发生心脏压塞。发热、胸痛应予卧床休息,常用阿司匹林或非甾体抗炎药治疗。Dressler 综合征为中等或大量心包积液或复发者,可短期内用肾上腺皮质激素治疗,如泼尼松 40 mg/d,3 天后快速减量至5~10 mg/d,维持治疗至症状消失,血沉恢复正常为止。有报道秋水仙碱可治愈 Dressler 综合征复发性激素依赖性心包炎,其效果有待进一步证实。患 Dressler 综合征后停用抗凝剂,以免发生心包腔内出血。心脏压塞即行心包穿刺。Dressler 综合征引起缩窄性心包炎则行心包切除术。

2.肿瘤性心包积液

(1)病理解剖:尸解资料肿瘤性心包炎占心包病的 5%~10%。肺癌、乳腺癌、白血病、霍奇金病和非霍奇金淋巴瘤占恶性心包炎的 80%,除此之外还包括胃肠道癌肿、卵巢癌、宫颈癌、肉瘤、平滑肌肉瘤、多发性骨髓瘤、纵隔畸胎瘤、胸腺瘤和黑色素瘤。

原发性心包肿瘤:原发性心包恶性肿瘤罕见,以间皮瘤占优势,其次为良性局限性纤维间皮瘤、恶性纤维肉瘤、血管肉瘤、脂肪瘤和脂肪肉瘤、良性和原发性恶性畸胎瘤。原发性心包肿瘤罕见,偶有与先天性疾病如结节性硬化症并存报告。分泌儿茶酚胺嗜铬细胞瘤,也是罕见的原发性心包肿瘤。在一些艾滋病患者中,卡波济肉瘤和心脏淋巴瘤引起心包膜和心脏恶性肿瘤病例数增多。感染艾滋病病毒早期可出现心脏压塞,必须与化脓性心包炎及心包恶性肿瘤鉴别,以排除这些疾病。

心包转移肿瘤转移途径有以下几种:①纵隔恶性肿瘤扩散和附着到心包;②肿瘤小结由血行或淋巴播散沉积于心包;③肿瘤弥漫性浸润心包;④原发性心包肿瘤,心包膜局部浸润。大多数病例,心外膜和心肌不受累。

肿瘤性心包积液:肿瘤性心包炎渗液呈现浆液血性,发展迅速,可致急性或亚急性心脏压塞。心包肿瘤如肉瘤、间皮瘤和黑色素瘤,能侵蚀心室腔和心包腔内血管,引起急性心包扩张和意外的致死性心脏压塞。心包增厚和心包腔内渗液(渗出-缩窄性心包炎)或肿瘤生长把整个心脏包裹,形成缩窄性心包炎。

纵隔肿瘤并发心包积液:并非均为恶性,纵隔淋巴瘤和霍奇金病常出现无症状心包渗液,这些暂时性心包渗液,推测可能是淋巴回流障碍的结果。纵隔胸腺瘤和原发性心脏肿瘤也可并发暂时性心包积液。

(2)临床表现:肿瘤心包炎可无症状,仅在尸解时发现。在不明原因的急性心包炎中,估计肿瘤病因占5%。心脏压塞有时是某些癌肿、白血病或原发性心包肿瘤的首发症状。

呼吸困难是恶性心包炎常见症状,其次包括胸痛、咳嗽、胸廓畸形和咯血。心音遥远和偶闻心包摩擦音。大多数患者是在心脏压塞、颈静脉怒张、奇脉及低血压时而被确诊。

(3)辅助检查:胸部X线90%以上有胸腔积液、心脏扩大、纵隔增宽、肺门肿块或偶见心脏阴影轮廓呈不规则结节状。

(4)心电图检查:心电图呈非特异性改变。心动过速、ST-T改变、QRS低电压和偶见心房纤颤。有些患者的心电图呈持续心动过速、心包炎早期心电图表现。心电图出现房室传导障碍,暗示肿瘤已浸润心肌和心脏传导系统。

(5)诊断和鉴别诊断:癌肿患者并发心包炎并非均是癌肿疾病本身所引起,如放疗后心包炎,免疫抑制剂治疗诱发结核性或真菌性心包炎。有少数报告静脉注射化疗药物多柔比星(阿霉素)、柔红霉素时发生急性心包炎。

肿瘤性心包炎心脏压塞,必须与癌肿患者因其他原因出现的颈静脉怒张、肝大、周围水肿相鉴别。引起这些症状重要原因:①多柔比星的心肌毒性或原有心脏病者,左右心功能不全进行性加重;②上腔静脉阻塞;③肝肿瘤门脉高压;④肿瘤播散至肺微血管继发性肺动脉高压。

超声心动图检查可帮助探测心包腔中不规则肿块。CT和MRI检查除可显示心包积液外,还能了解肿瘤位置与心包膜、纵隔和肺之间关系。

心包穿刺和心导管:超声心动图检查发现大量心包积液疑有心脏压塞的癌肿患者,采用心包穿刺留置导管同时联用,可以鉴别。①上腔静脉阻塞,可能同时并存肿瘤性心包炎,心脏压塞,致面部水肿,颈静脉扩张。心导管还能协助区分。②发绀、低氧血症和肺血管阻力升高,不一定是心脏压塞特征。当心包穿刺后,患者的低氧血症和持续性呼吸困难仍存在,强有力支持肺微血管肿瘤(肿瘤性淋巴炎肺播散)。在右心导管肺毛细血管嵌顿处取血样标本,进行细胞学检查能获得诊断的证据。

由于心包积液外观不能区别心包炎的原因是肿瘤性、放射性抑或是特异性病因,需要精细的心包积液细胞学检查鉴别。细胞学检查结果对85%的恶性肿瘤心包炎可提供诊断依据。癌肿性心包炎,假阴性细胞学是不常见,但不包含淋巴瘤和间皮瘤。对怀疑肿瘤心包炎者,心包积液检查应包括癌胚抗原以提高诊断的阳性率。假如细胞学检查结果阴性,可能要求切开心包进行活检。心包活检的标本要够大,能对90%以上病例提供组织学诊断,如标本太小可有假阴性诊断。对危急患者切开心包活检有一定危险,值得注意。经皮光导心包腔镜活检是一种新的介入检查方法,可用于怀疑心包腔肿瘤者。

(6)预后:肺癌和乳腺癌是肿瘤性心包炎心脏压塞最常见原因。肿瘤性心包炎自然史根据原发恶性肿瘤疾病类型而决定。两组统计分析,恶性肿瘤心脏压塞经治疗患者的自然史,平均生存4个月,25%生存1年。乳腺癌致肿瘤性心包炎预后明显好于肺癌或其他转移癌性心包炎。有学者报告,肺癌患者的心包炎心脏压塞外科治疗平均生存期仅3.5个月,相反乳腺癌平均生存9个月,有幸者最长生存5年以上。

(7)治疗:肿瘤性心包积液根据患者具体情况而定,如有无心脏压塞的临床表现、有无特异性有效的治疗和恶性肿瘤病程的阶段。终末期衰竭患者通过治疗改变预后是无希望的,在这种情况下,诊断顺序要简化,治疗目的是减轻症状,改善最后数天或数周的生活质量。90%～100%肿瘤性心包炎心脏压塞者,采用心包穿刺留置导管方法抽取心包积液能有效地缓解相关症状,出现并发症风险低(<2%)。若心脏压塞复发,可在局麻下行剑突下心包切开术,缓解症状成功率高,并发症发生率低。左侧开胸部分心包切开术(开窗术)与剑突下心包切开术相比,无更多的优点,现已少用。

一种经皮球囊心包切开术,对恶性肿瘤心包积液处理是一种有前途的新技术。有学者用此种方法治疗50例大量心包积液和心脏压塞的经验。并发症包括2%冠状动脉撕裂,12%发热,胸腔积液需行胸腔穿刺或放置引流者占16%。虽然早期并发症发生率高,但对恶性心包积液的处理,尚无循证医学证据证实经皮球囊心包切开术的效果优于导管心包穿刺术或剑突下心包切开术。

已接受有效的化疗和激素治疗的恶性肿瘤患者,其无症状性心包积液可用超声心动图动态观察心包积液进展情况。大量心包积液和心脏压塞,除心包穿刺抽液外可并用药物治疗如四环素和其他化学制剂注入心包腔内,目的是使心包膜硬化和心包腔闭合。与导管心包腔穿刺和剑突下心包切开抽液比较,至今没有使人信服的证据证实心包腔内滴注药物能改善预后。心包腔内滴入药物的不良反应包括胸痛、恶心、高烧、房性心律失常和迅速发展成心包缩窄。

对放疗敏感的肿瘤,放疗是一个重要的选择。大约一半恶性心包炎是对放疗敏感的肿瘤引发,对这种治疗有反应。一组16例乳腺癌患者并恶性心包积液,11例放疗后明显改善。7例白血病或淋巴瘤继发性恶性心包积液,放疗6例改善。

1/4恶性心包积液患者很可能生存时间少于1年。在癌肿者伴有复发性心包积液和心包缩窄:①对系统性抗癌治疗有潜在反应;②期望生存时间延长1年以上,可考虑外科广泛心包切除术。

3.尿毒症性心包炎

尿毒症性心包炎可分为尿毒症心包炎和透析后心包炎,由于透析疗法的进展,发生率较前明显降低。其发病多为综合因素:尿素氮等毒性物质所致包膜化学性炎症;营养不良免疫功能低下,频发细菌、病毒感染极易波及心包;患者血小板功能和凝血功能障碍、纤溶活性降低,导致出血性心包炎或出血纤维性心包炎,增加心脏压塞的危险;免疫功能异常;容量超负荷;患者甲状旁腺功能亢进,钙盐增加,沉积心包;伴有高尿酸血症、低蛋白血症,也增加其发生率。

(1)临床表现:持续心前区疼痛,随体位变化而加剧、发热等。心包摩擦音、血压下降。心界扩大、肝大、奇脉等心脏压塞症状。如临床无典型心前区疼痛及心包摩擦音,仅靠超声心动图检查难以诊断尿毒症性心包炎。

(2)治疗:血液透析是有效的治疗措施,应尽早进行。尽量减少肝素用量、避免出血致心脏压塞,必要时行无肝素透析或应用体外肝素化法。积液量大者可行心包穿刺或心导管心包腔内引流术,放液后心包腔内注入甲泼尼龙60~100 mg可助炎症吸收。若心脏压塞持续存在或反复出现心包积液,上述治疗无效或已发展至心包缩窄可行心包切除术。

4.放射性心包炎

(1)病因:放射性心包炎是乳腺癌、霍奇金病和非霍奇金淋巴瘤放疗的严重并发症。

放疗对心肌和心包的损伤取决于:①放疗的剂量;②治疗次数和治疗时间;③放疗照射区所包括心脏的容积;④^{60}Co与直线加速器比较,^{60}Co照射量分布不均匀。

霍奇金病放疗过程中60%心影在照射野内,经4周剂量小于4 000 rad治疗,放射性心包炎发生率为5%~7%,超过此剂量放射性心包炎发生率急速上升。当整个心包膜暴露在照射野内,心包炎发生率为20%。若隆突下用防护垫保护心脏,发生率可降至2.5%。

乳腺癌放疗,在照射野内心脏容积小于30%,可耐受6周以上,6 000 rad治疗,放射性心包炎发生率小于5%。

目前认为放射性心包炎多发生在放疗后数年,临床表现呈慢性心包积液或缩窄性心包炎。

(2)病理解剖:放射性心包炎表现为纤维蛋白沉积和心包膜纤维化。急性炎症阶段心包积液可以是浆液性、浆液血性或血性,蛋白和淋巴细胞成分增多。初期炎症反应性渗液可以自然消退,若浓稠的纤维蛋白渗液继续增多,使心包粘连、心包膜增厚和心包小血管增殖则形成慢性渗出性心包积液、缩窄性心包炎及放疗常引起的渗出-缩窄性心包炎。

放疗有时可损伤心肌,致心肌间质纤维化、瓣膜增厚、主动脉瓣关闭不全、主动脉炎、不同程度房室传导阻滞,心肌内小动脉纤维变性增厚,可伴有心内膜纤维化或弹力纤维增生、心肌纤维化,亦可发展成限制型心肌病,与放疗后缩窄性心包炎并存。

(3)临床表现:少数表现为急性心包炎症状,发热、心前区痛、食欲减退、全身不适,心包摩擦音和心电图异常。迟发性心包炎常在放疗后4个月至20年,在12个月内最常见,出现急性非特异性心包炎或无症状性心包积液和胸腔积液,在数月或数年内逐渐消退。约50%患者呈慢性大量心包积液,伴有不同程度心脏压塞,病程长者可出现心包缩窄的临床表现。

(4)诊断及鉴别诊断:放射性心包炎常与原有的恶性肿瘤所引起的心包炎相混淆。肿瘤转移或浸润的心包炎常为大量心包积液、心脏压塞。心包积液细胞学检查,85%病例能确定原发灶。若霍奇金病临床治愈数年后心包炎、心包积液症状仍存在,则放射损害比恶性肿瘤转移的可能性更大。放疗可诱发甲状腺功能低下而发生心包积液,发生率约25%。病毒感染所致而发生心包炎均需与放射性心包炎相鉴别。

(5)治疗:放疗后无症状心包积液,定期随访,不需特殊治疗。大量心包积液、心脏压塞或为明确诊断进行组织学检查需做心包穿刺术。严重顽固疼痛和威胁生命的心包积液可用激素治疗。反复大量心包积液,严重渗出-缩窄性心包炎行心包切除术,手术死亡率为21%,而非特异性缩窄性心包炎手术死亡率则为8%,明显低于放射性心包炎。术后随访5年生存率为5%,而其他病因心包切除术,5年随访生存率为83%。

5.风湿性心包炎

在19世纪,心包炎最常见病因是急性风湿热,它与严重的风湿性心内膜炎多并存。目前,风湿性心包炎不常见,发生率为5%～10%。风湿性心包炎为自限性心包炎,可自然消退,发展为慢性钙化缩窄性心包炎极罕见。

(1)病理解剖:风湿性心包炎特点为浆液纤维蛋白或脓性渗液。急性活动期IgG、IgM和补体沉着在心包膜表面,但心包炎发病机制是免疫机制或是单纯的非特异性炎症反应尚不清楚。

(2)临床表现及诊断:风湿性心包炎常发生在急性风湿热初期,无临床症状或有典型心前区痛和急性风湿热的其他症状,如发热、全身不适和关节痛。出现心包炎常表示有弥漫性全心炎。风湿性心包炎诊断依据包括胸痛、心包摩擦音或超声心动图显示出心包积液,结合Jones修正的急性风湿热临床诊断标准和A族溶血性链球菌感染证据。儿童风湿性心包炎并不少见,所以对心包炎患儿应迅速查找急性风湿热的相关证据。

儿童或青年人出现心包炎、发热、关节痛和皮疹等,应与病毒疹、莱姆病、感染性心内膜炎、青年型类风湿性关节炎、系统性红斑狼疮、克罗恩病、Henoch-Schonlein紫癜或镰状细胞危象相鉴别。

（3）治疗：按急性风湿热治疗，包括卧床休息、注射青霉素，若发生心力衰竭加用地高辛。胸痛者可给予阿司匹林 600 mg，每天 3 次或 4 次，也可用激素治疗。少量或中等量心包积液常可自然消退，不需要进行心包穿刺抽液，除非为了明确急性风湿热的诊断。

6.系统性红斑狼疮性心包炎

系统性红斑狼疮性心包炎多发生在疾病活动期，是该病最常见的心血管系统表现。临床发生率为 20%～45%。超声心动图检查发现异常的概率更高。尸解检出率为 43%～100%，平均62%，心包炎多为纤维蛋白性或渗出性。心包液可能是血浆性或肉眼血性。蛋白含量高，葡萄糖量正常或减少，白细胞计数小于 $10\times10^9/L$，补体水平低，偶可发现红斑狼疮细胞。

心脏压塞发生率小于 10%，发展为缩窄性心包炎者罕见。有时心脏压塞是红斑狼疮首发症状。红斑狼疮心包炎可伴有心肌炎、心内膜炎，传导系统炎症和冠状动脉炎，偶可引起心肌梗死。

（1）临床表现：红斑狼疮患者出现胸痛，心包摩擦音或 X 线检查心影增大，心电图呈急性心包炎的特点。因心包炎常发生在疾病活动期，常与肾炎同时并存，其血清补体明显升高，抗核抗体阳性和血沉增加，可查到红斑狼疮细胞。

红斑狼疮患者在用免疫抑制药物、激素和细胞毒性制剂治疗过程中，若超声心动图发现新近心包积液，胸部 X 线检查心影增大，胸腔积液和肺实质性浸润，需细心的体格检查、血培养、结核菌素皮试以排除并发化脓性、真菌性或结核性心包炎。

（2）治疗：针对原发病治疗，如激素和免疫抑制剂。可采用中到大剂量糖皮质激素类药物。如泼尼松 1.0～1.5 mg/(kg·d)，1～5 天不见症状好转，可考虑在原剂量上增加 10% 剂量，待病情缓解，减少用量，泼尼松 15 mg/d 或隔天 30 mg 维持治疗，一般为 6～12 个月。大量心包积液心脏压塞时行心包穿刺术，反复出现心包积液和发展成缩窄性心包炎，可选择心包切除术。

7.类风湿心包炎

尸检发现，50% 类风湿关节炎患者合并陈旧性纤维蛋白粘连性心包炎。生前诊断占 10%～25%，表现为一过性或大量心包积液心包炎征象。50% 慢性类风湿关节炎者，超声心动图检查可显示有心包积液。心包炎多见于严重类风湿关节炎，包括关节强直、畸形、皮下类风湿结节、肺炎和类风湿因子阳性。偶尔，血清类风湿因子阴性患者亦可发生类风湿性全心炎。

成人类风湿性心包炎能引发心脏压塞和渗出性缩窄心包炎及缩窄性心包炎。成人 Still 病、约 6% 青年型类风湿关节炎，可出现心包炎心脏压塞。心包炎同时伴有心肌炎的发生率以男性为主。

（1）病理解剖：心包膜典型病理改变为心包血管炎，非特异性纤维素性增厚粘连，偶见类风湿结节。心包渗液呈浆液性或血性，蛋白>5 g/dL，葡萄糖<45 mg/dL，胆固醇水平升高，白细胞计数在$20\times10^9/L$～$90\times10^9/L$，类风湿因子阳性，补体活性减低，心包膜见 $CD8^+$ T 细胞浸润。当类风湿结节侵犯心肌、心瓣膜时，能引致主动脉瓣、二尖瓣关闭不全。

（2）临床表现：关节肿胀僵痛、发热、心前区痛和心包摩擦音、胸膜炎。胸部 X 线检查心影扩大，65% 患者出现单侧或双侧胸腔积液。心电图表现为非特异性 ST-T 改变、房室传导阻滞。几乎一半患者超声心动图检查有心包增厚和积液。虽然类风湿性心包炎是自限性和良性的，但3%～25% 患者突然出现心脏压塞或因免疫复合物沉着在心包膜上而发展为渗出-缩窄性或缩窄性心包炎，且男性多于女性。

（3）治疗：有症状的心包炎者可用阿司匹林 0.6～1.0 g，每天 3～4 次，或非类固醇消炎药如吲哚美辛 25 mg，每天 2～3 次。大量心包积液、心脏压塞行心包穿刺术，4%～20% 患者需心包切除术,使血流动力学得到最大的改善。

8.心包切开术后综合征

心包切开术后综合征是指心脏手术1周后出现发热、心包炎、胸膜炎。此综合征首先发生在风湿性心脏病二尖瓣手术患者,认为是风湿热的复发,随之,在非风湿性心脏病的患者进行心脏手术后也会出现这一综合征。在埋藏式心脏起搏器起搏导管引起心脏穿孔、胸部钝挫伤、心外膜植入心脏起搏器及冠状动脉成形术导致冠状动脉穿孔时,可同样出现心包切开术后综合征的临床特征。

心包切开术后综合征发病率为10%～40%,儿童发病率高于成人。有报道预激综合征心脏外科手术治疗导致本综合征的发生率为31%。

同 Dressler 综合征类似,心包切开术后综合征被假设为心肌自身的免疫反应,可能同一种新的或再活化的病毒感染有关。Engle 及其同事曾用实验证明,进行过心包切开术的某些患者其血浆中出现抗心肌抗体,效价水平同综合征发病率呈正比关系。约70%心包切开术后综合征患者血浆抗心肌病毒抗体效价升高,而无此综合征患者仅 8%升高,抗心肌抗体阴性,这暗示病毒感染可能是个触发或随意因素。在2岁以下进行心脏手术的儿童中,患心包切开术后综合征甚为罕见。这一发现说明同各种病毒暴露的时间有关,或是与经由胎盘的保护性抗体有关。

(1)病理解剖:心包切开术后综合征,心包组织无特异性改变,心包操作和积血可能引起心包粘连、心包膜增厚,偶有纤维化心包腔闭合,导致缩窄性心包炎。心包膜产生的组织型纤维蛋白溶酶原激活素,在心脏手术拖长时间伴随心包间皮损伤和炎症时,分泌激活素减少影响心包纤维蛋白的溶解,导致术后心包炎和心包粘连。心包积液呈稻草黄色、粉红色或血性,其蛋白含量大于 4.5 g/dL,白细胞计数$0.3×10^9$/L～$8.0×10^9$/L。

(2)临床表现:通常在心脏手术后2～3周急性起病,其特征为发热、乏力和胸痛。有些病例手术后1周内即持续发热。胸痛是急性心包炎的特征,胸痛性质类似胸膜炎。其他非特异性的炎症表现包括血沉加快、多形核白细胞升高。

几乎所有患者在心脏手术后前几天可闻及心包摩擦音,大多数于1周内消失而不发生此综合征。X线检查约1/3的患者左侧或双侧胸腔积液,1/10患者有肺浸润,半数患者有短暂性的心影扩大。心电图表现为非特异性 ST-T 改变和阵发性房性心动过速。超声心动图可提示心包积液存在和心脏压塞的证据。心脏手术后心包渗血极为普遍,术后10天内有56%～84%患者有心包积液。诊断心包切开术后综合征需与术后其他原因,包括感染引起发热相鉴别。

(3)治疗:心包切开术后综合征有自限性,但长期迁延可致残。发热和胸痛可用阿司匹林或非甾体抗炎药加以缓解,用药后48小时内无效可使用激素治疗。手术后前6个月此综合征多有复发。约1%成年人心脏手术后平均49天发生心脏压塞,同时伴有发热、心包摩擦音及典型"心包痛"。抗凝治疗与心包切开术后综合征伴发心脏压塞无关。心脏压塞行心包穿刺处理,反复的心脏压塞需要进行心包切除术。发生缩窄性心包炎罕见,多出现在心包切除术后综合征后的数月至数年。

9.创伤性心包炎

创伤性心包炎除贯通伤和非贯通伤,其他外伤性心包炎的重要原因包括食管癌、食管腐蚀或 Boerhaave 综合征突发食管破裂,食管内容物流入心包腔或为食管胃切除术后的并发症。意外事件、吞咽牙签或鱼骨致食管穿孔而发生心脏压塞和迟发缩窄性心包炎。食管破裂外伤性心包炎,常伴随严重糜烂性心包炎症和感染。食管破裂或穿孔可发展成食管心包瘘。上述病情,虽有内科治疗瘘管可以自然闭合的报道,也常需外科立即手术,但死亡率高。心包炎也可继发于胰腺炎,此时心包积液淀粉酶含量高,而心脏压塞或胰腺心包瘘罕见。急性酒精性胰腺炎,心包积液发生率明显高于对照组。恶性疾病或胃、胆管、大肠和气管外科手术并发溃疡形成,可致心包瘘管。

心包外伤也可出现不常见的外伤性症状,包括心脏通过心包裂口形成心脏疝或心脏半脱位所引发心血管虚脱和心包内膈疝。心脏疝能被 CT 和 MRI 所诊断。左肺根部切除术和部分心包切除术可发生在胸心脏疝。脐疝手法复位引起肠祥心包内疝罕见,超声心动图可提供诊断。

10.心脏手术及心导管术后心包积血

心脏外科术后或心导管检查、安装起搏器过程中或术后并发心包积血,可导致急性心脏压塞和慢性缩窄性心包炎。一组报道 510 例进行心脏外科手术后连续发病者,其中 2% 在术后 1～30 天(平均 8 天)发生心脏压塞。心脏外科手术后至少有一半患者,可用超声心动探测出小量心包积液,大量心包积液心脏压塞常见于服抗凝药者,且比服用阿司匹林患者多 10 倍。术后心脏压塞占心脏外科术后不明原因低血压病例的 10%,会与血容量不足或心力衰竭相混淆,右室压缩继发肝充血可能误诊术后肝炎等。

床旁做食管超声检查是鉴别术后完全性或局限性心脏压塞必不可少的诊断工具。两者在临床和超声心动图上的心脏压塞表现是有区别的。对心脏周围或大面积局限性心包积液的处理可在二维超声心动图引导下做经皮导管心包穿刺术。对心脏后壁局部心包积液或局部血栓的患者,应在手术室内做外科心包切开清除处理。Friedrich 等在 6 年中连续观察 11 845 例,心导管操作时心脏穿孔和急性心脏压塞发生率,二尖瓣球囊成形术时心脏穿孔占 4.2%,主动脉瓣球囊成形术占 0.01%,对这类患者实施心包穿刺术半数有效,而其余患者则要外科手术修补穿孔。经静脉的右心室内膜心肌活检,心脏穿孔和(或)心脏压塞发生占 1.5%,冠状动脉成形术 0.02%,冠状动脉内支架植入较少见。引起心包积血和心脏压塞其他原因,包括胸骨骨穿、食管镜和纵隔镜检查。近年有报道,食管静脉曲张用内镜硬化治疗亦是引起急性心包积血和随后发展为心包炎、心脏压塞的原因。植入螺旋固定心房电极的起搏器约 5% 发生急性心包炎并伴有心包积液,需要抗感染治疗。

11.黏液水肿性心包炎

黏液水肿患者常并发心肌病,1/3 并心包积液、胸腔积液和腹水。心包积液机制可能是水钠潴留,淋巴液引流缓慢和毛细血管外渗蛋白增加。心包积液常呈清或淡黄色,偶尔像黏液胶状物。积液所含蛋白和胆固醇浓度升高,少量白细胞或红细胞。黏液水肿患者心包积液增长速度很缓慢,容量可达 5～6 L,虽已压迫心脏,但仍无代偿性心动过速和其他心脏压塞症状,胸部透视时意外发现心脏明显扩大。曾有报道巨舌可作为甲状腺功能低下和心包积液静脉压升高的特征。大量心包积液患者,常是甲状腺功能低下特征,尤其是婴儿和老年患者,往往心包积液是唯一的体征。纵隔放疗后,患者出现心包积液应考虑为甲状腺功能低下的表现,有报道 25% 妇女在放疗中可诱发甲状腺功能紊乱。用甲状腺替代治疗,已恢复具有正常甲状腺功能数月后,黏液水肿心包积液会缓慢减少至消失。

12.胆固醇性心包炎

胆固醇心包炎是由于心包损伤伴胆固醇结晶沉积和对炎症反应的单核细胞,包括泡沫细胞、巨噬细胞浸润而形成。心包腔内出现胆固醇结晶是慢性炎症表现。心包积液典型特征包括微小胆固醇结晶,像闪闪发光的"金子"。心包积液中胆固醇增多机制不清,可能原因:①心包表面细胞坏死放出细胞的胆固醇;②红细胞溶解释放出胆固醇;③心包炎减少了淋巴引流胆固醇的吸收,产生胆固醇结晶;④一些胆固醇心包炎患者心包积液的胆固醇量与血浆胆固醇含量相似,心包腔内高胆固醇可能是单纯渗出物。

大多数胆固醇心包炎常缺乏明确的基础疾病。治疗包括确定伴有的任何因素如结核病、风湿病或黏液性水肿高胆固醇血症。胆固醇心包炎心包积液容量大,发展缓慢,心脏压塞并发症少见。当大量心包积液引起呼吸困难和胸痛,或发展成缩窄性心包炎的可进行心包切除术。

13.乳糜性心包积液

特发性乳糜性心包积液罕见,常是由于胸导管阻塞,其原因可以为外科手术或外伤致胸导管破裂或因肿瘤阻塞淋巴管。胸导管阻塞,使正常的淋巴回流系统受阻,结果乳糜通过淋巴引流反流心包。多数患者无症状,心包积液缓慢增加,多在胸部 X 线和超声心动图检查时发现。损伤的胸导管和心包腔之间的淋巴引流,可凭借[99m]Tc 三硫化锑胶体放射核素淋巴管造影发现。心包积液常似乳白色牛奶,含有高胆固醇及甘油三酯,蛋白含量高于 35 g/L,用苏丹Ⅲ号脂肪染剂染色,显微镜下可见细微脂肪滴。

乳糜心包积液发生心脏压塞和缩窄性心包炎罕见。有报道心脏手术后并发乳糜性心包积液可致心脏压塞。对有症状的乳糜性心包积液患者的处理,尽可能减少复发,包括限制摄入含丰富甘油三酯的食物,如不成功可考虑胸导管手术,切开心包壁排出乳糜液和防止再蓄积。

14.妊娠与心包积液

没有证据表明妊娠会影响心包疾病的易感性,但是许多孕妇在妊娠后 3 个月出现小至中量心包积液,罕见心脏压塞,由于妊娠期血容量增加,可使原来隐伏的心包缩窄表现出来。妊娠期的急性心包炎心电图需与正常妊娠状态下心电图上轻微的 ST-T 改变相鉴别。妊娠期大多数心包疾病的处理与非妊娠者类似,值得注意的是,大剂量阿司匹林可使胎儿动脉导管提早闭合,秋水仙碱也应禁用。心包切开术或心包切除术并不增加随后妊娠的风险,必要时可以进行。妊娠 20 周后,可通过超声心动图检出胎儿心包液,深度在 2 mm 以内为正常,如心包液过多,应考虑到胎儿水肿、溶血、低蛋白血症、免疫系统疾病、母婴传播的支原体或其他感染和肿瘤形成的可能。

(王春燕)

第十章
心肌病与心内膜炎的临床治疗

第一节　限制型心肌病

一、概述

限制型心肌病(RCM)是以心肌僵硬度增加导致舒张功能异常为特征,表现为限制性充盈障碍的心肌病。RCM 常常难以界定,因为 RCM 病理表现很宽泛,按照 ESC 的分类,定义为单侧或双侧心室舒张容积正常或减小,收缩容积正常或减小,室壁厚度正常,传统意义上的收缩功能正常,但是实际上收缩功能很少正常。

RCM 准确的发病率未知,但是可能是较少见的类型,RCM 可以是特发、家族性或者系统性疾病的表现,特别是淀粉样变、结节病、类癌心脏病、硬皮病和蒽环类药物的毒性。家族性 RCM 常呈常染色体显性遗传,有些为 TNI 基因突变,有些是其他基因突变。结蛋白基因突变引起的家族性 RCM 常常合并传导阻滞和骨骼肌受累。常染色体隐性遗传很少见,如 HFE 基因突变引起的血色病或糖原贮积病,或 X-连锁遗传引起的安德森-法布里病。RCM 也可以由心内膜病变引起,如纤维化、弹力纤维增生症及血栓形成损害了舒张功能。这些疾病可以进一步分类,如嗜酸性粒细胞增多心内膜心肌疾病,心内膜心肌纤维化,感染、药物和营养因素造成的称为获得性心内膜心肌纤维化。

二、临床特征和辅助检查

限制性心肌病的特征包括双房扩大,心室不大或缩小,室壁厚度正常,心室舒张功能异常。其临床表现无特异性,可有呼吸困难、心悸、乏力,严重者还会出现水肿、端坐呼吸、少尿及消化道淤血的症状。体格检查可见血压偏低、脉压小、颈静脉曲张、Kussmaul 征阳性(吸气时静脉压升高)。心脏浊音界扩大、心律失常、可闻第三心音、第四心音。当合并二、三尖瓣关闭不全时,常会听到二、三尖瓣收缩期反流性杂音。双肺可闻湿啰音。肝大,有时会有腹水。双下肢水肿。

(一)心电图检查

可见低电压、ST-T 改变、异常 Q 波等。可出现各种心律失常包括窦性心动过速、心房颤动、心房扑动、室性期前收缩、束支传导阻滞等改变。

(二)X线检查

X线检查可见到心房扩大和心包积液导致的心影扩大,少数可见心内膜钙化影,并可显示肺淤血和胸腔积液的情况。合并右心房扩大者心影可呈球形。

(三)超声心动图检查

超声心动图检查常见双心房明显扩大,心室壁厚度正常或增厚,有时可见左心室心尖部内膜回声增强,甚至血栓使心尖部心腔闭塞。多普勒血流图可见舒张期快速充盈突然中止;舒张中、晚期心室内径无继续扩大,A峰减低,E/A比值增大。

(四)心导管检查

这是鉴别RCM和缩窄性心包炎的重要方法。半数病例心室压力曲线可出现与缩窄性心包炎相似的典型"平方根"形改变和右心房压升高及Y谷深陷。但RCM患者左、右心室舒张压差值常超过0.7 kPa(5 mmHg),右心室收缩压常>6.7 kPa(50 mmHg)。左室造影可见心室腔缩小,心尖部钝角化,可有附壁血栓及二尖瓣关闭不全。左室外形光滑但僵硬,心室收缩功能基本正常。

(五)心脏磁共振(CMR)检查

这是鉴别RCM和缩窄性心包炎最准确的无创伤性检查手段。RCM典型的CMR表现为心房增大,心室正常,心脏轮廓正常。相反,慢性缩窄性心包炎心腔呈管状或向内缩陷。RCM的心室肌常常增厚,但是慢性缩窄性心包炎则正常。RCM心包正常,但缩窄性心包炎心包常常增厚。缩窄性心包炎的钙化区常表现为低信号。RCM可见到心包积液。延迟增强显像可以发现炎症和纤维化病灶。

CMR检查已经成为诊断心内膜下心肌纤维化的重要手段。实际上可以反映组织学特点。CMR可以确定疾病的发展阶段,在疾病的早期类固醇形成期就可以发现,继而早期治疗,防止发展成为纤维化期。心内膜下心肌渗出病变可见 T_2 相呈高信号或在心尖部和流入道内膜和内膜下 STIR 信号增强。随着疾病的进展,可见到心内膜下血栓影像在 GRE 和 SSFP 序列表现为低信号。当纤维化形成期表现为心内膜下增强显像。

(六)心内膜心肌活检

它是确诊RCM的重要手段。根据心内膜心肌病变的不同阶段可有坏死、血栓形成、纤维化三种病理改变。心内膜可附有血栓,血栓内偶有嗜酸性粒细胞;心内膜可呈炎症、坏死、肉芽肿、纤维化等多种改变;心肌细胞可发生变性坏死并可伴间质性纤维化改变。

三、诊断要点

(1)心室腔和收缩功能正常或接近正常。

(2)舒张功能障碍:心室压力曲线呈舒张早期快速下陷,而中晚期升高,呈平台状。

(3)特征性病理改变:如心内膜心肌纤维化、嗜酸性粒细胞增多性心内膜炎、心脏淀粉样变和硬皮病等,可确诊。

四、几种与之易混淆的疾病

(一)缩窄性心包炎

(1)有活动性心包炎的病史。

(2)奇脉。

（3）心电图无房室传导障碍。

（4）CT成像或MRI显示心包增厚。

（5）胸部X线有心包钙化。

（6）超声心动图示房室间隔切迹，并可见心室运动协调性降低。

（7）心室压力曲线的特点为左右心室充盈压几乎相等，差值<0.7 kPa（5 mmHg）。

（8）心内膜心肌活检无淀粉样变或其他心肌浸润性疾病表现。

（二）肥厚型心肌病

肥厚型心肌病时心室肌可呈对称性或非对称性增厚，心室舒张期顺应性降低，同样表现为心室舒张功能异常。常出现呼吸困难、胸痛、晕厥。但是，超声心动图示病变主要累及室间隔，没有RCM特有的舒张早期快速充盈和舒张中、晚期缓慢充盈的特点，有助于鉴别。然而，限制型心肌病和肥厚型心肌病之间存在灰色地带，特别是有些限制性心肌病如淀粉样变性的患者也存在心肌肥厚。

（三）缺血性心肌病和高血压性心肌肥厚

两种情况时均可有不同程度的心肌纤维化改变，且均有心室顺应性降低、舒张末压升高及心排血量减少等，与RCM表现相似，但缺血性心肌病有明确的冠状动脉病变证据，冠状动脉造影可确诊；高血压性心肌肥厚多有长期血压升高及左心功能不全的病史；此外，两者在临床上均以左心受累和左心功能不全为特征，而RCM则常以慢性右心衰竭表现更为突出。

（四）肝硬化

本病还应与肝硬化腹水、下肢水肿鉴别。

五、治疗

药物疗效有限，严重者手术可以获益。总的来说，限制性心肌病预后较差。尽管有报道药物治疗可以减轻心肌的渗出和心腔缩小，但是药物治疗效果有限。有些患者可以从外科手术中获益包括心内膜切除术和瓣膜置换术，术后10年生存率为68%。

（一）病因治疗

对于那些有明确原因的限制型心肌病，应首先治疗其原发病。如对嗜酸性粒细胞增多综合征的患者，嗜酸性粒细胞增多症是该病的始动因素，造成心内膜及心内膜下心肌细胞炎症、坏死、附壁血栓形成、栓塞等继发性改变。因此，治疗嗜酸性粒细胞增多症对于控制病情的进展十分重要。据报道，糖皮质激素（泼尼松）、细胞毒药物等可以提高生存率，能够有效地减少嗜酸性粒细胞，阻止内膜心肌纤维化的进展。对一些与遗传有关的酶缺乏导致的限制型心肌病，还可进行酶替代治疗及基因治疗。

（二）对症治疗

1.降低心室充盈压

利尿剂和血管扩张剂可以有效地降低前负荷，减轻肺循环和体循环淤血，降低心室充盈压，减轻症状，改善患者生活质量和活动耐量，但不能改善患者的长期预后。应当注意，限制型心肌病患者的心肌僵硬度增加，血压变化受心室充盈压的变化影响较大，过度的减轻前负荷会造成心排血量下降、血压下降、病情恶化，故应根据患者情况酌情使用。β受体阻滞剂能够减慢心率，延长心室充盈时间，降低心肌耗氧量，有利于改善心室舒张功能，可以作为辅助治疗药物，但在限制型心肌病治疗中的作用并不肯定。

2.以舒张功能受限为主

洋地黄类药物无明显疗效,但房颤时可以用来控制心室率。对于房颤也可以使用胺碘酮转复,并口服预防。但抗心律失常药物对于预防限制型心肌病患者的猝死无效,也可置入 ICD 治疗。

3.抗凝治疗

本病易发生附壁血栓和栓塞,可给予抗凝或抗血小板治疗。

(三)外科治疗

对于严重的心内膜心肌纤维化可行心内膜剥脱术,切除纤维性心内膜。伴有瓣膜反流者可行人工瓣膜置换术。对于有附壁血栓者行血栓切除术,手术死亡率为 20%。对于特发性或家族性限制性心肌病伴有顽固性心力衰竭者可考虑行心脏移植。有研究显示,儿童限制型心肌病患者即使没有明显的心力衰竭症状,仍有较大的猝死风险,所以主张对诊断明确的患儿应早期进行心脏移植,可改善预后。

(王忠平)

第二节 扩张型心肌病

扩张型心肌病(dilated cardiomyopathy,DCM)以左心室或双心室扩张并伴收缩功能受损为特征。可以是特发性、家族性或遗传性、病毒性和(或)免疫性、乙醇性或中毒性,或虽伴有已知的心血管疾病但其心肌功能失调程度不能用异常负荷状况或心肌缺血程度来解释。组织学检查无特异性。常表现为进行性心力衰竭、心律失常、血栓栓塞、猝死,且可发生于任何阶段。以中年男性多见,男女比为 2.5:1,年发病率为(6~10)/10 万。

一、病因和发病机制

大多数患者病因不明。扩张型心肌病可能代表着由各种迄今尚未确定的因素所导致心肌损害的一种共同表现。尽管病因尚未阐明,但主要的可能机制包括有家族遗传性、病毒感染及免疫异常。另外,心肌能量代谢紊乱、交感-肾上腺素能系统及肾素-血管紧张素系统功能紊乱等可能都与扩张型心肌病的发生发展有关。病毒感染在扩张型心肌病的发生机制中占有较重要地位,业已发现病毒性心肌炎可以演变为扩张型心肌病。1/5 患者在 DCM 发生之前患过严重的流感综合征,并在部分患者心肌活检标本中检测到病毒颗粒,同时发现该组患者柯萨奇病毒抗体滴度明显高于健康人。在动物实验中,以肠道病毒感染小鼠引起病毒性心肌炎伴有持久的免疫功能异常,最后发展形成 DCM。急性病毒性心肌炎患者经长期随访,有 6%~48% 可转变为 DCM。不少临床诊断 DCM 患者,心内膜心肌活检发现心肌炎的证据。由病毒性心肌炎发展为 DCM 的过程是一个心肌重塑的过程,涉及多种细胞膜蛋白、胞质钙超载和核蛋白的调节失控。有学者认为,在病毒性心肌炎向 DCM 发展的过程中,微循环痉挛发挥了重要作用,内皮细胞感染或免疫损伤导致微血管功能异常,反复的微循环痉挛引起心肌骨架蛋白的溶解,心肌细胞减少,最终导致心力衰竭。病毒性心肌炎向 DCM 发展的确切机制尚未阐明。也有学者认为,DCM 和病毒性心肌炎是同一病理过程中的不同阶段。

（1）病毒感染：在扩张型心肌病患者中已发现体液免疫和细胞免疫功能异常。自身抗体介导的免疫反应在分子水平引起心肌细胞功能紊乱，可能是扩张型心肌病发生、发展的重要机制。扩张型心肌病患者体内可以检出多种自身抗体。

（2）免疫异常：目前，能在患者血清中检测到与DCM相关的自身抗体有抗肌凝蛋白抗体、抗线粒体腺苷载体（ATP/ADP载体）抗体、抗M_7抗原抗体、抗α酮戊二酸脱氢酶支链复合物抗体、抗β受体（β-AR）抗体、抗M_2受体（M_2R）抗体等，抗内皮细胞抗体、抗核抗体和抗心肌纤维抗体也与DCM有关。细胞免疫紊乱可能也参与扩张型心肌病的发病过程。有研究显示，扩张型心肌病患者存在细胞毒性T细胞、抑制性T淋巴细胞和自然杀伤细胞等各种T细胞功能异常。流行病学调查发现扩张型心肌病有家族聚集性，但比肥厚型心肌病少见。

Abelmann等根据多个家族性DCM的研究认为DCM遗传方式有以下三种：①常染色体显性遗传，其特点是有近50%的外显率，家族中可能有一半成员患DCM，男女患病率相似；②常染色体隐性遗传，特点是家族成员中很少或没有人患DCM，发病可能与环境因素如病毒感染关系密切；③X-染色体伴性遗传，特点是家族中女性成员携带DCM相关基因但不发病，患病者均为男性。目前应用分子遗传学技术发现DCM发病与基因异常密切相关。应用免疫组化技术检测DCM患者的心肌组织，发现有胎儿型肌凝蛋白重链的重新表达，提示胎儿型肌凝蛋白的重新表达与DCM发病有关。心肌病动物模型中某些原癌基因如c-myc表达增加，可能与心肌病发病有关。线粒体DNA（mtDNA）是人体内唯一的核外DNA，编码呼吸链的13种酶的亚单位。DCM时mtDNA异常，心肌内ATP酶含量及活性下降，导致能量代谢障碍，从而引发心功能不全。

与疾病关联的特定人类白细胞抗原（HLA）型别作为遗传易感性标志，可反映特定个体对疾病的易感状态。近年来，人白细胞抗原（HLA）多态性被认为是DCM发生发展的独立危险因素。已有报道DCM患者$HLA-B_{27}$、$HLA-A_2$、$HLADR_4$、$HLA-DQ_4$、$HLA-DQW_4$、$HLA-DQ_8$表达增加，而$HLADRW_6$表达明显减低。

（3）遗传因素：能量代谢是维持心肌细胞结构完整和功能正常的重要支柱。心肌细胞在病理状态下线粒体内Ca^{2+}超载及氧自由基产生过多，导致线粒体损伤，从而损害氧化磷酸化过程，ATP生成障碍。近来有报道，心肌病心肌线粒体DNA缺失和突变，其编译相应氧化还原酶的结构和功能异常导致心肌能量代谢紊乱。

（4）心肌能量代谢紊乱。

（5）交感-肾上腺素能系统、肾素-血管紧张素系统及其受体、受体后信号通路的改变可能也参与DCM的发病过程。

二、诊断

（一）临床表现特点

本病起病缓慢，多在临床症状明显时方就诊。最突出的症状是左心衰竭的症状，如胸闷、气促、甚至端坐呼吸。疲乏、无力也很常见。右心衰竭属晚期表现，可能提示更差的预后。部分患者有胸痛症状，可能提示合并有缺血性心脏病，也可能与DCM时冠状微血管扩张储备能力降低有关。胸痛也可继发于肺栓塞。

体格检查可有心尖冲动外移、心脏浊音界扩大、心音低钝。第二心音往往呈正常分裂，但当存在左束支传导阻滞时，第二心音也可呈逆分裂。若有肺动脉高压，则第二心音的肺动脉成分增强。收缩期前奔马律(S_4)几乎普遍存在,且往往在明显的充血性心力衰竭之前就已出现。心脏功能一旦失代偿,则通常都会存在室性奔马律(S_3)。如同时伴有心动过速,则可闻及重叠性奔马律。收缩期杂音常见,多为二尖瓣反流引起,也可见于三尖瓣反流。收缩压通常正常或偏低,脉压小。左心衰竭严重时可出现交替脉。右心衰竭时可见颈静脉曲张、肝脏充血性肿大并有搏动、下肢水肿,严重时可出现腹水。来自左心房、左心室的血栓脱落所造成的体循环栓塞及由下肢静脉系统来源的血栓所造成的肺栓塞可出现相应的症状与体征。约有 10% 患者心力衰竭时血压升高,心力衰竭控制后血压可正常。

(二)辅助检查

1.超声心动图(UCG)检查

UCG 可提供形态学和血流动力学信息,对 DCM 的诊断和鉴别具有重要价值,可排除心包疾病、瓣膜病、先天性心脏病和肺源性心脏病等。DCM 超声心动图的典型特征可以概括为"一大、一小、一薄、一弱",即心脏扩大、二尖瓣开放幅度小、心室壁变薄、心室壁运动普遍减弱。心脏扩大可以表现为全心扩大,尤以左心室、左心房扩大最为常见,并伴心室收缩功能普遍减弱,收缩或舒张期心室容量增加,室壁厚度可正常、增厚或变薄,但其增厚率降低,二、三尖瓣可因心室显著扩大、瓣环扩张和乳头肌移位而发生相对性关闭不全伴反流。另外,也可见心腔内附壁血栓,多发生于左室心尖部。UCG 还可以测定左心室射血分数(LVEF)、左心室内径缩短率、左心室舒张功能及肺动脉高压等。收缩期末室壁厚度、LVEF 与预后有关,室壁越薄、LVEF 越低,预后越差。UCG 也有助于扩张型心肌病与缺血性心肌病的鉴别诊断。年龄>50 岁,室壁局限性变薄及节段性运动异常,并伴有主动脉瓣区退行性病变,有利于缺血性心肌病的诊断;而年龄较轻,心脏普遍增大,伴多瓣膜反流、右心增大、室壁运动弥漫性减弱则有利于 DCM 诊断。DCM 左心室呈"球形"改变,心尖部心肌不变薄,收缩期可见内缩运动,室壁运动弥漫性减低,二尖瓣与室间隔之间的间距明显增大;而缺血性心肌病则左心室呈"圆拱门形"改变,心尖圆钝变薄且搏动明显减弱,室壁节段性运动减弱及主动脉内径增宽为其特征表现。

2.放射性核素显像检查

其主要包括心血池动态显影和心肌血流灌注显像。心血池动态显影可测定心室腔大小、心室收缩功能、射血分数和局部射血分数,也可观察室壁运动情况。心肌血流灌注显像可用以了解心肌局部血流灌注情况和缺血程度,判断心肌病变部位的形态、范围和程度。DCM 放射性核素心血池显影主要特征:心腔明显扩大,尤以左心室腔扩大显著;心腔容量增加,心腔扩大呈舒张状态,形成球形或椭圆形;室壁运动普遍减弱,整体射血分数及各节段局部射血分数均下降,心室相角程增大;DCM 放射性核素心肌血流灌注显像则可见多节段性花斑状改变或节段性减低。

3.心电图检查

DCM 的心电图表现以多样性、复杂性而又缺乏特异性为特征。可有左室、右室或双侧心室肥大,也可有左房、右房或双侧心房肥大,可有 QRS 低电压、ST 段压低及 T 波低平或倒置,少数病例有病理性Q 波。DCM 患者出现病理性 Q 波提示病情较重,病死率明显高于无病理性 Q 波者。可见各种心律失常,以室性心律失常、房颤、房室传导阻滞及束支传导阻滞多见。动态心电图监测可发现 90% 的患者有复杂性心律失常,如多源性室性期前收缩、成对室性期前收缩或短阵室速。

4.X 线检查

病程早期可无变化,随着病情的发展,显示不同程度的心影扩大,心胸比例大于 0.5,心脏搏动减弱,肺淤血征;也可见胸腔积液、心包积液。

5.CT 检查

可见左心室、室间隔和游离壁均变薄,左心室腔明显扩张,致使室间隔凸出向右心室流出道而表现出右心室梗阻,即 Bernheim 综合征。少数情况以左心房或右心室增大为主。有时也可见到心脏内有充盈缺损的附壁血栓。也可测出心肌重量和左室容量增加。也可见到胸腔积液、心包积液及肺栓塞的表现。

6.MRI 检查

MRI 可对心肌病患者的心脏结构提出可靠的、可重复的定量信息。DCM 患者行 MRI 检查可见左、右心室扩大,左心室壁厚度通常正常且均匀一致,左室重量增加。MRI 对心室容量、心室壁厚度及重量的定量检查准确,重复性好,可用于治疗效果的评价。

7.心导管和心血管造影检查

只对经过选择的扩张型心肌病患者(如主诉有胸痛并怀疑有缺血性心脏病可能的患者)行心导管检查,常可显示左室舒张末压、左房压及肺动脉楔压增高。中等程度的肺动脉高压常见。重症病例可出现右室扩张、右心衰竭,心导管检查可见右室舒张末压、右房压及中心静脉压升高。左室造影可证实左室腔扩大,伴有室壁运动弥漫性减弱,射血分数降低,收缩末期容积增大。有时可见左室腔内附壁血栓,表现为左室腔内充盈缺损。二尖瓣反流也可见到。冠脉造影常呈现正常血管影像,但是冠状动脉扩张能力可以受损,这可能与某些病例左室充盈压显著升高有关。对于心电图显示有病理性 Q 波的患者或在非侵入性检查中发现局限性或节段性室壁运动异常的患者,冠脉造影有助于区分病理性 Q 波及局限性或节段性室壁运动异常究竟是由心肌梗死所致,还是继发于 DCM 广泛局灶性心肌纤维化。

8.心内膜心肌活检(EMB)

EMB 可见心肌细胞肥大、变性、间质纤维化等。目前认为,由于 DCM 的心肌组织病理改变缺乏特异性,EMB 对 DCM 的诊断价值有限。但 EMB 仍具有组织形态学诊断价值,有助于与特异性(继发性)心肌病和急性或慢性心肌炎的鉴别诊断。对 EMB 标本行免疫组化、多聚酶链式反应(PCR)或原位杂交等分子生物学检测,有助于感染病因的诊断及特异性细胞异常的基因分析。

9.抗体检测

EMB 的有创性及至今尚未找出可用于建立 DCM 诊断或明确其病因的免疫组化、形态结构或生物学标志,均使其应用于临床受到限制而难以推广。以 ELISA 法检测 DCM 患者血清中抗心肌抗体,如抗心肌线粒体 ADP/ATP 载体抗体、抗肌球蛋白抗体、抗 β_1-受体抗体、抗 M_2-胆碱能受体抗体对扩张型心肌病的诊断具有较高的特异性和敏感性。抗 ADP/ATP 载体抗体敏感性 52％~95％、特异性 95％~100％,抗肌球蛋白重链抗体敏感性 44.4％、特异性 96.4％,抗β-肾上腺素受体抗体敏感性 30％~64％、特异性 88％,抗 M_2-胆碱能受体抗体敏感性 38.8％、特异性 92.5％。检测 T 淋巴细胞亚群和细胞因子,如 IL-1、IL-2、IL-6、INF-γ、TNF,了解患者的免疫调节功能。Th/Ts 比值上升,提示易患自身免疫性疾病。检测淋巴细胞 HLA 表型,了解患者的免疫基因和遗传易感性。

10.血清肌钙蛋白

另外,血清肌钙蛋白是诊断心肌损伤的高敏感性、高特异性心肌损伤指标。已有研究表明,DCM 病程中血清 cTnT、cTnI、肌酸激酶同工酶增高常提示预后不良。也有研究显示,DCM 患者血清 cTnT、cTnI 值均明显高于正常人,表明对疑诊 DCM 患者测定血清 cTnT、cTnI 有助于 DCM 的临床诊断。

(三)诊断注意事项

特发性(原发性)DCM 是一种原因不明的心肌病,其主要特征是心脏扩大和心肌收缩功能减低。起病隐匿,早期可表现为心室扩大,可有心律失常,静态时射血分数正常,运动后射血分数降低,然后逐渐发展为充血性心力衰竭。

中青年人出现心力衰竭、心律失常或心脏扩大者应考虑有心肌病的可能,通过病史、体检和有关的辅助检查等方法,若无风湿性、高血压性、先天性、冠状动脉性、肺源性心脏病或心包疾病证据,应考虑为心肌病。诊断时须仔细与下列心脏病进行鉴别。心肌病也可有二尖瓣或三尖瓣区收缩期杂音,但一般不伴舒张期杂音,且在心力衰竭时较响,心力衰竭控制后减轻或消失,风湿性心脏病则与此相反。心肌病时常有多心腔同时扩大,不像风湿性心脏病以左房、左室或右室为主。超声心动图检查有助于区别。

1.风湿性心脏病

心肌病时心尖冲动向左下方移位,与心浊音界的左外缘相符;心包积液时心尖冲动常不明显或处于心浊音界左外缘之内侧。二尖瓣或三尖瓣区收缩期杂音,心电图上心室肥大、异常 Q 波、各种复杂的心律失常,均提示心肌病。超声心动图有助于鉴别。

2.心包积液

心肌病可有暂时性高血压,但舒张压多不超过 14.7 kPa(110 mmHg),且出现于 AHF 时,心力衰竭好转后血压下降。眼底、尿常规、肾功能正常。

3.高血压性心脏病

中年以上患者,有高血压、高血脂或糖尿病等易患因素,室壁活动呈节段性异常者有助于冠心病的诊断。冠脉造影可确诊。

4.冠心病

多数具有明显的体征,心导管检查和超声心动图检查可明确诊断。

5.先天性心脏病

全身性疾病如系统性红斑狼疮、硬皮病、血色病、淀粉样变性、糖原累积症、神经肌肉疾病等都有其原发病的表现可资区别。

6.特异性心肌病

特异性心肌病诊断参考标准如下。

(1)临床表现为以左心室、右心室或双心腔扩大和收缩功能障碍等为特征,导致左心室收缩功能降低、进行性心力衰竭、室性和室上性心律失常、传导系统异常、血栓栓塞和猝死。DCM 是心肌疾病的常见类型,是心力衰竭的第三位原因。

(2)DCM 的诊断标准:①临床常用左心室舒张期末内径(LVEDd)＞50 mm(女性)和＞55 mm(男性);②LVEF＜45％,或左心室缩短速率(FS)＜25％;③更为科学的是 LVEDd ＞27 mm/m²,体表面积(m²)＝0.0061×身高(cm)＋0.0128×体重(kg)－0.1529,更为保守的评价方法是 LVEDd 大于年龄和体表面积预测值的 117％,即预测值的 2 倍标准差(SD)＋5％。临床上主要以超声心动图作为诊断依据,X 线胸片、心脏同位素、心脏计算机断层扫描有助于诊断,磁共振检查对于一些心脏局限性肥厚的患者,具有确诊意义。

(3)在进行 DCM 诊断时需要排除引起心肌损害的其他疾病,如高血压、冠心病、心脏瓣膜病、先天性心脏病、酒精性心肌病、心动过速性心肌病、心包疾病、系统性疾病、肺源性心脏病和神经肌肉性疾病等。

三、治疗

目前对 DCM 尚缺乏有效而特异的治疗手段,因而临床上对其治疗的主要目标在于改善症状、预防并发症和阻止或延缓病情进展、提高生存率,包括抗心力衰竭、抗心律失常及预防血栓栓塞的抗凝治疗等并发症的治疗。对积极的内科治疗无效者,可考虑非药物治疗。

(一)一般治疗

适当休息可减轻心脏负荷,改善重要脏器的供血,有利于水肿消退和心功能改善。休息的方式和时间应视病情而定。重度心力衰竭患者应完全卧床休息,心功能改善后应及早开始活动,以不加重症状为前提逐渐增加活动量。患者的饮食以高蛋白、富含维生素并且容易消化的食物为主。水肿的患者应适当限制钠盐的摄入。适当控制体重也可以减轻心脏的负荷,戒烟酒、防治呼吸道感染均是重要的基础治疗措施。

(二)控制心力衰竭

心力衰竭是 DCM 的主要临床表现。近年来,慢性充血性心力衰竭治疗的主要进展就体现在对扩张型心肌病心力衰竭的治疗。迄今为止,已有 39 个应用治疗的临床试验结果证明可以提高患者生活质量,并可使死亡危险性下降 24%,同时还发现不管何种病因所导致的心功能改变,不论轻、中、重,也无论年龄、性别均因而受益。临床实践中,慢性心功能不全患者不论是收缩性抑或舒张性心功能不全均应使用,有或无症状心功能不全,除非患者不能耐受或存在禁忌证。使用时小剂量开始,逐步增量,达到合适剂量,长期维持治疗。一般每隔 3~7 天剂量倍增 1 次,剂量调整的快慢取决于每个患者的临床情况。对 ACEI 曾有致命性不良反应的患者(如有血管神经性水肿)、无尿性肾衰竭患者或妊娠妇女绝对禁用 ACEI。

1.ACEI

以下情况须慎用 ACEI:①双侧肾动脉狭窄;②血肌酐水平显著升高[>225.2 μmol/L(3 mg/dL)];③高血钾(>5.5 mmol/L);④低血压[收缩压<12.0 kPa(90 mmHg)],低血压患者须经其他处理,待血流动力学稳定后再决定是否应用 ACEI。β受体阻滞剂是治疗 DCM 慢性心力衰竭的标准用药之一。大型临床试验如美托洛尔控释剂/缓释剂干预充血性心力衰竭试验(MERIT-HF)、比索洛尔心功能不全研究Ⅱ(CIBISⅡ)、美国卡维地洛治疗心力衰竭研究、卡维地洛前瞻性随机累积生存试验(COPERNICUS)均证明,β受体阻滞剂是治疗慢性心力衰竭的有效药物。β受体阻滞剂成功地用于慢性心力衰竭的治疗正是心力衰竭的治疗从短期的血流动力学措施转为长期的修复性策略的具体体现。目前用于治疗慢性心力衰竭的β受体阻滞剂有美托洛尔、比索洛尔、卡维地洛等。

β受体阻滞剂治疗慢性心力衰竭的可能机制:①上调心肌β受体密度与活性;②防止儿茶酚胺的毒性作用;③抑制 RAAS 的激活;④抗心律失常作用;⑤扩张冠状动脉,增加冠脉血流量;⑥减慢心率,延长舒张期时间,改善心内膜供血;⑦防止或减轻心室重塑;⑧抗氧化;⑨促使心肌能量代谢由游离脂肪酸代谢向糖代谢转化等。

所有慢性收缩性心力衰竭,NYHA 心功能Ⅱ~Ⅲ级患者,LVEF<40%,病情稳定者,均必须应用β受体阻滞剂,除非有禁忌证或不能耐受。NYHA 心功能Ⅳ级患者,需病情稳定(4 天内未静脉用药、已无液体潴留、体重恒定)后,在严密监护下应用。一般在血管紧张素转换酶抑制和利尿剂

应用基础上加用β受体阻滞剂,从小剂量开始(美托洛尔 12.5 mg/d、比索洛尔1.25 mg/d、卡维地洛 3.125 mg/d,每天 2 次),2～4 周剂量倍增,达最大耐受剂量或目标剂量后长期维持。症状改善常在治疗 2～3 个月才出现,即使症状不改善,也能防止疾病的进展。

β受体阻滞剂的禁忌证:支气管痉挛性疾病,心动过缓(心率<60 次/分),二度及二度以上房室传导阻滞(除非已安装起搏器),明显液体潴留、需大剂量利尿者。

2.β受体阻滞剂

与 ACEI 不同,β受体阻滞剂可阻断经 ACE 和非 ACE 途径产生的Ⅱ与 1 受体 AngⅡ结合。因此,理论上此类药物对 AngⅡ不良作用的阻断比 ACEI 更直接、更完全。应用 ARB 后,血清 AngⅡ水平上升与 2 型 AngⅡ受体结合增加,可能发挥有利的效应。ARB 对缓激肽的代谢无影响,因此不能通过提高血清缓激肽浓度发挥可能对心力衰竭有利的作用,但也不会产生可能与之有关的咳嗽不良反应。大型临床试验如 ELITE、ELITEⅡ、Val-HeFT、CHARM 等证实了 ARB 治疗慢性心力衰竭的有效性,但其效应是否相当于或是优于 ACEI 尚未定论,当前仍不宜以 ARB 取代 ACEI 广泛用于心力衰竭治疗。未应用过 ACEI 和能耐受 ACEI 的心力衰竭患者,仍以 ACEI 为首选。ARB 可用于不能耐受 ACEI 不良反应的心力衰竭患者,如有咳嗽、血管神经性水肿时。ARB 和 ACEI 相同,也能引起低血压、高血钾及肾功能恶化,应用时仍需小心。心力衰竭患者对β受体阻滞剂有禁忌证时,可 ARB 与 ACEI 合用。

3.醛固酮拮抗剂

醛固酮除引起低镁、低钾外,可激活交感神经,增加 ACE 活性,升高 AngⅡ水平,并降低副交感神经活性。更重要的是,醛固酮有独立于 AngⅡ和相加于 AngⅡ的对心脏结构和功能的不良作用。人类发生心力衰竭时,心室醛固酮生成及活化增加,且与心力衰竭严重程度成正比。因而,醛固酮促进心室重塑,从而促进心力衰竭的发展。心力衰竭患者短期应用 ACEI 时,可降低醛固酮水平,但长期应用时,血醛固酮水平却不能保持稳定、持续的降低,即所谓"醛固酮逃逸现象"。因此如能在 ACEI 应用基础上加用醛固酮拮抗剂,能进一步抑制醛固酮的有害作用,获益可能更大。RALES(randomized aldactone evaluation study)试验显示,对于缺血性或非缺血性心肌病伴重度心力衰竭(近期或目前为 NYHA 心功能Ⅳ级)患者,在常规治疗基础上加用螺内酯(最大剂量 25 mg/d)可以降低心力衰竭住院率和总死亡率。根据上述结果建议,对近期或目前为 NYHA 心功能Ⅳ级心力衰竭患者,可考虑应用小剂量的螺内酯 20 mg/d。EPHESUS 实验证明,新型醛固酮拮抗剂依普利酮对心肌梗死后心力衰竭安全有效。若恰当使用,利尿剂仍是治疗心力衰竭的基石。所有心力衰竭患者,有液体潴留的证据或原先有过液体潴留者,均应给予利尿剂。NYHA心功能Ⅰ级患者一般不需应用利尿剂。应用利尿剂后心力衰竭症状得到控制,临床状态稳定,也不能将利尿剂作为单一治疗。一般应与 ACEI 和β受体阻滞剂联合应用。氯噻嗪适用于轻度液体潴留、肾功能正常的心力衰竭患者,如有显著液体潴留,特别当有肾功能损害时,宜选用袢利尿剂如呋塞米。利尿剂通常从小剂量开始(氢氯噻嗪 25 mg/d、呋塞米 20 mg/d)逐渐加量,氯噻嗪 100 mg/d 已达最大效应,呋塞米剂量不受限制。一旦病情控制(肺部啰音消失,水肿消退,体重稳定),即可以最小有效量长期维持,一般无须限期使用。在长期维持期间,仍应根据液体潴留情况随时调整剂量。每天的体重变化是最可靠的监测利尿剂效果和调整利尿剂剂量的指标。利尿剂用量不当有可能改变其他治疗心力衰竭药物的疗效和不良反应。如利尿剂用量不足致液体潴留可减 AECI 的疗效和增加β受体阻滞剂治疗的危险。反之,剂量过大引起血容量减少,可增加 ACEI 和血管扩张剂的低血压反应及 ACEI 和 AngⅡ受体阻滞剂出现肾功能不全的危险。在应用利尿剂过程中,如出现低血压和氮质血症而患者已无液体潴留,则可能是利尿过量、血容量减少所致,应减少利尿剂剂量。如患者有持续液体潴留,则低血压和氮质血症很可能是心力衰竭恶化,终末器官灌注不足的表现,应继续利尿,并短期使用能增加肾灌注的药物如多巴胺或多巴酚丁胺。出现利尿剂抵抗时(常伴有心力衰竭恶化),可用以下方法:①静脉给予利尿剂,如呋塞米持续静脉滴注。②2 种或 2 种以上利尿剂联合应用。③应用增加肾血流的药物,如短期应用小剂量的多巴胺或多巴酚丁胺[2～5 μg/(kg·min)]。

4.利尿剂

大型临床试验证实,地高辛能够改善心力衰竭患者的运动耐量和左室功能,降低心力衰竭住院率,对死亡率的影响是中性的,是正性肌力药中唯一的长期治疗不增加死亡率的药物。DCM 心力衰竭时地高辛使用剂量宜适当减小。

非洋地黄正性肌力药物不改善患者的远期预后,不主张对慢性心力衰竭患者长期、间歇静脉滴注此类正性肌力药。

5.洋地黄

在 DCM 心力衰竭病情危重期间、心脏移植前的终末期心力衰竭、心脏手术后心肌抑制所致的 AHF 及难治性心力衰竭,可考虑短期使用非洋地黄正性肌力药物如多巴酚丁胺或米力农支持 3～5 天,渡过危重期。推荐剂量:多巴酚丁胺 2～5 μg/(kg·min)静脉滴注,米力农 50 μg/kg负荷量静脉推注,继以 0.375～0.750 μg/(kg·min)静脉滴注。

(三)钙通道阻滞剂

由于缺乏支持钙通道阻滞剂有效性的证据,这类药物不宜用于心力衰竭的治疗。有部分研究提示,地尔硫䓬能够改善 DCM 患者的心功能和运动耐力,可能适合于 DCM 的早期干预治疗。然而,有关钙通道阻滞剂用于治疗扩张型心肌病的问题仍属探索的范畴。

(四)抗心律失常治疗

在采用抗心律失常治疗之前,首先应加强对心力衰竭的治疗,消除引起心律失常的一些诱因,如缺氧,心肌缺血,水、电解质和酸碱平衡紊乱(尤其是低血钾、低血镁),交感神经和 RAAS 的激活等。DCM 心律失常的治疗应认真权衡利弊,大部分抗心律失常药物并不能提高患者的生存率,相反有致心律失常的危险,并有负性肌力作用。因此,在选用抗心律失常药物时应充分注意药物对生存率的影响,不宜把心律失常的抑制作为治疗的最终目标。

Ⅱ类抗心律失常药物 β 受体阻滞剂、Ⅲ类抗心律失常药物胺碘酮可降低心律失常死亡率,可以选用于各种快速性心律失常如房性心动过速、心房颤动、频发室性期前收缩及室速。而Ⅰ类抗心律失常药物可增加死亡率,尽量避免使用。尽管对于短阵室速患者可以短期静脉应用Ⅰ类抗心律失常药物中的利多卡因,但仍以选用胺碘酮为佳。对于顽固性室速患者,应选用胺碘酮或采用射频消融治疗。新型Ⅲ抗心律失常药物如伊布利特、多非利特的疗效并不优于胺碘酮。室性心律失常引起明显血流动力学障碍时,必须立即予以电复律。发作持续性室速、室颤引起晕厥或心搏骤停的患者需要考虑安装 ICD。DCM 患者同时有左室功能降低和频繁发作的非持续性室速的患者,猝死危险增大。对于具有室速或室颤的左室功能受损患者,植入 ICD 可能是可取的。在一项大规模的前瞻性研究中,左室功能降低和频繁发作非持续性室速者占研究人群的 10%,植入 ICD 者的生存率高于经验性胺碘酮治疗者。

(五)抗凝治疗

DCM 伴心力衰竭时,心室内血流淤滞,易发生周围动脉栓塞及肺栓塞。尽管抗凝剂对 DCM

伴心力衰竭者的实际效果尚缺乏临床对照实验的证实,但对这类患者仍推荐使用抗凝剂。对于DCM 合并心房颤动或以前有缺血性卒中的患者,如无特殊的抗凝剂使用禁忌证,即使从临床或超声心动图上均未发现血栓形成的直接证据,也应进行抗凝治疗。一般选用华法林 $1\sim3$ mg,每天 1 次,使凝血酶原时间延长 $1\sim1.5$ 倍,国际标准化比值(INR)在 $2.0\sim3.0$。

(六)改善心肌代谢

有的 DCM 发病与心肌能量代谢障碍有关,DCM 发生后也存在一定程度的心肌能量代谢紊乱。适当应用改善心肌能量代谢的药物,可能有助于 DCM 病情的稳定和改善。根据临床情况可以选用辅酶 Q_{10}、辅酶 A、三磷酸腺苷(ATP)、肌苷、维生素 C、极化液、1,6-二磷酸果糖(FDP)、磷酸肌酸、曲美他嗪等。

(七)肾上腺皮质激素

肾上腺皮质激素不宜常规应用。有人认为,心肌活检或核素心肌扫描证实心肌有炎性渗出改变者,应用肾上腺皮质激素可使炎性病灶减轻或消退,有利于改善心功能;合并急性左心衰竭者,短时间使用大剂量肾上腺皮质激素,有利于控制心力衰竭。

(八)免疫调节治疗及中医药治疗

近年来,国内外有学者应用免疫调节剂如干扰素治疗 DCM 取得了良好效果,可使患者血清肠道病毒 RNA、抗 β 受体抗体、抗 M_2 受体抗体明显下降,提高 LVEF,改善心功能,降低顽固室性心律失常和反复心力衰竭的发生率。然而,其确切疗效尚有待更多临床试验的验证。

黄芪、牛磺酸、生脉制剂具有抗病毒、调节机体免疫、改善心脏功能的作用。我国完成的一项多中心中西医结合治疗 DCM 的临床研究显示,采用中西医结合治疗(黄芪、生脉、牛磺酸、泛葵利酮及强心、利尿、扩血管等)能够提高患者的 LVEF,改善心功能。中西医结合治疗 DCM 不失为一种可取的药物治疗手段。

(九)其他药物

其他药物包括钙离子增敏剂、重组人生长激素(rhGH)、甲状腺素、利钠利尿肽等。已有几项临床试验证明钙离子增敏剂如左西孟旦、利钠利尿肽对充血性心力衰竭有效。由于这些制剂在临床上使用的时间很短,还需要更深入的研究。

(十)其他治疗措施

其他治疗措施包括心室再同步化治疗、外科治疗(心脏移植、动力性心肌成形术、部分左心室切除术、心室辅助系统和人工心脏)、心肌干细胞移植等。

DCM 的病程长短各异,一旦发生充血性心力衰竭则预后不良。死亡原因多为心力衰竭、严重心律失常和血栓栓塞,不少患者猝死。以往认为症状出现后 5 年生存率在 40% 左右,近年来,随着治疗手段的进步,存活率有明显提高。对预后影响不良的因素:①年龄>55 岁;②心胸比例>0.55;③明显心力衰竭,心脏指数<2.5 $L/(min \cdot m^2)$,左室舒张末压>2.7 kPa(20 mmHg),LVEF<0.30,肺动脉楔压(PCWP)>2.7 kPa(20 mmHg);④心脏重量/容积比减少;⑤血浆肾上腺素、心房利钠肽、肾素水平增高,心肌活检示有明显的组织学异常;⑥左室内传导阻滞、复杂性室性心律失常。

(王忠平)

第三节　肥厚型心肌病

肥厚型心肌病(hypertrophic cardiomyopathy,HCM)是指心室壁明显肥厚而又不能用血流动力学负荷解释,或无引起心室肥厚原因的一组疾病。肥厚可发生在心室壁的任何部位,可以是对称性,也可以是非对称性,室间隔、左心室游离壁及心尖部较多见,右心室壁罕见。根据有无左心室内梗阻,可分为梗阻性和非梗阻性。根据梗阻部位又可分为左心室中部梗阻和左心室流出道梗阻,后者又称为特发性肥厚型主动脉瓣下狭窄(idiopathic hypertrophic subaortic stenosis,IHSS),以室间隔明显肥厚,左心室流出道梗阻为其特点,此种类型约占肥厚型心肌病的1/4。

一、病因

本病30%～40%有明确家族史,余为散发。梗阻性肥厚型心肌病有家族史者更多见,可高达60%左右。目前认为是常染色体显性遗传疾病,收缩蛋白基因突变是主要的致病因素。儿茶酚胺代谢异常、高血压和高强度体力活动可能是本病的促进因素。

二、病理生理

收缩功能正常乃至增强,舒张功能障碍为其共同特点。梗阻性肥厚型心肌病在心室和主动脉之间可出现压力阶差,在心室容量和外周阻力减小、心脏收缩加强时压力阶差增大。

三、临床表现

与发病年龄有关,发病年龄越早,临床表现越严重。部分可无任何临床表现,仅在体检或尸检时才发现。心悸、劳力性呼吸困难、心绞痛、劳力性晕厥、猝死是常见的临床表现。目前认为,晕厥及猝死的主要原因是室性心律失常,剧烈活动是其常见诱因。心脏查体可见心界轻度扩大,有病理性第四心音。晚期由于心房扩大,可发生心房颤动。亦有少数演变为扩张型心肌病者,出现相应的体征。梗阻性肥厚型心肌病可在胸骨左缘3～4肋间和心尖区听到粗糙混合性杂音,该杂音既具喷射性杂音的性质,亦有反流性杂音的特点。目前认为,该杂音是不对称肥厚的室间隔造成左心室流出道梗阻,血液高速流过狭窄的左心室流出道,由于Venturi效应(流体的流速越快,压力越低)将二尖瓣前叶吸引至室间隔,加重梗阻,同时造成二尖瓣关闭不全所造成的。该杂音受心肌收缩力、左心室容量和外周阻力影响明显。凡能增加心肌收缩力、减少左心室容量和外周阻力的因素均可使杂音加强,反之则减弱。如含服硝酸甘油片或体力活动使左心室容量减少或增加心肌收缩力,均可使杂音增强,使用β受体阻滞剂或下蹲位,使心肌收缩力减弱或左心室容量增加,则均可使杂音减弱。

四、辅助检查

(一)心电图

最常见的表现为左心室肥大和继发性ST-T改变,病理性Q波亦较常见,多出现在Ⅱ、Ⅲ、aVF、aVL、V_5、V_6导联,偶有V_{1R}增高。上述改变可出现在超声心动图发现室壁肥厚之前,其机制不清。以 V_3、V_4 为中心的巨大倒置 T 波是心尖肥厚型心肌病的常见心电图表现。此外,尚有室内阻滞、心房颤动及期前收缩等表现。

(二)超声心动图

对本病具诊断意义,且可以确定肥厚的部位。梗阻性肥厚型心肌病室间隔厚度与左心室后壁之比≥1.3;室间隔肥厚部分向左心室流出道突出,二尖瓣前叶在收缩期前向运动(systolic anterior motion,SAM)(图 10-1)。主动脉瓣在收缩期呈半开放状态。二尖瓣多普勒超声血流图示 A 峰>E 峰,提示舒张功能低下。

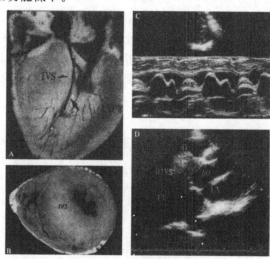

图 10-1 肥厚型心肌病

A:心脏纵切面观,室间隔厚度与之比>1.3;B:梗阻性肥厚心肌病横断面;C:梗阻性肥厚心肌病 M 超
声心动图 SAM 征;D:左心室游离壁梗阻性肥厚心肌病 B 超心动图 HIVS 征象,HIVS:室间隔肥厚
RV:右心室,LV:左心室,IVS:室间隔,AO:主动脉 LVPW:左心室后壁,SAM:收缩期前向运动

(三)心导管检查和心血管造影

左心室舒张末压升高,左心室腔与左心室流出道压力阶差大于 2.7 kPa(20 mmHg)者则可诊断梗阻存在。Brockenbrough 现象为梗阻性肥厚型心肌病的特异性表现。该现象是指具完全代偿期间的室早后心搏增强、心室内压增高而主动脉内压降低的反常现象。这是由于心搏增强加重左心室流出道梗阻造成。心室造影显示左心室腔变形,呈香蕉状(室间隔肥厚)、舌状或黑桃状(心尖肥厚)。冠状动脉造影多为正常,供血肥厚区域的冠状动脉分支常较粗大。

(四)同位素心肌显像

可显示肥厚的心室壁及室壁显影稀疏,提示心肌代谢异常。此与心脏淀粉样变性心室壁厚而显影密度增高相鉴别。

(五)心肌 MRI

可显示心室壁肥厚和心腔变形。

(六)心内膜心肌活检(病理改变)

心肌细胞肥大、畸形、排列紊乱。

五、诊断和鉴别诊断

临床症状、体征及心电图可提供重要的诊断线索。诊断主要依靠超声心动图、同位素心肌显像、心脏 MRI 等影像学检查,心导管检查对梗阻性肥厚型心肌病亦具诊断意义,而 X 线心脏拍片对肥厚型心肌病诊断帮助不大。心绞痛及心电图 ST-T 改变需与冠心病鉴别。心室壁肥厚需与负荷过重引起的室壁肥厚及心脏淀粉样变性室壁肥厚鉴别。冠心病缺乏肥厚型心肌病心室壁肥厚的影像特征,通过冠状动脉造影可显示冠状动脉狭窄。后负荷过重引起的心室壁肥厚可查出后负荷过重疾病,如高血压、主动脉狭窄、主动脉缩窄等;心脏淀粉样变性心室壁肥厚时,心电图表现为低电压,可资鉴别。

六、治疗及预后

基本治疗原则为改善舒张功能,防止心律失常的发生。可用 β 受体阻滞剂及主要作用于心脏的钙通道阻滞剂。对重症梗阻性肥厚型心肌病[左心室腔与左心室流出道压力阶差≥8.0 kPa(60 mmHg)]患者可安装 DDD 型起搏器,室间隔化学消融及手术切除肥厚的室间隔心肌等方法治疗。本病的预后因人而异。一般而言,发病年龄越早,预后越差。成人多死于猝死,小儿多死于心力衰竭,其次是猝死。家族史阳性者猝死率较高。应指导患者避免剧烈运动、持重及屏气,以减少猝死发生。

(刘姗姗)

第四节 右心室心肌病

右心室心肌病是近年来提出的另一种原因不明的心肌病。Fontaine 在 1976 年首先报道右心室心肌病(ARVD),以后欧洲等地及我国都有病例报道,目前已逐渐受到临床医师的重视。

一、病因

本病病因尚未阐明。有人认为是先天性右心室发育异常所致,在一组大系列的报道中,约35%的病例是家族性的,家系调查呈常染色体显性遗传。也有人认为,本病并非发生在新生儿和婴儿,患者的心肌萎缩并非胚胎发生异常所致,可能是后天获得的疾病。化学性毒素特别是病毒感染都被提出过为致病因素。

二、病理生理

病理所见均来自尸检报告。右心室心肌部分或全部缺如,由纤维、脂肪组织代替,肌小梁变平,心壁变薄,心内膜可贴近心外膜。病变广泛地累及右室,更多地集中在三尖瓣和肺动脉瓣下及心尖部。镜下见心肌灶性坏死和退行性变,伴有纤维组织增生和脂肪浸润,坏死心肌细胞周围有单核细胞浸润,但并不多见。

心肌病变使右心室心肌收缩力明显减弱,心搏量减少,右心室收缩末期和舒张末期容量增多,射血分数减少,右心室腔扩大,以后发生右心衰竭,部分患者发生起源于右心室的室性心律失常,多为折返机制引起,可致猝死。

三、临床表现

由于病情轻重不同,临床表现差异很大。80％病例发生在 7～40 岁,未见新生儿或婴儿的报告。轻者心脏不增大,也无症状,死后尸检才发现患本病;也有心脏增大但症状不明显,仅在活动时感觉心悸不适,在体格检查或尸检时才被发现。重者心脏增大,发生室性心律失常,可因反复出现室性心动过速而多次晕厥以致猝死。也有以猝死为首发表现的患者。无论有无心律失常,本病患者均发生右心衰竭,在病变广泛的患者中尤为如此,心力衰竭前常有乏力、易疲劳等不适。

本病体征不多,近半数患者体检无异常发现,部分患者肺动脉瓣区第二心音呈固定分裂,很少听到病理性杂音,偶可闻及右心室奔马律。右心室显著增大者,心浊音界增大,心前区可隆起,有室性心律失常者听诊或触诊脉搏时可以发现。

四、实验室检查

(一)X 线检查

X 线检查可见心影正常或增大。右心室已经增大的患者,X 线检查未必能显示心影的增大,有时可呈球形。

(二)心电图检查

胸导联 T 波倒置,多局限于 V_1 至 V_3 导联,也可波及 V_4～V_6 导联。可有右束支传导阻滞,但不多见。出现室性心律失常者,其室性期前收缩或室速的 QRS 波群多呈左束支传导阻滞,偶有呈右束支传导阻滞者,后者反映左心室受累。病变累及其他部位的患者也可出现窦性或房性心律失常和窦房或房室传导阻滞。严重者发生心室颤动。心脏不增大也无症状的患者,运动试验常有诱发室性心动过速的可能。

(三)超声心动图检查

超声心动图检查可见右心室扩大或局限性扩张,伴随运动幅度减低,肌小梁排列紊乱;右室射血分数减低,而左室功能正常。

(四)心导管检查和选择性心血管造影

多数患者右心房和右心室压在正常范围,少数患者右心室舒张压增高,右心房 α 波压力读数增高。右心室造影见心腔扩大,肌小梁消失,室壁活动减弱或室壁节段性运动异常,甚至呈室壁瘤样突出。

(五)心内膜心肌活体组织检查

心内膜心肌活体组织检查可见心肌组织变性坏死、纤维化、脂肪浸润和单核细胞浸润等,该项检查对心脏不增大、无明显症状或仅有室性心动过速发作的患者,诊断价值更大。

五、诊断和鉴别诊断

主要依据右心室扩大,发生右心衰竭或晕厥、有室性期前收缩或室性心动过速、右胸导联心电图 T 波倒置、室速发作时心电图 QRS 波群呈左束支传导阻滞型、超声心动图、放射性核素或选择性心血管造影检查示右心室扩大、右心室收缩力减弱或节段性运动异常、左心室功能正常、心内膜心肌活检有助于进一步确诊。凡有不明原因的晕厥或阵发性心动过速患者,宜考虑本病可能,并做进一步检查以确诊。鉴别诊断要注意排除冠状动脉粥样硬化性心脏病和其他类型的心肌病和右心室明显受累的疾病,尤其是三尖瓣病变等。

六、治疗

在心功能代偿期中,宜避免劳累和呼吸道感染以预防发生心力衰竭。有室性心律失常的患者,宜避免剧烈的运动、焦虑或过度兴奋,因为这些情况可导致血中儿茶酚胺浓度的增高而诱发室性心动过速。对于频发室性期前收缩的患者应给予抗心律失常药物治疗。β受体阻滞剂及胺碘酮的有效率各为 33%,如联合使用两种药,有效率可达 83%。通过心脏电生理检查诱发室性心律失常来选择药物,疗效会更好。药物治疗无效时,通过电生理检查确定室性心律失常的起源部位,可施行手术切除或分离病灶,也可用直流电击、射频波或激光消蚀。发生心室颤动时应立即进行电除颤和其他心肺复苏的措施。

(张　晔)

第五节　感染性心内膜炎

感染性心内膜炎(infectiveendocarditis,IE)为心脏内膜表面微生物感染导致的炎症反应。IE 最常累及的部位是心脏瓣膜,包括自体瓣膜和人工瓣膜,也可累及心房或心室的内膜面。近年来随着诊断及治疗技术的进步,IE 的致死率和致残率显著下降,但诊断或治疗不及时的患者,死亡率仍然很高。

一、流行病学

由于疾病自身的特点及诊断的特殊性,很难对 IE 进行注册或前瞻性研究,没有准确的患病率数字。每年的发病率为 1.9/10 万～6.2/10 万。近年来,随着人口老龄化、抗生素滥用、先天性心脏病存活年龄延长及心导管和外科手术患者的增多,IE 的发病率呈增加的趋势。

二、病因和诱因

(一)患者因素

1.瓣膜性心脏病

瓣膜性心脏病是 IE 最常见的基础病。近年来,随着风湿性心脏病发病率的下降,风湿性心脏瓣膜病在 IE 基础病中所占的比例已明显下降,占 6%～23%。与此对应,随着人口老龄化,退行性心脏瓣膜病所占的比例日益升高,尤其是主动脉瓣和二尖瓣关闭不全。

2.先天性心脏病

由于介入封堵和外科手术技术的进步,成人先天性心脏病患者越来越多,在此基础上发生的IE 也较前增加,室间隔缺损、法洛四联症和主动脉缩窄是最常见的原因。主动脉瓣二叶钙化也是诱发 IE 的重要危险因素。

3.人工瓣膜

人工瓣膜置换者发生 IE 的危险是自体瓣膜的 5～10 倍,术后 6 个月内危险性最高,之后在较低的水平维持。

4.既往 IE 病史

既往 IE 病史是再次感染的明确危险因素。

5.近期接受可能引起菌血症的诊疗操作

各种经口腔(如拔牙)、气管、食管、胆道、尿道或阴道的诊疗操作及血液透析等,均是 IE 的诱发因素。

6.体内存在促非细菌性血栓性赘生物形成的因素

如白血病、肝硬化、癌症、炎性肠病和系统性红斑狼疮等可导致血液高凝状态的疾病,也可增加 IE 的危险。

7.自身免疫缺陷

包括体液免疫缺陷和细胞免疫缺陷,如人类免疫缺陷病毒(HIV)。

8.静脉药物滥用

静脉药物滥用者发生 IE 的危险可升高 12 倍。赘生物常位于血流从高压腔经病变瓣口或先天缺损至低压腔产生高速射流和湍流的下游,如二尖瓣关闭不全的瓣叶心房面、主动脉瓣关闭不全的瓣叶心室面和室间隔缺损的间隔右心室侧,可能与这些部位的压力下降及内膜灌注减少,有利于微生物沉积和生长有关。高速射流冲击心脏或大血管内膜可致局部损伤,如二尖瓣反流面对的左心房壁、主动脉瓣反流面对的二尖瓣前叶腱索和乳头肌及动脉导管未闭射流面对的肺动脉壁,也容易发生 IE。在压差较小的部位,如房间隔缺损、大室间隔缺损、血流缓慢(如心房颤动或心力衰竭)及瓣膜狭窄的患者,则较少发生 IE。

(二)病原微生物

近年来,导致 IE 的病原微生物谱也发生了很大变化。金黄色葡萄球菌感染明显增多,同时也是静脉药物滥用患者的主要致病菌;而草绿色链球菌感染明显减少。凝固酶阴性的葡萄球菌以往是自体瓣膜心内膜炎的次要致病菌,现在是人工瓣膜心内膜炎和院内感染性心内膜炎的重要致病菌。此外,铜绿假单胞菌、革兰阴性杆菌及真菌等以往较少见的病原微生物,也日渐增多。

三、病理

IE 特征性的病理表现是在病变处形成赘生物,由血小板、纤维蛋白、病原微生物、炎性细胞和少量坏死组织构成,病原微生物常包裹在赘生物内部。

(一)心脏局部表现

1.赘生物本身的影响

大的赘生物可造成瓣口机械性狭窄,赘生物还可导致瓣膜或瓣周结构破坏,如瓣叶破损、穿孔或腱索断裂,引起瓣膜关闭不全,急性者最终可发生猝死或心力衰竭。人工瓣膜患者还可导致瓣周漏和瓣膜功能不全。

2.感染灶局部扩散

局部扩散产生瓣环或心肌脓肿、传导组织破坏、乳头肌断裂、室间隔穿孔和化脓性心包炎等。

(二)赘生物脱落造成栓塞

1.右心 IE

右心赘生物脱落可造成肺动脉栓塞、肺炎或肺脓肿。

2.左心 IE

左心赘生物脱落可造成体循环动脉栓塞,如脑动脉、肾动脉、脾动脉、冠状动脉及肠系膜动脉等,导致相应组织的缺血坏死和(或)脓肿;还可能导致局部动脉管壁破坏,形成动脉瘤。

(三)菌血症

感染灶持续存在或赘生物内的病原微生物释放入血,形成菌血症或败血症,导致全身感染。

(四)自身免疫反应

病原菌长期释放抗原入血,可激活自身免疫反应,形成免疫复合物,沉积在不同部位导致相应组织的病变,如肾小球肾炎(免疫复合物沉积在肾小球基底膜)、关节炎、皮肤或黏膜出血(小血管炎,发生漏出性出血)等。

四、分类

既往习惯按病程分类,目前更倾向于按疾病的活动状态、诊断类型、瓣膜类型、解剖部位和病原微生物进行分类。

(一)按病程分类

分为急性 IE(病程<6 周)和亚急性 IE(病程>6 周)。急性 IE 多发生在正常心瓣膜,起病急骤,病情凶险,预后不佳,有发生猝死的危险;病原微生物以金黄色葡萄球菌为主,细菌毒力强,菌血症症状明显,赘生物容易碎裂或脱落。亚急性 IE 多发生在有基础病的心瓣膜,起病隐匿,经积极治疗预后较好;病原微生物主要是条件性致病菌,如溶血性链球菌、凝固酶阴性的葡萄球菌及革兰阴性杆菌等,这些病原微生物毒力相对较弱,菌血症症状不明显,赘生物碎裂或脱落的比例较急性 IE 低。

(二)按疾病的活动状态分类

按疾病的活动状态分为活动期和愈合期,这种分类对外科手术治疗非常重要。活动期包括术前血培养阳性及发热,术中取血培养阳性,术中发现病变组织形态呈炎症活动状态,或在抗生素疗程完成之前进行手术。术后 1 年以上再次出现 IE,通常认为是复发。

(三)按诊断类型分类

按诊断类型分为明确诊断(definite IE)、疑似诊断(suspected IE)和可能诊断(possible IE)。

(四)按瓣膜类型分类

按瓣膜类型分为自体瓣膜 IE 和人工瓣膜 IE。

(五)按解剖部位分类

按解剖部位分为二尖瓣 IE、主动脉瓣 IE 及室壁 IE 等。

(六)按病原微生物分类

按照病原微生物血培养结果分为金黄色葡萄球菌性 IE、溶血性链球菌性 IE、真菌性 IE 等。

五、临床表现

(一)全身感染中毒表现

发热是 IE 最常见的症状,除有些老年或心、肾衰竭的重症患者外,几乎均有发热,与病原微生物释放入血有关。亚急性者起病隐匿,体温一般<39 ℃,午后和晚上高,可伴有全身不适、肌痛/关节痛、乏力、食欲缺乏或体重减轻等非特异性症状。急性者起病急骤,呈暴发性败血症过程,通常高热伴有寒战。其他全身感染中毒表现还包括脾大、贫血和杵状指,主要见于亚急性者。

(二)心脏表现

心脏的表现主要为新出现杂音或杂音性质、强度较前改变,瓣膜损害导致的新的或增强的杂音通常为关闭不全的杂音,尤以主动脉瓣关闭不全多见。但新出现杂音或杂音改变不是 IE 的必备表现。

(三)血管栓塞表现

血管栓塞表现为相应组织的缺血坏死和(或)脓肿。

(四)自身免疫反应的表现

自身免疫反应主要表现为肾小球肾炎、关节炎、皮肤或黏膜出血等,非特异性,不常见。皮肤或黏膜的表现具有提示性,包括:①瘀点,可见于任何部位;②指/趾甲下线状出血;③Roth 斑,为视网膜的卵圆形出血斑,中心呈白色,多见于亚急性者;④Osler 结节,为指/趾垫出现的豌豆大小红色或紫色痛性结节,多见于亚急性者;⑤Janeway 损害,为手掌或足底处直径 1~4 mm 无痛性出血性红斑,多见于急性者。

六、辅助检查

(一)血培养

血培养是明确致病菌最主要的实验室方法,并为抗生素的选择提供可靠的依据。为了提高血培养的阳性率,应注意以下几个环节。

(1)采血频次:多次血培养有助于提高阳性率,建议至少送检 3 次,每次采血时间间隔至少1 小时。

(2)采血量:每次取血 5~10 mL,已使用抗生素的患者取血量不宜过多,否则血液中的抗生素不能被培养液稀释。

(3)采血时间:有人建议取血时间以寒战或体温骤升时为佳,但 IE 的菌血症是持续的,研究发现,体温与血培养阳性率之间没有显著相关性,因此不需要专门在发热时取血。高热时大部分细菌被吞噬细胞吞噬,反而影响了培养效果。

(4)采血部位:前瞻性研究表明,无论病原微生物是哪一种,静脉血培养阳性率均显著高于动脉血。因此,静脉血培养阴性的患者没有必要再采集动脉血培养。每次采血应更换穿刺部位,皮肤应严格消毒。

(5)培养和分离技术:所有疑似 IE 的患者,应同时做需氧菌培养和厌氧菌培养;人工瓣膜置换术后、长时间留置静脉导管或导尿管及静脉药物滥用患者,应加做真菌培养。结果阴性时应延长培养时间,并使用特殊分离技术。

(6)采血之前已使用抗生素患者的处理:如果临床高度怀疑 IE 而患者已使用了抗生素治疗,应谨慎评估,病情允许时可以暂停用药数天后再次培养。

(二)超声心动图

所有临床上疑似 IE 的患者均应接受超声心动图检查,首选经胸超声心动图(TTE);如果TTE 结果阴性,而临床高度疑似 IE,应加做经食管超声心动图(TEE);TEE 结果阴性,而仍高度怀疑,2~7 天后应重复 TEE 检查。如果是有经验的超声医师,且超声机器性能良好,多次 TEE检查结果阴性基本可以排除 IE 诊断。

超声心动图诊断 IE 的主要证据包括赘生物,附着于瓣膜、心腔内膜面或心内植入物的致密回声团块影,可活动,用其他解剖学因素无法解释;脓肿或瘘;新出现的人工瓣膜部分裂开。

临床疑似 IE 的患者,其中约 50% 经 TTE 可检出赘生物。在人工瓣膜,TTE 的诊断价值通常不大。TEE 又效弥补了这一不足,其诊断赘生物的敏感度为 88%～100%,特异度达

91%～100%。

(三)其他检查

IE 患者可出现血白细胞计数升高,核左移;红细胞沉降率及 C 反应蛋白升高;高丙种球蛋白血症,循环中出现免疫复合物,类风湿因子升高,血清补体降低;贫血,血清铁及血清铁结合力下降;尿中出现蛋白和红细胞等。心电图和胸部 X 线片检查也可能有相应的变化,但均不具有特异性。

七、诊断和鉴别诊断

(一)诊断

首先应根据患者的临床表现筛选出疑似病例。

1.高度怀疑

(1)新出现杂音或杂音性质、强度较前改变。

(2)来源不明的栓塞事件。

(3)感染源不明的败血症。

(4)血尿、肾小球肾炎或怀疑肾梗死。

(5)发热伴以下任何一项:①心内有植入物;②有 IE 的易患因素;③新出现的室性心律失常或传导障碍;④首次出现充血性心力衰竭的临床表现;⑤血培养阳性(为 IE 的典型病原微生物);⑥皮肤或黏膜表现;⑦多发或多变的浸润性肺感染;⑧感染源不明的外周(肾、脾和脊柱)脓肿。

2.低度怀疑

发热,不伴有以上任何一项。对于疑似病例应立即进行超声心动图和血培养检查。

1994 年,Durack 及其同事提出了 Duke 标准,给 IE 的诊断提供了重要参考。后来经不断完善形成了目前的 Duke 标准修订版,包括 2 项主要标准和 6 项次要标准。具备 2 项主要标准,或 1 项主要标准＋3 项次要标准,或 5 项次要标准为明确诊断;具备 1 项主要标准＋1 项次要标准,或 3 项次要标准为疑似诊断。

(1)主要标准。①血培养阳性:2 次血培养结果一致,均为典型的 IE 病原微生物如溶血性链球菌、牛链球菌、HACEK 菌、无原发灶的社区获得性金黄色葡萄球菌或肠球菌。连续多次血培养阳性,且为同一病原微生物,这种情况包括——至少 2 次血培养阳性,且间隔时间＞12 小时;3 次血培养均阳性或≥4 次血培养中的多数均阳性,且首次与末次血培养间隔时间至少 1 小时。②心内膜受累证据:超声心动图阳性发现赘生物,附着于瓣膜、心腔内膜面或心内植入物的致密回声团块影,可活动,用其他解剖学因素无法解释;脓肿或瘘;新出现的人工瓣膜部分裂开。

(2)次要标准。①存在易患因素:如基础心脏病或静脉药物滥用。②发热:体温＞38 ℃。③血管栓塞表现:主要动脉栓塞、感染性肺梗死、霉菌性动脉瘤、颅内出血、结膜出血及 Janeway 损害。④自身免疫反应的表现:肾小球肾炎、Osler 结节、Roth 斑及类风湿因子阳性。⑤病原微生物证据:血培养阳性,但不符合主要标准;或有 IE 病原微生物的血清学证据。⑥超声心动图证据:超声心动图符合 IE 表现,但不符合主要标准。

(二)鉴别诊断

IE 需要和以下疾病鉴别,包括心脏肿瘤、系统性红斑狼疮、Marantic 心内膜炎、抗磷脂综合征、类癌综合征、高心排血量肾细胞癌、血栓性血小板减少性紫癜及败血症等。

八、治疗

(一)治疗原则

(1)早期应用:连续采集 3～5 次血培养后即可开始经验性治疗,不必等待血培养结果。对于病情平稳的患者可延迟治疗 24～48 小时,对预后没有影响。

(2)充分用药:使用杀菌性而非抑菌性抗生素,大剂量,长疗程,旨在完全杀灭包裹在赘生物内的病原微生物。

(3)静脉给药为主:保持较高的血药浓度。

(4)病原微生物不明确的经验性治疗:急性者首选对金黄色葡萄球菌、链球菌和革兰阴性杆菌均有效的广谱抗生素,亚急性者首选对大多数链球菌(包括肠球菌)有效的广谱抗生素。

(5)病原微生物明确的针对性治疗:应根据药敏试验的结果选择针对性的抗生素,有条件时应测定最小抑菌浓度(minimum inhibitory concentration,MIC)以判定病原微生物对抗生素的敏感程度。

(6)部分患者需要外科手术治疗。

(二)病原微生物不明确的经验性治疗

治疗应基于临床及病原学证据。病原微生物未明确的患者,如果病情平稳,可在血培养 3～5 次后立即开始经验性治疗;如果过去的 8 天内患者已使用了抗生素治疗,可在病情允许的情况下延迟 24～48 小时再进行血培养,然后采取经验性治疗。《欧洲心脏协会(ESC)指南》推荐的方案以万古霉素和庆大霉素为基础。我国庆大霉素的耐药率较高,而且庆大霉素的肾毒性大,多选用阿米卡星(丁胺卡那霉素)替代庆大霉素,0.4～0.6 g 分次静脉给药或肌内注射。万古霉素费用较高,也可选用青霉素类,如青霉素 320 万～400 万 U 静脉给药,每 4～6 小时 1 次;或萘夫西林 2 g 静脉给药或静脉给药,每 4 小时 1 次。

病原微生物未明确的治疗流程图见图 10-2,经验性治疗方案见表 10-1。

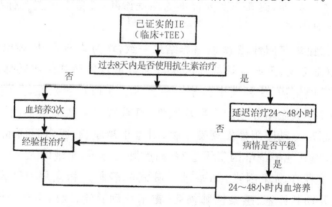

图 10-2 病原微生物未明确的治疗流程

表 10-1 经验性治疗方案

药物		剂量	疗程
自体瓣膜 IE	万古霉素	15.0 mg/kg 静脉给药,每 12 小时一次	4～6 周
	＋庆大霉素	1.0 mg/kg 静脉给药,每 8 小时一次	2 周

续表

药物	剂量	疗程
人工瓣膜 IE　万古霉素	15.0 mg/kg 静脉给药,每 12 小时一次	4～6 周
＋利福平	300～450 mg 口服,每 8 小时一次	4～6 周
＋庆大霉素	1.0 mg/kg 静脉给药,每 8 小时一次	2 周

注:＊每天最大剂量 2 g,需要监测药物浓度,必要时可加用氨苄西林。

(三)病原微生物明确的针对性治疗

1.链球菌感染性心内膜炎

根据药物的敏感性程度选用青霉素、头孢曲松、万古霉素或替考拉宁。

(1)自体瓣膜 IE 且对青霉素完全敏感的链球菌感染(MIC≤0.1 mg/L):年龄≤65 岁,血清肌酐正常的患者,给予青霉素 1 200 万～2 000 万 U/24 h,分 4～6 次静脉给药,疗程 4 周;加庆大霉素 3 mg/(kg·d)(最大剂量 240 mg/24 h),分 2～3 次静脉给药,疗程 2 周。年龄>65 岁,或血清肌酐升高的患者,根据肾功能调整青霉素的剂量,或使用头孢曲松 2 g/24 h,每天 1 次静脉给药,疗程均为 4 周。对青霉素和头孢菌素过敏的患者使用万古霉素 3 mg/(kg·d),每天 2 次静脉给药,疗程 4 周。

(2)自体瓣膜 IE 且对青霉素部分敏感的链球菌感染(MIC 0.1～0.5 mg/L)或人工瓣膜 IE:青霉素 2 000 万～2 400 万 U/24 h,分 4～6 次静脉给药,或使用头孢曲松 2 g/24 h,每天 1 次静脉给药,疗程均为 4 周;加庆大霉素 3 mg/(kg·d),分 2～3 次静脉给药,疗程 2 周;之后继续使用头孢曲松 2 g/24 h,每天 1 次静脉给药,疗程 2 周。对这类患者也可单独选用万古霉素,3 mg/(kg·d),每天 2 次静脉给药,疗程 4 周。

(3)对青霉素耐药的链球菌感染(MIC>0.5 mg/L):治疗同肠球菌。

替考拉宁可作为万古霉素的替代选择,推荐用法为 10 mg/kg 静脉给药,每天 2 次,9 次以后改为每天 1 次,疗程 4 周。

2.葡萄球菌感染性心内膜炎

葡萄球菌感染性心内膜炎约占所有 IE 患者的 1/3,病情危重,有致死危险。90% 的致病菌为金黄色葡萄球菌,其余 10% 为凝固酶阴性的葡萄球菌。

(1)自体瓣膜 IE 的治疗方案有以下几种。①对甲氧西林(新青霉素)敏感的金黄色葡萄球菌(methicillin-susceptible staphylococcus aureus,MSSA)感染:苯唑西林 8～12 g/24 h,分 4 次静脉给药,疗程 4 周(静脉药物滥用患者用药 2 周);加庆大霉素 24 小时 3 mg/kg(最大剂量 240 mg/24 h),分 3 次静脉给药,疗程 3～5 天。②对青霉素过敏患者 MSSA 感染:万古霉素 3 mg/(kg·d),每天 2 次静脉给药,疗程 4～6 周;加庆大霉素 3 mg/(kg·d)(最大剂量 240 mg/24 h),分 3 次静脉给药,疗程 3～5 天。③对甲氧西林耐药的金黄色葡萄球菌(methicillin-resistant staphylococcus aureus,MRSA)感染:万古霉素 30 mg/(kg·d),每天 2 次静脉给药,疗程 6 周。

(2)人工瓣膜 IE 的治疗方案有以下几点。①MSSA 感染:苯唑西林 8～12 g/24 h,分 4 次静脉给药,加利福平 900 mg/24 h,分 3 次静脉给药,疗程均为 6～8 周;再加庆大霉素 3 mg/(kg·d)(最大剂量 240 mg/24 h),分 3 次静脉给药,疗程 2 周。②MRSA 及凝固酶阴性的葡萄球菌感染:万古霉素 30 mg/(kg·d),每天 2 次静脉给药,疗程 6 周;加利福平 300 mg/24 h,分 3 次静脉给药,再加庆大霉素 3 mg/(kg·d)(最大剂量 240 mg/24 h),分 3 次静脉给药,疗程均为 6～8 周。

3.肠球菌及青霉素耐药的链球菌感染性心内膜炎

与一般的链球菌不同,多数肠球菌对包括青霉素、头孢菌素、克林霉素和大环内酯类抗生素在内的许多抗生素耐药。甲氧嘧啶-磺胺异噁唑及新一代喹诺酮类抗生素的疗效也不确定。

(1)青霉素 MIC≤8 mg/L,庆大霉素 MIC<500 mg/L:青霉素 1 600 万～2 000 万 U/24 h,分4～6 次静脉给药,疗程 4 周;加庆大霉素 3 mg/(kg·d)(最大剂量 240 mg/24 h),分 2 次静脉给药,疗程 4 周。

(2)青霉素过敏或青霉素/庆大霉素部分敏感的肠球菌感染:万古霉素 30 mg/(kg·d),每天2 次静脉给药,加庆大霉素 3 mg/(kg·d),分 2 次静脉给药,疗程均 6 周。

(3)青霉素耐药菌株(MIC>8 mg/L)感染:万古霉素 30 mg/(kg·d),每天 2 次静脉给药,加庆大霉素 3 mg/(kg·d),分 2 次静脉给药,疗程均 6 周。

(4)万古霉素耐药或部分敏感菌株(MIC 4～16 mg/L)或庆大霉素高度耐药菌株感染:需要寻求微生物学家的帮助,如果抗生素治疗失败,应及早考虑瓣膜置换。

4.革兰阴性菌感染性心内膜炎

约 10% 自体瓣膜 IE 和 15% 人工瓣膜 IE,尤其是瓣膜置换术后 1 年发生者多由革兰阴性菌感染所致。其中 HACEK 菌属最常见,包括嗜血杆菌、放线杆菌、心杆菌、埃肯菌和金氏杆菌。常用治疗方案为头孢曲松 2 g/24 h 静脉给药,每天 1 次,自体瓣膜 IE 疗程 4 周,人工瓣膜 IE 疗程 6 周。也可选用氨苄西林 12 g/24 h,分 3～4 次静脉给药,加庆大霉素 3 mg/(kg·d),分 2～3 次静脉给药。

5.立克次体感染性心内膜炎

立克次体感染性心内膜炎可导致 Q 热,治疗选用多西环素(强力霉素)100 mg 静脉给药,每12 小时1 次,加利福平。为预防复发,多数患者需要进行瓣膜置换。由于立克次体寄生在细胞内,术后抗生素治疗还需要至少 1 年,甚至终身。

6.真菌感染性心内膜炎

近年来,真菌感染性心内膜炎有增加趋势,尤其是念珠菌属感染。由于单独使用抗真菌药物死亡率较高,而手术的死亡率下降,真菌感染性心内膜炎首选外科手术治疗。药物治疗可选用两性霉素 B 或其脂质体,1 mg/kg,每天 1 次,连续静脉滴注有助减少不良反应。

(四)外科手术治疗

手术指征包括以下几点。

(1)急性瓣膜功能不全造成血流动力学不稳定或充血性心力衰竭。

(2)有瓣周感染扩散的证据。

(3)正确使用抗生素治疗 7 天后,感染仍然持续。

(4)病原微生物对抗生素反应不佳,如真菌、立克次体、布鲁杆菌、里昂葡萄球菌、对庆大霉素高度耐药的肠球菌、革兰阴性菌等。

(5)使用抗生素治疗前或治疗后 1 周内,超声心动图探测到赘生物直径>10 mm,可以活动。

(6)正确使用抗生素治疗后,仍有栓塞事件复发。

(7)赘生物造成血流机械性梗阻。

(8)早期人工瓣膜 IE。

九、预后

影响预后的因素不仅包括患者的自身情况及病原微生物的毒力,还与诊断和治疗是否正确、及时有关。总体而言,住院患者出院后的长期预后尚可(10 年生存率 81%),其中部分开始给予药物治疗的患者后期仍需要手术治疗。既往有 IE 病史的患者,再次感染的风险较高。人工瓣膜 IE 患者的长期预后较自体瓣膜 IE 患者差。

(宋义祥)

第十一章

周围血管疾病的临床治疗

第一节 血栓性静脉炎

血栓性静脉炎是指静脉血管腔内急性非化脓性炎症的同时伴有血栓形成,是一种常见的血管血栓性疾病,病变主要累及四肢浅静脉和深静脉。根据病变部位不同,静脉炎可分为浅静脉炎和深静脉炎。血栓可以引起炎症,炎症也可以引起血栓,两者互为因果。

促发静脉血栓形成的因素包括:静脉血流缓慢、血管损伤及高凝状态。临床上很多涉及以上三方面的因素均可导致静脉血栓形成,常见者如下。①手术:特别是骨科、胸腔、腹腔及泌尿生殖系的手术;②肿瘤:胰腺、肺、生殖腺、乳腺及泌尿道恶性肿瘤;③外伤:特别是脊柱、骨盆及下肢骨折;④长期卧床:如急性心肌梗死、中风、手术后;⑤妊娠、雌激素的作用;⑥高凝状态:抗凝血酶Ⅲ、C蛋白或S蛋白的缺乏,循环内狼疮抗凝物质、骨髓增生性疾病、异常纤维蛋白血症、弥散性血管内凝血(DIC);⑦静脉炎及静脉介入诊断或治疗导致静脉损伤。以上各种病因导致静脉血栓形成的机制并非是单一的,往往是综合因素,如手术除可对局部静脉造成损伤外,术后长期卧床使静脉血流缓慢,大手术后还使血液处于高凝状态。

一、病理生理

深静脉血栓形成:主要是由于血流缓慢及高凝状态所引起,故血栓大部分由于红细胞伴有少量纤维蛋白和血小板组成,所以血栓的远端与血管壁仅有轻度粘连,容易脱落而形成肺栓塞。同时深静脉血栓形成使血液回流受阻,导致远端组织水肿及缺氧,以及浅表静脉曲张,形成慢性静脉功能不全综合征。

浅静脉血栓形成:本症常见于长时间或反复静脉输液,特别是输入刺激性较大的药物时,在曲张的静脉内也常可发生。其病理特点是静脉壁常有不同程度的炎症反应,血管内膜增生、增厚,血管腔内血栓形成,血栓常与管壁粘连而不易脱落。由于交通支的联系有时可同时形成深、浅静脉血栓,浅静脉血栓形成不致造成肺栓塞和慢性静脉功能不全,因此在临床上远不如深静脉血栓形成重要。

二、临床表现

(一)血栓性浅静脉炎

血栓性浅静脉炎多发生于四肢表浅静脉,如大、小隐静脉,头静脉或贵要静脉。急性期患肢局部红肿、疼痛,沿受累静脉走行可触及痛性索状硬条或串珠样结节,其周围皮肤温度增高,稍红肿。患者多无全身症状。1周后静脉炎症逐渐消退,局部遗留有硬条索状物和皮肤色素沉着。游走性血栓浅静脉炎,是指浅静脉炎症发生部位不定、此起彼伏、反复发作,是人体浅静脉炎中的一种特殊类型。胸腹壁血栓性浅静脉炎,是指胸壁,乳房,两肋缘及上腹部出现静脉血栓形成,并同时有炎性病理改变的一种常见疾病,亦称 Monder 病。

(二)深部静脉炎

其症状轻重不一,取决于受累静脉的部位、阻塞的程度和范围。其主要临床表现是肢体肿胀、疼痛和浅静脉怒张,后期出现营养障碍性改变,伴有瘀积性皮炎,色素沉着或浅表性溃疡,股、胫周径较健肢粗1 cm以上,行走时肿痛加重、静卧后减轻,静脉造影可见患肢深静脉血管狭窄或堵塞。但仍有些患者可全无症状,而以大块肺栓塞表现为第一症状。

三、实验室和其他检查

(一)静脉压测定

患肢静脉压升高,提示测压处近心端静脉有阻塞。

(二)超声检查

二维超声显像可直接见到大静脉内的血栓,配合 Doppler 测算静脉内血流速度,并观察呼吸和压迫动作的正常反应是否存在。此种检查对近端深静脉血栓形成的诊断阳性率可达 95%;对远端者诊断敏感性仅为 50%～70%,但特异性可达 95%。

(三)放射性核素检查

对腓肠肌内的深静脉血栓形成的检出率可高达 90%,而对近段深静脉血栓诊断的特异性较差。

(四)阻抗容积描记法和静脉血流描记法

对近端深静脉血栓形成诊断的阳性率可达 90%,对远端者诊断敏感性明显降低。

(五)深静脉造影

从足部浅静脉内注入造影剂,在近心端使用压脉带,很容易使造影剂直接进入到深静脉系统,如果出现静脉充盈缺损,即可作出定型及定位诊断,并可明确侧支循环的情况。

(六)D-二聚体

D-二聚体$<400/L$,对于深静脉血栓形成的阴性预测值$>96\%$。

四、诊断

血栓性浅静脉炎有静脉壁损伤病史及典型临床表现,诊断较容易。对于长期卧床、骨科手术后或合并恶性肿瘤等危险因素的患者,当其出现一侧肢体肿胀和(或)突发呼吸困难时,应考虑深静脉血栓形成,多普勒血管超声检查可确诊本病。

五、治疗

(一)浅静脉血栓形成

治疗上采取保守支持疗法,如休息、患肢抬高、热敷。非甾体抗炎药可止痛并可防止血栓发展。对大隐静脉血栓应密切观察,如发展至隐-股脉连接处,则应考虑抗凝治疗以防止深静脉血栓形成。

(二)深静脉血栓形成

治疗深静脉血栓形成的主要目的是预防肺栓塞,特别是病程早期,血栓松软与血管壁粘连不紧,极易脱落,应采取积极的治疗措施。

1.一般治疗

急性期应卧床 3～5 天,抬高患肢超过心脏水平改善静脉回流,直至水肿及压痛消失。

2.抗凝治疗

抗凝治疗是深静脉血栓形成最重要的治疗。抗凝治疗的目的是阻止已形成血栓的延伸及新血栓的形成。疑诊深静脉血栓形成而又无强烈禁忌证者即可开始抗凝治疗。常用的抗凝药物有普通肝素、低分子肝素及华法林。抗凝治疗必须开始于肝素或低分子肝素,长期维持治疗改为华法林。华法林必须与肝素或低分子肝素重叠使用 5 天以上,其后若连续 2 天国际标准化比率(INR)≥2.0 方可停用肝素。抗凝治疗应尽早开始,疗程至少 3 个月,高危患者至少需持续 6～12 个月,甚至终身抗凝治疗。

3.溶栓治疗

血栓形成早期尿激酶等也有一定的效果,虽不能证明预防肺栓塞方面优于抗凝治疗,但如早期应用,可加速血栓溶解,有利于保护静脉瓣,减少后遗的静脉功能不全。

4.下腔静脉滤器放置术

出血素质不宜抗凝治疗者,或深静脉血栓进展迅速已达膝关节以上者,为预防肺栓塞可考虑使用。

六、预防

佩戴弹力袜改善下肢静脉曲张。对于血液高凝状态的患者在积极纠正基础疾病的同时,应注意避免四肢、躯干等好发部位的外伤。此外,静脉穿刺过程中避免同一部位反复穿刺及使用强刺激性药物。同时严格无菌操作,防止静脉植入物造成的感染。

(张遵燕)

第二节　多发性大动脉炎

多发性大动脉炎是一种主要累及主动脉及其主要分支血管的慢性非特异性炎性病变,常引起不同部位动脉狭窄或闭塞,少数也可引起动脉扩张或动脉瘤,出现相应部位缺血表现。历史上本病有不同的病名描述,如无脉症、主动脉弓综合征、Takayasu 病等。

本病好发于亚洲、中东地区,西欧与北美少见。发病年龄多为 5～45 岁,约 90% 患者在 30 岁以内发病,多发生于年轻女性。

一、病因病机

病因尚不明确,多认为与遗传因素、内分泌异常、感染(结核杆菌、链球菌或立克次体等)后机体发生免疫功能紊乱及细胞因子的炎症反应有关。在遗传因素中,现已确认大动脉炎的发病与人类白细胞抗原系统相关联,且不同种族患者和不同的 *HLA* 基因相关联。

基本病变呈急性渗出、慢性非特异性炎症和肉芽肿表现。病变好发部位为主动脉弓及头臂动脉、锁骨下动脉、颈总动脉及肾动脉等,也可累及肺动脉和冠状动脉。大多数患者病变侵及 2 支以上动脉。病变累及动脉全层,可见弥漫性纤维组织增生,导致动脉管腔不同程度狭窄或闭塞,偶合并血栓形成。如病变进展较快,动脉壁弹力纤维和平滑肌纤维遭受破坏或断裂而纤维化不足,可引起动脉扩张或动脉瘤形成。

二、临床表现

在发病初期可有全身不适、易疲劳、发热、食欲缺乏、恶心、出汗、体重下降等全身症状。血管狭窄或闭塞后,根据受累血管不同,出现不同器官缺血的症状。根据受累部位的不同,临床常见类型如下。

(一)头臂动脉型(主动脉弓综合征)

颈动脉和椎动脉狭窄或闭塞,可引起脑部不同程度缺血,出现头晕、眩晕、头痛,视力减退,视野缩小甚至失明、咀嚼无力等,缺血严重者可有反复晕厥、抽搐、失语、偏瘫。锁骨下动脉或无名动脉受累,可引起单侧或双侧上肢缺血,出现上肢无力、发凉、酸痛、麻木,甚至肌肉萎缩。少数患者可发生锁骨下动脉窃血综合征而引起晕厥。体格检查可发现单侧或双侧颈动脉、桡动脉和肱动脉搏动减弱或消失,上肢血压明显降低或测不出。约半数患者于颈部或锁骨上部可闻及收缩期血管杂音,如有侧支循环形成,可出现连续性血管杂音。

(二)胸腹主动脉型

由于下肢缺血出现下肢无力、酸痛、发凉和间歇性跛行等症状。肾动脉受累可引起顽固性高血压。体格检查可见股动脉和足背动脉搏动减弱,单纯胸或腹主动脉狭窄时上肢血压增高而下肢血压降低或测不出。胸主动脉狭窄者可于背部脊柱两侧或胸骨旁闻及收缩期血管杂音,肾动脉受累时大多数患者可于上腹部闻及收缩期血管杂音。

(三)广泛型

具有上述两种类型的临床表现和相应体征。

(四)肺动脉型

上述三种类型中约 50％的病例均可合并肺动脉受累,各类型中肺动脉受累的比例无明显差别,单纯肺动脉受累者罕见。临床上出现心悸、呼吸困难,晚期可并发肺动脉高压而出现相应症状。肺动脉瓣听诊区可闻及收缩期杂音和肺动脉瓣第二音亢进。

(五)其他

累及冠状动脉开口处,可出现心绞痛,甚至心肌梗死。累及肠系膜动脉可有腹痛等腹部症状。

三、辅助检查

(一)实验室检查

疾病活动期可见红细胞沉降率增快、C反应蛋白增高,白细胞计数增多,血清蛋白降低而 α、γ 球蛋白增高。抗内皮细胞抗体及抗主动脉抗体阳性对诊断有一定帮助。

(二)影像学检查

多层螺旋 CT 和磁共振血管造影(MRA)已经取代 X 线血管造影,成为多发性大动脉炎诊断和分型的首选检查。

(三)其他检查

如多普勒血管超声、X 线检查、眼底检查、同位素等可用于评价血管病变形态和靶器官损害情况。

四、诊断和鉴别诊断

典型临床表现者诊断并不困难,具有以下一种以上表现者,应怀疑本病:①单侧或双侧上肢出现缺血症状,伴脉搏减弱或消失,血压降低或测不出;②脑缺血症状伴有单侧或双侧颈动脉搏动减弱或消失,以及颈部血管杂音者;③按期发生高血压或顽固性高血压伴上腹部二级以上高调收缩期血管杂音者;④原因不明低热,伴有血管杂音及四肢脉搏或上下肢血压差有异常改变者;⑤无脉病有眼底改变者。有怀疑者需进一步做相关检查以明确动脉狭窄部位、程度及范围。

多发性大动脉炎主要与先天性主动脉缩窄、动脉粥样硬化、肾动脉纤维肌发育不良、血栓闭塞性脉管炎、白塞病、结节性多动脉炎等疾病鉴别。

五、治疗

如有感染应积极控制感染。糖皮质激素对急性活动期有助于防止或减缓病变发展,但对已有狭窄或闭塞的血管病变并无效果。对活动期患者可用泼尼松(龙)1 mg/(kg·d),病情好转后递减,直至病情稳定,5～10 mg/d 维持。单用糖皮质激素疗效不佳者可合用免疫抑制剂如甲氨蝶呤等。对症治疗可用降压药物、周围血管扩张剂、改善微循环药物和抗血小板药物等。对静止期患者,因重要血管狭窄或闭塞,影响脏器供血,可考虑手术治疗,如介入治疗,人工血管重建术、内膜血栓清除术和血管搭桥术等。

(王巍亚)

第三节　雷诺综合征

雷诺综合征属动脉痉挛性疾病,是肢端小动脉痉挛引起手或足部一系列皮肤颜色改变的综合征,常于寒冷刺激或情绪波动时发病。可分为原发性和继发性两类。原发性者即雷诺病,本病的发生无任何与之相关的全身疾病或可确定的基础病因。继发性者又称雷诺现象,即有引起雷诺现象的基础疾病。临床上较常见和重要的是后者,约占本症的 2/3,而雷诺病则少见。

一、发病机制

目前关于雷诺综合征的具体发病机制不明，一般认为可能与下列因素有关：神经精神因素、寒冷刺激、内分泌因素和职业因素。如患者对寒冷刺激比较敏感，在寒冷地区本病的发病率较高。且患者多是交感神经兴奋型，可能与中枢神经功能紊乱，交感神经功能亢进有关。长期从事震动性机械的工人如气锤操作工，其发病率高达 50%。此病女性占 70%～90%，症状在月经期加重，妊娠期减轻，可能与性激素有关。同时，相当多的患者患有结缔组织疾病。

二、分期

雷诺综合征的病理生理变化可分三期。

(一)痉挛缺血期

指、趾动脉最先发生痉挛，继之毛细血管和小静脉亦痉挛，皮肤苍白。

(二)淤血缺氧期

动脉痉挛先消退，毛细血管内血液淤滞、缺氧，皮肤出现发绀。

(三)扩张充血期

痉挛全部解除后，出现反应性血管扩张充血，皮肤潮红，然后转为正常肤色。

三、临床表现

雷诺综合征多见于 30 岁以下的女青年，男女发病比例约为 1∶10，常于寒冷季节发病。典型临床表现是手冷或情绪激动后出现肢端皮肤颜色间歇性改变。其发作的特点主要如下。

(1)发病时手指皮肤苍白，数分钟后转为发绀，再由发绀转为潮红，继而肤色恢复正常。一般由苍白转至正常为 15～30 分钟。当苍白和发绀时，有指端麻木、刺痛、发凉、感觉迟钝。转为潮红时有轻度烧灼，胀痛。随肤色恢复正常而消失。

(2)双手同时发病，且呈对称性。发自指末节、逐渐向全指和掌指扩展，但不超过掌面。

(3)反复频繁发作者，表现为手指皮肤变薄，紧缩、硬韧，伴有关节失灵或僵硬，甚则静息痛和指端溃疡。

(4)患者常伴有情绪易激动、忧郁、伤感、多疑、失眠、多梦、周身痛无定处等精神症状。

(5)常在寒冷季节或遇到冷刺激、或情绪刺激时发作。

四、诊断

依据以下临床表现基本可诊断为雷诺综合征：20～40 岁女性，常在寒冷季节或遇到冷刺激或情绪刺激时发作，患者常伴有情绪易激动、忧郁、伤感、多疑、失眠等症状，典型的发作性、对称性、间歇性手指皮肤颜色的变化。此外，还可以进行一些辅助实验。

(一)冷水试验

双手浸入 4 ℃水中 1 分钟，观察是否诱发皮肤变化。或在 30 ℃室温下测手指皮温后，将手浸入 4 ℃水中 2 分钟，观察皮温恢复时间，正常不超过 10 分钟，超过 30 分钟为阳性。

(二)微循环检查

发病时检查有助于诊断。

(三)动脉造影

必要时,做上肢动脉造影了解手指动脉情况,有助于确定雷诺综合征的诊断,还能显示动脉是否有器质性病变。

(四)免疫学检查

提示全身结缔组织疾病的抗核抗体、类风湿因子、免疫球蛋白电泳、补体值、抗天然 DNA 抗体、冷凝球蛋白以及库姆斯氏试验等,应作为常规检查。

本病应与腕管综合征、手足发绀症及红斑性肢痛症鉴别。腕管综合征是由于正中神经在腕管内受压迫而引起,主要临床表现是手指烧灼样疼痛,活动后手指麻木可解除。手指痛觉减退或感觉消失,长期病史可伴有鱼际肌肉萎缩,但无间歇性皮肤颜色改变,无对称性等特点。手足发绀症是一种原因未明的,以手足对称性、持续性皮色发绀为特征的末梢血管功能性疾病。发病年龄多在 20 岁左右,以青年女性为多见,患者较瘦弱,常述周身怕冷,双手足皮肤呈发绀色,皮肤温度明显降低(触之冰冷),手发胀。此症在寒冷季节和肢体下垂时加重,在温暖季节和双手上举时减轻,按摩双手双足可使发绀色减轻或恢复正常肤色。红斑性肢痛症是一种原因不明的末梢血管舒缩功能障碍性疾病,本病多见于 20～40 岁青壮年,男性多于女性。多同时累及两侧肢端,以双足更为多见。表现为足趾、足底、手指和手掌发红、动脉搏动增强,皮肤温度升高,伴有难以忍受的烧灼样疼痛。多在夜间发作或加重,通常持续数小时。受热、环境温度升高、运动、行立、足下垂或对患肢的抚摸均可导致临床发作或症状加剧;静卧休息、抬高患肢,患肢暴露于冷空气中或浸泡于冷水中可使疼痛减轻或缓解。患者不愿穿着鞋、袜及将四肢放于被内,惧怕医师检查。肢端可有客观感觉减退,指(趾)甲增厚,肌肉萎缩,但少有肢端溃疡、坏疽,可与雷诺综合征相鉴别。

五、治疗与预防

治疗雷诺综合征最重要的是查找并治疗原发病。对症治疗分为药物疗法和手术治疗,依据患者具体情况加以选用。

(一)一般治疗

避免寒冷刺激和情绪激动,解除患者精神上顾虑;禁忌吸烟;避免应用麦角胺、β 受体阻滞剂和避孕药;明显由职业原因所致者(长期使用震动性工具、低温下作业)尽可能改换工种;防止手指局部创伤。

(二)药物治疗

用交感神经阻滞药物及其他血管扩张药,以解除血管痉挛,降低周围血管对寒冷刺激的反应。临床上采用的药物有下述几种。

1.α 受体阻滞药

阻断去甲肾上腺素和肾上腺素与血管壁的受体结合,使血管扩张,常用酚苄明、哌唑嗪和妥拉苏林。以妥拉苏林为例,口服每次 25～50 mg,每天 4～6 次,饭后服用;症状严重者,每次剂量可增至 50～100 mg;肌内注射、静脉或动脉内注射剂量每次 25～50 mg,每天 2～4 次。

2.肾上腺素能神经阻滞药

肾上腺素能神经阻滞药可选用胍乙啶、甲基多巴和利血平等口服,1 mg/d,疗程为 1～3 年,可使症状发作次数减少、程度减轻。

3.钙通道阻滞剂

钙通道阻滞剂可阻滞细胞对钙的摄入,降低平滑肌收缩力,使肌肉松弛,从而使血管扩张。以硝苯地平为例,口服 20 mg,每天 3 次,疗程 2 周~3 月,可明显改善中、重度雷诺综合征的临床症状。

近来,一些专家报道下述药物治疗雷诺氏征也获得良好疗效。①前列腺素:前列腺素 E_1 和前列环素都具有扩张血管和抑制血小板聚集的作用,对手指感染坏疽的雷诺综合征疗效满意。静脉输注 PGE 110 ng/min,共 72 小时;输注 PGI_1(7.5 ng/kg/min,连续 5 小时)每周 1 次,共 3 次;疗效一般持续 6 周。②司坦唑醇:是一种具有激活纤维蛋白溶解酶作用的同化类固醇激素,据报道能溶解沉积于指动脉的纤维蛋白及降低血浆黏稠度。口服 5 mg,每天 2 次,共 3 月。

此外,局部涂擦硝酸甘油软膏,每天 4~6 次,经临床使用能明显减少雷诺征发作次数,麻木和疼痛显著减轻。

(三)外科治疗

绝大多数(80%~90%)雷诺综合征患者,经内科治疗后可使症状缓解或停止进展,仅少数患者经足够剂量和疗程的药物治疗无效、病情恶化,症状严重影响工作和生活,或指端皮肤存在营养性改变者,可考虑施行交感神经节切除。但手术前应进行血管舒缩反应测定,如果血管舒缩指数不足,则交感神经节切除术就不能获得预期的效果。据报道,术后症状能改善者仅占 40%~60%,但症状缓解时间不长,往往术后 2 年症状复发;对伴有动脉闭塞性病变的患者疗效肯定;对伴有结缔组织病的患者疗效不佳。

(黄 娟)

第四节 闭塞性周围动脉粥样硬化

闭塞性周围动脉粥样硬化的主要病因是动脉粥样硬化,可导致下肢或上肢动脉狭窄甚至闭塞,是全身动脉粥样硬化的一部分。本病表现为肢体缺血症状与体征,多数在 60 岁后发病,男性明显多于女性。在美国 70 岁以上人群的患病率>5%。

一、病因和发病机制

本病是多因素疾病,病因复杂,尚不完全清楚,但可以各种因素引起的血管内皮损伤学说、脂质渗入学说、血栓形成学说等结合解释。以下易患因素应引起充分关注并应用于防治:吸烟使发病增加 2~5 倍,糖尿病使发病增加 2~4 倍;多影响远端血管并以胫、腓动脉为著,也较多发展至坏疽而截肢。血脂异常、高血压和高半胱氨酸血症也可致发病增加且病变广泛易钙化。纤维蛋白原、C 反应蛋白增高也易增加发病。

二、病理生理

本病产生肢体缺血症状的主要病理生理机制是肢体的血供调节功能减退,包括动脉管腔狭窄的进展速度与程度、斑块增厚的进程、出血或血栓形成和侧支循环建立不足,以及代偿性血管扩张不良,包括 NO 产生减少,对血管扩张剂反应减弱和循环中血栓烷、血管紧张素Ⅱ、内皮素等血管收缩因子增多及一些血液流变学异常,由此导致血供调节失常和微血栓形成。在骨骼肌运动时耗氧量增加而上述调节功能减退,以致出现氧的供需平衡失调,从而诱发缺血症状。由于缺氧以致运动早期就出现低氧代谢,增加了乳酸和乙酰肉毒碱的积聚也可加重疼痛症状。

三、临床表现

本病下肢受累远多于上肢,病变累及主-髂动脉者占 30%,股-腘动脉者占 80%～90%,而胫-腓动脉受累者占 40%～50%。

(一)症状

主要和典型的症状是间歇性跛行和静息痛,肢体运动后引发局部疼痛、紧束、麻木或无力,停止运动后即缓解为其特点。疼痛部位常与病变血管相关;臀部、髋部及大腿部疼痛导致的间歇跛行常提示主动脉和髂动脉部分阻塞;临床最多见的小腿疼痛性间歇跛行常为股、腘动脉狭窄;踝、趾间歇跛行则多为胫、腓动脉病变;病变进一步进展致血管完全闭塞时,可出现静息痛。

(二)体征

(1)狭窄远端的动脉搏动减弱或消失,狭窄部位可闻及收缩期杂音,若远端侧支循环形成不良致舒张压很低则可为连续性杂音。

(2)患肢皮温降低及营养不良,皮肤薄、亮、苍白,毛发稀疏,趾甲增厚,严重时可有水肿、坏疽与溃疡。

(3)肢体位置改变测试:肢体自高位下垂,若肤色转红时间>10 秒和表浅静脉充盈时间>15 秒,提示动脉有狭窄及侧支形成不良;反之,肢体上抬 60°角,若在 60 秒内肤色转白也提示有动脉狭窄。

四、辅助检查

(一)节段性血压测量

在下肢不同动脉供血节段用 Doppler 装置测压,如发现节段间有压力阶差则提示其间有动脉狭窄存在。

(二)踝/肱指数(ABI)测定

ABI 测定是对下肢动脉狭窄病变实用与公认的节段性血压测量,用相应宽度的压脉带分别测定踝动脉及肱动脉的收缩压计算而得 ABI。ABI＝踝动脉收缩压/肱动脉收缩压,ABI 正常值≥1,ABI<0.9 为异常,敏感性达 95%;ABI<0.5 为严重狭窄。

(三)活动平板负荷试验

以缺血症状出现的运动负荷量和时间客观评价肢体的血供状态,有利于定量评价病情及治疗干预的效果。正常人运动后外周血管扩张,ABI 保持不变或轻度升高,而下肢动脉闭塞症患者运动后血管狭窄两侧压差增大,ABI 低于正常。通常以运动后 ABI 下降 15%～20% 作为平板运动试验阳性的诊断标准。平板运动试验前后联合 ABI 检查,可鉴别动脉性因素引起的跛行及其他因素引起的跛行(假性跛行)。临床上部分患者不适宜行平板试验,如严重主动脉狭窄,难以控制的高血压及严重充血性心力衰竭或慢性阻塞性肺疾病,6 分钟步行试验可作为另一客观方法来评估下肢运动功能受限的程度及对治疗的反应。

(四)多普勒血流速度曲线分析及多普勒超声显像

应用多普勒听诊器,根据动脉音的强弱判断血流强弱。超声多普勒血流仪记录动脉血流波形,正常呈三相波,波峰低平或呈直线状,表示动脉血流减少或已闭塞。对比同一肢体不同节段或双侧肢体同一平面的动脉压,如差异超过 2.7～4.0 kPa(20～30 mmHg),提示压力降低侧存在动脉阻塞性改变。彩色多普勒超声显像可显示管壁厚度、狭窄程度、有无附壁血栓及测定流速。

(五)磁共振血管造影和 CT 血管造影

磁共振血管造影和 CT 血管造影具有肯定的诊断价值。MRI 可清晰显示主动脉及髂动脉部位凸入管腔的粥样硬化斑块,管腔的狭窄和阻塞以及做血管术后的并发症,如血管瘤、动脉扩张等。但较难显示股动脉以下较小分支的狭窄病变,亦不能显示钙化的斑块。因此,MRI 尚不能完全代替手术前的血管造影。

(六)动脉造影检查

动脉造影检查可直观显示血管病变及侧支循环状态,可对手术或经皮介入的治疗决策提供直接依据。

五、诊断和鉴别诊断

当患者有典型间歇性跛行的症状与肢体动脉搏动不对称、减弱或消失,再结合诸多危险因素的存在及上述某些辅助检查的结果,诊断并不困难。然而,有资料提示在确诊患者中有典型间歇跛行症状者不足 20%,应引起高度重视。按目前公认的 Fontain 分期可提示早期识别本病。Ⅰ期为无症状期:患肢无明显临床症状,或仅有怕冷、皮温稍低、易疲乏或轻度麻木,检查发现患肢皮温较低,色泽较苍白,足背和(或)胫后动脉搏动减弱,ABI 为正常,此时,患肢已有局限性动脉狭窄病变。Ⅱ期以活动后出现间歇性跛行为主要症状,根据最大间歇性跛行距离分为:Ⅱa 期,轻度间歇跛行,大于 200 m;Ⅱb 期,中、重度间歇跛行,小于 200 m。患肢皮温降低、苍白更明显,可伴有皮肤干燥、脱屑、趾(指)甲变形、小腿肌肉萎缩,足背动脉和(或)胫后动脉搏动消失,动脉狭窄的程度与范围较Ⅰ期严重,肢体依靠侧支代偿而保持存活,ABI 为 0.7～0.9。Ⅲ期:以静息痛为主要症状,疼痛剧烈且为持续性,夜间更甚,迫使患者屈膝护足而坐,或辗转不安,或借助肢体下垂以求减轻疼痛。此时除Ⅱ期所有症状加重外,趾(指)腹色泽暗红,可伴有肢体远侧水肿。动脉已有广泛、严重的狭窄,侧支循环已不能代偿静息时的血供,组织濒临坏死,ABI 为 0.4～0.7。Ⅳ期:症状继续加重,患肢除静息痛外,出现趾(指)端发黑,干瘪,坏疽或缺血性溃疡。如果继发感染,干性坏疽可转为湿性坏疽,出现发热、烦躁等全身毒血症状。此时病变动脉完全闭塞,侧支循环所提供的血流已不能维持组织存活,ABI<0.4。

本病除了需排除非血管疾病如腰椎管狭窄、椎间盘脱出、坐骨神经痛、多发性神经炎等引起下肢疼痛或跛行外,尚应与多发性大动脉炎累及腹主动脉-髂动脉者及血栓栓塞性脉管炎(Buerger 病)相鉴别。前者多见于年轻女性,主要累及主动脉及其分支起始部位,活动期有全身症状,发热、血沉增高及免疫指标异常;后者好发于青年男性重度吸烟者,累及全身中、小动脉,上肢也经常累及,常有反复发作浅静脉炎及雷诺现象。缺血性溃疡伴有剧痛应与神经病变与下肢静脉曲张所致溃疡鉴别。

六、治疗

控制易患因素、合理用药,具有积极的预防作用,改善症状。症状严重影响生活和工作,应考虑手术治疗。

（一）内科治疗

积极干预发病相关的危险因素：戒烟、控制高血压与糖尿病、调脂等及对患肢的精心护理；清洁、保湿、避免外伤，对有静息痛者可抬高床头，以增加下肢血流，减少疼痛。

1.步行锻炼

鼓励患者坚持步行 20～30 分/次，每天尽量多次，可促进侧支循环的建立，也有认为每次步行时间应直至出现症状为止。

2.抗血小板治疗

阿司匹林或氯吡格雷可抑制血小板聚集，对动脉粥样硬化病变的进展有效，有报道认为，其可使与本病并存的心血管病病死率降低 25％。

3.血管扩张剂的应用

无明确长期疗效。肢体动脉狭窄时，在运动状态下，其狭窄的远端血管扩张而使组织的灌注压下降，而因肌肉运动所产生的组织间的压力甚至可超过灌注压，此时使用血管扩张剂将加剧这种矛盾，除非血管扩张剂可以促进侧支循环扩张，否则不能使运动肌肉的灌注得到改善；换言之，缺血症状不可能缓解。对严重肢体缺血者静脉滴注前列腺素，对减轻疼痛和促使溃疡的愈合可能有效。

4.其他

抗凝药无效，而溶栓剂仅在发生急性血栓时有效。

（二）手术治疗

目的在于通过手术或血管腔内治疗方法，重建动脉通路。经积极内科治疗后仍有静息痛、组织坏疽或降低生活质量严重致残者可作血运重建再管化治疗，包括导管介入治疗和外科手术治疗。

1.经皮腔内血管成形术（PTA）合并支架术

这是目前治疗该病的首选方法。单个或多个狭窄或闭塞病变，可经皮穿刺，在导丝引导下穿越病变段，插入球囊导管，以适当的压力使球囊膨胀，扩大病变管腔，恢复血流，结合血管腔内支架的植入，可以提高中远期预后。这一治疗手段创伤小，术后恢复快。

2.内膜剥脱术

剥除病变段动脉增厚的内膜、粥样斑块及继发血栓，主要适用于短段的主-髂动脉闭塞病变者。

3.动脉旁路手术

动脉旁路手术采用自体静脉或人工血管，与闭塞段近、远端之间做搭桥转流。施行旁路转流术时，应具备通畅的动脉流入道和流出道，吻合口应有适当口径，尽可能远离动脉粥样硬化病灶。局限的粥样硬化斑块，可先行内膜剥脱术，为完成吻合创造条件。

4.静脉动脉化

静脉动脉化治疗仅适用于无流出道而静息痛严重的患者，但中远期疗效不佳。原理为在患肢建立人为的动静脉瘘，使动脉血通过静脉逆灌入毛细血管床，增加组织灌注。但术后易发生患肢水肿，易使干性坏疽变为湿性坏疽，且可增加回心血流，造成严重后果，因此应慎重考虑后方可试用此法。

5.创面处理

干性坏疽创面，应予消毒包扎，预防继发感染。感染创面可做湿敷处理。组织坏死已有明确界限者,或严重感染引起毒血症的,需作截肢(趾、指)术。合理选用抗生素。

七、预后

由于本病是全身性疾病的一部分,其预后与同时并存的冠心病、脑血管疾病密切相关。经血管造影证实,约 50％有肢体缺血症状的患者同时有冠心病。寿命表分析表明,间歇性跛行患者 5 年生存率为 70％,10 年生存率为 50％。大多死于心肌梗死或猝死,直接死于周围血管闭塞的比例甚小。伴有糖尿病及吸烟患者预后更差,约 5％患者需行截肢术。

（汤艳华）

第十二章

心内科疾病的中医治疗

第一节 心 悸

心悸是指阴阳失调，气血失和，心神失养，出现心中悸动不安，甚则不能自主的一类病证。一般多呈阵发性，每因情绪波动或劳累过度而发。心悸发作时常伴不寐、胸闷、气短，甚则眩晕、喘促、心痛、晕厥。心悸包括惊悸和怔忡。

《黄帝内经》虽无心悸病名，但《黄帝内经》中已有关于"悸"的记载。《素问·气交变大论》对心悸的临床表现及脉象的变化也有了生动的描述，如"心憺憺大动""其动应衣""心怵惕""心下鼓""惕惕然而惊，心欲动""惕惕如人将捕之"。最早认识到心悸严重脉律失常与疾病预后的关系的是《素问·三部九候论》，其曰："参伍不调者病……其脉乍疏乍数、乍迟乍疾者，日乘四季死。"在病因病机方面认识到宗气外泄，突受惊恐，复感外邪，心脉不通，饮邪上犯，皆可引起心悸。如《素问·平人气象论》曰："乳之下，其动应衣，宗气泄也。"《素问·举痛论》曰："惊则心无所倚，神无所归，虑无所定，故气乱矣。"《素问·痹论》曰："脉痹不已，复感于邪，内舍于心……心痹者，脉不通，烦则心下鼓。"《素问·评热病论》曰："诸水病者，故不得卧，卧则惊，惊则咳甚也。"汉代张仲景在《伤寒杂病论》首载心悸病名，并详述了"心悸""惊悸""心动悸""心中悸""喘悸""眩悸"的辨证论治纲领，如《伤寒论·辨太阳病脉证并治》曰："脉浮数者，法当汗出而愈。若下之，身重，心悸者，不可发汗，当自汗出乃解……伤寒二三日，心中悸而烦者，小建中汤主之""伤寒，脉结代，心动悸，炙甘草汤主之。"《金匮要略·血痹虚劳病脉证并治》中提到"卒喘悸，脉浮者，里虚也"；《金匮要略·痰饮咳嗽病脉证并治》提到"凡食少饮多，水停心下，甚者则悸……眩悸者，小半夏加茯苓汤主之"。《金匮要略·惊悸吐衄下血胸满瘀血病脉证并治》中有"寸口脉动而弱，动即为惊，弱则为悸"，认为心悸的病因病机为惊扰、水饮、虚损、汗后受邪等，记载了心悸时结、代、促脉及其区别，所创之炙甘草汤、麻黄附子细辛汤、苓桂甘枣汤、桂甘龙牡汤、小半夏加茯苓汤等仍是目前临床辨证治疗心悸的常用方剂。

汉代以后，诸医家从心悸、惊悸、怔忡等不同方面都有所发挥，并不断补充完善了心悸的病因病机、治法方药。如宋代严用和在《济生方·惊悸怔忡健忘门》首先提出怔忡病名，并对惊悸、怔忡的病因病机、病情演变、治法方药做了较详细的论述。认为惊悸乃"心虚胆怯之所致"，治宜"宁其心以壮其胆气"，选用温胆汤、远志丸作为治疗方剂；怔忡因心血不足所致，也有因感受外邪及饮邪停聚而致者,惊悸不已可发展为怔忡,治疗"当随其证,施以治法"。朱丹溪认为"悸者怔忡之谓",强调了虚与痰的致病因素,如《丹溪心法·惊悸怔忡》中认为"怔忡者血虚,怔忡无时,血少者多。有思虑便动,属虚。时作时止者,痰因火动"。明代《医学正传·惊悸怔忡健忘证》认为惊悸怔忡尚与肝胆有关,并对惊悸与怔忡加以鉴别,提出"怔忡者,心中惕惕然,动摇而不得安静,无时而作者是也;惊悸者,蓦然而跳跃惊动,而有欲厥之状,有时而作者是也"。明代《景岳全书·怔忡惊恐》中认为怔忡由阴虚劳损所致,指出"盖阴虚于下,则宗气无根而气不归源,所以在上则浮撼于胸臆,在下则振动于脐旁",生动地描述了心悸重证上及喉、下及腹的临床表现。其在治疗与护理上主张"速宜节欲节劳,切戒酒色。凡治此者,速宜养气养精,滋培根本",提出左归饮、右归饮、养心汤、宁志丸等至今临床广为应用的有效方剂。清代王清任、唐容川力倡瘀血致悸理论,开启了活血化瘀治疗心悸的先河。

西医中的心律失常、心功能不全、神经症等,凡以心悸为主要表现者,均可参照本节内容辨证论治。

一、病因病机

本病的发生既有体质因素、饮食劳倦或情志所伤,也有因感受外邪或药物中毒所致。其虚证者,多因气血阴阳亏虚,引起阴阳失调,气血失和,心神失养;实证者常见痰浊、瘀血、水饮、邪毒,而致心脉不畅,心神不宁。

(一)感受外邪

正气内虚,感受温热邪毒,首先犯肺系之咽喉,邪毒侵心,耗气伤阴,气血失和,心神失养,发为心悸;或感受风寒湿邪,痹阻血脉,日久内舍于心,心脉不畅,发为心悸。正如叶天士所说:"温邪上受,首先犯肺,逆传心包"。及《素问·痹论》所云:"脉痹不已,复感于邪,内舍于心"。

(二)情志所伤

思虑过度,劳伤心脾,心血暗耗,化源不足,心失所养,发为心悸;恚怒伤肝,肝气郁结,久之气滞血瘀,心脉不畅,发为心悸,或气郁化火,炼液成痰,痰火上扰,心神不宁,发为心悸;素体心虚胆怯,暴受惊恐,致心失神、肾失志,心气逆乱,发为惊悸,日久则稍惊即悸,或无惊也悸。正如《素问·举痛论》所云:"惊则心无所倚,神无所归,虑无所定,故气乱矣。"

(三)饮食不节

嗜食肥甘厚味,煎炸炙煿之品,或嗜酒过度,皆可蕴热化火生痰,痰火扰心,心神不宁,发为心悸;或饮食不节,损伤脾胃,脾运呆滞,痰浊内生,心脉不畅,而发心悸。正如唐容川所云:"心中有痰者,痰入心中,阻其心气,是以跳动不安。"

(四)体质虚弱

先天心体禀赋不足,阴阳失调,气血失和,心脉不畅,发为心悸;或素体脾胃虚弱,化源不足,或年老体衰,久病失养,劳欲过度,致气血阴阳亏虚,阴阳失调,气血失和,心失所养,而发为心悸。

(五)药物所伤

用药不当,或药物毒性较剧,损及于心,而致心悸。

综上所述,心悸病因不外乎外感与内伤,其病机则不外气血阴阳亏虚,心失濡养;或邪毒、痰饮、瘀血阻滞心脉,心脉不畅,心神不宁。其病机关键为阴阳失调,气血失和,心神失养。其病位在心,但与肺、脾、肝、肾密切相关。

本证以虚证居多,或因虚致实,虚实夹杂。虚者以气血亏虚,气阴两虚,心阳不振,心阳虚脱,心神不宁为常见;实者则以邪毒侵心,痰火扰心,心血瘀阻,水饮凌心为常见。虚实可相互转化,如脾失健运,则痰浊内生;脾肾阳虚,则水饮内停;气虚则血瘀;阴虚常兼火旺,或夹痰热;实者日久,可致正气亏耗;久病则阴损及阳,阳损及阴,形成阴阳两虚等复杂证候。

二、诊断

(1)自觉心慌不安,神情紧张,不能自主,心搏或快速,或缓慢,或心跳过重,或忽跳忽止,呈阵发性或持续性。

(2)伴有胸闷不适,易激动,心烦,少寐,乏力,头晕等,中老年发作频繁者,可伴有心胸疼痛,甚则喘促、肢冷汗出,或见晕厥。

(3)脉象对心悸的诊断有重要意义。心悸者常见疾、促、结、代、迟、涩、雀啄等脉象;听诊示心搏或快速,或缓慢,或忽跳忽止,或伴有心音强弱不匀等。

(4)发作常由情志刺激、惊恐、紧张、劳倦过度、饮酒饱食等因素而诱发。

三、相关检查

血液分析、测血压、X线胸片、心电图、动态心电图、心脏彩超检查等,有助于病因及心律失常的诊断。

四、鉴别诊断

(一)心痛

除见心慌不安,脉结代外,必以心痛为主症,多呈心前区或胸骨后压榨样痛、闷痛,常因劳累、感寒、饱餐或情绪波动而诱发,多呈短暂发作。但甚者心痛剧烈不止,唇甲发绀,或手足青至节,呼吸急促,大汗淋漓,甚至晕厥,病情危笃。心痛常可与心悸合并出现。

(二)奔豚

奔豚发作之时,也觉心胸躁动不安。《难经·五十六难》曰:"发于小腹,上至心下,若豚状,或上或下无时"。称为肾积。《金匮要略·奔豚气病脉证治》曰:"奔豚病从少腹起,上冲咽喉,发作欲死,复还止,皆从惊恐得之"。故本病与心悸的鉴别要点为:心悸为心中剧烈跳动,发自于心;奔豚乃上下冲逆,发自少腹。

(三)卑慄

《证治要诀·怔忡》描述卑慄症状为"痞塞不欲食,心中常有所歉,爱处暗室,或倚门后,见人则惊避,似失志状。"卑慄病因为"心血不足",虽有心慌,一般无促、结、代、疾、迟等脉象出现,是以神志异常为主的疾病,与心悸不难鉴别。

五、辨证论治

(一)辨证要点

1.辨虚实

心悸证候特点多为虚实相兼,故当首辨虚实。虚当审脏腑气、血、阴、阳何者偏虚,实当辨痰、饮、瘀、毒何邪为主。其次,当分清虚实之程度。正虚程度与脏腑虚损情况有关,即一脏虚损者轻,多脏虚损者重。在邪实方面,一般来说,单见一种夹杂者轻,多种合并夹杂者重。

2.辨脉象

脉搏的节律异常为本病的特征性征象,故尚需辨脉象。如脉率快速型心悸,可有一息六至之数脉,一息七至之疾脉,一息八至之极脉,一息九至之脱脉,一息十至以上之浮合脉。脉率过缓型心悸,可见一息四至之缓脉,一息三至之迟脉,一息二至之损脉,一息一至之败脉,两息一至之夺精脉。脉律不整型心悸,脉象可见有数时一止,止无定数之促脉;缓时一止,止无定数之结脉;脉来更代,几至一止,止有定数之代脉,或见脉象乍疏乍数,忽强忽弱之雀啄脉。临床应结合病史、症状,推断脉症从舍。一般认为,阳盛则促,数为阳热。若脉虽数、促而沉细、微细,伴有面浮肢肿,动则气短,形寒肢冷,舌质淡者,为虚寒之象。阴盛则结,迟而无力为虚寒,脉象迟、结、代者,一般多属阴类脉。其中,结脉表示气血凝滞,代脉常表示元气虚衰、脏气衰微。凡久病体虚而脉象弦滑搏指者为逆,病情重笃而脉象散乱模糊者为病危之象。

3.辨病与辨证相结合

对心悸的临床辨证应结合引起心悸原发疾病的诊断,以提高辨证准确性,如功能性心律失常所引起的心悸,常表现为心率快速型心悸,多属心虚胆怯,心神不宁,于活动后反而减轻为特点;冠心病心悸,多为阴虚气滞,气虚气滞,或气阴两虚,肝气郁结,久之痰瘀交阻而致;病毒性心肌炎引起的心悸,初起多为风温先犯肺卫,继之热毒逆犯于心,随后呈气阴两虚、瘀阻络脉证;风湿性心肌炎引起的心悸,多由风湿热邪杂至,合而为痹,痹阻心脉所致;病态窦房结综合征多由心阳不振,心搏无力所致;慢性肺源性心脏病所引起的心悸,则虚实兼夹为患,多心肾阳虚为本,水饮内停为标。

4.辨惊悸怔忡

大凡惊悸发病,多与情志因素有关,可由骤遇惊恐,忧思恼怒,悲哀过极或过度紧张而诱发,多为阵发性,实证居多,但也存在内虚因素。病来虽速,病情较轻,可自行缓解,不发时如常人。怔忡多由久病体虚、心脏受损所致,无精神因素也可发生,常持续心悸,心中惕惕,不能自控,活动后加重。病来虽渐,病情较重,每属虚证,或虚中夹实,不发时也可见脏腑虚损症状。惊悸日久不愈,也可形成怔忡。

(二)治疗原则

心悸由脏腑气血阴阳亏虚、心神失养所致者,治当补益气血,调理阴阳,以求气血调畅,阴平阳秘,配合应用养心安神之品,促进脏腑功能的恢复。心悸因于邪毒、痰浊、水饮、瘀血等实邪所致者,治当清热解毒、化痰蠲饮、活血化瘀,配合应用重镇安神之品,以求邪去正安,心神得宁。临床上心悸表现为虚实夹杂时,当根据虚实轻重之多少,灵活应用清热解毒、益气养血、滋阴温阳、化痰蠲饮、行气化瘀、养心安神、重镇安神之法。

(三)分证论治

1.心虚胆怯

主症:心悸不宁,善惊易恐,稍惊即发,劳则加重。

兼次症:胸闷气短,自汗,坐卧不安,恶闻声响,失眠多梦而易惊醒。

舌脉:舌质淡红,苔薄白;脉动数,或细弦。

分析:心为神舍,心气不足易致神浮不敛,心神动摇,失眠多梦;胆气怯弱则善惊易恐,恶闻声响;心胆俱虚则更易为惊恐所伤,稍惊即悸;心位胸中,心气不足,胸中宗气运转无力,故胸闷气短;气虚卫外不固则自汗;劳累耗气,心气益虚,故劳则加重。脉动数或细弦为气血逆乱之象。

治法:镇惊定志,养心安神。

方药:安神定志丸。加琥珀、磁石、朱砂。方中龙齿、琥珀、磁石镇惊宁神,朱砂、茯神、石菖蒲、远志安神定惊,人参补益心气。兼见心阳不振,加制附子、桂枝;兼心血不足,加熟地黄、阿胶;心悸气短,动则益甚,气虚明显时,加黄芪以增强益气之功;气虚自汗加麻黄根、浮小麦、瘪桃干、乌梅;气虚夹瘀者,加丹参、桃仁、红花;气虚夹湿,加泽泻,重用白术、茯苓;心气不敛,加五味子、酸枣仁、柏子仁,以收敛心气、养心安神;若心气郁结,心悸烦闷,精神抑郁,胸胁胀痛,加柴胡、郁金、合欢皮、绿萼梅、佛手。

2.心脾两虚

主症:心悸气短,失眠多梦,思虑劳心则甚。

兼次症:神疲乏力,眩晕健忘,面色无华,口唇色淡纳少腹胀,大便溏薄,或胸胁胀痛,善太息。

舌脉:舌质淡,苔薄白;脉细弱,或弦细。

分析:心脾两虚主要指心血虚、脾气弱之气血两虚证。思虑劳心,暗耗心血,或脾气不足,生化乏源,皆可致心失血养,心神不宁,而见心悸、失眠多梦。思虑过度可劳伤心脾,故思虑劳心则甚。血虚则不能濡养脑髓,故眩晕健忘;不能上荣肌肤,故面色无华,口唇色淡。纳少腹胀,大便溏薄,神疲乏力,均为脾气虚之表现。气血虚弱,脉道失充,则脉细弱。肝气郁结则胸胁胀痛,善太息,脉弦。

治法:补血养心,益气安神。

方药:归脾汤。方中当归、龙眼肉补养心血;黄芪、人参、白术、炙甘草益气以生血;茯神、远志、酸枣仁宁心安神;木香行气,使补而不滞。气虚甚者重用人参、黄芪、白术、炙甘草,少佐肉桂,取少火生气之意;血虚甚者加熟地黄、白芍、阿胶。

若心动悸脉结代,气短,神疲乏力,心烦失眠,五心烦热,自汗盗汗,胸闷,面色无华,舌质淡红少津,苔少或无,脉细数,为气阴两虚,治以益气养阴,养心安神,用炙甘草汤加减。本方益气补血,滋阴复脉。若兼肝气郁结,胸胁胀痛,泛酸、善太息,可改用逍遥散合左金丸为煎剂,以补益气血、调达肝郁,佐金以平木。

3.阴虚火旺

主症:心悸少寐,眩晕耳鸣。

兼次症:形体消瘦,五心烦热,潮热盗汗,腰膝酸软,咽干口燥,小便短黄,大便干结,或急躁易怒,胁肋胀痛,善太息。

舌脉:舌红少津,苔少或无;脉细数或促。

分析:肾阴亏虚,水不济火,以致心火亢盛,扰动心神,故心悸少寐;肾主骨生髓,腰为肾之府,肾虚则髓海不足,骨骼失养,故腰膝酸软,眩晕耳鸣;阴虚火旺,虚火内蒸,故形体消瘦,五心烦热,潮热盗汗,口干咽燥,小便短黄,大便干结;舌红少津,少苔或无苔,脉细数或促,为阴虚火旺之征。若肝气郁结,肝火内炽则急躁易怒,胁肋胀痛,善太息。

治法:滋阴清火,养心安神。

方药:天王补心丹或朱砂安神丸。阴虚心火不亢盛者,用天王补心丹。方中生地黄、玄参、麦冬、天冬养阴清热;当归、丹参补血养心;人参补益心气;朱砂、茯苓、远志、酸枣仁、柏子仁养心安神;五味子收敛心气,桔梗引药上行,以通心气。合而用之有滋阴清热,养心安神之功。汗多加山萸肉。若阴虚心火亢盛者,用朱砂安神丸。方中朱砂重镇安神;当归、生地黄养血滋阴;黄连清心泻火。合而用之有滋阴清火、养心安神之功。因朱砂有毒,不可过剂。本证也可选用黄连阿胶汤。

若肾阴亏虚,虚火妄动,梦遗腰酸者,此乃阴虚相火妄动,治当滋阴降火,方选知柏地黄丸加味,方中知母、黄柏清泻相火,六味地黄丸滋补肾阴,合而用之有滋阴降火之功。

若兼肝郁,急躁易怒,胁肋胀痛,善太息,治法为养阴疏肝,可在六味地黄丸基础上加枳壳、青皮,常可获效。

4.心阳不振

主症:心悸不安,动则尤甚,形寒肢冷。

兼次症:胸闷气短,面色㿠白,自汗,畏寒喜温,或伴心痛。

舌脉:舌质淡,苔白;脉虚弱,或沉细无力。

分析:久病体虚,损伤心阳,心失温养,则心悸不安;不能温煦肢体,故面色㿠白,肢冷畏寒。胸中阳气虚衰,宗气运转无力,故胸闷气短。阳气不足,卫外不固,故自汗出。阳虚则无力鼓动血液运行,心脉痹阻,故心痛时作。舌质淡,脉虚弱无力,为心阳不振之征。

治法:温补心阳。

方药:桂枝甘草龙骨牡蛎汤。方中桂枝、炙甘草温补心阳,生龙齿、生牡蛎安神定悸。心阳不足,形寒肢冷者,加黄芪、人参、附子;大汗出者,重用人参、黄芪、浮小麦、山茱萸、麻黄根;或用独参汤煎服;兼见水饮内停者,选加葶苈子、五加皮、大腹皮、车前子、泽泻、猪苓;夹有瘀血者,加丹参、赤芍、桃仁、红花等;兼见阴伤者,加麦冬、玉竹、五味子;若心阳不振,以心动过缓为著者,酌加炙麻黄、补骨脂、附子,重用桂枝。如大汗淋漓,面青唇紫,肢冷脉微,气喘不能平卧,为亡阳征象,当急予独参汤或参附汤,送服黑锡丹,或参附注射液静脉注射或静脉滴注,以回阳救逆。

5.水饮凌心

主症:心悸眩晕,肢面浮肿,下肢为甚,甚者咳喘,不能平卧。

兼次症:胸脘痞满,纳呆食少,渴不欲饮,恶心呕吐,形寒肢冷,小便不利。

舌脉:舌质淡胖,苔白滑;脉弦滑,或沉细而滑。

分析:阳虚不能化水,水饮内停,上凌于心,故见心悸;饮溢肢体,故见浮肿。饮阻于中,清阳不升,则见眩晕;阻碍中焦,胃失和降,则脘痞,纳呆食少,恶心呕吐。阳气虚衰,不能温化水湿,膀胱气化失司,故小便不利。舌质淡胖,苔白滑,脉弦滑或沉细而滑,为水饮内停之象。

治法:振奋心阳,化气利水。

方药:苓桂术甘汤。

本方通阳利水,为“病痰饮者,当以温药和之”的代表方剂。方中茯苓淡渗利水,桂枝、炙甘草通阳化气,白术健脾祛湿。兼见纳呆食少,加谷芽、麦芽、神曲、山楂、鸡内金;恶心呕吐,加半夏、陈皮、生姜;尿少肢肿,加泽泻、猪苓、防己、葶苈子、大腹皮、车前子;兼见肺气不宣,水饮射肺者,表现胸闷、咳喘,加杏仁、前胡、桔梗以宣肺,加葶苈子、五加皮、防己以泻肺利水;兼见瘀血者,加当归、川芎、刘寄奴、泽兰叶、益母草;若肾阳虚衰,不能制水,水气凌心,症见心悸,咳喘,不能平卧,尿少浮肿,可用真武汤。

6.心血瘀阻

主症:心悸不安,胸闷不舒,心痛时作。

兼次症:面色晦暗,唇甲青紫。或兼神疲乏力,少气懒言;或兼形寒肢冷;或兼两胁胀痛,善太息。

舌脉:舌质紫暗,或舌边有瘀斑、瘀点;脉涩或结代。

分析:心血瘀阻,心脉不畅,故心悸不安,胸闷不舒,心痛时作;若因气虚致瘀者,则气虚失养,兼见神疲乏力,少气懒言;若因阳气不足致瘀者,则阳虚生外寒而见形寒肢冷;若因肝气郁结,气滞致瘀者,则因肝郁气滞而兼见两胁胀痛,善太息;脉络瘀阻,故见面色晦暗,唇甲青紫;舌紫暗,舌边有瘀斑、瘀点,脉涩或结代,为瘀血内阻之征。

治法:活血化瘀,理气通络。

方药:桃仁红花煎。方中桃仁、红花、丹参、赤芍、川芎活血化瘀;延胡索、香附、青皮理气通络;生地黄、当归养血和血。合而用之有活血化瘀、理气通络之功。若因气滞而血瘀者,酌加柴胡、枳壳、郁金;若因气虚而血瘀者,去理气药,加黄芪、党参、白术;若因阳虚而血瘀者,酌加附子、桂枝、生姜;夹痰浊,症见胸闷不舒,苔浊腻者,酌加瓜蒌、半夏、胆南星;胸痛甚者,酌加乳香、没药、蒲黄、五灵脂、三七等。瘀血心悸也可选丹参饮或血府逐瘀汤治疗。

7.痰浊阻滞

主症:心悸气短,胸闷胀满。

兼次症:食少腹胀,恶心呕吐,或伴烦躁失眠,口干口苦,纳呆,小便黄赤,大便秘结。

舌脉:苔白腻或黄腻;脉弦滑。

分析:痰浊阻滞心气,故心悸气短。气机不畅,故见胸闷胀满。痰阻气滞,胃失和降,故食少腹胀,恶心呕吐。痰郁化火,则见口干口苦,小便黄赤,大便秘结,苔黄腻等热象。痰火上扰,心神不宁,故烦躁失眠。痰多、苔腻、脉弦滑,为内有痰浊之象。

治法:理气化痰,宁心安神。

方药:导痰汤。方中半夏、陈皮、制南星、枳实理气化痰;茯苓健脾祛痰;远志、酸枣仁宁心安神。纳呆腹胀,兼脾虚者,加党参、白术、谷芽、麦芽、鸡内金;心悸伴烦躁口苦,苔黄,脉滑数,为痰火上扰,心神不宁,可加黄芩、苦参、黄连、竹茹,制南星易胆南星,或用黄连温胆汤;痰火伤津,大便秘结,加大黄、瓜蒌;痰火伤阴,口干盗汗,舌质红,少津,加麦冬、天冬、沙参、玉竹、石斛;烦躁不安,惊悸不宁,加生龙骨、生牡蛎、珍珠母、石决明以重镇安神。

8.邪毒侵心

主症:心悸气短,胸闷胸痛。

兼次症:发热,恶风,全身酸痛,神疲乏力,咽喉肿痛,咳嗽,口干渴。

舌脉:舌质红,苔薄黄;脉浮数,或细数,或结代。

分析:感受风热毒邪,侵犯肺卫,邪正相争,故发热恶风,全身酸痛,咽喉肿痛,咳嗽;表证未解,邪毒侵心,心体受损,耗气伤津,故心悸气短,胸闷胸痛,神疲乏力,口干口渴;舌红,苔薄黄,脉浮数,或细数,或结代,为风热毒邪袭表、侵心、气阴受损之征。

治法:辛凉解表,清热解毒。

方药:银翘散加减。方中金银花、连翘辛凉解表,清热解毒;薄荷、荆芥、豆豉疏风解表,透热外出;桔梗、牛蒡子、甘草以宣肺止咳、利咽消肿;淡竹叶、芦根甘凉清热、生津止渴。合而用之有辛凉解表、清热解毒之功。若热毒甚,症见高热,咽喉肿痛,加板蓝根、大青叶、野菊花、紫花地丁等清热解毒之品;胸闷胸痛者,加牡丹皮、赤芍、丹参等活血化瘀之品;口干口渴甚者,加生地黄、玄参;若热盛耗气伤阴,症见神疲,气短,脉细数,或结代者,合生脉散益气养阴、敛心气。

若感受湿热之邪,湿热侵心,症见心悸气短,胸闷胸痛,腹泻,腹痛,恶心呕吐,腹胀纳呆,舌质红,苔黄腻者,治当清热祛湿、芳香化浊,方选甘露消毒丹或葛根芩连汤加减。

若热病后期,邪毒已去,气阴两虚者,治当益气养阴,方选生脉散加味。

六、转归预后

心悸的转归预后与病因、诱因、发展趋势及发作时对血流动力学的影响密切相关。心悸因受惊而起，其病程短、病势浅、全身情况尚好，一般在病因消除或经过适当治疗或休息之后便能逐渐痊愈；但也有惊悸日久不愈，逐渐变成怔忡。若因脏腑受损，功能失调，气血阴阳亏虚所致心悸，则病程较长，病势较重，经积极合理治疗也多能痊愈。如出现下列情况则预后较差：心悸而汗出不止，四肢厥冷，喘促不得卧，下肢浮肿，面青唇紫，脉微欲绝者，属心悸喘脱证，预后严重；心悸而出现各种怪脉(严重心律失常之脉象)者；心悸突然出现昏厥抽搐者；心悸兼有真心痛者。以上情况皆是病情严重之证候，均应及时治疗和监护，密切观察病情变化。

（王纯萍）

第二节　心　衰

心衰是由不同病因引起心脉气力衰竭，心体受损，心动无力，血流不畅，逐渐引起诸脏腑功能失调，以心悸、喘促、尿少、水肿等为主要临床表现的危重病证。心衰在临床有急慢之分。其急者表现怔忡，气急，不能平卧，呈坐位，面色苍白，汗出如雨，口唇青紫，阵咳，咯出粉色泡沫样痰，脉多疾数。慢者表现心悸，短气不足以息，夜间尤甚，不能平卧或睡中憋醒，胸中如塞，口唇、爪甲青紫，烦躁，腹胀，右肋下癥块，下肢水肿。

心衰的病位在心，但与肺、脾、肝、肾有关。其发生可源于心脏本身，也可源于其他四脏，其病机关键为心肾阳虚，肺肝血瘀，为本虚标实之疾，其本虚有气虚、阳损、阴伤，或气阴两虚，或阴阳俱损。标实为气滞、血瘀、水结。治疗当标本兼治，急则治标，缓则治本。治本不外益气温阳敛阴，治标为化瘀、利水、逐饮。中医治疗在改善症状、提高生命质量、减少再住院率、降低病死率等方面具有优势。

西医称为心功能不全，据国外统计，人群中心衰的患病率为1.5％～2.0％，65岁以上可达6％～10％，且在过去的40年中，心衰导致的死亡人数增加了3～6倍。我国刘35～74岁城市居民共15 518人随机抽样调查的结果显示：心衰患病率为0.9％，按计算有400万名心衰患者，其中男性为0.7％，女性为1.0％，女性高于男性。随着年龄增高，心衰的患病率显著上升，城市高于农村，北方明显高于南方。心功能不全具备上述临床表现者，均可以参考本节辨证论治。

一、诊断标准

(一)中医诊断标准

病史：原有心脏疾病，如心痛，心悸，肺心同病等，多因外感、过劳而复发或加重。

主症：心悸气短，活动后加重，乏力。

次症：咳喘不能平卧，尿少，水肿、下肢肿甚，腹胀纳呆，面色晦暗或颧紫，口唇紫暗，颈静脉怒张，胁下癥块，急者咯吐粉红色泡沫样痰，面色苍白，汗出如雨，四肢厥冷，更甚者昏厥，脉象数疾、雀啄、促、结代、屋漏、虾游。

具备病史、主症，可诊断为心衰之轻症。若在病史、主证的基础上，兼有次症2项者，可明确诊断。

（二）西医诊断标准

目前诊断标准尚不统一，也无特异性检查指标，但根据临床表现，呼吸困难和心源性水肿的特点，以及无创性和（或）有创性辅助检查、心功能测定，一般即可做出诊断。临床诊断应包括心脏病的病因、病理解剖、病理生理、心律及心功能分级等诊断。

1.心衰的定性诊断指标

主要标准：①夜间阵发性呼吸困难或端坐呼吸；②劳累时呼吸困难和咳嗽；③颈静脉怒张；④肺部啰音；⑤心脏肥大；⑥急性肺水肿；⑦第三心音奔马律；⑧静脉压升高＞1.57 kPa（16 cmH$_2$O）；⑨肺循环时间＞25秒；⑩肝颈静脉回流征阳性。

次要标准：①踝部水肿；②夜间咳嗽；③活动后呼吸困难；④肝大；⑤胸腔积液；⑥肺活量降低到最大肺活量的1/3；⑦心动过速（心率＞120次/分）。

主要或次要标准：治疗中5天内体重下降≥4.5 kg。

确诊必须同时具有以上2项主要标准，或者具有1项主要或2项次要标准。

2.心功能的分级标准

参照美国纽约心脏病学会NYHA1994年第9次修订心脏病心分级而制定。

（1）心功能Ⅰ级：患有心脏病，但体力活动不受限制，一般体力活动不引起过度的疲乏、心悸、呼吸困难或心绞痛，通常称心功能代偿期。

（2）心功能Ⅱ级：患有心脏病，体力活动轻度限制，静息时无不适，但一般体力活动可出现疲乏、心悸、呼吸困难或心绞痛，也称Ⅰ度或轻度心力衰竭。

（3）心功能Ⅲ级：患有心脏病，体力活动明显受限，休息时尚感舒适，但稍有体力活动就会引起疲乏、心悸、呼吸困难或心绞痛，也称Ⅱ度或中度心力衰竭。

（4）心功能Ⅳ级：患有心脏病，体力活动能力完全丧失，休息状态下也可有心力衰竭或心绞痛症状，任何体力活动后均可加重不适，也称Ⅲ度或重度心力衰竭。

二、鉴别诊断

（一）哮病

急性左心衰者，原有心脏之疾，如心悸（心肌炎）、真心痛等，由某种诱因引发（如过劳、情绪激动、外感等）。临床以猝然心悸，喘急不能平卧，汗出烦躁，常伴咯吐粉红色血沫痰为特征。而哮病患者多无心脏病史，多有过敏史，以反复发作为特征，发作时喉间哮鸣有声，咯出大量痰涎后则喘止。

（二）喘病

慢性心衰在活动后往往见呼吸急促，但多以短气不足以息为特征，休息可减轻或缓解，而喘病患者多有肺病史，多因外感而诱发，多伴咳嗽、咳痰。

（三）肾性水肿

慢性心衰重症阶段出现尿少，水肿，而水肿呈下垂性，卧位时腰骶部水肿，兼有纳呆、腹胀、右下腹胀痛等胃肠道症状。而肾性水肿多与外感风寒、风热有关，起病较急，面目先肿，兼有尿少、腰痛，或兼头胀头痛，借助尿常规检查可发现蛋白尿或血尿，血中尿素氮、肌酐增高。

三、证候诊断

（一）心气（阳）虚证

心悸，气短，乏力，活动后明显，休息后可减轻，纳少，头晕，自汗，畏寒，舌质淡，苔薄白，脉细弱无力。

（二）气阴两虚证

心悸气喘，动则加重，甚则倚息不得卧，疲乏无力，头晕，自汗盗汗，两颧发红，五心烦热，口干咽燥，失眠多梦，舌红，脉细数。

（三）阳虚水泛证

心悸气喘，畏寒肢冷，腰酸，尿少水肿，腹部膨胀，纳少脘闷，恶心欲吐，舌体淡胖有齿痕，脉沉细或结代。

（四）气虚血瘀证

心悸气短，活动后加重，左胸憋闷或疼痛，夜间痛甚，两颧暗红，口唇青紫，胁下癥块，舌紫暗，苔薄白，脉沉涩或结代。

（五）阳衰气脱证

喘悸不休，烦躁不安，汗出如雨或如油，四肢厥冷，尿少水肿，面色苍白，舌淡苔白，脉微细欲绝或疾数无力。

四、病因

（一）原发病因

1.源于心

久患心脏之疾，如心悸、心痹、心痛、克山病、心肌炎及先天性心脏病等，导致心气内虚，日久心体肿胀。若再遇外邪侵袭，或情绪刺激，或因过劳，进一步损伤心体，侵蚀心阳，心阳不振，心力乏竭，不能鼓动血液运行，使瘀血阻滞，心脉不通。一则脏腑、肌腠缺血而失养，二则迫使血中水津外渗，进而出现脏腑功能失调，水饮凌心射肺或停积局部及水湿泛溢肌肤之证候，发为心衰。

2.源于肺

久咳、久喘、久哮等肺系慢性疾病反复发作，迁延或失治，痰浊潴留，伏着于肺，肺气壅塞不畅，痰瘀阻于肺管气道，使肺气胀满不能敛降，导致肺之体用俱损，病变首先在肺，继则影响脾、肾，后期病及于心。因肺朝百脉，肺气辅佐心脏运行血脉，肺伤则不能助心主治节，致使血行不畅，血瘀肺脉，肺气更加壅塞，造成气虚血滞、血滞气郁、由肺及心，心血瘀阻不通，日久心力乏竭，心体受损，发为心衰。

3.源于肝

久患肝脏之疾，或暴怒伤肝，导致肝失疏泄之机和条达之性，肝所藏之血不能施泄于外，血结于内，引起肝气滞心气乏，鼓动无力，血循不畅，瘀阻于心，引发血中水津外渗而致水肿、喘咳等证候，发为心衰。

4.源于肾

肾为精血之源，又为水火既济之脏，肾脉上络于心，久患肾脏之疾，则肾体受损，肾阳受伤，命火不足，相火不发，不能蒸精化液生髓，髓少不能生血，血虚不能上奉于心，心体失养，心阳亏乏，心气内脱，心动无力，则血行不畅，瘀结于心，导致心体胀大，发为心衰。

5.源于脾胃

脾胃之脉络于心,心气之源受之于脾,脾又为统血之脏。食气入胃,浊气归心。因此久患脾胃之疾,或思虑过度,或饮食不节(肥甘滋腻及长期饮酒、咸食),损伤脾胃致使中气虚衰,中轴升降无力,引起水谷精微不能奉养于心主。元气不能上充于心,则心气内乏,鼓动无力,血瘀在心,日久心体胀大,或津血不足,心体失养,体用俱损,发为心衰。

(二)诱因

1.外感

多由外感六淫之邪,袭卫束表,内迫于肺,肺失宣降,痰浊内蕴,影响辅心以治节功能,使心不主血脉,加重心衰。

2.过劳

劳则气耗,心气受损,发为心衰。

3.药物

某些药物如过于苦寒,过于辛温,或输液过速等均导致心气耗散,诱发心衰。

五、病机

(一)发病

多以起病缓慢,逐渐加重为特点。初起见劳累后心悸,气短,疲乏无力,休息后可缓解,逐渐发展为休息时仍觉心悸不宁,喘促难卧,尿少,水肿,口唇爪甲青紫等。少数发病急,突然气急,端坐呼吸,不得卧,面色苍白,汗出如雨,口唇青黑,阵咳,咯吐粉红色泡沫样痰,脉多疾数。

(二)病位

在心,为心之体用俱病,与肺、脾、肝、肾密切相关。

(三)病性

为本虚标实之疾。虚者,以气虚、阳虚为本。病初多为气虚,病久则见阳虚,根据患者体质及原发疾病不同,少数患者可见血虚或阴虚。病变过程中,逐渐形成病理产物,为饮、为痰、为瘀、为浊,阻滞气机,发展为气滞血瘀水结之标实之疾。最终为心肾阳虚,肺肝血瘀,虚实夹杂。

(四)病势

缓慢发病者,初起时症状较轻,仅见劳累后心悸,气短,乏力,休息后症状可减轻或消失。随病情加重,出现休息状态下仍觉心悸不宁,喘促难卧,腹胀尿少,水肿,甚至神昏等。发病急骤者,突然气急呈端坐呼吸,面色苍白,汗出如雨,咯吐血色泡沫痰,唇青肢冷,救治及时,尚可转安,稍有延误,则昏厥死亡。

(五)病机转化

多种原因导致心气虚,心动无力,久之则心力内乏,乏久必竭。心气虚衰而竭,则血行不畅,引起机体内外血瘀和血瘀的病理状态。血行不畅则五脏六腑失其濡养,心失所养则心气更虚,瘀阻更甚,日久则心体胀大;子盗母气,心体胀大日久则累及于肝,血瘀在肝,则肝体肿大,失其疏泄之职,气机不畅,影响脾胃升降之机,见腹胀,纳呆,便溏或便秘;瘀血在肾,则水道不通,开阖不利,形成水肿;瘀血在肺,则上焦不宣,肺气郁闭,壅塞不畅,故见咳喘,呼吸困难。

津血同源,血瘀日久导致阴津不足,出现气阴两虚,故患者表现口干、心烦。由于心气不足,血不能行全身以濡养诸脏,肾失所养而导致肾虚,肾阳虚则膀胱失其气化,水渎失司。另外,心肾阳虚,不能温煦脾胃,可使中焦运化无权,湿浊内蕴。同时"血不利则为水",水邪内泛外溢,凌心射肺,则悸喘不宁。心阳根于肾阳,阳气衰竭,心气外脱,心液随气外泄,故见喘促不宁,烦躁不安,汗出如雨如油,四肢厥冷,尿少水肿等症。

总之,心衰是全身性疾病,病初以气虚阳虚为主,偶见阴虚;病变过程中,因气虚无力运血或阴虚脉道不充,则成血瘀;阳气不足,水津失于气化,形成水肿;病延日久者,正气日衰,五脏俱败,正不胜邪,最终可致心气衰微,心阳欲脱之险证。虚和瘀贯穿疾病的始终,虚有气虚、阴虚、阳虚。瘀有因虚致瘀、因实致瘀,虚越甚,瘀越重。水是疾病发展过程中的病理产物,病越重,水越盛。

所以心肾阳虚为病之本,血瘀水停为病之标,本虚标实。又因心衰患者内脏俱病,正气虚衰,每易罹受外邪,新感引动宿疾,使心衰反复而逐年加重。

(六)证类病机

心衰过程是因虚致实,实又可致更虚的恶性循环,以气虚阳虚为本,发展为气阴两虚、气虚血瘀、阴阳两虚、阳虚水泛、阳衰气脱等不同病理过程。

心气(阳)虚证:由于年老体弱,久患心脏之疾或他脏之疾累于心,使心气亏耗。心气内乏,无力帅血,心神涣散而不藏,故见心悸不安;动则气耗,故见乏力,气短不足以息,动则益甚。汗为心之液,气不固护,见汗液自出。脉道鼓动无力,则见脉弱或结或代。此候为心衰早期表现。

气阴两虚证:心居胸中,为宗气所聚,心气亏虚,气不生津,津随气耗,出现阴虚;或心气亏乏,不能固护,营阴不能内守;或气(阳)虚日久,阳损及阴,出现气阴两虚。也可见于急性或慢性心衰反复发作之人久用温阳利水之剂,耗竭阴津,致心之气阴两虚。由于心气不足,气不布津,津液不能上承,故出现口干;心阴亏虚,虚火内生,蒸津外泄,故见盗汗;扰动心神,则心烦,少寐多梦。舌红少津,脉细弱。

气虚血瘀证:心气虚无力推动血液运行,导致血行迟滞而形成瘀;因心肺气血不畅,上焦不宣,引起中焦枢机不转,脾失运化之力,胃失腐熟水谷之能,致使升降功能呆滞,肝之疏泄功能受阻,水渎功能不畅,而致气滞血瘀水泛。此候为心衰发展的中晚期阶段,由心及于肺、脾(胃)、肾、肝、三焦,气血阴阳亏虚,瘀、水、气(滞)、痰互结。血行不利,脉络瘀滞,见口唇爪甲青紫,胁下积块;脾不运化,则纳呆,腹胀;水渎不利,则尿少水肿;水饮凌心则怔忡;射肺则咳喘不宁。本愈虚标愈实,心阳、脾阳、肾阳皆虚,患者表现畏寒肢冷,汗多,易外感;津血不行,阴液枯竭,虚热内生,则见口干不欲饮或欲饮冷,烦躁不安。舌红少津或舌淡胖,脉细涩。

阳虚水泛证:由于心阳不振,无力温运水湿,可致湿浊内蕴;随疾病进展,脾阳受损,不能健运,复加肺气亏虚,水道失其通调,水湿内停;后期肾阳虚衰,膀胱气化不利,水饮内泛;心阳根于肾阳,心肾阳虚,肾不纳气,心阳外越,故见心悸气喘,动则益甚;母病及子,脾失阳助,则脾不制水而反侮,中轴不运,见腹部膨胀,纳少脘闷,恶心欲吐;膀胱气化失司,津不化气而为水,见尿少水肿。阳虚不能温于四末,故见四肢厥冷。

阳衰气脱证:疾病发展末期,诸脏之阳皆亏,阴盛于内,阳脱于外,虚阳外越,故见喘急而悸;动荡心神,则见烦躁不安;阳虚则寒,见四肢厥冷,且逆而难复;汗为心之液,心阳衰竭,不能固守营阴,真津外泄,故见汗出如珠如油。舌脉均见阴阳离绝之象。

六、辨证论治

(一)辨证思路

1.辨急性与慢性

心衰在临床上有急慢之分。急者可见怔忡,气急,不能平卧、呈坐状,面色苍白,汗出如雨,口唇青黑,阵咳,咯吐粉红泡沫样痰,脉多疾数。慢者可见心悸,短气不足以息,夜间尤甚,不能平卧或夜间憋醒,胸中如塞,口唇、爪甲青紫,烦躁,腹胀,右胁下癥块,下肢水肿。

2.辨原发病证

既往有无能引发心衰之病,如胸痹心痛、心痹、肺心同病、心悸、瘿病、肾脏之疾、消渴等。

原有胸痹心痛者,在心衰证候基础上常伴有胸闷,左胸膺部疼痛,向左肩背部放射,疼痛多短暂,但反复发作。多发于年老之人,平素经常胸闷,时有左胸膺部疼痛,持续时间较短,服用芳香开窍药物可缓解,多因过劳、情绪激动、饱食或寒冷刺激而诱发。或伴心悸,逐渐出现喘促不能平卧,尿少水肿,夜间憋醒,舌质青紫、苔腻、脉沉弦。

原有肺胀病者,有长期反复咳喘的病史,心衰加重多与感受外邪有关,颜面、口唇、爪甲青紫暗明显,稍有外感则咳喘发作,痰多,胸满,心悸,尿少水肿,腹胀,纳呆,口唇、颜面及爪甲紫黑,苔厚腻、脉滑数。本病病变早期在肺,继则影响脾、肾。

3.辨诱因

心衰最常见诱因为感受外邪。如出现恶寒发热,咳嗽,咯白痰者,多外感寒邪;如发热重,咯黄痰者,多感受热邪。有些药物可诱发心衰,如抗心律失常药、药物过敏、输液反应、输液速度过快等。另外,过劳及情绪刺激也可诱发心衰。

4.辨标本虚实

本虚有气虚、阳损、阴伤、气阴两虚或阴阳俱损之分。气虚者,多为心衰之初期,症见气短,乏力,活动后心悸加重;阳损者,在气虚的基础上见畏寒,肢冷,面色青灰,下肢水肿,多为心衰中期表现;阴伤者,可见形体消瘦,两颧暗红,口干,手足心热,心烦等;气阴两虚者为气虚证与阴伤证并见,多见于心肌炎之心衰;阴阳俱损为阴伤与阳损并见,为心衰之重证。标实为气滞、血瘀、水结。气滞者,症见胸闷,胁腹胀满,脘胀纳呆;血瘀者,症见面色晦暗,口唇、爪甲及舌质青紫,脉促、结、代,或涩;水结者,症见面浮水肿,呕恶脘痞,喘悸难卧,舌体胖大,边有齿痕。另外,患者反复心衰或经常应用利尿剂,使阴阳俱损,阳虚水泛,阴虚生热,水热互结,出现尿赤少、水肿、心烦、口渴、喜冷饮等寒热错杂证。

5.辨病位

心衰病位虽然在心,但常见二脏或数脏同病,虚实错杂。不论先为心病而后及于他脏,或先有肺、肾、肝、脾之病而后及心,病至心衰,多见五脏俱病,但仍以心为主,因"心为五脏六腑之大主"。心肺气虚,肾不纳气,则见心悸,咳嗽,气喘,倚息不得卧等症状;心肾阳虚,则见畏寒肢冷,水肿,心悸,短气,喘促,动则更甚等证候;心肺阴虚可见心悸,咳嗽,咯吐血痰,口干,盗汗等证候;心脾两虚可见心悸,乏力,血虚,腹胀,纳呆,不寐,便溏等证候;若肺肝脾肾同病,则形成气滞血瘀水结证候。

6.辨病情

心衰以悸、喘、肿为三大主症,其中以心悸、怔忡贯穿始终,如果单纯表现为心悸、乏力、气短者,病情相对较轻;如见有咳嗽、咯白痰者,或外邪引动内饮,或有水邪射肺,如咯粉红泡沫样痰,多为急性左心衰,病情危重;心衰出现喘或喘不能平卧者,源于病久及肺作喘或肾虚不能纳气作喘,属心衰发展至中晚期;如喘与水肿同时出现,多为心衰晚期,三焦同病,五脏受损,病情较重。

7.辨舌脉

舌体胖大或有齿痕者,多为阳虚兼水湿内蕴;舌体瘦小,质干或有裂纹,为阳衰阴竭;舌紫暗或隐青,为阳气虚衰,血行瘀阻;如兼有热象,可见红绛舌;舌苔一般为薄白苔,兼有痰饮者多为白腻苔,肺有痰热者多见黄腻或灰黄腻苔,痰湿重者可见灰腻苔。脉象沉细数或结代,为气阴两虚;脉沉数而疾无力,或涩而沉,或结或促或代,或雀啄、鱼翔,为气(阳)虚血瘀;脉微细而数,或结代、雀啄,为阳衰气脱;脉微欲绝散涩,或浮大无根,为阴竭阳绝危证。

因此治疗当标本兼顾,急则治标,缓则治本。治本不外益气温阳敛阴,治标为化瘀、利水、逐饮。

(二)分证论治

1.心气(阳)虚

证候:心悸,气短,乏力,活动时明显,休息后可减轻,纳少,头晕,自汗,畏寒,舌质淡,苔薄白,脉细弱无力。

病机分析:此证型常见于各种心脏之疾导致心衰之早期,或中重度心衰经过治疗之恢复阶段,相当于心功能Ⅰ、Ⅱ级。本证主要临床表现为心悸、气短,无论是各种心脏病本身,还是他脏之疾,如肺系之疾,饮食伤脾,肝脏或肾脏之疾,首先损伤心气,使心气力不足。心气帅血以动,营运周身,今气虚不能帅血,使周身失其血之濡养,故见乏力、头晕等症。病位主要在心,可及于肺、脾。

治法:补心益气。

常用方:保元汤(《博爱心鉴》)加减。黄芪、人参、肉桂、甘草、淫羊藿、补骨脂、茯苓。

随症加减:出现胸闷胸痛者,多由于气虚血行不畅,心脉不通所致,加丹参、川芎、赤芍或加桃红四物汤(《医宗金鉴》)、黄芪桂枝五物汤(《金匮要略》)、补阳还五汤(《医林改错》)等;形寒肢冷,胸痛者,为心阳不足,加附子、干姜、桂枝、薤白;胸胁胀满者,为气虚气滞,加醋柴胡、醋青皮;患者除心悸、气短,还见有头晕、健忘者,用归脾汤(《济生方》);心悸重,脉结代者,用炙甘草汤(《伤寒论》);动则心悸汗多者,加桂枝甘草龙骨牡蛎汤(《伤寒论》)。

常用中成药:补心气口服液每次 10 mL,每天 3 次。补益心气,活血理气止痛。适用于心气心阳不足又兼血瘀、痰浊之心衰。福王黄芪口服液每次 10~20 mL,每天 2 次。益气固表,利水消肿,补中益气。适用于心气亏虚之心衰。人参片每次 4 片,每天 2 次。大补元气,补益肺脾。适用于以心气不足为主要症状的心衰。黄芪注射液 20 mL 加入 5%葡萄糖注射液或 0.9%氯化钠注射液 250 mL 中,静脉滴注,每天 1 次。补益肺脾,益气升阳。用于症见气短、乏力等气虚之象者。

体针:常取心俞、神门、内关、间使、胆俞、阳陵泉、足三里、曲池等穴,每次取穴 3~5 个,每天1 次,7 天为 1 个疗程,以补法为主。

耳针:常取心、定喘、肺、肾、神门、交感、内分泌等穴,可用针刺、按压、埋针等方法,每次 3~4 个穴位。

临证参考:心气虚贯穿于心衰的全过程,因此补益心气是此证型的主要治疗大法,补气药物首推参、芪。《万病回春》言人参"扶元气,健脾胃,进饮食,润肌肤,生精脉,补虚羸,固真气,救危急"。不同品种的人参制品,如红参、西洋参、生晒参均具强心的作用,其中红参的效果最好,一般调理每天可用 3~5 g,病情明显可用 10 g,严重者可用 15~20 g,危重患者可用到 30 g。如气虚血瘀时,黄芪与活血药同用,可起到活血而不伤血,并有养血之功。此外白术不单健脾益气,还可化痰、燥湿、行水,因此在气虚为主的心衰患者中也是常用中药。此证型常见于心衰初期或慢性心衰经治疗病情相对稳定,相当于心功能Ⅰ、Ⅱ级患者,若不伴有反复心动过速或心房纤颤,可不使用洋地黄类药物,以中药益气活血为主,可改善心功能,提高患者生活质量。

2.气阴两虚

证候:心悸气喘,动则加重,甚则倚息不得卧,疲乏无力,头晕,自汗盗汗,两颧发红,五心烦热,口干咽燥,失眠多梦,舌红,少苔,脉细数或沉细。

病机分析:此证型多见于慢性反复发作之心衰患者,长期应用利尿剂或抗生素治疗,利尿剂直伤阴津,抗生素乃苦寒之品。由于阴阳相互依存,心衰日久,由气虚而损及于阴;或久用、过用温燥而伤阴;或水肿患者应用利尿之剂,使阴液亏耗。两颧红,五心烦热为阴亏虚阳上扰之证。有些患者甚则出现口干渴,渴而喜冷饮,此非实热,乃心衰日久,多脏虚损,脾不能为胃行其津液,阴虚燥热所致;津伤肠燥,还可出现大便秘结不行。

治法:益气养阴。

常用方:生脉散(《内外伤辨惑论》)加减。生晒参、麦冬、五味子、黄芪、黄精、玉竹、生地黄、阿胶、白芍。

随症加减:若见阴阳两虚,畏寒、肢冷者,加附子、干姜、桂枝;气虚重者,重用黄芪;水肿者加泽泻、车前子、白术;腹胀者加厚朴、大腹皮、莱菔子、砂仁;心烦者加黄连;脉结代者,用炙甘草汤(《伤寒论》)。

常用中成药:参麦注射液40~60 mL加入5%葡萄糖注射液250 mL中,静脉滴注,每天1次。益气固脱,滋阴生津,养心复脉。用于气阴两虚之心衰。生脉注射液40 mL加入5%葡萄糖注射液250 mL中,静脉滴注,每天1次。补气养阴,生津复脉,益气强心。用于气虚津伤,脉微欲绝之心衰。补心气口服液、滋心阴口服液每次各10 mL,每天3次。两者合用益气养阴,活血通脉。用于气阴两虚之心衰。

体针:常取心俞、神门、内关、间使、厥阴俞、阳陵泉、足三里、三阴交等穴,每次取穴3~5个,每天1次,7天为1个疗程,以补法为主。慢性肺心病,常取肺俞、肾俞、膻中、气海、足三里。心慌加内关。

耳针:常取心、定喘、肺、肾、神门、交感、内分泌等穴,每次3~4个穴位,可用针刺、按压、埋针等方法。慢性肺心病,常取心、神门、交感、肾、肾上腺等穴。

临证参考:益气养阴多用参、麦,所以人参、麦冬是本证型必不可缺的常用药物。《日华子本草》言麦冬"治五劳七伤,安魂定魄",《本草汇言》言其"主心气不足,惊悸怔忡,健忘恍惚,精神失守"。

本证型虽为气阴两虚,但气虚为始,阴虚为渐,气虚为本,故治疗上,即使阴虚较重,也不能舍其气而单补阴,益气温阳贯彻始终。此外,心阳失敛更易外散,故益气养阴之中应配以酸收,常用麦冬、五味子,一使阳气内守,温运心脉,二可防止温阳化气药物辛温伤阴散气。阴虚生热,患者常见心烦,可加黄连、生地黄。大量或长期应用利尿剂的患者,常出现口干渴而喜冷饮,可用白虎加人参汤以清热益气生津,生石膏用量可加大。大便干结者,可加大黄、玄明粉急下存阴。养阴多以甘寒之品,不可过于滋腻。

3.阳虚水泛

证候:心悸气喘,畏寒肢冷,腰酸,尿少水肿,咳逆倚息不得卧,腹部膨胀,或胁下积块,纳少脘闷,恶心欲吐,颈脉动,口唇爪甲青紫,舌体淡胖有齿痕,脉沉细或结代。

病机分析:本证型属本虚标实,为疾病发展至中晚期之征,相当于临床上心功能Ⅲ、Ⅳ级。心居胸中,为阳中之阳,心气心阳亏虚,出现心悸、怔忡,动则气喘。在此阳虚不单心阳虚,脾阳、肾阳皆虚,土不制水而反克,肾不制水而妄行,水邪泛滥,内蓄外溢,外溢肌肤则面浮肢肿;上凌心肺则加重心悸、喘促，甚则咳逆倚息；聚留胸腹则出现胸腹水。诸脏皆病，三焦气化不利，津聚不行，瘀血内停，瘀于心脉则见胸中隐痛，咳唾血痰，唇甲紫暗，颈部及舌下青筋显露；瘀于肺，则短气喘促、呼吸困难；瘀于肝，则胁下积块。瘀血水饮虽继发于心气亏虚，而一旦形成又可进一步损伤阳气，形成由虚致实、由实致虚的恶性病理循环。

治法：温阳利水。

常用方：五苓散合真武汤（《伤寒论》）加减。桂枝、制附子、茯苓、白术、白芍、生姜、泽泻、猪苓、车前子、丹参、红花、益母草。

随症加减：喘促甚者加葶苈子、桑白皮、地龙或加葶苈大枣泻肺汤（《金匮要略》）；中阳不足兼痰饮者，可用苓桂术甘汤（《金匮要略》）；腹胀者加大腹皮、莱菔子、厚朴；恶心呕吐者加生姜汁、半夏、旋覆花。

常用中成药：参附注射液10～20 mL加入5％葡萄糖注射液250～500 mL中，静脉滴注，每天1次。回阳救逆，益气固脱。用于心阳不振，症见四肢不温，尿少水肿者。福寿草片每次1片，每天2次。强心，利尿，镇静。用于治疗心衰水肿患者。补益强心片每次4片，每天3次。益气养阴，化瘀利水。用于治疗气阴两虚，血瘀水停所致心衰。强心力胶囊每次4粒，每天3次。温阳益气，化瘀利水。用于治疗阳气虚乏，血瘀水停所致心衰。

针灸：取心俞、神门、内关、间使、通里、少府、足三里、膻中、气海、中脘等穴，每次取穴3～5个，每天1次，7天为1个疗程，以补法为主。水肿者配太溪、三阴交。

临证参考：在此证型中，阳虚是其病机关键，喘促、水肿是其主要的临床表现，温阳是本证的主要治法。温阳药中首推刚燥之附子，因附子性温有小毒，含乌头碱，故应炙用，用时先煎30分钟。肺心病心衰时，因为心肌纤维肥大、间质水肿，对乌头碱比较敏感，临床易出现中毒，故用量宜小，但风湿性心脏病患者剂量可加大。附子温阳，大多与干姜配伍，"附子无姜不热"，但如果心动过速，阴虚有热者不用干姜。附子可与桂枝相配，可以宣通阳气，以利于化水气。阳虚不单心阳不振，脾阳、肾阳也衰，但不同患者的病理转归不同，又各有偏倚。阳虚水盛而兼腹胀明显者，偏于脾阳虚，应选苓桂术甘汤（《金匮要略》），桂枝不仅能宣通阳气、利水，还能活血，用量一般10～15 g。水肿且咳逆者，可宣肺利水，加用葶苈子。此证候虽以"水"为标实之象，但利水之法各有不同，根据不同症状表现，可以配合化瘀以利水，可以行气以利水。

此证型多相当于心功能为Ⅲ、Ⅳ级的心衰患者，当水肿较重时，可配合西药强心、利尿之品治疗，当病情减轻后，再逐渐减少利尿剂用量，直至停药。现代药理研究表明很多中药具强心功效，如枳实、葶苈子、万年青、北五加皮、福寿草等，可在辨证的基础上酌情加用，但北五加皮具有强心苷作用，易出现洋地黄中毒，使用时剂量宜小。

4.气虚血瘀

证候：心悸气短，活动后加重，左胸憋闷或疼痛，夜间痛甚，两颧潮红，口唇青紫，胁下癥块，或有小便少，下肢微肿，舌紫暗，苔薄白，脉沉涩或结代。

病机分析：心主血脉，血脉运行全赖心中阳气之推动，诚如《医学入门》所言："血随气行，气行而行，气止则止，气湿则滑，气寒则凝"。气为血之帅，血为气之母，因此心衰患者自出现之始，即也存在着血行不畅，脉道不利，因虚致瘀是心衰出现瘀象的主要病机，但也可由于津液亏虚致瘀或水不行而为瘀或气滞血瘀。随病情进展，心衰反复发作，诸脏失血之濡润，首先肝血不藏，肝体不柔，出现胁下积块；心气亏虚，络脉失充，心脏失养，心脉不通，不通则痛，见胸痛；瘀血阻络，肺失宣降，则可出现胸闷、咳喘。瘀血阻碍气机，进一步加重脏腑之虚，表现为本虚标实。

治法:益气化瘀。

常用方:补阳还五汤(《医林改错》)加减。黄芪、当归、赤芍、地龙、桃仁、川芎、红花、泽兰、益母草。

随症加减:瘀象较重者,可合用桂枝茯苓丸;心痛甚者加全瓜蒌、薤白、郁金或合用芳香化瘀类药物,如速效救心丸、心可舒、银杏叶片等;胁下癥块,加三棱、莪术。

常用中成药:冠心安口服液每次10 mL,每天2~3次。宽胸散结,活血行气。用于治疗冠心病气滞血瘀型心衰。舒心口服液每次20 mL,每天2次。补益心气,活血化瘀。用于治疗气虚血瘀心衰患者。丹红注射液20 mL加入5%葡萄糖注射液250 mL中,静脉滴注,每天1次。益气化瘀止痛。用于治疗心血瘀阻证型各种心脏病。疏血通注射液6 mL加入5%葡萄糖注射液250 mL中,静脉滴注,每天1次。活血化瘀通络。用于治疗各种血瘀型心脏病。苦碟子注射液40 mL加入5%葡萄糖注射液250 mL中,静脉滴注,每天1次。化瘀止痛,用于治疗血瘀型冠心病。

针灸:取心俞、神门、内关、间使、厥阴俞、膈俞、膻中、太冲等穴,每次取穴3~5个,每天1次,7天为1个疗程,以泻法为主。

临证参考:心力衰竭的患者均存在微循环改变及红细胞变形、血浆黏稠、血管外周阻力明显增高等现象,而现代研究已证实活血化瘀类中药能改善上述状况,常用药物有丹参、川芎、红花、益母草、赤芍、三七、鸡血藤等。而配伍应用具有活血化瘀功效的注射剂能明显改善心功能,如丹参注射液、川芎嗪注射液、磷脉灵注射液、舒血宁注射液等。但对于血瘀较重,见胁下积块的患者,不宜用大量破瘀之品,以免络破血溢,出现咯血、便血等变证。

5.阳衰气脱

证候:喘悸不休,烦躁不安,汗出如雨或如油,四肢厥冷,尿少水肿,面色苍白,舌淡苔白、脉微细欲绝或疾数无力。

病机分析:此证型多见心衰患者发展至终末阶段,也可见于暴受温邪、心脉闭塞等导致心阳暴脱,如急性感染性心肌炎、急性大面积心肌梗死等。患者不单阳衰,阴亦竭,故常表现躁动不安,乃阴不敛阳,虚阳外越之象。

治法:回阳救逆,益气固脱。

常用方:急救回阳汤(《医林改错》)加减。人参、附子、炮姜、白术、炙甘草、桃仁、红花。

随症加减:阴竭阳绝,兼舌干而萎,口渴者,可改用阴阳两救汤,病情转安后,可用生脉散(《内外伤辨惑论》)调治;肢冷,汗多,喘而脉微欲绝者,选参附龙牡汤(《伤寒论》)或加麻黄根、浮小麦、山茱萸。

常用中成药:参附注射液20~50 mL加入5%葡萄糖注射液100 mL中,静脉滴注,每天1~2次,肢冷汗出脉微者,可直接静脉推注。益气回阳固脱。用于治疗阳衰气脱型心衰患者。

针灸:取心俞、神门、内关、三阴交、足三里、膻中、气海、关元等穴,每次取穴3~5个,每天1次,7天为1个疗程,以补法并灸为主。

临证参考:此证型多属各种急慢性心衰发展至终末阶段,病情危笃,需立即急救。中西医结合治疗,优于单纯西医治疗。在强心药的应用上,虽然许多中药含有强心苷,如北五加皮等,但此时患者对上述强心药的耐受程度差异很大,不易掌握剂量,容易引起中毒,故强心剂的应用不如西药洋地黄类。在利尿剂的应用上,虽然中药利尿效果不如西药见效快,但此时由于患者心力衰竭,心排血量下降,肾血流量不足,单纯西药利尿已无效,如果配合大剂量通阳利水或化瘀利水之品,则明显增强利尿效果。阳衰气脱,出现汗出肢冷,患者往往进入休克阶段,少尿或无尿,血压下降,单纯应用西药升压药,如多巴胺、间羟胺,大剂量应用使肾血管收缩,出现尿少,四肢厥冷,长期应用还存在药物依赖;此时如配合中药参附注射液,回阳救逆,其升压作用明显增强,可减少西药升压药用量,减轻药物依赖,且增加末梢血液循环,使四肢变暖,尿量增加。

七、按主症辨证论治

(一)心悸

心悸是心衰患者始终存在的症状,往往与气短并见,听诊时心率可增快,可闻及奔马律,可有心律不齐。脉诊可见促、结、代、疾、数等脉象。初期多以心气亏虚为主,疾病恢复期多以阴虚、阳浮或痰火、水饮为主。

1.心气(阳)虚

临床表现:心中悸动不安,气短,动则加剧,乏力,自汗,舌质淡或隐青,苔白滑,脉多沉细而结或代或涩。上述表现为心气不足之象,如见形寒不足,面色苍白,脉见沉迟,则为心阳不足之象。心电图多见心律不齐,各种期前收缩或传导阻滞。

辨证要点:心悸,气短,乏力,形寒。

治法:益气温阳止悸。

常用方:桂枝甘草龙骨牡蛎汤(《伤寒论》)。桂枝、炙甘草、生龙骨、生牡蛎。

随症加减:乏力、气短明显者,可加人参、黄芪;心中空虚而悸,脉沉迟,形寒肢冷甚者,可用麻黄附子细辛汤(《伤寒论》);心虚胆怯,神不自主而悸者,可用安神定志丸(《医学心悟》)。

常用中成药:灵宝护心丹每次3~4丸,每天3~4次。强心益气,通阳复脉,芳香开窍,活血镇痛。用于缓慢型心律失常及心功能不全。

针灸:主穴内关、通里、郄门、三阴交,心神不宁加神门、间使,心阳虚衰灸关元、神阙。

临证参考:心悸是伴随心衰始终之症状,有虚实之分。言其虚,多因心气、心阴、心血之不足。心悸,乏力,气短者,属心气不足,重用参、芪。人参入脾肺二经,有大补元气、固脱生津及安神之功效。现代药理研究证实人参有强心作用,对心脏病患者,人参可通过改善心肌营养代谢而使心功能改善。黄芪入肺、脾二经,不但可以补气固表,还可利水消肿,对于心衰出现自汗、水肿者尤宜。现代药理研究证明黄芪可加强心肌收缩力,增加心排血量,减慢心率,还可直接扩张血管,利尿,减轻心脏负荷,故为救治心衰不可缺少的药物。

2.阴虚火旺

临床表现:心中悸动不安,心烦,少寐多梦,口干,脉多疾数。心电图表现多为快速型心律失常。

辨证要点:心悸,心烦,脉细数。

治法:滋阴清热,宁心安神。

常用方:天王补心丹(《摄生秘剖》)加减。生地黄、五味子、当归、天冬、麦冬、柏子仁、酸枣仁、人参、玄参、丹参、白茯苓、远志、桔梗、朱砂。

随症加减:若热象明显者,可加黄连;心烦重者,加栀子;若阴不敛阳者,可用三甲复脉汤(《温病条辨》)。

常用中成药:稳心颗粒每次1包,每天3次。益气养阴,定悸复脉,活血化瘀。适用于各种快速性心律失常。利心丸每次3g,每天2次。养心安神。用于快速性心律失常。

针灸：体针取穴内关、迎香、厥阴俞，强刺激。耳针取心、神门、交感，中等至强刺激。

临证参考：心衰患者在疾病发展过程中常伴有心悸不宁，临床查体时发现各种心律不齐，心阴不足患者以室性期前收缩及快速心律失常多见，此时治疗仍以纠正心衰为主，在辨证的基础上佐以安神之品。因心衰患者之阴虚多源于气虚，故治疗时当气阴双补，以生脉散或炙甘草汤为主方。心烦少寐者，加酸枣仁、苦参或黄连之类，可泻心火、除湿热。现代药理研究认为黄连、苦参均有良好的抗期前收缩作用。

3.水饮凌心

临床表现：心悸而喘咳，眩晕，胸脘痞满，尿少或水肿，舌苔白滑，脉多弦滑。听诊双肺可闻及水泡音，心率多快，可闻及奔马律。

辨证要点：心悸，咳喘不得卧，尿少水肿。

治法：振奋心阳，化气行水。

常用方：葶苈大枣泻肺汤（《伤寒论》）。葶苈子、大枣。

随症加减：如水饮上逆，恶心呕吐者，加半夏、陈皮、生姜以和胃降逆；如肾阳虚衰，不能制水，水气凌心，症见心悸喘咳，不能平卧，四肢不温者，选真武汤（《伤寒论》）；头晕，小便不利，水肿甚者，选苓桂术甘汤（《伤寒论》）。

针灸：肺俞、合谷、三焦俞、肾俞、水分、足三里、三阴交、复溜等穴，补泻兼施。

临证参考：此证型多为心衰之重证，心悸乃由于阳虚水邪上犯于心，心阳不振，营阴内虚，水在心下，阳不归根，故头眩身动。可采用苓桂术甘汤纳气宁心的治法。温阳同时不忘利水，可加防己、车前草、木通；宗气无根，则气不归原，故应加龙骨以镇浮阳，牡蛎以抑上逆之水气；阳虚寒水所困，使血凝滞，则加泽兰、茺蔚子化瘀行水，但不宜用化瘀重剂。

（二）喘促

心衰往往伴有气促，甚则短气不足以息，故首先要辨虚实。《素问·调经论》提出："气有余则喘咳上气，不足则息不利少气。"《景岳全书·杂证谟·喘促》载："实喘者有邪，邪气实也；虚喘者无邪，元气虚也。实喘者长而有余，虚喘者气短而不续。实喘者胸胀气粗，声高息涌，膨膨然若不能容，唯呼出为快也；虚喘者慌张气怯，声低息短，惶惶然若气欲断，提之若不能升，吞之若不相及，劳动则甚，而惟急促似喘，但得引长一息为快也。"从以上论述看，心衰之气喘当属虚喘，乃责于肺肾，但也有由于水饮凌心射肺使肺实作喘者。

1.痰饮上凌于肺

临床表现：咳喘不能平卧，喉中痰鸣，胸高息粗，咳嗽大量黏痰或涎液，尿少水肿，舌苔多腻，脉滑数。查体双肺可闻及干湿啰音。

辨证要点：咳喘不能平卧，喉中痰鸣，咳嗽大量黏痰或涎液。

治法：祛痰利气化饮。

常用方：二陈汤（《太平惠民和剂局方》）合葶苈大枣泻肺汤（《金匮要略》）加减。半夏、陈皮、茯苓、甘草、葶苈子、瓜蒌、款冬花。

随症加减：若痰黄者加黄芩、黄连、栀子、川贝母；痰有腥味者加鱼腥草、金荞麦；痰白清稀，形寒肢冷者可合真武汤（《伤寒论》）。

针灸：定喘、列缺、尺泽、合谷、膻中、中脘、丰隆、肾俞、太溪等穴，可用泻法。

临证参考：本证型多见于慢性心衰合并肺内感染患者或急性左心衰患者，最常见于肺心病心衰患者。外邪犯肺，肺失宣降，痰浊内蓄，或久病脾虚失运，聚湿生痰，上渍于肺，或肾阳虚衰，水无所主,上凌于肺。总之,痰与饮皆为有形之实邪,故治疗当急则治标,治痰治水。

2.肺肾气虚

临床表现:喘促,气不得续,动则益甚,汗多,心悸,形寒肢冷,或尿少水肿,舌质淡,苔薄或滑,脉沉弱。

辨证要点:喘促,气不得续,动则益甚。

治法:补肾纳气。

常用方:金匮肾气丸(《金匮要略》)合生脉饮(《内外伤辨惑论》)。制附子、桂枝、熟地黄、山茱萸、山药、茯苓、牡丹皮、泽泻、人参、麦冬、五味子。

随症加减:若尿少水肿明显者,可加牛膝、车前子;若咳喘者,可加葶苈子、生龙骨、生牡蛎;若腹胀者,加厚朴、枳实。

针灸:肺俞、定喘、膏肓俞、太渊、足三里、肾俞、气海、太溪等穴,多用补法,并灸。

临证参考:此证型多见慢性心衰患者经过治疗,病情相对稳定,但心功能较差,动则喘促,甚则尿量减少,双下肢水肿。从其脉证分析,当属虚喘范畴,治从其肾,可酌用淫羊藿、胡桃肉、补骨脂、紫石英、沉香等温肾纳气,镇摄平喘之品。心肺肾气已亏极,血行多不畅,故本证多兼瘀,可酌加桃仁、红花、川芎、泽兰、丹参等以活血。另外,病情发展至此多属顽疾,用药宜久,故可根据病情配制成丸散之剂服用。

(三)水肿

临床表现:尿少,水肿,从下而上,多与心悸、喘促并见,形寒肢冷,苔白滑,脉沉滑。

辨证要点:悸、喘、肿,形寒肢冷。

治法:温阳利水。

常用方:五苓散(《伤寒论》)合真武汤(《伤寒论》)。桂枝、制附子、茯苓、白术、泽泻、猪苓、白芍、干姜。

随症加减:腹胀者,加冬瓜皮、大腹皮;水肿较甚,有胸腹水者,可加牵牛子或商陆以攻逐水邪。

针灸:腰以上肿取肺俞、三焦俞、列缺、合谷、阴陵泉,用泻法;腰以下肿取肾俞、脾俞、水分、复溜、足三里、三阴交,用补法。

临证参考:水肿的基本病机是阳气虚衰不能化水,故通阳利水是基本治法,用药宜动不宜静,宜走不宜守,宜辛温不宜阴柔。通阳利水之品首推桂枝,桂枝可宣通全身之阳气,常与茯苓配伍,代表方为五苓散(《伤寒论》)。健脾通阳应选苓桂术甘汤(《金匮要略》),白术不仅能健脾益气,还能化痰、燥湿、行水。如心衰因感受外邪而引发水肿者,应宣通肺卫以利水,选防己茯苓汤(《金匮要略》)。气虚明显而水肿者,可选春泽汤(《医方集结》)。血瘀水结者,可选桂枝茯苓丸(《金匮要略》)化瘀利水。利水药物常选利水而不伤阴之品,如茯苓、泽泻、芍药、白术等。如水邪上犯,凌于心肺者,当泻水逐饮,选葶苈大枣泻肺汤(《金匮要略》)或己椒苈黄丸(《金匮要略》),葶苈子可化痰、平喘、泻肺,防己有显著的利水作用,但近年实验研究发现防己对肾脏有毒性,故应慎用。"血不行则为水",无论气虚还是阳虚,瘀象伴随始终,化瘀可利水,常用药物如益母草、泽兰。

心衰长期应用利水药包括西药利尿剂,导致阴津枯竭,此时水肿与伤阴并见,水热互结,利尿剂已无效,滋阴有助水邪之弊,利水又恐伤阴,治疗当育阴清热利水,可用猪苓汤(《伤寒论》)。心衰后期,五脏功能均受损,水瘀互结,使三焦气机不畅,故配以行气之品,调畅三焦气机,行气以利水,可酌情加厚朴、枳壳等。

（四）多汗

临床表现：心衰患者自汗多见，在活动后如进食、排便等，大汗淋漓；也可见盗汗或冷汗。

辨证要点：汗自出或盗汗。

治法：调和营卫。

常用方。气虚自汗者，可加用玉屏风散（《丹溪心法》）：黄芪、白术、防风；心阳虚者，可加用桂枝加附子汤（《伤寒论》）：桂枝、附子、芍药、甘草、生姜、大枣；阴虚盗汗者，可加用当归六黄汤（《兰室秘藏》）：当归、生地黄、熟地黄、黄芪、黄芩、黄连、黄柏。

随症加减：自汗多者，可加用浮小麦、麻黄根；阳虚明显，大汗淋漓，汗出欲脱者，用大剂参附龙牡汤；阴虚明显者，可重用山茱萸，加五味子、五倍子、乌梅等以酸收。

临证参考：心衰患者汗多，乃由于心气阳虚，汗液不能自敛之故，或心阳暴脱，真津外泄所致。如出现额部冷汗如珠，四肢不温，多为脱证（心源性休克）先兆，应密切监测血压、脉搏变化。

（五）腹胀

临床表现：腹胀，食则加剧，按之较硬或按之柔软，大便干结或无。

辨证要点：腹胀，食则加剧。

治法：实则通利，虚则健运。

常用方。实证用己椒苈黄汤（《金匮要略》）：防己、椒目、葶苈子、大黄；或中满分消丸（《兰室秘藏》）：厚朴、枳实、黄连、黄芩、知母、半夏、陈皮、茯苓、猪苓、泽泻、砂仁、干姜、姜黄、人参、白术、炙甘草。虚证用甘草泻心汤（《伤寒论》）：甘草、半夏、黄芩、干姜、黄连、大枣。

针灸：膻中、内关、气海、阳陵泉、足三里、太冲等穴，补泻兼施。

临证参考：心衰患者多伴腹胀，当辨虚实。实则多因于中焦气机不畅，痰饮、水湿、瘀血内阻，患者表现"心下痞坚"，临诊多见肋下肝大或腹水等；虚则由于中阳不足，脾不健运，自觉腹胀大，但按之柔软，相当于虚痞证。故在治疗时不要一见腹胀，就用大量行气消导之品，以免破气耗气。

八、变证治疗

心衰患者常出现咯血变证，依其临床表现可见下列3种证型。

（一）心肾阳虚

证候：咯稀血痰，心悸胸闷，咳喘，肢冷自汗，水肿，舌淡苔白，脉沉细或结代。

病机分析：由于心肾阳虚，阴阳不相为守，卫气虚散，阴血妄行，即"阳虚阴必走"。

治法：温通阳气，收敛止血。

常用方：桂枝甘草龙骨牡蛎汤（《伤寒论》）加白及、仙鹤草、白茅根。

组成：桂枝、甘草、龙骨、牡蛎、白及、白茅根、仙鹤草。

（二）阴虚火旺

证候：咯血鲜红，心悸心烦不得眠，口干咽燥，头晕耳鸣，腰膝酸软，舌红少苔，脉细数。

病机分析：心衰日久，阳虚阴竭，阴虚于下，火亢于上，灼伤血络，故出现咯血。

治法：滋阴降火，凉血止血。

常用方：黄连阿胶汤（《伤寒论》）加侧柏叶、茜草、白茅根。

组成：黄连、阿胶、白芍、鸡子黄、侧柏叶、茜草、白茅根。

（三）瘀血阻络

证候：咯血紫暗或血块，心悸气喘，胸闷胸痛，口干，两颧潮红，唇甲发绀，舌红，脉涩。

病机分析:心衰患者因虚致瘀,瘀血阻塞脉道,血流不通,溢于脉外,则引起咯血。

治法:活血降逆止血。

常用方:血府逐瘀汤(《医林改错》)加三七、花蕊石、藕节、旋覆花。

组成:生地黄、桃仁、红花、枳壳、赤芍、柴胡、川芎、桔梗、牛膝、甘草、三七、花蕊石、藕节、旋覆花。

九、疗效评定标准

(一)心功能疗效判定标准

按 NYHA 分级方法评定心功能疗效。

(1)显效:心功能基本控制或心功能提高 2 级以上者。

(2)有效:心功能提高 1 级,但不足 2 级者。

(3)无效:心功能提高不足 1 级者。

(4)恶化:心功能恶化 1 级或 1 级以上。

(二)心衰计分法疗效判定标准(Lee 计分系统)

(1)显效:治疗后积分减少≥75%者。

(2)有效:治疗后积分减少在 50%~75%者。

(3)无效:治疗后积分减少<50%者。

(4)加重:疗前积分。

(三)中医证候疗效判定标准

疗前评分与疗后评分百分数折算法:(治疗前评分-治疗后评分)/治疗前评分×100%。

(1)显效:主次症基本或完全消失,证候积分为 0 或减少≥70%。

(2)有效:治疗后证候积分减少≥30%。

(3)无效:治疗后证候积分减少不足 30%。

(4)加重:治疗后积分超过治疗前的积分。

（王纯萍）

第三节 胸 痹

胸痹是指以胸部闷痛,甚则胸痛彻背,短气喘息不得卧为主要临床表现的一种病证。

胸痹临床表现或轻或重,轻者仅偶感胸闷如窒或隐痛,呼吸欠畅,病发短暂轻微;重者则有胸痛,呈压榨样绞痛,严重者心痛彻背,背痛彻心,疼痛剧烈。常伴有心悸、气短、呼吸不畅,甚至喘促、悸恐不安等。多由劳累、饱餐、寒冷及情绪激动而诱发,也可无明显诱因或安静时发病。

胸痹的临床表现最早见于《黄帝内经》。《灵枢·五邪》篇指出:"邪在心,则病心痛"。《素问·藏气法时论》也言:"心病者,胸中痛,胁支满,胁下痛,膺背肩胛间痛,两臂内痛。"《素问·缪刺论》又有"卒心痛""厥心痛"之称。《素问·厥论》篇还载:"真心痛,手足青至节,心痛甚,旦发夕死,夕发旦死。"把心痛严重,并迅速造成死亡者,称为"真心痛,"也即胸痹的重证。汉·张仲景在《金匮要略·胸痹心痛短气病脉证治》篇说:"胸痹之病,喘息咳唾,胸背痛,短气,寸口脉沉而迟,关上小紧数,瓜蒌薤白白酒汤主之。""胸痹不得卧,心痛彻背者,瓜蒌薤白半夏汤主之。"正式提出了"胸痹"的名称,并进行专门的论述,把病因病机归纳为"阳微阴弦",即上焦阳气不足,下焦阴寒气盛,认为乃本虚标实之证。宋金元时期,有关胸痹的论述更多。如《圣济总录·胸痹门》有"胸痹者,胸痹痛之类也……胸脊两乳间刺痛,甚则引背胛,或彻背脊"的症状记载。《太平圣惠方》将心痛、胸痹并列,在"治卒心痛诸方""治久心痛诸方""治胸痹诸方"等篇中,收集治疗本病的方剂较多,组方当中,芳香、辛散、温通之品,常与益气、养血、滋阴、温阳之品相互为用,标本兼顾,丰富了胸痹的治疗内容。到了明清时期,对胸痹的认识有了进一步提高。如《症因脉治·胸痛论》载:"歧骨之上作痛,乃为胸痛"。"内伤胸痛之因,七情六欲,动其心火,刑及肺金;或怫郁气逆,伤其肺道,则痰凝气结;或过饮辛热,伤其上焦,则血积于内,而闷闷胸痛矣。"又如《玉机微义·心痛》中揭示胸痹不仅有实证,也有虚证,尤其是对心痛与胃脘痛进行了明确的鉴别。

在治疗方面,《黄帝内经》提出了针刺治疗的穴位和方法,《灵枢·五味》篇还有"心病宜食薤"的记载;《金匮要略》强调以宣痹通阳为主;《世医得效方·心痛门》提出了用苏合香丸芳香温通的方法"治卒暴心痛"。后世医家总结前人的经验,又提出了活血化瘀的治疗方法,如《证治准绳·诸痛门》提出用大剂桃仁、红花、降香、失笑散等治疗死血心痛;《时方歌括》用丹参饮治心腹诸痛;《医林改错》用血府逐瘀汤治疗胸痹心痛等。这些方法为治疗胸痹开辟了广阔的途径。

现代医学的冠状动脉粥样硬化性心脏病、心包炎、二尖瓣脱垂综合征、病毒性心肌炎、心肌病、慢性阻塞性肺气肿等疾病出现胸痹的临床表现时,可参考本节内容进行辨证论治。

一、病因病机

胸痹发生多与寒邪内侵、饮食失调、情志失节、劳倦内伤、年迈体虚等因素有关,其病机分虚实两端,实为气滞、寒凝、血瘀、痰浊,痹阻胸阳,阻滞心脉;虚为气虚、阴伤、阳衰,脾、肝、肾亏虚,心脉失养。

(一)寒邪内侵

素体阳虚,胸阳不振,阴寒之邪乘虚而入,寒主收引,寒凝气滞,抑遏阳气,胸阳不展,血行瘀滞不畅,而发本病。如《诸病源候论》曰:"寒气客于五脏六腑,因虚而发,上冲胸间,则胸痹。"《类证治裁·胸痹》曰:"胸痹,胸中阳微不运,久则阴乘阳位,而为痹结也。"阐述了本病由阳虚感寒而发作。

(二)情志失节

郁怒伤肝,肝失疏泄,肝郁气滞,甚则气郁化火,灼津成痰;忧思伤脾,脾失健运,津液不布,遂聚成痰。气滞、痰郁交阻,既可使血行失畅,脉络不利,而致气血瘀滞,又可导致胸中气机不畅,胸阳不运,心脉痹阻,心失所养,不通则痛,而发胸痹。《杂病源流犀烛·心病源流》曰:"总之七情之由作心痛,七情失调可致气血耗逆,心脉失畅,痹阻不通而发心痛。"

(三)饮食失调

饮食不节,嗜酒或过食肥甘生冷,以致脾胃损伤,运化失健,聚湿成痰,上犯心胸,痰阻脉络,胸阳失展,气机不畅,心脉闭阻,而成胸痹。

(四)劳倦内伤

思虑过度,心血暗耗,或肾阴亏虚,不能滋养五脏之阴,水不涵木,不能上济于心,心肝火旺,使心阴内耗,阴液不足,心火燔炽,下汲肾水,脉道失润;或劳倦伤脾,脾虚转输失职,气血生化乏源,无以濡养心脉,拘急而痛;或积劳伤阳,心肾阳微,阴寒痰饮乘于阳位,鼓动无力,胸阳失展,血行涩滞,而发胸痹。

(五)年迈体虚

久病体虚,暴病伤正;或中老年人,肾气不足,精血渐衰,以致心气不足,心阳不振,肾阳虚衰,不能鼓舞五脏之阳,血脉失于温煦,痹阻不畅,心胸失养而酿成本病。

胸痹的病位在心,然其发病多与肝、脾、肾三脏功能失调有关,如肾虚、肝郁、脾失健运等。

胸痹的主要病机为心脉痹阻,病理变化主要表现为本虚标实,虚实夹杂。本虚有气虚、血虚、阳虚、阴虚,又可阴损及阳,阳损及阴,而表现出气阴两虚,气血双亏,阴阳两虚,甚至阳微阴竭,心阳外越;标实为气滞、血瘀、寒凝、痰阻,且又可相兼为病,如气滞血瘀、寒凝气滞、痰瘀交阻等。本病多在中年以后发生,发作期以标实表现为主,并以血瘀为突出特点,缓解期主要见心、脾、肾气血阴阳之亏虚,其中又以心气虚最为常见。

二、诊断要点

(一)症状

(1)以胸部闷痛为主症,多见膻中或心前区憋闷疼痛,甚则痛彻左肩背、咽喉、胃脘部、左上臂内侧等部位;呈反复发作性或持续不解,常伴有心悸、气短、自汗,甚则喘息不得卧。

(2)胸闷胸痛一般持续几秒到几十分钟,休息或服药后大多可迅速缓解;严重者可见突然发病,心跳加快,疼痛剧烈,持续不解,汗出肢冷,面色苍白,唇甲青紫,或心律失常等证候,并可发生猝死。

(3)多见于中年以上,常因情志抑郁恼怒,操劳过度,多饮暴食,气候变化等而诱发。也有无明显诱因或安静时发病者。

(二)检查

心电图检查可见 ST 段改变等阳性改变,必要时可做动态心电图、心功能测定、运动试验心电图等。周围血象白细胞总数、血沉、血清酶学检查,有助于进一步明确诊断。

三、鉴别诊断

(一)胃脘痛

心在脘上,脘在心下,故有胃脘当心而痛之称,以其部位相近。尤胸痹之不典型者,其疼痛可在胃脘部,极易混淆。但胸痹以闷痛为主,为时极短,虽与饮食有关,休息、服药常可缓解;胃痛发病部位在上腹部,局部可有压痛,以胀痛为主,持续时间较长,常伴有食少纳呆、恶心呕吐、泛酸嘈杂等消化系统症状。B 超、胃肠造影、胃镜、淀粉酶检查可以鉴别。

(二)悬饮

悬饮、胸痹均有胸痛。但胸痹为当胸闷痛,可向左肩或左臂内侧等部位放射,常因受寒饱餐、情绪激动、劳累而突然发作,持续时间短暂;悬饮为胸胁胀痛,持续不解,多伴有咳唾,肋间饱满,转侧不能平卧,呼吸时疼痛加重,或有咳嗽、咳痰等肺系证候。

(三)胁痛

疼痛部位在两胁部,以右胁部为主,肋缘下或有压痛点。疼痛特点或刺痛不移,或胀痛不休,或隐隐作痛,很少短暂即逝,可合并厌油腻、发热、黄疸等症。肝胆 B 超、胃镜、肝功能、淀粉酶检查有助区分。

(四)真心痛

真心痛乃胸痹的进一步发展。症见心痛剧烈,甚则持续不解,伴有肢冷汗出,面色苍白,喘促唇紫,手足青至节,脉微欲绝或结代等危重急症。

四、辨证

胸痹首先辨别虚实,分清标本。发作期以标实为主,缓解期以本虚为主。

标实应区别气滞、血瘀、寒凝、痰浊的不同。闷重而痛轻,兼见胸胁胀满,憋气,善太息,苔薄白,脉弦者,多属气滞;胸部窒闷而痛,伴唾吐痰涎,苔腻,脉弦滑或弦数者,多属痰浊;胸痛如绞,遇寒则发,或得冷加剧,伴畏寒肢冷,舌淡苔白,脉细,为寒凝心脉;刺痛固定不移,痛有定处,夜间多发,舌紫暗或有瘀斑,脉结代或涩,由心脉瘀滞所致。

本虚又应区别阴阳气血亏虚的不同。心胸隐痛而闷,因劳累而发,伴心慌、气短、乏力,舌淡胖嫩,边有齿痕,脉沉细或结代者,多属心气不足;若绞痛兼见胸闷气短,四肢厥冷,神倦自汗,脉沉细,则为心阳不振;隐痛时作时止,缠绵不休,动则多发,伴口干,舌淡红而少苔,脉细而数,则属气阴两虚表现。

胸痹的疼痛程度与发作频率及持续时间与病情轻重程度密切相关。疼痛持续时间短暂,瞬息即逝者多轻;持续时间长,反复发作者多重;若持续数小时甚至数天不休者常为重症或危候。

一般疼痛发作次数多少与病情轻重程度成正比。若疼痛遇劳发作,休息或服药后能缓解者为顺症;服药后难以缓解者常为危候。

(一)寒凝心脉

证候:卒然心痛如绞,心痛彻背,背痛彻心,心悸气短,喘不得卧,形寒肢冷,面色苍白,冷汗自出,多因气候骤冷或骤感风寒而发病或加重,苔薄白,脉沉紧或沉细。

分析:寒邪侵袭,阳气不运,气机阻痹,故见卒然心痛如绞,或心痛彻背,背痛彻心,感寒则痛甚;阳气不足,故形寒肢冷,面色苍白;胸阳不振,气机受阻,故见喘不得卧,心悸气短;苔薄白,脉沉紧或沉细,均为阴寒凝滞,阳气不运之候。

(二)气滞心胸

证候:心胸满闷,隐痛阵发,痛无定处,时欲太息,情绪波动时容易诱发或加重,或兼有脘痞胀满,得嗳气或矢气则舒,苔薄或薄腻,脉细弦。

分析:郁怒伤肝,肝失疏泄,气滞上焦,胸阳失展,心脉不和,故心胸满闷,隐痛阵发,痛无定处;情志不遂则气机郁结加重,故心痛加重,而太息则气机稍畅,心痛稍减;肝郁气结,木失条达,横逆犯脾,脾失健运则脘痞胀满;苔薄或薄腻,脉细弦为肝气郁结之象。

(三)心血瘀阻

证候:心胸剧痛,如刺如绞,痛有定处,甚则心痛彻背,背痛彻心,或痛引肩背,伴有胸闷心悸,日久不愈,可因暴怒、劳累而加重,面色晦暗,舌质暗红或紫暗,或有瘀斑,苔薄脉弦涩或促、结、代。

分析:气机阻滞,瘀血内停,络脉不通,不通则痛,故见心胸剧痛,如刺如绞,痛有定处,甚则心痛彻背,背痛彻心,或痛引肩背,伴有胸闷,日久不愈;瘀血阻塞,心失所养,故心悸不宁,面色晦暗;暴怒伤肝,气机逆乱,气滞血瘀更重,故可因暴怒而加重;舌质暗红或紫暗,或有瘀斑,苔薄,脉弦涩或促、结、代均为瘀血内阻之候。

（四）痰浊闭阻

证候：胸闷重而心痛，痰多气短，倦怠肢重，遇阴雨天易发作或加重，伴有纳呆便溏，口黏恶心，咯吐痰涎，舌体胖大且边有齿痕，苔白腻或白滑，脉滑。

分析：痰浊内阻，胸阳失展，气机痹阻，故胸闷重而疼痛，痰多气短；阴雨天湿气更甚，故遇之易发作或加重；痰浊困脾，脾气不运，故倦怠肢重，纳呆便溏，口黏恶心；咯吐痰涎，舌体胖大，有齿痕，苔白腻或滑，脉滑，均为痰浊闭阻之象。

（五）心肾阴虚

证候：心痛憋闷，灼痛心悸，五心烦热，潮热盗汗，或头晕耳鸣，腰膝酸软，口干便秘，舌红少津，苔薄或剥，脉细数或促代。

分析：心肾不交，虚热内灼，气机不利，血脉不畅，故心痛时作，灼痛或憋闷；久病或热病伤阴，暗耗心血，血虚不足以养心，则心悸；阴虚生内热，则五心烦热，潮热盗汗；肾阴虚，则见头晕耳鸣，腰膝酸软；口干便秘，舌红少苔，脉细数或促代，均为阴虚有热之象。

（六）心肾阳虚

证候：心悸而痛，胸闷气短，自汗，动则更甚，神倦怯寒，面色㿠白，四肢不温或肿胀，舌质淡胖，苔白或腻，脉沉细迟。

分析：阳气虚衰，胸阳不振，气机痹阻，血行瘀滞，血脉失于温煦，故见胸闷心痛，心悸气短，自汗，动则耗气更甚；阳虚不足以温运四肢百骸，则神倦怯寒，面色㿠白，四肢不温；肾阳虚，不能制水，故四肢肿胀；舌质淡胖，苔白或腻，脉沉细迟均为阳气虚衰之候。

（七）气阴两虚

证候：心胸隐痛，时作时休，胸闷气促，心悸自汗，动则喘息益甚，倦怠懒言，面色少华，舌质淡红，苔薄白，脉虚细缓或结代。

分析：思虑伤神，劳心过度，损伤心气，阴血亏耗，血瘀心脉，故见胸闷隐痛，时作时休，心悸气促，倦怠懒言等；心气虚，则自汗；气血不荣于上，则面色少华；淡红舌，脉虚细缓，均为气阴两虚之征。

五、治疗

本病的治疗原则应先治其标，后治其本，先从祛邪入手，然后再予扶正，必要时可根据虚实标本的主次，兼顾同治。标实当泻，针对气滞、血瘀、寒凝、痰浊而疏理气机，活血化瘀，辛温通阳，泄浊豁痰，尤重活血通脉治法；本虚宜补，权衡心脏阴阳气血之不足，有无兼见肺、肝、脾、肾等脏之亏虚，补气温阳，滋阴益肾。

（一）中药治疗

1.寒凝心脉

治法：辛温散寒，宣通心阳。

方药：枳实薤白桂枝汤合当归四逆汤加减。两方皆能辛温散寒，助阳通脉。前方重在通阳理气，用于胸痹阴寒证，心中痞满，胸闷气短者；后方则以温经散寒为主，用于血虚寒厥证，见胸痛如绞，手足不温，冷汗自出，脉沉细者。方中桂枝、细辛温散寒邪，通阳止痛；薤白、瓜蒌化痰通阳，行气止痛；当归、芍药养血活血；芍药与甘草相配，缓急止痛；枳实、厚朴、理气通脉；大枣养脾和营。共成辛温散寒，通阳止痛之功。

若阴寒极盛之胸痹重症，胸痛剧烈，心痛彻背，背痛彻心，痛无休止，当用温通散寒之法，予乌头赤石脂丸加荜茇、高良姜、细辛等治疗。方中以乌头雄烈刚燥，散寒通络止痛；附子、干姜温阳逐寒;蜀椒温经下气开郁;为防药物过于辛散,配赤石脂入心经,而固摄收涩阳气。若痛剧而四肢不温,冷汗自出,可含化苏合香丸或麝香保心丸,以芳香化浊,温通开窍,每获即速止痛效果。

另外,可选用苏冰滴丸,每次2～4粒,每天3次。

2.气滞心胸

治法:疏调气机,活血通络。

方药:柴胡疏肝散加减。本方疏肝理气,适用于肝气郁结、气滞上焦、胸阳失展、血脉失和之胸胁疼痛。方用四逆散去枳实,加香附、枳壳、川芎、陈皮行气疏肝,和血止痛。其中柴胡与枳壳相配可升降气机;白芍与甘草同用可缓急止痛;香附、陈皮以增强理气解郁之功;川芎为血中之气药,既可活血又能调畅气机。全方共奏疏调气机、和血通脉之功效。根据需要,还可选用木香、沉香、降香、檀香、延胡索、砂仁、厚朴等芳香理气及破气之品,但不可久用,以免耗散正气。

若气郁日久化热,出现心烦易怒,口干便秘,舌红苔黄,脉弦数等证者,用丹栀逍遥散疏肝清热;便秘严重者,用当归龙荟丸以泻郁火;如胸闷、心痛明显,为气滞血瘀之象,可合用失笑散,以增强活血行瘀,散结止痛之作用。

另外,可选用冠心苏合丸,每次3g,每天2次。

3.心血瘀阻

治法:活血化瘀,通脉止痛。

方药:血府逐瘀汤加减。本方祛瘀通脉,行气止痛,用于胸中瘀阻,血行不畅,心胸疼痛,痛有定处,胸闷、心悸之胸痹。方中当归、川芎、桃仁、红花、赤芍活血化瘀,疏通血脉;柴胡、桔梗与枳壳、牛膝配伍,升降结合,调畅气机,开胸通阳,行气活血;生地黄养阴而调血燥。诸药共成祛瘀通脉、行气止痛之剂。

若瘀血痹阻重症,胸痛剧烈,可加乳香、没药、丹参、郁金、降香等加强活血理气之力;若血瘀、气滞并重,胸闷痛甚者,加沉香、檀香、荜茇等辛香理气止痛药物;若寒凝血瘀或阳虚血瘀者,症见畏寒肢冷,脉沉细或沉迟者,加肉桂、细辛、高良姜、薤白等温通散寒之品,或人参、附子等温阳益气之品;若伴有气短乏力、自汗、脉细缓或结代,乃气虚血瘀之象,当益气活血,用人参养营汤合桃红四物汤加减,重用人参、黄芪等益气祛瘀之品。

还可选用三七、苏木、泽兰、鸡血藤、益母草、水蛭、王不留行籽、牡丹皮等活血化瘀药物,加强祛瘀疗效。但破血之品应慎用,且不可久用、多用,以免耗伤正气。在应用活血、破血类药物时,必须注意有无出血倾向或征象,一旦发现,立即停用,并予以相应处理。

另外,可选用活心丸,每次含服或吞服,1～2丸。

4.痰浊阻闭

治法:通阳化浊,豁痰宣痹。

方药:瓜蒌薤白半夏汤合涤痰汤加减。两方均能温通豁痰,前方通阳行气,用于痰阻气滞,胸阳痹阻者;后方健脾益气,豁痰开窍,用于脾虚失运,痰阻心窍者。方中瓜蒌、薤白化痰通阳,行气止痛;半夏、胆南星、竹茹清热化痰;人参、茯苓、甘草健脾益气;石菖蒲、陈皮、枳实理气宽胸。全方共奏通阳化饮、泄浊化痰、散结止痛之功。

若痰浊郁而化热,证见咳痰黄稠,便干,苔黄腻者,可用黄连温胆汤加郁金清化痰热而理气活血;痰热兼有郁火者,加海浮石、海蛤壳、黑山栀、天竺黄、竹沥化痰火之胶结;大便干结,加生大黄通腑逐痰;痰瘀交阻,症见胸闷如窒,心胸隐痛或绞痛阵发,苔白腻,舌暗紫或有瘀斑,当通阳化痰散结,加血府逐瘀汤;若瘀浊闭塞心脉,猝然剧痛,可用苏合香丸。

5.心肾阴虚

治法：滋阴清热，养心和络。

方药：天王补心丹合炙甘草汤。两方均为滋阴养心之剂；前方以养心安神为主，治疗心肾两虚，阴虚血少者；后方以养阴复脉见长，用于气阴两虚，心动悸，脉结代之症。方中以生地黄、玄参、天冬、麦冬滋水养阴以降虚火；人参、炙甘草、茯苓以助心气；桂枝、大枣补气通阳，寓从阳引阴之意；柏子仁、酸枣仁、五味子、远志交通心肾，养心安神，化阴敛汗；丹参、当归身、芍药、阿胶滋养心血而通心脉；桔梗、辰砂为引使之品。本方能使心阴复，虚火平，血脉利，则心胸灼痛得解。

若阴不敛阳，虚火内扰心神，心烦不寐，舌尖红少津者，可用酸枣仁汤清热除烦安神；若不效者，再予黄连阿胶汤，滋阴清火，宁心安神。若兼见风阳上扰，用珍珠母、灵磁石、石决明、琥珀等重镇潜阳之品，或用羚羊钩藤汤加减；心肾阴虚者，兼见头晕耳鸣，腰膝酸软，遗精盗汗，口燥咽干，用左归饮补益肾阴，填精益髓，或河车大造丸滋肾养阴清热；若心肾真阴欲竭，当用大剂西洋参、鲜生地黄、石斛、麦冬、山茱萸等急救真阴，并佐用生牡蛎、乌梅肉、五味子、甘草等酸甘化阴，且敛其阴。

另外，可选滋心阴口服液，每次 10 mL，每天 2 次。

6.心肾阳虚

治法：温振心阳，补益阳气。

方药：参附汤合右归饮加减。两方均能补益阳气，前方大补元气，温补心阳；后方温肾助阳，补益精气。方中人参、姜、枣、炙甘草大补元气，以益心气复脉；附子辛热，温补真阳，肉桂振奋心阳；熟地黄、山茱萸、枸杞子、杜仲、山药为温肾助阳、补益精气之要药。

若兼肾阳虚，可合金匮肾气丸，或用六味地黄丸滋阴固本，从阴引阳，共为温补肾阳之剂；心肾阳衰，不能化气行水，水饮上凌心肺，加用真武汤；若阳虚欲脱厥逆者，用四逆加人参汤，温阳益气，回阳救逆；若阳虚寒凝而兼气滞血瘀者，可选用薤白、沉香、降香、檀香、香附、鸡血藤、泽兰、川芎、桃仁、红花、延胡索、乳香、没药等偏于温性的理气活血药物。

另外，可选用麝香保心丸，每次含服或吞服 1~2 粒。

7.气阴两虚

治法：益气养阴，活血通脉。

方药：生脉散合人参养营汤加减。上方皆能补益心气。生脉散长于益心气，敛心阴，适用于心气不足，心阴亏耗者；人参养营汤补气养血，安神宁心，适用于胸闷气短，头昏神疲。方中人参、黄芪、炙甘草大补元气，通经利脉；肉桂通心阳，散寒气，疗心痛，纳气归肾；麦冬、五味子滋养心阴，收敛心气；熟地黄、当归、白芍养血活血。配茯苓、白术、陈皮、远志，补后天之本，滋气血生化之源，以宁心定志。

若兼见神疲乏力，纳呆，失眠多梦等，可用养心汤加半夏曲、茯苓以健脾和胃，补益心脾，养心安神；若气阴两虚，兼见口燥咽干，心烦失眠，舌红，用生脉散合归脾汤加减；兼有气滞血瘀者，可加川芎、郁金以行气活血；兼见痰浊之象者，可用茯苓、白术、白蔻仁以健脾化痰。

另外，可选用补心气口服液，每天 10 mL，每天 2 次；或滋心阴口服液，每次 10 mL，每天 2 次。

(二)针灸治疗

1.基本处方

心俞、巨阙、膻中、内关、郄门。

心俞、巨阙属俞募相配,膻中、心俞前后相配,通调心气;内关、郄门同经相配,宽胸理气,缓急止痛。

2.随症加减

(1)寒凝心脉证:加厥阴俞、通里、气海以温经散寒、宣通心阳。背俞穴、气海可加灸,余穴针用平补平泻法。

(2)气滞心胸证:加阳陵泉、太冲以疏肝理气、调畅气机,针用泻法。余穴针用平补平泻法。若脘痞胀满甚者,加中脘以健脾和中、疏导中州气机,针用平补平泻法。

(3)心血瘀阻证:加膈俞、血海、阴郄以活血化瘀、通脉止痛。诸穴针用平补平泻法。

(4)痰浊阻闭证:加太渊、丰隆、足三里、阴陵泉以通阳化浊、豁痰宣痹。诸穴针用平补平泻法。

(5)心肾阴虚证:加肾俞、太溪、三阴交、少海以滋阴清热、养心和络,针用补法。余穴针用平补平泻法。

(6)心肾阳虚证:加肾俞、气海、关元、百会、命门以振奋心肾之阳。诸穴针用补法,关元、气海、命门、背俞穴可加灸。

(7)气阴两虚证:加足三里、气海、阴郄、少海以益气养阴、活血通脉。诸穴针用补法。

3.其他

(1)耳针疗法:取胸、神门、心、肺、交感、皮质下,每次选3~5穴,用捻转手法强刺激,一般每穴捻1~2分钟,留针15~20分钟,可以每隔5分钟捻转1次。

(2)电针疗法:取内关、神门、胸上段夹脊穴,通电刺激5~15分钟,采用密波,达到有麻、电放射感即可。

(3)穴位注射疗法:取内关、郄门、间使、少海、心俞、足三里、三阴交,用复方当归注射液、维生素 B_{12} 0.25 mg,复方丹参注射液等,每次选2~3穴,每穴注射0.5~1 mL,隔天1次。

(4)皮内针疗法:取内关、心俞、厥阴俞、膈俞,每次选1对,埋针1~3天,冬天可延长到5~7天。

(王纯萍)

第四节 真 心 痛

真心痛是指以突然发作的剧烈而持久的胸骨下部后方或心前区压榨性、闷胀性或窒息性疼痛为临床表现特点的一种严重病症,是胸痹的进一步发展。疼痛可放射到左肩、左上肢前内侧及无名指和小指,一般持续时间较长,常伴有心悸、水肿、肢冷、喘促、面色苍白、汗出、焦虑和恐惧感等症状,甚至危及生命。多因劳累、情绪激动、饱食、受寒等因素诱发。《灵枢·厥病》篇描述了真心痛的发作和预后,称:"真心痛,手足青至节,心痛甚,且发夕死,夕发旦死。"

现代医学的冠状动脉粥样硬化性心脏病、心肌梗死、心律失常、心源性休克等出现真心痛的临床表现时,可参考本节内容进行辨证论治。

一、病因病机

真心痛病因病机和"胸痹"类同,与年老体衰,阳气不足,七情内伤,气滞血瘀,痰浊化生,寒邪侵袭,血脉凝滞等因素有关。如寒凝气滞,血瘀痰浊,闭阻心脉,心脉不通,可出现心胸疼痛(胸痹),严重者部分心脉突然闭塞,气血运行中断,可见心胸猝然大痛,而发为真心痛。

真心痛之病位在心,其本在肾。总的病机是本虚标实,本虚是发病基础,标实是发病条件,急性发作时以标实为主,总由心之气血失调、心脉痹阻不畅而致。

二、诊断要点

(一)症状

突然发作胸骨后或心前区剧痛,呈压榨性或窒息性疼痛。疼痛常可放射至左肩背和前臂,持续时间可长达数小时或数天,可兼心悸、恶心、呕吐等。

(二)检查

1.心电图检查

根据 ST 段或 T 波的异常变化来判断心肌缺血的部位及程度,同时根据相应导联所出现病理性 Q 波及 ST 段抬高的表现,来确定心肌梗死的部位。

2.影像学检查

冠状动脉 CTA 及冠状动脉造影有助于诊断。

3.血清学检查

血清肌钙蛋白、心肌酶等检查有助于诊断。

三、辨证

本病病位在心,其本在肾,本虚标实是其发病的主要机制,而在急性期则以标实为主。

若心气不足,运血无力,心脉瘀阻,或心血亏虚,气血运行不利,可见心动悸,脉结代(心律失常);若心肾阳虚,水邪泛滥,水饮凌心射肺,可出现心悸、水肿、喘促(心力衰竭),或亡阳厥脱,亡阴厥脱(心源性休克),或阴阳俱脱,最后导致阴阳离决。

(一)气虚血瘀

证候:心胸刺痛,胸部闷窒,动则加重,伴短气乏力,汗出心悸,舌体胖大,边有齿痕,舌质暗淡或瘀点瘀斑,舌苔薄白,脉弦细无力。

分析:元气素虚,无力推动血液运行,血行缓慢而滞涩,闭阻心脉,心脉不通,则心胸刺痛,胸部闷窒;动则耗气更甚,故短气乏力,汗出;气虚,心搏加快,故心悸;舌体胖大,边有齿痕,苔薄白为气虚之象;舌质暗淡,有瘀点瘀斑为血瘀之征。

(二)寒凝心脉

证候:胸痛彻背,胸闷气短,心悸不宁,神疲乏力,形寒肢冷,舌质淡暗,苔白腻,脉沉迟,迟缓或结代。

分析:寒邪内侵,阳气不运,气机阻痹,故见胸痛彻背;胸阳不振,气机不利,故见胸闷气短,心悸不宁;阳气不足,上不荣头面,外不达四肢,故面色苍白,形寒肢冷;舌淡暗,苔白腻,脉沉迟缓或结代,均为寒凝心脉、阳气不运之候。

（三）正虚阳脱

证候：心胸绞痛，胸中憋闷或有窒息感，喘促不宁，心慌，面色苍白，大汗淋漓，烦躁不安或表情淡漠；重则神识昏迷，四肢厥冷，口开目合，手撒尿遗，脉疾数无力或脉微欲绝。

分析：阳气虚衰，胸阳不运，痹阻气机，血行瘀滞，故见胸憋闷、绞痛或有窒息感；少气不续，不能维持正常心搏，故心慌，喘促不宁；大汗淋漓，烦躁不安或表情淡漠，乃为阳脱阴竭；阳气消乏，清阳不升，或失血过多，血虚不能上承，故见神识昏迷；气血不能达四末，则四肢厥冷；营阴内衰，正气不固，故口开目合，手撒遗尿；脉疾数无力或脉微欲绝，乃亡阳伤阴之征。

四、治疗

本病在发作期必须选用有速效止痛作用之药物，以迅速缓解心痛症状。疼痛缓解后予以辨证施治，常以补气活血、温阳通脉为法。

（一）中药治疗

1.气虚血瘀

治法：益气活血，通脉止痛。

方药：保元汤合血府逐瘀汤加减。

方中人参、黄芪补气益心；桃仁、红花、川芎活血祛瘀；赤芍、当归、牛膝养血活血；柴胡、枳壳、桔梗行气豁痰宽胸；生地黄、肉桂敛汗温阳定悸；甘草调和诸药。

另外，可选用速效救心丸，每天 3 次，每天 4～6 粒，急性发作时每次 10～15 粒。

2.寒凝心脉

治法：温补心阳，散寒通脉。

方药：当归四逆汤加减。

方中当归补血活血；芍药养血和营；桂枝温经散寒；细辛祛寒除痹止痛；炙甘草、大枣益气健脾，通行血脉。

本证寒象明显，可加干姜、蜀椒、荜茇、高良姜；气滞加白檀香；痛剧急予苏合香丸，每服 1～4 丸。

3.正虚阳脱

治法：回阳救逆，益气固脱。

方药：四味回阳饮加减。

方中以红参大补元气；附子、炮姜回阳；可加肉桂、山茱萸、龙骨、牡蛎温助心阳、敛汗固脱；加玉竹配炙甘草养阴益气。阴竭亡阳，合生脉散。

另外，可选用丹参滴丸，10～15 粒，每天 3 次。或用参附注射液 100 mL 加 5％葡萄糖注射液250 mL，静脉滴注。

（二）针灸治疗

1.基本处方

内关、郄门、阴郄、膻中。

内关、郄门同经相配，郄门、阴郄二郄相配，更和心包之募膻中，远近相配，共调心气。

2.随症加减

（1）气虚血瘀证：加脾俞、足三里、气海以益气通络。诸穴针用补法。

（2）寒凝心脉证：加心俞、厥阴俞、命门以温经祛寒、通络止痛。诸穴针用补法，或加灸法。

（3）正虚阳脱证：重灸神阙、关元以回阳救逆固脱。余穴针用补法。

3．其他

（1）耳针疗法：取心、神门、交感、皮质下、内分泌，每次选 3～4 穴，强刺激，留针 30～60 分钟。

（2）电针疗法：取膻中、巨阙、郄门、阴郄，用连续波，快频率刺激 20～30 分钟。

（3）穴位注射疗法：取心俞、厥阴俞、郄门、足三里，每次选 2 穴，用复方丹参注射液或川芎嗪注射液，每穴注射 2 mL，每天 1 次。

（4）头针疗法：取额旁 1 线，平刺激，持续捻转 2～3 分钟，留针 20～30 分钟。

（王纯萍）

第五节　不　　寐

不寐是以经常不能获得正常睡眠为特征的一类病证，主要表现为睡眠时间、深度的不足，轻者入睡困难，或寐而不酣，时寐时醒，或醒后不能再寐，重则彻夜不寐，常影响人们的正常工作、生活、学习和健康。

不寐在《黄帝内经》称为"不得卧""目不瞑"，认为是邪气客于脏腑，卫气行于阳，不能入阴所得。《素问·逆调论》记载有"胃不和则卧不安"。后世医家引申为凡脾胃不和，痰湿、食滞内扰，以致寐寝不安者均属于此。

汉代张仲景在《伤寒论》及《金匮要略》中将其病因分为外感和内伤两类，提出"虚劳虚烦不得眠"的论述，至今临床仍有应用价值。《景岳全书·不寐》中将不寐病机概括为有邪、无邪两种类型。"不寐证虽病有不一，然惟知邪正二字则尽之矣。盖寐本乎阴，神其主也，神安则寐，神不安则不寐。其所以不安者，一由邪气之扰，一由营气不足耳。有邪者多实证，无邪者皆虚证。"

明代李中梓结合自己的临床经验对不寐证的病因及治疗提出了卓有见识的论述："不寐之故，大约有五：一曰气虚，六君子汤加酸枣仁、黄芪；一曰阴虚，血少心烦，酸枣仁一两，生地黄五钱，米二合，煮粥食之；一曰痰滞，温胆汤加南星、酸枣仁、雄黄末；　口水停，轻者六君子汤加菖蒲、远志、苍术，重者控涎丹；一曰胃不和，橘红、甘草、石斛、茯苓、半夏、神曲、山楂之类。大端虽五，虚实寒热，互有不齐，神而明之，存乎其人耳。"

明代戴元礼在《证治要诀·虚损门》又提出"年高人阳衰不寐"之论。清代《冯氏锦囊·卷十二》也提出"壮年人肾阴强盛，则睡沉熟而长，老年人阴气衰弱，则睡轻微易知。"说明不寐的病因与肾阴盛衰及阳虚有关。

西医的神经症、更年期综合征、慢性消化不良、贫血、动脉粥样硬化症等以不寐为主要临床表现时，可参考本节内容辨证论治。

一、病因病机

人之寤寐，由心神控制，而营卫阴阳的正常运作是保证心神调节寤寐的基础。每因饮食不节，情志失常，劳倦、思虑过度及病后、年迈体虚等因素，导致心神不安，神不守舍，不能由动转静而致不寐病证。

（一）病因

1.饮食不节

暴饮暴食,宿食停滞,脾胃受损,酿生痰热,壅遏于中,痰热上扰,胃气失和,而不得安寐。《张氏医通·不得卧》阐述其原因:"脉滑数有力不得卧者,中有宿滞痰火,此为胃不和则卧不安也。"此外,浓茶、咖啡、酒之类饮料也是造成不寐的因素。

2.情志失常

喜怒哀乐等情志过极均可导致脏腑功能的失调,而发生不寐病证。或由情志不遂,暴怒伤肝,肝气郁结,肝郁化火,邪火扰动心神,神不安而不寐;或由五志过极,心火内炽,扰动心神而不寐;或由喜笑无度,心神激动,神魂不安而不寐;或由暴受惊恐,导致心虚胆怯,神魂不安,夜不能寐,如《沈氏尊生书·不寐》云:"心胆俱怯,触事易惊,梦多不祥,虚烦不眠。"

3.劳逸失调

劳倦太过则伤脾,过逸少动也致脾虚气弱,运化不健,气血生化乏源,不能上奉于心,以致心神失养而失眠。或因思虑过度,伤及心脾,心伤则阴血暗耗,神不守舍;脾伤则食少、纳呆,生化之源不足,营血亏虚,不能上奉于心,而致心神不安。如《类证治裁·不寐》曰:"思虑伤脾,脾血亏损,经年不寐"。《景岳全书·不寐》云:"劳倦、思虑太过者,必致血液耗亡,神魂无主,所以不眠。"可见,心脾不足造成血虚,会导致不寐。

4.病后体虚

久病血虚,年迈血少,引起心血不足,心失所养,心神不安而不寐,正如《景岳全书·不寐》中载:"无邪而不寐者,必营气不足也,营主血,血虚则无以养心,心虚则神不守舍。"也可因年迈体虚,阴阳亏虚而致不寐。若素体阴虚,兼因房劳过度,肾阴耗伤,阴衰于下,不能上奉于心,水火不济,心火独亢,火盛神动,心肾失交而神志不宁。如《景岳全书·不寐》所言:"真阴精血不足,阴阳不交,而神有不安其室耳。"

（二）病机

不寐的病因虽多,但其病理变化,总属阳盛阴衰,阴阳失交。一为阴虚不能纳阳,一为阳盛不得入于阴。其病位主要在心,与肝、脾、肾密切相关。

因心主神明,神安则寐,神不安则不寐。而阴阳气血之来源,由水谷之精微所化,上奉于心,则心神得养;受藏于肝,则肝体柔和;统摄于脾,则生化不息;调节有度,化而为精,内藏于肾,肾精上承于心,心气下交于肾,则神志安宁。

若肝郁化火,或痰热内扰,神不安宅者以实证为主。心脾两虚,气血不足,或由心胆气虚,或由心肾不交,水火不济,心神失养,神不安宁,多属虚证,但久病可表现为虚实兼夹,或为瘀血所致。

不寐的预后一般较好,但因病情不一预后也各异。病程短、病情单纯者,治疗收效较快;病程较长、病情复杂者,治疗难以速效。且病因不除或治疗不当,易产生情志病变,使病情更加复杂,治疗难度增加。

二、诊查要点

（一）诊断依据

(1)轻者入寐困难或寐而易醒,醒后不寐,连续3周以上,重者彻夜难眠。

(2)常伴有头痛、头昏、心悸、健忘、神疲乏力、心神不宁、多梦等症。

(3)本病证常有饮食不节,情志失常,劳倦、思虑过度,病后,体虚等病史。

(二)病证鉴别

不寐应与一时性失眠、生理性少寐、它病痛苦引起的失眠相区别。不寐是指单纯以失眠为主症,表现为持续的、严重的睡眠困难。若因一时性情志影响或生活环境改变引起的暂时性失眠不属病态。至于老年人少寐早醒,也多属生理状态。若因其他疾病痛苦引起失眠者,则应以祛除有关病因为主。

(三)相关检查

临床可检测多导睡眠图:①测定其平均睡眠潜伏期时间延长(长于 50 分钟);②测定实际睡眠时间减少;③测定觉醒时间增多(每夜超过 30 分钟)。

三、辨证论治

(一)辨证要点

本病辨证首分虚实。虚证,多属阴血不足,心失所养,临床特点为体质瘦弱,面色无华,神疲懒言,心悸健忘。实证为邪热扰心,临床特点为心烦易怒,口苦咽干,便秘溲赤。次辨病位,病位主要在心。由于心神的失养或不安,神不守合而不寐,且与肝、胆、脾、胃、肾相关。如急躁易怒而不寐,多为肝火内扰;脘闷苔腻而不寐,多为胃腑宿食,痰热内盛;心烦心悸,头晕健忘而不寐,多为阴虚火旺,心肾不交;面色少华,肢倦神疲而不寐,多属脾虚不运,心神失养;心烦不寐,触事易惊,多属心胆气虚等。

(二)治疗原则

治疗当以补虚泻实,调整脏腑阴阳为原则。实证泻其有余,如疏肝泻火、清化痰热、消导和中;虚证补其不足,如益气养血、健脾补肝益肾。在此基础上安神定志,如养血安神、镇惊安神、清心安神。

(三)分证论治

1.肝火扰心证

不寐多梦,甚则彻夜不眠,急躁易怒,伴头晕头胀,目赤耳鸣,口干而苦,不思饮食,便秘溲赤,舌红苔黄,脉弦而数。

证机概要:肝郁化火,上扰心神。

治法:疏肝泻火,镇心安神。

代表方:龙胆泻肝汤加减。本方有泻肝胆实火、清下焦湿热之功效,适用于肝郁化火上炎所致的不寐多梦,头晕头胀,目赤耳鸣,口干便秘之症。

常用药:龙胆草、黄芩、栀子清肝泻火;泽泻、车前子清利湿热;当归、生地黄滋阴养血;柴胡疏畅肝胆之气;甘草和中;生龙骨、生牡蛎、灵磁石镇心安神。

随症加减:胸闷胁胀,善太息者,加香附、郁金、佛手、绿萼梅以疏肝解郁;若头晕目眩,头痛欲裂,不寐躁怒,大便秘结者,可用当归龙荟丸。

2.痰热扰心证

心烦不寐,胸闷脘痞,泛恶嗳气,伴口苦,头重,目眩,舌偏红,苔黄腻,脉滑数。

证机概要:湿食生痰,郁痰生热,扰动心神。

治法:清化痰热,和中安神。

代表方:黄连温胆汤加减。本方清心降火、化痰安中,适用于痰热扰心,见虚烦不宁,不寐多梦等症状者。

常用药:半夏、陈皮、茯苓、枳实健脾化痰,理气和胃;黄连、竹茹清心降火化痰;龙齿、珍珠母、磁石镇惊安神。

随症加减:不寐伴胸闷嗳气,脘腹胀满,大便不爽,苔腻脉滑,加用半夏秫米汤和胃健脾,交通阴阳,和胃降气;若饮食停滞,胃中不和,嗳腐吞酸,脘腹胀痛,再加神曲、焦山楂、莱菔子以消导和中。

3.心脾两虚证

不易入睡,多梦易醒,心悸健忘,神疲食少,伴头晕目眩,四肢倦怠,腹胀便溏,面色少华,舌淡苔薄,脉细无力。

证机概要:脾虚血亏,心神失养,神不安舍。

治法:补益心脾,养血安神。

代表方:归脾汤加减。本方益气补血、健脾养心,适用于不寐健忘,心悸怔忡,面黄食少等心脾两虚证。

常用药:人参、白术、甘草益气健脾;当归、黄芪补气生血;远志、酸枣仁、茯神、龙眼肉补心益脾安神;木香行气舒脾。

随症加减:心血不足较甚者,加熟地黄、芍药、阿胶以养心血;不寐较重者,加五味子、夜交藤、合欢皮、柏子仁养心安神,或加生龙骨、生牡蛎、琥珀末以镇静安神;兼见脘闷纳呆,苔腻,重用白术,加苍术、半夏、陈皮、茯苓、厚朴以健脾燥湿,理气化痰。若产后虚烦不寐,或老人夜寐早醒而无虚烦者,多属气血不足,也可用本方。

4.心肾不交证

心烦不寐,入睡困难,心悸多梦,伴头晕耳鸣,腰膝酸软,潮热盗汗,五心烦热,咽干少津,男子遗精,女子月经不调,舌红少苔,脉细数。

证机概要:肾水亏虚,不能上济于心,心火炽盛,不能下交于肾。

治法:滋阴降火,交通心肾。

代表方:六味地黄丸合交泰丸加减。前方以滋补肾阴为主,用于头晕耳鸣,腰膝酸软,潮热盗汗等肾阴不足证;后方以清心降火、引火归原为主,用于心烦不寐,梦遗失精等心火偏亢证。

常用药:熟地黄、山茱萸、山药滋补肝肾、填精益髓;泽泻、茯苓、牡丹皮健脾渗湿、清泄相火;黄连清心降火;肉桂引火归原。

随症加减:心阴不足为主者,可用天王补心丹以滋阴养血,补心安神;心烦不寐,彻夜不眠者,加朱砂、磁石、龙骨、龙齿重镇安神。

5.心胆气虚证

虚烦不寐,触事易惊,终日惕惕,胆怯心悸,伴气短自汗,倦怠乏力,舌淡,脉弦细。

证机概要:心胆虚怯,心神失养,神魂不安。

治法:益气镇惊,安神定志。

代表方:安神定志丸合酸枣仁汤加减。前方重于镇惊安神,用于心烦不寐,气短自汗,倦怠乏力之症;后方偏于养血清热除烦,用于虚烦不寐,终日惕惕,触事易惊之症。

常用药:人参、茯苓、甘草益心胆之气;茯神、远志、龙齿、石菖蒲化痰宁心,镇惊安神;川芎、酸枣仁调血养心;知母清热除烦。

随症加减:心肝血虚,惊悸汗出者,重用人参,加白芍、当归、黄芪以补养肝血;肝不疏土,胸闷,善太息,纳呆腹胀者,加柴胡、陈皮、山药、白术以疏肝健脾;心悸甚,惊惕不安者,加生龙骨、生牡蛎、朱砂以重镇安神。

四、预防调护

不寐属心神病变,重视精神调摄和讲究睡眠卫生具有实际的预防意义。《黄帝内经》云:"恬淡虚无,真气从之,精神内守,病安从来。"积极进行心理情志调整,克服过度的紧张、兴奋、焦虑、抑郁、惊恐、愤怒等不良情绪,做到喜怒有节,保持精神舒畅,尽量以放松的、顺其自然的心态对待睡眠,反而能较好地入睡。

在睡眠卫生方面,首先帮助患者建立有规律的作息制度,从事适当的体力活动或体育锻炼,增强体质,持之以恒,促进身心健康。其次养成良好的睡眠习惯。晚餐要清淡,不宜过饱,更忌浓茶、咖啡及吸烟。睡前避免从事紧张和兴奋的活动,养成定时就寝的习惯。另外,要注意睡眠环境的安宁,床铺要舒适,卧室光线要柔和,并努力减少噪音,去除各种可能影响睡眠的外在因素。

（王纯萍）

参 考 文 献

[1] 马术魁.心血管疾病临床诊疗[M].长春:吉林科学技术出版社,2020.

[2] 顾磊.心血管疾病治疗实践[M].哈尔滨:黑龙江科学技术出版社,2020.

[3] 张红梅,刘娜,李翔,等.心血管疾病与心电图检查[M].哈尔滨:黑龙江科学技术出版社,2022.

[4] 刘春霞,郑萍,陈艳芳.心血管系统疾病[M].北京:人民卫生出版社,2020.

[5] 李彬.现代心血管疾病临床诊治与实用技术[M].北京:科学技术文献出版社,2021.

[6] 李阳.心血管内科诊疗精要[M].南昌:江西科学技术出版社,2020.

[7] 杨德业,王宏宇,曲鹏.心血管内科实践[M].北京:科学出版社,2022.

[8] 王雅琴.常见心血管疾病诊断与治疗[M].天津:天津科学技术出版社,2021.

[9] 韩英.心血管疾病诊疗进展[M].沈阳:辽宁科学技术出版社,2021.

[10] 黄志文,林杰,方毅,等.心血管疾病临床诊断思维[M].开封:河南大学出版社,2022.

[11] 赵广阳.实用心内科疾病诊疗与介入应用[M].北京:中国纺织出版社,2022.

[12] 刘相君.常见心血管疾病诊治与介入治疗[M].哈尔滨:黑龙江科学技术出版社,2021.

[13] 袁鹏.常见心血管内科疾病的诊断与防治[M].郑州:河南大学出版社,2021.

[14] 崔振双.临床常见心血管内科疾病救治精要[M].郑州:河南大学出版社,2021.

[15] 孔小铁,南勇.心血管疾病诊断与鉴别诊断手册[M].北京:北京大学医学出版社,2022.

[16] 刘岩.实用心血管疾病诊疗[M].北京:科学技术文献出版社,2020.

[17] 黄飞,赵渊.心血管内科常见病的沟通与技巧[M].昆明:云南科技出版社,2021.

[18] 张健.心血管疾病的诊断与治疗[M].北京:北京工业大学出版社,2020.

[19] 李伟,司晓云,吴立荣,等.心血管危急重症诊疗学[M].北京:科学出版社,2021.

[20] 周建中.心血管危重疑难病例解析[M].北京:科学出版社,2021.

[21] 孔令东.心血管内科临床诊疗实践[M].汕头:汕头大学出版社,2021.

[22] 汤宝鹏,芦颜美.自主神经与心血管疾病[M].北京:科学出版社,2020.

[23] 毕新同.临床心血管常见疾病[M].天津:天津科学技术出版社,2020.

[24] 成少永,张芹,朱红光,等.心血管疾病诊断与手术治疗[M].哈尔滨:黑龙江科学技术出版社,2021.

[25] 弓洁,邢朋,邵泽花.心血管疾病护理与技术[M].成都:四川科学技术出版社,2022.

［26］张莹莹.实用心血管内科疾病诊疗精要［M］.昆明:云南科技出版社,2021.

［27］董雪花,应文琪,郭希伟.心血管病基础与临床［M］.青岛:中国海洋大学出版社,2020.

［28］程晓静,杨延民,吴新宁,等.实用心血管病诊断与治疗［M］.北京:科学出版社,2021.

［29］蔡晓倩,郭希伟,苗强,等.心血管病学基础与临床［M］.青岛:中国海洋大学出版社,2021.

［30］赵文静.心血管内科治疗学［M］.哈尔滨:黑龙江科学技术出版社,2020.

［31］韩钦凤.心血管疾病临床诊疗思路与实践［M］.天津:天津科学技术出版社,2021.

［32］汤宝鹏,芦颜美.自主神经与心血管疾病［M］.北京:科学出版社,2020.

［33］陈凌,杨满青,林丽霞.心血管疾病临床护理［M］.广州:广东科学技术出版社,2021.

［34］王建军,潘海彦,李昌,等.心血管内科诊疗精要［M］.北京:科学技术文献出版社,2021.

［35］李庆印,张辰.心血管病护理手册［M］.北京:人民卫生出版社,2022.

［36］凌生林,廖斌,于风旭,等.慢性缩窄性心包炎手术后临床疗效观察［J］.四川医学,2021,42
(8):829-831.

［37］郭丽敏,郭莹洁,史宁,等.冠心病患者 PCI 术后自我管理现状的研究进展［J］.河北医药,
2022,44(10):1561-1565.

［38］秦红瑞,王岩,王文娟.心电散点图和常规心电图在心律失常中的诊断价值［J］.实用临床医
药杂志,2023,27(3):52-55.

［39］崔东岳,范西真,吴晓飞.急性心律失常识别与管理［J］.中华全科医学,2021,19(6):892-893.

［40］黄宜林,李崇剑,楚军民,等.326 例青年急性心肌梗死患者伴随疾病分析［J］.中国心血管病
研究,2022,20(12):1068-1072.